科学出版社"十四五"普通高等教育本科规划教材

中药学系列教材

中药炮制学

Processing of Chinese Materia Medica

张学兰　贾晓斌　主编

U0263641

科学出版社

北京

内 容 简 介

本教材分为总论和各论两部分。总论主要介绍中药炮制的发展概况、基本理论、基本知识和基本技能。各论重点介绍净制、饮片切制、炒法、炙法、煅法、蒸煮燀法、复制法、发酵法与发芽法等中药炮制常用技术,列举了常用中药的炮制方法、质量要求、炮制作用、炮制研究等内容,并设专章介绍地方传统特色炮制技术及中药炮制研究的内容与方法。

本教材主要有以下特点:① 内容精练、实用,反映学科前沿和发展趋势,在专业知识中融入思政教育,结合案例引导教学,培养学生的科学思维和炮制技术水平;②"书网融合",纸质教材中穿插二维码,对应教材内容设有教学视频、授课课件、饮片实物图、习题等数字资源,引导学生掌握重点,融会贯通。

本教材供中药学、药学及中医学等相关专业使用。

图书在版编目(CIP)数据

中药炮制学 / 张学兰,贾晓斌主编. —北京:科学出版社,2022.7
科学出版社"十四五"普通高等教育本科规划教材.
中药学系列教材
ISBN 978-7-03-072248-5

Ⅰ.①中… Ⅱ.①张…②贾… Ⅲ.①中药炮制学—高等学校—教材 Ⅳ.①R283

中国版本图书馆 CIP 数据核字(2022)第 079009 号

责任编辑:周 倩 / 责任校对:谭宏宇
责任印制:黄晓鸣 / 封面设计:殷 靓

科学出版社 出版
北京东黄城根北街 16 号
邮政编码:100717
http://www.sciencep.com

南京展望文化发展有限公司排版
广东虎彩云印刷有限公司印刷
科学出版社发行 各地新华书店经销
*
2022 年 7 月第 一 版 开本:889×1194 1/16
2024 年 1 月第二次印刷 印张:22
字数:620 000

定价:90.00 元
(如有印装质量问题,我社负责调换)

科学出版社"十四五"普通高等教育本科规划教材

中药学系列教材

顾问委员会

（以姓氏笔画为序）

王　伟　　教授
王　琦　　中国工程院院士
王广基　　中国工程院院士
孔令义　　教授
仝小林　　中国科学院院士
刘　良　　中国工程院院士
肖　伟　　中国工程院院士
陈凯先　　中国科学院院士
谭仁祥　　教授
禤国维　　教授

何蓉蓉　暨南大学

汪　宁　安徽中医药大学

张　玲　安徽中医药大学

张　荣　广州中医药大学

张金莲　江西中医药大学

张学兰　山东中医药大学

张智华　湖北中医药大学

陈丽霞　沈阳药科大学

邵　晶　甘肃中医药大学

季旭明　浙江中医药大学

周　华　澳门科技大学

周小江　湖南中医药大学

周玖瑶　广州中医药大学

孟　江　广东药科大学

赵　敏　河南中医药大学

赵钟祥　广州中医药大学

禹志领　香港浸会大学

俞　捷　云南中医药大学

姜　海　黑龙江中医药大学

都广礼　上海中医药大学

桂双英　安徽中医药大学

贾晓斌　中国药科大学

贾景明　沈阳药科大学

夏　荃　广州中医药大学

夏永刚　黑龙江中医药大学

晁　志　南方医科大学

钱海兵　贵州中医药大学

徐文芬　贵州中医药大学

唐中华　东北林业大学

姬生国　广东药科大学

黄海波　广州中医药大学

寇俊萍　中国药科大学

董志颖　上海中医药大学

蒋桂华　成都中医药大学

韩　彬　广东药科大学

童巧珍　湖南中医药大学

曾元儿　广州中医药大学

熊　阳　浙江中医药大学

《中药炮制学》
编委会

何蓉蓉	暨南大学	汪 宁	安徽中医药大学
张 玲	安徽中医药大学	张 荣	广州中医药大学
张金莲	江西中医药大学	张学兰	山东中医药大学
张智华	湖北中医药大学	陈丽霞	沈阳药科大学
邵 晶	甘肃中医药大学	季旭明	浙江中医药大学
周 华	澳门科技大学	周小江	湖南中医药大学
周玖瑶	广州中医药大学	孟 江	广东药科大学
赵 敏	河南中医药大学	赵钟祥	广州中医药大学
禹志领	香港浸会大学	俞 捷	云南中医药大学
姜 海	黑龙江中医药大学	都广礼	上海中医药大学
桂双英	安徽中医药大学	贾晓斌	中国药科大学
贾景明	沈阳药科大学	夏 荃	广州中医药大学
夏永刚	黑龙江中医药大学	晁 志	南方医科大学
钱海兵	贵州中医药大学	徐文芬	贵州中医药大学
唐中华	东北林业大学	姬生国	广东药科大学
黄海波	广州中医药大学	寇俊萍	中国药科大学
董志颖	上海中医药大学	蒋桂华	成都中医药大学
韩 彬	广东药科大学	童巧珍	湖南中医药大学
曾元儿	广州中医药大学	熊 阳	浙江中医药大学

《中药炮制学》
编委会

序

教材建设是教学改革的重要组成部分，是提高高等院校教学质量的重要保证。中医药事业的不断发展，对中医药人才的培养质量、知识结构、专业能力、综合素质提出了新的更高的要求，改进和完善中医药类本科教材成为中医药事业发展的重要基础性工程。为进一步贯彻落实《教育部关于加快建设高水平本科教育全面提高人才培养能力的意见》（教高〔2018〕2号）、《教育部关于一流本科课程建设的实施意见》（教高〔2019〕8号）、《中共中央 国务院关于促进中医药传承创新发展的意见》（2019年）等文件精神，更好地服务于普通高等院校全面深化教育改革、加强一流本科专业和一流本科课程的高水平教材建设，由广州中医药大学和科学出版社上海分社共同策划、组织、启动了"科学出版社'十四五'普通高等教育本科规划教材·中药学系列教材"，并成立了"科学出版社'十四五'普通高等教育本科规划教材·中药学系列教材"专家指导委员会。

本系列教材第一期囊括《中药药理学》《中药炮制学》《中药分析学》《中药学》《方剂学》《中药化学》《中药药剂学》《中药鉴定学》《药用植物学》《中药资源学》十门中药学专业核心课程，采用了"以中医药院校为主导，跨校、跨区域合作，出版社协助"的模式，邀请了全国50多所院校中药学专业的330多名教学名师、优秀学科带头人及教学一线的老师共同参与。本系列教材坚持内容简单新颖、文字精练、图文并茂、经典实用的编写指导思想，对课程经典内容和学科最新进展进行合理的取舍，对文字叙述反复斟酌和提炼，根据实际需要安排图表，力争既能包含经典理论与知识，又能全面、准确、合理地反映本学科最新进展，使学生能较为系统地掌握中药学的理论知识。

本系列教材分纸质与数字内容两部分，具有以下创新：① 纸质内容中融入案例以引导教学，大部分教材还融入思维导图以帮助学生梳理知识架构。② 数字内容为每章配套授课课件，供老师教学使用；大部分还配有视频，以便学生随时、反复学习；建设数字题库，方便课后学习与教学考核；增加知识拓展以帮助学生开拓思维和视野。

本系列教材在组织过程中得到了由王琦院士、王广基院士、仝小林院士、刘良院士、肖伟院士、陈凯先院士、王伟教授、孔令义教授、谭仁祥教授及国医大师禤国维教授组成的顾问委员会的倾力指导；在教材的主编遴选、编委会的成立及审定稿等过程中，得到了全国各高等中医药院校的大力支持。在此致以衷心的感谢！

尽管所有编写人员竭心尽智，精益求精，但本系列教材仍有提升空间。敬请各位专家、老师、同学在使用本系列教材的过程中多提宝贵意见，以便我们在再版时进一步提高教材的质量，为广大师生提供更优质的教学资源。

刘中秋

2022年1月

前　言

　　《中药炮制学》是"科学出版社'十四五'普通高等教育本科规划教材·中药学系列教材"之一。本教材根据《中共中央 国务院关于促进中医药传承创新发展的意见》《教育部关于深化本科教育教学改革全面提高人才培养质量的意见》等文件精神,服务于全面深化高等中医药教育教学改革、提升教育水平和培养质量、推进新医科建设的国家需求,由科学出版社组织,全国高等中医院校、医科大学及综合院校共同编写而成。

　　本教材分为总论和各论两部分,书末附主要参考书目和药名索引。总论论述了中药炮制的发展概况、基础理论、作用、分类,还介绍了中药饮片和质量要求、贮藏养护及生产管理等内容。各论部分采用炮制工艺与辅料相结合的分类方法,介绍了中药炮制常用技术及代表性中药的炮制沿革、炮制方法、质量要求、炮制作用、炮制研究等内容,并设专章论述地方传统特色炮制技术及中药炮制研究的内容与方法;各药"质量要求"项下内容,以《中华人民共和国药典》(2020年版)为依据,介绍了各药的外观和内在质量标准;各药"炮制研究"部分,综合中药炮制研究领域现代研究成果,以炮制原理和炮制工艺为纲进行凝练和总结;在第十七章"中药炮制研究的内容与方法"中,以系统科学为切入点,主要介绍中药炮制机理、炮制技术与装备、饮片质量标准的现代研究方法,培养学生的科学思维和创新意识。每章末以教学大纲为主线,采用思维导图的形式对各章重点内容进行总结。来自国家重点保护野生动物的穿山甲、熊胆等,涉及伦理问题的紫河车,以及具有肾毒性的马兜铃等药材,虽然已陆续从《中华人民共和国药典》各版本中删除,但考虑到中药传统炮制技术的传承和应用,本教材仍然保留了其相关阐述。

　　本教材以问题为导向并结合案例,坚持"基础、有用、前沿"的基本原则,重点突出基本知识、基本理论和基本技能的"三基"内容,使内容有逻辑、有创新且有"中药味"。本教材在编写过程中还注重专业知识和思政教育的融合,在案例中融合思政元素,实现知识传授和价值引领相统一。另外,强化中药炮制学科理论与实践的联系,反映本学科的前沿和发展趋势,同时使学生感到学有所用,为学生实习、走上岗位打下基础。

　　本教材同步配套有数字化资源,在纸质教材中穿插二维码,补充炮制设备、饮片实物图、教学视频;应用教学平台,上传授课课件、习题等。教学视频、饮片实物图将教材的重点、难点内容可视化,授课课件为学习者提供一个提纲或一根主线,习题用于检测评估学生对各章节学习的掌握程度及对课程的融会贯通,方便教师线上线下教学和学生学习。

　　本教材编写分工如下:绪论(第一章)由张学兰、张金莲、李慧芬编写,中药炮制与临床疗效(第二章)由付英杰编写,中药炮制的目的及对药物的影响(第三章)由付英杰、张凡、汪小莉编写,中药炮制的分类与辅料(第四章)由梁泽华编写,中药饮片的质量要求与贮藏养护(第五章)由马志国、单国顺编写,中药饮片生产与管理(第六章)由王波编写,净制(第七章)由黄勤挽编写,饮片切制(第八章)由谭鹏、祝婧编写,炒法(第九章)由孟江、夏荃、李兴华、阮建林、汪金玉、周改莲编写,炙法(第十章)由董志颖、姜海、孙连娜、宋艺君、王长福、管伟编写,煅法(第十一章)由李玮、魏晴编写,蒸煮燀法(第十二章)由禹志领、苏桃编写,复制法(第十三章)由张科卫编写,发酵法与发芽法(第十四章)由李凯编写,其他制法(第十五章)由赵翡翠、仇峰、高红梅编写,地方传统特色炮制技术、中药炮制研究的内容与方法(第十六章、第十七章)由贾晓斌编写。

本教材编写过程中得到了辽宁中医药大学贾天柱教授及参编院校各级领导的大力支持和帮助,在此表示衷心的感谢!本教材还参考一些同类教材和相关文献,在此也向编写人员和原作者表示诚挚的谢意。

中药炮制学学科发展迅速,本教材编写过程难免有疏漏与不足之处,恳切希望广大读者在使用过程中提出宝贵意见,促使本教材修订完善,共同打造中药学高质量教材。

《中药炮制学》编委会
2022 年 5 月

目 录

上篇 总 论

下篇　各　论

第九章　　炒法

第十二章　　蒸煮燀法

第十三章　　复制法

第十四章　　发酵法与发芽法

第十五章　　其他制法

上篇
总　论

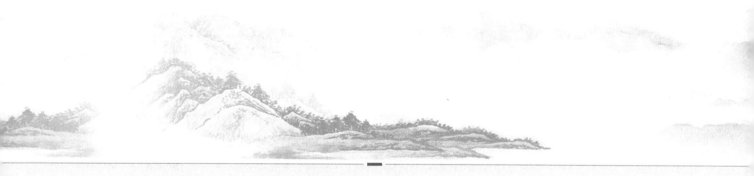

第一章 绪 论

中药材、中药饮片、中成药、中药配方颗粒是中药行业的支柱。饮片系指药材经过炮制后可直接用于中医临床或制剂生产使用的处方药品。中药材必须经过炮制成为饮片以后才能入药，这是中医药学的一大特色，也是中药与天然药物的显著区别之一。中药汤剂、中成药及中药配方颗粒的原料均为中药饮片。中药材经过炮制可减毒增效，改善药性，以适应中医辨证施治的需要，因此，炮制是临床用药的必备过程。

中药炮制技术是中华民族独有的最具自主知识产权价值的宝贵财富，具有独特的理论和方法，在保障临床用药安全有效方面发挥了巨大作用，而且炮制技术作为连接中医学和中药学的桥梁，对促进中医药实现现代化具有重要意义。2006 年 5 月 20 日，中药炮制技术经国务院批准列入第一批国家级非物质文化遗产名录。

第一节 概 述

一、中药炮制与中药炮制学

绪论授课视频

"炮制"古称"炮炙""修治""修事""修制"。南北朝《雷公炮炙论》以"炮炙"作书名，而在正文中多用"修事"；宋代《太平惠民和剂局方》含药物炮炙专篇；明代《本草纲目》凡例中出现"修制"，见于"次以修制，谨炮炙也"，在药物正文中设"修治"专项；清代炮制专著《修事指南》用"修事"作书名，而正文中用"炮制"。从历代有关资料来看，虽然名称不同，但记载的内容都是一致的，而且多用"炮制"和"炮炙"两词。从字义上来看，"炮"和"炙"都离不开火，而这两字仅代表中药整个加工处理技术中的两种火处理方法。随着社会生产力的发展，以及人们对医药知识的积累，药材加工处理技术超出了火的范围，使"炮""炙"不能确切反映和概括药材加工处理的全貌，为了既保持原意，又能较广泛包括药物的各种加工技术，现代多用"炮制"。"炮"代表各种与火有关的加工处理技术，而"制"则代表各种更广泛的加工处理方法。

中药炮制是根据中医药理论，依照辨证施治用药需要和药物自身性质，以及调剂、制剂的不同要求，将中药材制备成饮片的一项制药技术。

中药炮制学是专门研究中药炮制的理论、工艺、规格、质量标准、历史沿革及其发展方向的学科。具有实践性强、知识面广的特点，是一门既传统而又新兴的综合性应用学科。

二、中药炮制学的基本任务

中药炮制学的基本任务是遵循中医药理论体系，在继承中药传统炮制技术和理论的基础上，应用现代科学技术研究中药炮制原理与理论，改进炮制工艺，制订饮片质量标准，以提高中药饮片质量，保证临床用药的安全有效，从而不断创新与发展本学科。

（一）研究炮制原理与理论

炮制原理是指中药炮制方法和产生炮制作用的科学依据。中药炮制原理研究是探讨在一定工艺条件下，中药在炮制过程中产生的物理变化和化学变化，以及因这些变化而产生的药理作用的改变和这些改变所产生的临床意义，从而对炮制方法做出一定的科学评价。中药炮制学的研究内容包括中药炮制减毒、增效、改变或缓和药性及产生新药效的机制。炮制原理研究是炮制研究的核心和关键，只有探明中药炮制内涵变化实质，才能对炮制方法做出较科学的评价，指导和促进炮制方法的改进及创新,制订科学的饮片质量标准,保证临床用药的安全有效。

炮制理论是指中药炮制的理论依据。中药炮制在漫长的医疗实践中,依据中医药理论,逐渐形成了自己独特的理论体系,如酒制升提、醋制入肝、盐制入肾、姜制发散、炭药止血、生熟理论等。虽然有些炮制理论不具有普适性,但大多对临床用药及中药的炮制具有指导意义,因此,探明这些规律的科学内涵,不仅有利于炮制原理的阐述,而且还可指导炮制方法的改进及创新。

· 笔记栏 ·

(二) 改进炮制工艺

炮制工艺是指将中药材加工成饮片的方法与过程,包括原料配方、工艺路线、工艺流程、工艺指标、操作要点、工艺控制等。由于历史条件的限制,传统炮制工艺多属于手工业作坊生产,不能满足当今工业化生产的需要。就目前的饮片生产设备而言,无论从性能、自动化程度及生产能力上远远不能适应饮片规范化生产的需要。因此,研究炮制技术,改进炮制工艺与设备,使其适应产业化生产的需要乃是当务之急。同时,采用先进技术,制定从原料到成品的生产过程质量管控体系,如控制药材软化过程中的用水量,切片或炮制后的得率,辅料的加入量或存留量等,以保证饮片质量的稳定可控。

随着科技的发展,新技术的不断应用,利用现代科学技术和方法,在阐明炮制原理的基础上,以炮制过程中物质基础的本质变化为核心,围绕炮制目的和临床应用,结合饮片生产质量要求,提高中药炮制工艺的技术含量,加强高技术含量的饮片生产设备的研制及饮片生产线的建设,研究适合机械化、规模化生产的炮制工艺,使其向自动化、科学化、智能化发展是中药炮制学的重要任务。

(三) 制订饮片质量标准

饮片质量标准是对饮片质量及检验方法所做的技术规定。质量标准是控制饮片质量,保证人民用药安全有效的重要内容。评价饮片的质量应包括四个方面,即真实性、纯度、安全性和品质优良度。真实性是通过药物来源、性状和鉴别项目来实现的,纯度是通过杂质、水分、灰分来表征的,安全性是通过有害元素含量、农药残留量、微生物、有毒成分含量等有关检查项目来评价的,品质优良度是由浸出物和有效成分含量测定来予以衡量的。

目前,多数中药炮制工艺仍不规范,炮制火候及炮制品质量多凭传统经验判断,导致饮片质量不稳定,直接影响疗效。中药饮片质量标准研究的首要任务是充分利用现代实验手段,把传统质量标准客观化、数据化,使其适应新的需要,如饮片色泽可以建立标准品系列或标准色度盘、浸出液色度检测,也可利用色差仪或电子眼技术测定饮片断面或粉末颜色等;气味的判定,既可借用电子鼻、气相色谱等仪器,也可把经验检测方法定量化。其次是根据已有的研究成果,研究增补新的质量标准。可先制订基础质量标准,如杂质限度、浸出物限量、有毒成分或有效成分限量标准、重金属含量、农药残留量等,然后再探索出更能突出饮片特色的质量标准,如发酵类药物中黄曲霉的限量检查等。应在传统评价方法的基础上充实现代科学评价技术,从饮片炮制方法、性状、检查、鉴别、辅料检测、浸出物测定、有效成分和有毒成分含量测定等方面开展研究,采用多指标综合评价,建立传统经验鉴别与客观量化指标相结合的饮片质量评价方法和标准,并探索建立专属性强的中药生、制饮片质量评价新模式,以全面控制中药饮片质量,确保临床应用的疗效。

三、中药炮制学和其他学科的关系

中药炮制学是一门综合性的应用学科,与其他学科有着密切的联系。中药炮制学是以中医基础理论、中药学为理论基础,以中药鉴定学、中药化学、中药分析学、中药药理学、中药制剂学等专业课的知识体系和技术为支撑,借助分子生物学、药物代谢动力学、生物化学、细胞学、生物工程学、数理统计学、计算机学等现代科学技术开展现代研究的综合性专业学科。

中药炮制是以中医药理论为指导,因此学习中药炮制学必须具有中医基础理论和中药学知

· 笔记栏 ·

识。中药经炮制后可引起成分质和量的变化,需要应用中药化学和分析化学的知识和技能进行解释和研究。中药经炮制后也会引起药理作用的改变,需要应用药理学的有关知识和技能加以阐明和研究。对中药饮片进行质量评价和质量控制,则需要具有中药鉴定学、中药化学和中药分析的知识和技能。中药饮片主要用于临床调配处方和制备中成药,涉及方剂学、中药制剂学知识。因此,学习本学科时,必须综合运用各学科的知识和技能,并能借助多学科技术开展炮制研究,以促进中药炮制学科的创新和发展。

第二节　中药炮制的起源与发展

一、中药炮制的起源

中药炮制是随着中药的发现和应用而产生的,有了中药就有了中药的炮制,其历史可追溯到原始社会。

(一) 中药的发现和应用

中药炮制是随着中药的发现和应用而产生的,原始社会,人类为了生存,在生活的过程中采摘草木,猎取鸟兽充饥,常误食某些有毒植物和动物,以致发生呕吐、泄泻、昏迷,甚至于死亡,或在此过程中疾病减轻或消失,久而久之,这种感性知识积累多了便成了最初的药物知识。随着医药技术的进步,为了更好地发挥药效,将药物进行清洗,擘成小块或锉、捣为粗末等简单加工,这些简单加工经过积累和发展,就形成了类似于中药炮制的"洗净法""切法""捣法"等,这便是中药炮制的萌芽。

(二) 火的出现和应用

火的应用,为早期中药采用加热处理创造了基本条件。《韩非子·五蠹篇》载:"上古之世……民食果蓏蚌蛤,腥臊恶臭,而伤害腹胃,民多疾病。有圣人作钻燧取火,以化腥臊,而民悦之,使王天下,号之曰燧人氏。"《礼纬·含文嘉》明确指出:"燧人氏始钻木取火,炮生为熟,令人无腹疾,有异于禽兽。"炮制古称"炮炙",就是指用火加工处理药材的方法。据《说文解字》载:"炮,毛炙肉也。"段注:"毛炙肉,谓不去毛炙之也。"郑玄注:"炮者,以涂烧之为名也。"孙希旦《礼记集解》:"裹物而烧之谓之炮。"《说文解字》云:"炙,炙肉也,从肉在火上。"《诗经·小雅·叶传》载:"炕火曰炙。"可见,"炮""炙"均源于食物加工,这种利用火炮生为熟的知识,逐渐应用于处理药物,从而形成了中药炮制的雏形。

(三) 酒的发明与应用

酒的发明与应用历史悠久,起源于旧石器时代,在新石器时代有所发展,广泛应用于奴隶制社会时期。新石器晚期的龙山文化,发现有专用的酒器,殷商文化中发现的专用酒器更多,在殷墟出土的甲骨文中有"鬯"字,鬯就是芳香性的药酒。说明在殷商时代就有用酒来治病,或用酒为溶媒制成"药酒"治疗疾病。酒的发明与应用,丰富了用药经验并被应用于炮制药物,从而产生了辅料制法,充实了中药炮制内容。

(四) 陶器的发明与应用

我国是世界上最早制作陶器的国家,在仰韶文化时期(公元前5000年左右),就有了砂锅、陶罐等烹饪器和储存器。如利用陶器作为药酒浸泡的容器,利用砂锅、陶罐作为蒸、煮、煅等药物炮制的容器。陶器的发明和应用,不仅为早期中药炮制的蒸、煮、煅等炮制方法创造了必要的器具条件,而且也促进了中药炮制技术和炮制品种的发展,丰富和拓展了炮制内容。

二、中药炮制的发展

中药炮制是我国历代医药学家在长期医疗活动中逐步积累和发展起来的一项独特的制药技术,历史悠久,内容丰富,是中医用药特点所在。随着科学技术的发展,中药炮制也在不断摸索中前进。中药炮制的发展大致可分为四个时期：春秋战国至宋代（公元前722年~公元1279年）是中药炮制技术的起始和形成时期；金元、明时期（公元1280~1644年）是中药炮制理论的形成时期；清代（公元1645~1911年）是中药炮制品种和技术的扩大应用时期；现代（公元1912年以后）是中药炮制振兴、发展时期。

（一）中药炮制技术的起始和形成时期（春秋战国至宋代）

汉代以前，古文献记载了比较简单的炮制方法，初步确立了一些炮制原则。

我国现存最早的医方书《五十二病方》记载了净制、切制、水制、火制、水火共制等炮制内容，包括燔、冶、熬、炙、炮、蒸、酒渍、醋渍、童便制等30余种炮制方法，并有具体操作方法的记载。如"取商牢（陆）渍醯（醋）中""陈藋，蒸而取其渍"等。对个别药物的炮制作用进行了说明，如"止出血者燔发"。

《黄帝内经》约为战国至秦汉时代的著作，书中记载了多种炮制方法，如燔（左角发）、治、水磨、㕮咀、煅等。在《灵枢·邪客》中有"治半夏"的记载，"治半夏"即为炮制过的半夏。《素问·刺法论》中载有水磨雄黄，水磨即现代的水飞，也是最早的水飞法，"㕮咀"意为药材被捣或劈成小块的饮片。

我国现存最早的药学专著《神农本草经》是本草学的第一次总结。在序录中载有："凡此七情，合和视之……若有毒宜制，可用相畏相杀者，不尔勿合用也。"即利用相畏相杀来制约中药的毒性。该书中新增了发芽法、熬胶法，如发芽法制备大豆黄卷，熬胶法制备阿胶。此外，还载有炼、烧、熬等法。书中还指出："药有酸咸甘苦辛五味，又有寒热温凉四气及有毒无毒，阴干，曝干，采造时月，生熟，土地所出，真伪新陈，并各有法。"阴干曝干是指产地加工，而生熟则说的是炮制。如"桑螵蛸……蒸"等，说明当时已经有初步的炮制原则。

汉代张仲景在《金匮玉函经·证治总例》载：药物"有须烧炼炮炙，生熟有定"。首次提出了药物生熟异用理论；还指出"凡㕮咀药，欲如豆大，粗则药力不尽"，阐明了饮片粒度与药效的关系。《伤寒杂病论》中炮制内容更多散见于处方药物的脚注，与药物配伍、剂型、煎法、服用相联系。例如，抵当汤：水蛭三十个，熬；虻虫十三个，去翅足，熬；桃仁二十枚，去皮尖；大黄三两，酒浸。该书在医疗实践中发展了炮制学。

魏晋南北朝时期，中药炮制方法种类增多，注意炮制对药性的影响，出现了"炮制通则"，中药炮制从传统医学中分离出来。

东晋葛洪在《肘后备急方》中载"诸药毒救解方"，提出生姜汁可解半夏毒，大豆汁解附子毒，并记有干馏法制竹沥。

我国第一部炮制专著《雷公炮炙论》成书于南北朝刘宋时期，由雷敩编撰，是对中药炮制技术的第一次大总结，初步奠定了中药炮制学基础，该书对后世中药炮制的发展有较大的影响。全书分为三卷，较为全面地总结了前人的炮制技术和方法，辑录了相关的炮制作用。记述了净制、切制、干燥、水制、火制、加辅料制等方法。净制方法有"拣、去甲土、去粗皮、去节并沫、揩、拭、刷、刮、削、剥"等；切制方法有"切、锉、擘、捶、舂、捣、研、杵、磨、水飞"等；干燥方法有"拭干、阴干、风干、晒干、焙干、炙干、蒸干"等；水火制法有"浸、煮、煎、炼、炒、熬、炙、焙、炮、煅"等；加辅料炮制方法有"苦酒浸、蜜涂炙、同糯米炒、酥炒、麻油煮、糯泔浸、药汁制"等。对炮制作用的描述，如"……用此沸了水飞过白垩，免结涩人肠也""……半夏……若洗不净，令人气逆，肝气怒满"。其中许多炮制方法和炮制作用能用现代科学进行解释。如大黄用蒸制缓和其泻下作用；茵陈"勿令犯火"是因为其含挥发性成分；白芍需用"竹刀刮去皮"，是因为白芍所含鞣质与铁刀作用导致白芍泛红；知母、没食子"勿令犯铁器"是因为酚类成分遇铁发生颜色反应等。

梁代陶弘景在《本草经集注》中将散在的调剂、制剂及炮制技术进行总结，撰成"合药分剂料治法"，形成了最早的炮制通则。例如，"凡汤中用完物皆擘破""诸虫先微炙""诸石皆细捣""凡丸散用胶皆先炙，使通体沸起燥"等。将"㕮咀"改为切制，对药物提出了"细切"要求，并指出了

· 笔记栏 ·

古籍有关炮制的记载及炮制专著授课视频

炮制与药物疗效之间的关系,如"……旧方皆云㕮咀者,谓秤毕捣之如大豆,又使吹去细末,此于事殊不允。药有易碎难碎,多末少末、秤两则不复均,今皆细切之,较略令如㕮咀者;差得无末而粒片调匀,药力同出,无生熟也"。该书记叙的净选、切制、干燥、炮制等方法众多,均举例说明,如黄连去须毛、石韦刮去毛、羚羊角镑刮作屑用等。

至唐代,中药炮制学基本工艺大类均已出现,形成了较系统的"炮制通则",学术体系进一步完备。

孙思邈在《备急千金要方》中将各类药物的炮制通用法则单列成"合药篇",提出"凡用甘草、厚朴、枳实、石楠、茵芋、藜芦、皂荚之类皆炙之""凡用麦蘖、曲米、大豆黄卷、泽兰、芜荑皆微炒,干漆炒令烟断"。尤其对有毒中药提出"凡汤、丸、散用天雄、附子、乌头、乌喙、侧子,皆塘灰火炮炙令微坼,削去黑皮乃秤之","坼"即裂开之意,可见其对炮制工艺的记载非常详尽。同时将有些药物的炮制工艺总结为固定程序,如造干地黄法、造干黄精法。《仙授理伤续断秘方》中新增了天南星姜汁浸、草乌姜汁煮或醋煮、自然铜火煅醋淬、何首乌黑豆蒸等。

唐代《新修本草》是由政府组织,苏敬等人编撰的。本书是世界历史上第一部由国家颁布的法典,将炮制列为法定内容,是依法统药的开端,书中首次规定"唯米酒、米醋入药",对炮制方法的记载除了有煨、煅、燔、炒、蒸、煮、发芽、发酵、提净法等,还增加了钟乳石水飞制细粉法、反复蒸曝制熟地黄法、松脂的精制法、麸炒法、童便制、酒淬法、纸炒法、醋煅淬法、黑豆蒸法、面煨法、湿纸煨法、米泔浸法、米炒法等,炮制内容更为丰富。

宋代,炮制方法有很大改进,炮制目的更加多样化,从开始的以减少毒副作用为主,到增强和改变药效等,炮制通则日趋完善。

宋代王怀隐所著大型方书《太平圣惠方》,不仅记载大量炮制内容,还始载"乳制法";收载了巴豆去皮膜、加热压去油制霜的炮制工艺;指出"凡合和汤药,务必精专,甄别新陈,辨明州土,修治合度,分量无差,用得其宜,病无不愈……炮炙失其体性,筛罗粗恶,分剂差殊,虽有疗疾之名,永无必愈之效",开始强调炮制程度的重要性。

宋代唐慎微所编撰《经史证类备急本草》广泛辑录了宋以前有关药学方面的文献,保存大量现今已失传的医药书籍的内容,如《雷公炮炙论》等。该书每种药物之后附有炮制方法,为后世提供了药物炮制资料。

宋代陈师文等编撰的《太平惠民和剂局方》强调"凡有修合,依法炮制……",特设"论炮炙三品药石类例",专门讨论炮制技术,收录了185种中药的炮制方法及要求,并逐渐关注到药物经炮制后性味功效的变化,如蒲黄"破血消肿即生使,补血、止血即炒用",该书收载的炮制工艺和要求成为国家法定制药技术标准的重要组成部分,对保证药品质量有很大的作用。该书实践性强,现代应用的许多炮制方法,很多都与该书所列的方法相似,如水飞、醋淬、镑、纸煨、面煨、巴豆制霜、苍术米泔水浸等。

总之,至宋代,中药炮制的原则、方法及适用品种已初具规模,是炮制技术的形成时期。不仅新的炮制技术和炮制品种有增加,而且将分散在方中脚注的炮制技术按照中药的类别进行了初步的归类,形成了具有规律的炮制通则,为后世炮制理论的形成奠定了基础。

（二）中药炮制理论的形成时期（金元、明时期）

金元时期,名医荟萃,张元素、李东垣、王好古、朱丹溪等均特别重视药物炮制前后的不同应用及炮制辅料的作用,开始对各类炮制作用进行了总结,至明代又进一步系统整理,便逐渐形成了传统的炮制理论。

金代张元素在《珍珠囊》中提出白芍"酒浸行经,至中部腹痛""木香行肝气,火煨用,可实大肠"。元代王好古在《汤液本草》中引李东垣"用药心法":"黄芩、黄连、黄檗、知母,病在头面及手梢皮肤者,须用酒炒之,借酒力以上腾也。咽之下,脐之上,须酒洗之,在下生用。大凡生升熟降,大黄须煨,恐寒则损胃气。至于川乌、附子须炮,以制毒也",并提出"去湿以生姜""去膈上痰以蜜"。元代葛可久在《十药神书》中首先提出"炭药止血"的理论:"大抵血热则行,血冷则凝……见黑则止。"著名的"十灰散"就是该书的方剂之一。

明代在中药炮制技术方面有较大的进步,在炮制理论上也有建树。徐彦纯编撰的《本草发挥》对炮制作用原理有较多的阐述,如"神曲火炒以补天五之气,入足阳明胃经""用附子、乌头者当以童便浸之,以杀其毒,且可助下行之力,入盐尤捷也""以盐炒补心肺"等,均为对中药童便制、盐制等炮制作用的重要论述。

明代寇平在《全幼心鉴》中将前人的炮制方法进行总结和分类,归纳为:炮、爁、炙、煿、煨、炒、煅、炼、制、度、飞、伏、镑、搨、曝、露十七种方法,即对后世中药炮制发展有较大影响的"炮制十七法"。

明代陈嘉谟编著《本草蒙筌》,在书中"制造资水火"中指出:"凡药制造,贵在适中,不及则功效难求,太过则气味反失……匪故巧弄,各有意存。酒制升提,姜制发散,入盐走肾脏,仍仗软坚,用醋注肝经,且资住痛。童便制除劣性降下,米泔制去燥性和中,乳制滋润回枯助生阴血,蜜制甘缓难化增益元阳,陈壁土制窃真气骤补中焦,麦麸皮制抑酷性勿伤上膈,乌豆汤、甘草汤渍曝,并解毒致令平和,羊酥油、猪脂油涂烧,咸渗骨容易脆断,有剜去瓤免胀,有抽去心除烦……"第一次系统概括了炮制程度的要求和辅料炮制的作用,对后世中药炮制的发展产生了较大影响。因易读易记,一直为后世诵读并尊崇为炮制的最基本理论。在炮制技术上,特别值得一提的是"五倍子"条下所载的"百药煎"制备方法,实际上就是没食子酸的制法,比瑞典药学家舍勒制备没食子酸早了 200 多年。

明代李时珍所撰《本草纲目》是我国古代最大型的药学著作,载药 1 892 种,其中 330 味中药记有"修治"专项。在"修治"专项中,不但综述了前人炮制经验,而且记载了李时珍本人炮制经验,如木香、高良姜、芫蔚子、枫香脂、樟脑等的炮制方法。并对部分炮制方法提出了自己的见解,如"独活"条下,雷敩曰:"采得细锉,以淫羊藿拌……裹二日,暴干去藿用,免烦人心。"李时珍认为此法不切实用,"此乃服食家治法,寻常去皮或焙用尔"。对前代不妥的炮制方法,李时珍也加以指正,如"砒石"条下,雷敩曰:"凡使用……入瓶再煅。"时珍曰:"医家皆言生砒经见火则毒甚,而雷氏(雷敩)治法用火煅,今所用多是飞炼者,盖皆欲求速效,不惜其毒也。"全书记载的炮制方法有近 20 大类,有水制、火制、水火共制、加辅料制、制霜、制曲等法,其中多数制法,至今仍沿用,如半夏、天南星、胆南星等的炮制方法。

明代龚廷贤在《寿世保元》中就炮制理论问题指出:"炒以缓其性,泡以剖其毒,浸能滋阴,炼可助阳,但制有太过不及之弊。"

明代李中梓在《本草通玄》中对炮制程度、注意事项、辅料制目的、净选目的做了精辟概括,指出:"煅则通红,炮则烟起,炒则黄而不焦,烘则燥而不黄""制药贵得中,不及则无功,太过则伤性……酒制升提,盐制润下,姜制温散,醋取收敛……去穰者宽中,抽心者除烦"。

明代缪希雍所撰《炮炙大法》是继《雷公炮炙论》之后第二部炮制专著。书中收载了 439 种药物的炮制方法,并简明叙述了各药出处、采集时间、优劣鉴别、炮制方法、炮制辅料、炮制工艺及药物贮藏等。大部分内容能反映当时社会生产实际,在前人的基础上,作者根据自己对炮制的理解进行编撰,正如作者所说的"自为阐发,以益前人所未逮"。

总之,金元、明时期,在前人对单味中药炮制技术、各类中药炮制通则及炮制前后不同功效阐述的基础上,进一步总结归纳形成炮制理论,为中药炮制理论的形成时期。

（三）中药炮制品种和技术的扩大应用时期（清代）

清代,因有明代形成的炮制理论基础的支撑,炮制品种继续增加,炮制技术进一步发展,炮制工艺的繁杂达到了顶峰,并有专项记载炮制方法和作用,但也有对某些炮制的不同认识和看法。

清代徐灵胎所著《医学源流论》对炮制有专门论述,在"制药论"中提出"制药之法……其微妙之处,实有精义存焉",指出了炮制的重要性,同时还对制药原则和制药方法进行了总结,这些原则和方法至今仍具有指导意义。

清代刘若金所著《本草述》，收载有关炮制的药物300多种，记述了每种药物的炮制方法、炮制作用及理论依据，内容丰富，后经杨时泰修改删节为《本草述钩元》，让原著的意旨更为明确易解。例如，黄芪"治痈疽生用，治肺气虚蜜炙用，治下虚盐水或蒸或炒用"等，说明黄芪通过炮制成不同的炮制品可以应用于临床不同病症。

清代张仲岩所著《修事指南》是我国第三部炮制专著。全书设总论与分论，共收录232种药物具体的炮炙方法。张仲岩主要参考了《雷公炮炙论》，并广泛吸取了《证类本草》《本草纲目》等本草著作中有关炮制的文献资料，强调炮制对药物疗效的重要性："凡修事必有其故，因药殊制者，一定之方，因病殊制者，变化之用""炮制不明，药性不确，则汤方无准而病症不验也"。同时在炮制辅料种类和炮制理论上也有所发挥，如："吴茱萸汁制抑苦寒而扶胃气，猪胆汁制泻胆火而达木郁，牛胆汁制去燥烈而清润……炙者取中和之性，炒者取芳香之性……"

清代赵学敏的《本草纲目拾遗》除对《本草纲目》载药的品种及炮制技术进行拾遗补阙外，还收录了近70种炭药，并将张仲景提出的"烧炭存性"的理论拓展到"炒炭存性"。炭药的制备与应用，是清代炮制特色所在。

总之，清代在明代炮制理论的指导下，对部分炮制作用有所发挥，不断拓展中药的炮制品种，应用于不同的病症和不同方剂的配伍，是炮制品种与技术的扩大应用时期。

（四）中药炮制振兴、发展时期（现代）

中华人民共和国成立后，党和国家非常重视中药炮制技术的传承与发展，在文献整理、人才培养、中药饮片生产标准及规范、科学研究等多方面得到了全面的发展和进步。

1. 文献整理　　1973年出版的《历代中药炮制资料辑要》选辑汉代到清代160多种主要医药著作中有关炮制部分的资料，较为系统地整理了中药炮制的历史技术资料。王孝涛等以《历代中药炮制资料辑要》为基础，编撰成《历代中药炮制法汇典》，全书分古代部分和现代部分，共2册。古代部分载药460余种，现代部分载药540余种，系统整理了古今炮制经验，为内容丰富之炮制资料汇编。此外，《全国中药饮片炮制规范辑要》《全国中药炮制经验与规范集成（增修本）》《中药炮制简史》《樟树中药炮制全书》《〈本草纲目·修治〉新编》等专著出版，对全国各省市的炮制规范、炮制经验、习用的独特炮制技术及历代医籍的炮制方法进行了系统整理，形成了较为完整的文献资料，可供现代生产参考、临床借鉴、研究查阅。

2. 人才培养　　20世纪50年代末到60年代初，北京、成都、南京、上海等地区的中医药院校中相继建立中药专业，目前，全国各中医药院校的中药炮制学作为中药专业的主干专业课程进入本科教学。1985年，中国中医研究院（现为中国中医科学院）中药研究所开始招收中药炮制的硕士研究生，目前大多中医药院校相继开始了中药炮制硕士、博士学位人才的培养。1980年第一本试用教材《中药炮制学》出版，1985年出版了第二版教材，1996年出版了第三版规划教材；2001年出版了全国高等医药院校中医药系列教材《中药炮制学》；2003年开始相继出版了多版全国高等中医药院校规划教材《中药炮制学》，为全国中医药院校的中药炮制学教育教学奠定了教材基础。此外，《临床中药炮制学》《中药炮制工程学》等出版，拓展了中药炮制学外延。2015年，国家中医药管理局在全国范围内开展中药炮制技术传承基地建设，恢复传统"师代徒"师承模式，通过跟师学习，举办培训班、中药炮制技能大赛、学术会议等方式，加强中药炮制技术的传承和中药炮制专业人才的培养。

3. 中药饮片生产标准及规范　　新中国成立后，各地对散在本地区的炮制经验进行了汇集、整理，相继出版了具有地域特色的各省市中药饮片炮制规范。1988年，国家卫生部组织全国的炮制专家编撰出版我国第一部《全国中药炮制规范》，成为全国炮制遵循的技术标准。《中华人民共和国药典》（以下简称为《中国药典》）从1963年版一部开始，均收载有中药炮制通则和单味中药的炮制内容。《药品生产质量管理规范》（GMP）是一套适用于制药、食品等行业的强制性标准，我国2004年开始对全国中药饮片生产企业实施GMP认证管理。这些法典、法规是中药饮片生产、中成药原料炮制、中医临床用药的主要依据,这对提高中药饮片的质量起到了重大的推动作用。

4. 科学研究　　中药炮制研究被列入国家攻关项目,在"七五""八五"期间,先后完成了何首乌、白芍、草乌等40种中药饮片炮制工艺及质量研究,采用现代科学技术就其炮制沿革、炮制工艺优化、饮片质量标准制定、炮制原理等方面进行了系统、多学科综合研究,取得了很大进展。"十五"期间,国家又先后将川芎、巴戟天、栀子等30个品种及枳壳、百合、厚朴等50个品种分别列入国家重大科技专项"创新药物和中药现代化"研究课题,开展中药饮片炮制工艺和质量标准规范化研究,以现代理论充分阐释中药炮制这门古老学科的科学内涵。"十一五"期间,国家开展了中药饮片炮制共性技术和相关设备研究,选择10种常用共性炮制技术,力求阐明各共性炮制技术的科学内涵,建立炮制共性技术和饮片质量的评价标准,改进或创制相适宜的可控式炮制设备。"十二五"期间,中医药行业专项提出"中药炮制技术规范研究",对《中国药典》(2010年版)83种有毒饮片进行现代毒理、毒性物质基础及代谢过程、毒效关系、剂量与毒性反应关系、炮制与配伍减毒机制研究,以此提高中药安全性质量标准。"十三五"期间,国家发展和改革委员会和国家中医药管理局共同组织实施"中药标准化行动计划",通过研究制定50种中成药全程质量控制标准和优质产品标准,制定100种临床常用饮片全程质量控制标准和等级标准,建成中药质量标准库和中药质量第三方检测平台,形成中药标准化的技术服务支撑体系,建立中药优质产品定期公告机制。

2018年,中华人民共和国科学技术部组织实施的重点研发计划"中医药现代化研究"重点专项突出中医药的优势特色,继承与创新相结合,充分利用现代科技,加强中医药的现代传承、创新与发展。在质量标准方面,重点专项"中药饮片质量识别关键技术研究"针对甘草、续断、旋覆花等中药饮片标准缺乏整体与专属性的识别技术及标准体系不健全等关键问题,通过系统研究,构建符合饮片整体性及专属性的质量评价技术规范和标准体系,建立常用炮制辅料麦麸、蜂蜜等标准,推进饮片质量从传统模式向现代识别评价模式的提升。在工艺创新及工业转化方面,重点专项"10种传统特色炮制方法的传承、工艺技术创新与工业转化研究"针对炙法,焖煅,九蒸九晒等10种传统特色炮制技术,选择地黄、百药煎、青黛等23个代表性品种,融合现代多学科技术方法,开展特色炮制机理研究,阐释科学内涵;开展符合传统炮制技术特点的工艺优化、质量标准、全程质量追溯与智能化管控等技术和配套设备研究,保证设备高效性,生产连续性、工艺稳定性和质量可控性。在智能化生产方面,重点专项"中药饮片智能化生产模式及一致性评价研究"以中药炮制基础理论为依据,以饮片的一致性评价为检验,充分融合现代先进制造技术,实现中药炮制向智能化生产模式的根本转变,将研制洗、润、蒸、切、干燥等5条最常用且最具特色的柔性化、共线生产智能化饮片生产线,并开展35个饮片品种的传统中药饮片与智能化生产线的饮片间及智能化生产线的饮片批次间的一致性评价,建立工艺操作规程、饮片质量标准,初步构建规范化、智能化的饮片生产模式。

第三节　中药炮制法规

中药炮制法规是中药饮片生产、经营、使用、质量检验及监督管理的法律规定。

2019年12月1日起施行的修订后的《中华人民共和国药品管理法》是目前我国从事药品研制、生产、经营、使用和监督管理活动的基本法律。第四章"药品生产"中第四十四条明确规定:"中药饮片应当按照国家药品标准炮制;国家药品标准没有规定的,应当按照省、自治区、直辖市人民政府药品监督管理部门制定的炮制规范炮制。省、自治区、直辖市人民政府药品监督管理部门制定的炮制规范应当报国务院药品监督管理部门备案。不符合国家药品标准或者不按照省、自治区、直辖市人民政府药品监督管理部门制定的炮制规范炮制的,不得出厂、销售。"这是中药炮制必须遵守的法规。

2017 年 7 月 1 日施行的《中华人民共和国中医药法》规定："对市场上没有供应的中药饮片,医疗机构可以根据本医疗机构医师处方的需要,在本医疗机构内炮制、使用。医疗机构应当遵守中药饮片炮制的有关规定,对其炮制的中药饮片的质量负责,保证药品安全。医疗机构炮制中药饮片,应当向所在地设区的市级人民政府药品监督管理部门备案。根据临床用药需要,医疗机构可以凭本医疗机构医师的处方对中药饮片进行再加工。"这是医疗机构中药饮片临床炮制必须遵守的法规。

一、国家标准

《中国药典》自 1963 年版一部开始收载中药炮制品,收载中药炮制品的药材项下都有炮制项,部分毒性饮片及生熟异治饮片单列,规定了饮片的炮制方法、性状、质量要求、性味归经、功能主治、用法用量、贮藏等内容;设有"中药炮制通则"专篇,规定了各种炮制方法的含义、具有共性的操作方法及质量要求,是属于国家级中药饮片质量标准。

二、部颁标准

1994 年,国家中医药管理局颁发了关于《中药饮片质量标准通则(试行)》的通知,规定了饮片的净度、片型及粉碎粒度、水分标准,以及饮片色泽要求等,是属于部级的质量标准。此外还颁布了《中药饮片工业企业浸润工艺通则》《国家中医药管理局中药饮片包装管理办法》《中药饮片生产企业合格证验收准则》《关于加强毒性中药材的饮片定点生产管理意见》等涉及中药饮片生产、流通、销售的法规。

《全国中药炮制规范》由原国家卫生部药政管理局委托中国中医研究院牵头组织有关单位及人员编写而成,于 1988 年出版,为部级中药饮片炮制标准(暂行)。该书精选全国各省(市)、自治区现行实用的炮制品及其最适合的炮制工艺,还有相适应的质量要求,尽力做到理论上有根据,实践上行得通,每一炮制品力求统一工艺。该书共收载常用中药 554 种及其不同规格的炮制品。附录中收录了"中药炮制通则""全国中药炮制法概况"等表。本规范既体现了全国统一制法又兼顾了各地炮制特色。

三、省级中药炮制规范

由于中药炮制具有较多的传统经验和地方特色,在有些炮制工艺还不能全国统一时,为了保留地方特色,各省、自治区、直辖市先后制定了适合本地的中药饮片炮制规范,作为地方炮制遵循的标准。各地炮制规范除某些传统工艺外,应尽量与《中国药典》和《全国中药炮制规范》相一致,如有不同之处,应执行《中国药典》和《全国中药炮制规范》等国家级及部局级的有关规定。只有在国家标准及部局级标准中未收载的品种或项目的情况下,才能制定适合本地的标准,同时应将地方标准报国务院药品监督管理部门备案。

2018 年 4 月 17 日,国家药品监督管理局颁发的《省级中药饮片炮制规范修订的技术指导原则》中规定:"省级饮片炮制规范应严格按照《中华人民共和国药品管理法》及其实施条例的相关规定,其收载范围仅限于具有地方炮制特色和历史沿用的临床习用品种;不得收载未获得公认安全、有效性数据的尚处于科学研究阶段的科研产品,以及片剂、颗粒剂等常规按制剂管理的产品;对于饮片打粉,除确有公认的临床习用历史的品种之外,不应作为规格收载。除另有规定外,炮制规范所用的原药材应是国家标准或地方药材标准收载的品种。"

 案 例

2019 年 12 月,广东省深圳市中级人民法院公开发布(2019)粤 03 行终 764 号行政判决书。在该判决书中,深圳市中级人民法院认为,某药业公司在广东省内采用外省药品监管部门制定的中药饮片炮制规范炮制的涉案药品,不符合药品标准规定,该药品可按劣药论处。

问题:

1. 中药炮制应遵循哪些法规?

2. 当国家及本省均无针对某中药饮片制定炮制规范时,饮片企业是否可采用外省炮制规范生产该饮片并在本省销售?

第四节　中药炮制基础理论

中药炮制基础理论属于中医药理论体系的范畴,是对所炮制中药的自然属性、炮制辅料的性质、临床疾病的辨证以及炮制品在疾病治疗过程中出现的作用特点进行总结,并将中药的配伍、药性、五行学说等中医药理论融入炮制,经过中医临床的不断实践和发展,总结出炮制技术、炮制品的炮制作用与临床治疗疾病之间的内在规律,经过凝练、提升而形成的中药炮制学自身独特的理论体系。中药炮制基础理论是创立炮制方法、阐述炮制作用、指导炮制品临床应用、扩大炮制品种的理论基础。

中药炮制基础理论主要包括炮制适度理论、中药制药理论、炮制药性变化理论、辅料作用理论、中药生熟理论、炭药止血理论等。

一、炮制适度理论

炮制适度理论是指应用炮制技术对中药进行炮制时,中药的炮制程度不可太过或不及,必须达到适中的程度,才可获得需要的炮制作用,满足临床需求的理论。

历代医药书籍中对于中药炮制适度理论的论述较多,如汉代张仲景认为"烧炭存性,勿令太过";明代陈嘉谟在《本草蒙筌》中论述"凡药制造,贵在适中,不及则功效难求,太过则气味反失";清代陈修园在《女科要旨》中论述"今药肆中只知烧炭则变为黑色,而不知存性二字大有深意,该各药有各药之性,若烧之太过则成死灰无用之物";清代赵学敏在《本草纲目拾遗》中论述"炒炭存性"等。临床治疗疾病时,应用的炮制品炮制程度不及,可能导致毒性不降或降低幅度较小、药性过于偏盛而损伤机体且达不到治疗效果;如果炮制太过则可能导致药效丧失,起不到治疗作用。因此在炮制适度理论指导下,炮制中药时只有掌控合适的炮制程度,才能使中药发挥最佳疗效。

炮制适度理论授课视频

二、中药制药理论

中药制药理论是指利用炮制方法、辅料或其他中药来炮制一味中药,使被炮制中药的药性减弱、加强或改变,以达到缓和毒副作用、增强疗效、提高患者接受度等目的的理论,也称为传统的"制药原则"。中药制药理论是古人运用中药的药性相制理论和七情和合的配伍理论,依据寒者热之、热者寒之、虚则补之、实则泻之的基本治则,选择合适的炮制方法和辅料,制约中药偏颇之性,增强中药疗效,达到临床用药的要求而归纳整理出来的一套理论。

清代徐灵胎在《医学源流论·方药·制药论》中专门论述了中药制药理论:"凡物气厚力大者,无有不偏,偏则有利必有害,欲取其利,而去其害,则用法以制之,则药性之偏者醇矣。其制之意各有不同,或以相反为制,或以相资为制,或以相恶为制,或以相畏为制,或以相喜为制,而制法又复不同,或制其形,或制其性,或制其味,或制其质,此皆巧于用药之法也。"

相反为制:是指用药性相反的辅料或中药来制约被炮制中药的偏颇之性或改变其药性。例如,用辛热升提的酒来炮制苦寒沉降的大黄,使药性转降为升;用咸寒润燥的盐水炮制益智仁,可缓和益智仁的温燥之性;用胆汁制天南星可以将天南星的温燥之性转为寒凉等。

相资为制：是指用药性相似的辅料或中药来增强被炮制中药的疗效。例如，用药性温润的炼蜜炙制药性甘温的百合，增强了百合的润肺止咳作用；用药性咸寒的盐水炙制药性寒凉的知母，引药入肾，增强知母滋阴降火的作用；用药性辛热的酒炙制药性辛温的淫羊藿，增强淫羊藿温肾壮阳的功效。

相畏为制：是指利用中药药性的相畏相杀之理论，通过采用药性互相制约的中药或辅料进行炮制，降低被炮制中药的毒副作用。例如，半夏性畏生姜、白矾，采用生姜、白矾炮制半夏，可以减缓半夏的毒性；白矾性寒味酸涩，天南星性温味辛辣，用白矾炮制天南星，可以降低天南星的毒性；另外，如用甘草、皂角、黑大豆制川乌，用童便、豆腐、甘草制马钱子等。

相恶为制：是中药配伍中药性"相恶"理论在炮制中的延伸应用，药性"相恶"本指在配伍中两种中药合用，一种中药会导致另一种中药的功效降低甚至会产生毒副作用，属于配伍禁忌的范畴。在炮制中药时，可以利用某种辅料或中药进行炮制，减弱被炮制中药的峻烈之性，使之趋于平缓，成为减缓毒副作用的一种炮制法则。例如，厚朴味辛，对咽喉具有刺激性，姜炙后刺激性减弱，还能增强宽中和胃的作用；麸炒苍术，可以缓和其燥性。

相喜为制：是指利用某种辅料或中药，改善被炮制中药的形、色、气、味，提高患者的喜好、信任和接受度，便于患者服用。例如，水蛭腥臭味极重，采用滑石粉烫，可起到矫臭矫味、利于服用的作用。

制其形：是指通过炮制改变中药的外观形状或分开药用部位。"形"是指中药的形状、部位，中药来源于自然界，形态各异，大小不一，不利于临床配方调剂以及煎煮，通过净制、切制，将中药炮制成饮片，才能供临床配方调剂，煎煮时"药力共出"。根及根茎类中药需根据质地的不同切制成薄片或厚片，方可配伍煎煮；种子类中药一般炒黄后入药，"逢子必炒""逢子必破"，种皮破裂，药力方出；不同的药用部位，药效不尽相同，需分开使用。

制其性：是指通过炮制缓和或改变中药的药性，抑制过偏之性，免伤正气；或缓和中药过寒、过热之性或改变升、降、浮、沉之性，以满足临床对中药的不同需要。

制其味：是指通过炮制调整中药的五味或矫正不良气味，增强临床疗效。例如，果实种子类中药通过炒制，产生炒香气，增加"炒香健脾"或"焦香醒脾"的作用；生山楂炒制后纠正其过酸之味。在炮制过程中，特别是用辅料炮制，根据中医"五味入五脏"的理论，采用不同性味的辅料炮制中药，能够改变或增强中药固有的性味，达到"制其太过，扶其不足"的作用。例如，山茱萸酒蒸后，味由酸涩转甘，性由寒凉转温，增强补肝肾的作用。

制其质：是指通过炮制改变中药的性质或质地。主要适用于质地坚硬的中药，通过改变其质地，便于调剂制剂，利于有效成分的溶出，最大限度地发挥中药的作用。例如，甲壳类中药龟甲、鳖甲之类，砂炒至发泡鼓起，利于粉碎；矿石类中药自然铜、磁石等火煅醋淬，改变坚硬的质地，便于粉碎和有效成分的煎出。炮制改变中药性质的内容较广泛，包括改变药性和功能。例如，草乌长时间煎煮至透心，毒性降低，疗效保存；将人的头发煅制成为黑色发亮酥脆的血余炭，具有止血作用等。

三、炮制药性变化理论

炮制药性变化理论是指炮制采用的技术、方法、辅料一方面可以改变中药的偏颇之性、升降浮沉、归经、补泻等；另一方面，可以利用中药不同的特性互相制约或相互协同，以求达到改变药性、作用趋势、部位等目的的理论。

炮制药性理论
授课视频

1. 炮制对四气五味的影响　　四气五味是中药的基本性能之一，它是按照中医理论体系，把临床实践中所得到的经验进行系统归纳，以说明各种中药的性能。性（气）和味都是每个中药所固有的，并且各有所偏，中医就是借助它的偏性治疗阴阳偏胜偏衰的病变。"性"是根据中药作用于机体所表现出来的反应归纳得到的，是从性质上对中药多种医疗作用的高度概括。"味"一般是通过口尝而得，但有相当一部分中药的"味"并非口尝得到，而是中药实际性能的反映。

性和味是一个不可分割的整体,既能反映某些中药的共性,又能反映中药的个性。不同的性和味相配合,就造成了中药作用的差异。炮制常通过相资为制或者相反为制,改变或调整中药的性味,从而达到调整中药治疗作用的目的。大致有以下三种情况。

(1)纠正中药过偏之性味:在相反为制的原则下,通过加入辅料或者采取一定的炮制方法、纠正中药过偏之性,也称"反制"。例如,栀子苦寒之性甚强,经过辛温的姜汁制后,能降低苦寒之性,以免伤中,即所谓"以热制寒"。若用咸寒的盐水炮制辛温的巴戟天、茴香等,可以缓和辛温之性,即所谓"以寒制热"。这也是中医治则理论"寒者热之,热者寒之"的具体运用。

(2)增强中药不足之性味:属"从制法"即"相资为制"。一种情况是药性本偏,但用于实证或重证仍嫌药力不足,通过炮制进一步增强药性。例如,以苦寒的胆汁制黄连,更增强黄连苦寒之性,所谓"寒者益寒",用于泻肝胆实火,以求速效。以辛热的酒制仙茅,更增强仙茅温肾壮阳作用,所谓"热者益热",常用于命门火衰,阴寒偏盛的阴痿精冷、宫寒不孕或寒湿痹痛。另一种情况是药性较缓和,临床嫌其药效不强,取效太慢,通过炮制增强药性,从而增强中药的作用。例如,辛温的当归用辛热的酒制,可增强辛散温通作用,常用于血瘀痛经或血瘀经闭及跌损所致的瘀滞肿痛。这实际上是中药配伍七情中"相须"配伍的运用。

(3)改变药性,扩大中药用途:同一来源和药用部位的药材经过不同方法炮制成不同饮片品种后,其药性可能发生不同变化,适用于临床不同病症,如大黄、黄连等。另一种情况是中药性味发生根本性的转变,炮制前后功效也迥然不同。例如,生地黄甘寒,具有清热凉血、养阴生津作用;制成熟地黄后,则转为甘温之品,具有滋阴补血的功效。即一者性寒,主清;一者性温,主补。天南星性本辛温,善于燥湿化痰,祛风止痉;加胆汁制成胆南星,则性味转为苦凉,具有清热化痰、息风定惊的功效。可见天南星经炮制后不但性(气)向相反的方面转化,而味也发生了根本性的转变。

2. 炮制对升降浮沉的影响　　升降浮沉是指中药作用于机体的趋向,它是中医临床用药应当遵循的规律之一。升降浮沉与性味有密切的关系。一般而言,性温热、味辛甘的药,属阳,作用升浮;性寒凉、味酸苦咸的药,属阴,作用沉降。升降浮沉还与气味厚薄有关。清代《本草备要》云:"气厚味薄者浮而升,味厚气薄者沉而降,气味俱厚者能浮能沉,气味俱薄者可升可降。"中药经炮制后,由于性味的变化,可以改变其作用趋向,尤其对具有双向性能的中药更明显。明代《本草纲目》云:"升者引之以咸寒,则沉而直达下焦;沉者引之以酒,则浮而上至巅顶。"清代黄元御在《玉楸药解》中提出黄芩"内行醋炒,外行酒炒"。中药大凡生升熟降,辅料的影响更明显,通常酒炒性升,姜汁炒则散,醋炒能收敛,盐水炒则下行。例如,黄柏原系清下焦湿热之药,经酒制后作用向上,兼能清上焦之热;黄芩酒炒可增强上行清头目之热的作用;砂仁为行气和胃、化湿醒脾之品,作用于中焦,经盐炙后,可以下行温肾,治小便频数;莱菔子能升能降,生品以升为主,用于涌吐风痰,炒后则以降为主,长于降气化痰,消食除胀。由此可见,中药升降浮沉的性能并非固定不变,可以通过炮制改变其作用趋向,适应临床辨证施治的需要。

3. 炮制对归经的影响　　中药作用的部位常以归经来表示,它是以脏腑经络理论为基础的。所谓归经就是指中药有选择性地对某些脏腑或经络表现出明显的作用,而对其他脏腑或经络的作用不明显或无作用。例如,生姜能发汗解表,故入肺经,又能和胃止呕,故入胃经。中药炮制很多都是以归经理论作为指导,特别是用某些辅料炮制中药,如醋制入肝经、蜜制入脾经、盐制入肾经等。很多中药都能归几个经,可以治几个脏腑或经络的疾病。临床上为了使中药更准确地针对主证,作用于主脏,发挥其疗效,需通过炮制来达到目的。中药经炮制后,作用重点可以发生变化,对其中某一脏腑或经络的作用增强,而对其他脏腑或经络的作用相应地减弱,使其功效更加专一。例如,益智仁入脾、肾经,具有温脾止泻、摄涎唾、固精、缩尿等功效;盐炙后则主入肾经,专用于涩精、缩尿。知母入肺、胃、肾经,具有清肺、凉胃、泻相火的作用,盐炙后则主要作用于肾经,可增强滋阴降火的功效。青皮入肝、胆、胃经,用醋炒后,可增强对肝经的作用。生地黄可入心经,以清营凉血为长,制成熟地黄后则主入肾经,以养血滋阴、益精补肾见长。

4. 炮制对补泻的影响 补、泻是针对虚实病情起作用的两种药性。能够改善虚实病情，减轻或消除虚实症状的药性作用，就以补泻概之。补性中药的作用主要是补益人体亏损，增强机体抗病机能，改善虚弱症状。具有益气、补血、滋阴、壮阳、益精、填髓等功效的中药，都属于补性中药。泻性中药的作用主要是祛除外邪与致病因子，调整机体和脏腑功能，以制止病势的发展，具有解表、泻下、行气、活血祛瘀、消导等功效的中药，都属于泻性中药。一种中药往往具有补泻双重作用，如桂枝，发汗解肌属于泻性作用，而温阳、通阳则属于补性作用。为了使中药能满足临床灵活用药需要，中药的补泻作用亦可通过炮制加以改变和调整。正如《审视瑶函》所载："盖生者，性悍而味重，其功也急，其性也刚，主乎泻；熟者性淳而味轻，其功也缓，其性也柔，主乎补……如补药之用制熟者，欲得其醇厚，所以成其资助之功。泻药制熟者欲去其悍烈，所以成其功伐之力。"

5. 炮制对毒性的影响 古代常把毒药看作是一切药物的总称，中药的毒性亦被看作是偏性，中医利用"毒"来纠正脏腑的偏胜偏衰。而后世医药著作中所称的"毒"则是指具有一定毒性和副作用的药物，用之不当，可导致中毒，与现代"毒"的概念一致。明代张景岳《类经》云："药以治病，因毒为能，所谓毒者，以气味之有偏也。盖气味之正者，谷食之属是也，所以养人之正气。气味之偏者，药饵之属是也，所以祛人之邪气……是凡可辟邪安正者，均可称为毒药。"通过炮制，可以达到降低或去除中药毒性的目的。常用的炮制方法有去除毒性部位、水泡、漂、水飞、加热、加辅料处理、去油制霜等。这些方法可以单独运用，也可以几种方法联合运用。

炮制降低中药毒性的主要途径分为三个方面：① 使毒性成分含量减少（量变），如梁代陶弘景《名医别录》云："半夏，用之皆先汤洗十许过，令滑尽，不尔戟人咽喉。"用反复水洗的方法消除半夏的麻辣味。② 使毒性成分发生变化（质变），如川乌经炮制后，剧毒的乌头碱水解为低毒的乌头原碱。③ 利用辅料的解毒作用，如白矾制半夏、甘草水制远志等。

炮制有毒中药时一定要注意去毒与存效并重，不可偏废，并且应根据药物的性质和毒性表现，选用恰当的炮制方法，才能收到良好的效果。若顾此失彼，可能造成毒去效失，甚至效失毒存的结果。

总之，炮制对中药药性的影响是多方面的，如在上述例子中，生地黄制成熟地黄后，不但性味发生改变，归经、功效也发生了变化。但因脏腑、经络的病变可以相互影响，在临床应用时，又不能单纯受归经的限制，必须与整个药性结合起来考虑。

四、辅料作用理论

辅料作用理论指在炮制中药过程中，加入不同性味的辅料进行炮制，利用辅料的性味来辅助或制约中药的性味，达到调整药性、引药入经、影响中药的作用趋向，增强临床疗效目的的理论。

陈嘉谟在《本草蒙筌》中对中药辅料的作用进行了系统论述："酒制升提，姜制发散，入盐走肾脏，仍仗软坚，用醋注肝经，且资住痛，童便制除劣性降下，米泔制去燥性和中，乳制滋润回枯助生阴血，蜜制甘缓难化增益元阳，陈壁土制窃真气骤补中焦，麦麸皮制抑酷性勿伤上膈，乌豆汤、甘草汤渍曝，并解毒致令平和，羊酥油、猪油脂涂烧，咸渗骨容易脆断……"王好古《汤液本草》中论述："黄连、黄芩、黄檗、知母，病在头面及皮肤者，须用酒炒之，借酒力以上腾也。咽之下，脐之上，须用酒洗之，在下生用……去湿以生姜，去膈上痰以蜜。"张洁《仁术便览》提出："凡治病在头面手稍上部者，用酒炒药。治咽喉以下，肚脐以上中焦者，用酒浸晒……"张仲岩《修事指南》中论述："吴茱萸汁制抑苦寒而扶胃气，猪胆汁制泻胆火而达郁木，牛胆汁制取燥烈而清润，秋石制抑阳而养阴；枸杞汤制抑阴而养阳，麸皮制去燥性而和胃，糯饭米制润燥而滋土，牡蛎粉制成珠而易研，黄精自然汁制补土而益母……炙者取中和之性，炒者取芳香之性。"

1. 酒制升提 升提指上浮、行散的意思。酒，性味甘、辛，中药经酒制后，能使作用向上、向外，可治上焦头面病邪及皮肤手稍的疾病。

2. 姜制发散　　生姜,性温,味辛,具有散寒解表、降逆止呕、化痰止咳的功效。中药经姜制后发散作用增强,具有发表、祛痰、通膈、止呕等作用。

3. 入盐走肾脏乃仗软坚　　盐,性寒,味咸,具有清热泻火、软坚散结的功效。盐制中药,能引药下行,引药入肾,增强补肝肾、滋阴降火、清热凉血、软坚润燥的作用。

4. 用醋注肝经且资住痛　　醋,性温,味酸、苦,主入肝经血分,具有收敛散瘀止痛等作用。中药经过醋制后,可以引药入肝经,且能协同增强活血疏肝止痛的功效。

5. 米泔制去燥性和中　　米泔水,性味甘凉、平和,具有清热、止烦渴、利水、解毒的功效。米泔水制后能降低中药辛燥之性,增强健脾和胃作用。

6. 乳制滋润回枯,助生阴血　　乳汁,性甘,味咸、平,具有益气补血、滋阴润燥、养血调经的功效。中药经乳制后能增强滋生阴血、润燥、补脾益气等作用。

7. 蜜制甘缓难化,增益元阳　　蜜,性平,味甘,具有滋阴润燥、补虚润肺、解毒、调和诸药的作用。中药经蜜制之后,能调和脾胃,补中益气,缓和对脾胃的刺激作用。熟蜜味甘性温,具有益气补中的作用,甘能缓急、温能祛寒,故能健脾和胃,补益三焦元气。

8. 陈壁土制窃真气骤补中焦　　陈壁土,性温,味甘、苦、平,无毒,具有燥湿补脾、温中和胃、止呕止泻的功效。陈壁土炮制中药,能够补益中焦脾胃,降低中药对脾胃的刺激性。除了陈壁土以外,还可以用灶心土,现代总结为“土制补中”。

9. 麦麸皮制抑酷性勿伤上膈　　麦麸,性淡,味甘,具有和中益脾的功效。麦麸炮制中药能缓和中药燥性,除去中药不快的气味,缓和中药对胃肠道的刺激,增强和中益脾的功能。

10. 吴茱萸汁制抑苦寒而扶胃气　　吴茱萸,性热,味辛,具有温中、止痛、理气、燥湿的功效。吴茱萸汁炮制中药可抑制其苦寒之性,如吴茱萸制黄连,是利用吴茱萸的性热味辛之性制黄连之苦寒,使得黄连苦寒之性下降,又可清气分湿热,散肝胆郁火,用来治疗湿热内阻,嘈杂吞酸之证。

五、中药生熟理论

中药生熟理论指中药的生品饮片炮制为熟品饮片后,其性能发生变化,临床适应证也相应改变的理论。在临床应用中,应依据不同病症需要选择生品或熟品,达到不同的临床治疗效果。

张仲景《金匮玉函经》中论述:“有须烧炼炮炙,生熟有定。”王好古《汤液本草》中论述:“大凡生升熟降,大黄须煨,恐寒伤胃气也。”李梴《医学入门》:“蒲黄生通血,熟补血运通……附子救阴药,生用走皮风;草乌解风痹,生用使人蒙;川芎炒去油,生用气痹痛。”傅仁宇《审视瑶函》中论述:“药之生熟,补泻在焉,剂之补泻,利害存焉……殊不知补汤宜用熟,泻药不嫌生,用生用熟,各有其宜,实取其补泻得中,毋损正气尔。”

应用中药生熟理论指导中药炮制,可以扩大中药临床用途,并可达到降低毒性、增强疗效的目的。中药生熟理论主要内容有:生泻熟补、生峻熟缓、生毒熟减、生行熟止、生降熟升等。

生熟异用与炮制原则授课视频

1. 生泻熟补　　一些中药生品寒凉清泻,通过加热或加辅料炮制成为熟品以后,药性偏于甘温,作用偏于补益。例如,何首乌性平味苦,具有解毒、消痈、润肠通便的功效,蒸制成为制首乌,药性由平转温,味由苦涩转甘厚,功能由清泻转为温补,具有补肝肾、益精血、乌须发的作用。

2. 生峻熟缓　　中药的生品药性峻烈,炮制成熟品后作用缓和。例如,大黄生品苦寒沉降,泻下作用峻烈,具有攻积导滞、泻火解毒的功能。炮制成熟大黄可明显缓和泄泻作用,甚至长时间蒸炖,泻下作用、腹痛之副作用消失,并增强活血祛瘀之功。

3. 生毒熟减　　生品毒性或刺激性大,炮制后毒性降低或缓和。例如,马钱子、巴豆、乌头、肉豆蔻、半夏、天南星等,生品毒性较大,临床应用不安全,多外用,炮制成熟品后均可减低毒性,供内服。

4. 生行熟止　　生品行气散结,活血化瘀作用强,熟品偏于收敛、止血、止泻。例如,木香生品行气,煨后行气作用大减,增强止泻作用,长于实肠止泻;蒲黄生品性滑,偏于活血化瘀,炒炭后性涩,长于收敛止血。

5. 生升熟降　　炮制对中药升降浮沉有一定的影响,辅料的影响更明显。砂仁为行气开胃、化湿醒脾之品,主要作用于中焦,经咸寒的盐炙后,以下行温肾为主,治小便频数。莱菔子辛甘平(偏温),从性味看主升浮,但因是种子类中药,质重沉,故应沉降,综合来看,能升能降。张锡纯认为莱菔子"其力能升能降,生用则升多于降,炒用则降多于升"。这种认识与实际情况基本一致。莱菔子生品以升为主,长于涌吐风痰,炒后以降为主,善于降气化痰、消食除胀,这与"生升熟降"的观点相吻合。

6. 生降熟升　　古人对辅料影响中药升降浮沉的认知还体现在"酒炒则升,姜汁炒则散"的理论中。例如,生黄柏苦寒沉降走下,为清下焦湿热之品,经辛热升散的酒制后则苦寒之性大减,借酒升腾之力,引药上行,善于清上焦头面之热。黄芩、大黄酒炒亦有类似作用。李时珍在讨论人参功效时说:"人参生用气凉,熟用气温……人参气味俱薄,气之薄者,生降熟升;味之薄者,生升熟降。"明代《医学入门》云:"凡病在头面及手梢皮肤者,须用酒炒,欲其上腾也。病在咽下脐上,须用酒浸洗。病在下者生用。欲升降皆行者,半生半熟。"论述了辅料与中药升降浮沉的关系及中药生熟与升降的关系。

中药究竟是"生降熟升"还是"生升熟降",不具有普遍性规律,故不应偏执一面。一般来说,气厚味薄者,如砂仁、莱菔子是生升熟降;而味厚气薄者,如大黄、黄连、黄芩是生降熟升。总的原则似应以炮制前后药性的变化为主要依据,并结合其他方面,具体中药具体分析。除此之外,有的中药生品药性寒凉,加热、加辅料炮制后药性改变为温热,即"生凉熟温",如地黄、何首乌等。需要指出的是,同中药的其他传统理论一样,"生熟理论"主要是概括了中药炮制的多数情况,有些特殊情况则难以概括其中,因此"知常达变"也是学习领悟中药炮制理论的重要方法之一。

六、炭药止血理论

炭药止血理论授课视频

炭药止血理论是指将中药采用炒炭或煅炭的方法制备成炭药,可产生或增强止血作用的理论。

元代葛可久《十药神书》中记载:"经云,北方黑色,入通于肾,皆肾经药也。夫血者,心之色也,血见黑即止者,由肾水能制心火,故也。"根据五行学说的生克规律,中医认为黑能胜红,有"红见黑止"的观点,即根据五行对应五色之规律,有"木、火、土、金、水"分别对应"青、赤(红)、黄、白、黑"之说,而五行中的各行又有"生克"之规律,水能克火,故黑能胜红,则有"血见黑止"之说。

中药炭药的使用已有 2 000 多年的历史。早在《五十二病方》中就有"止出血者,燔发,以安(按)其痏"的记载。早期炭药应用广泛,可用于治疗多种疾病。汉代有王不留行、桑根皮烧灰内服用于金疮,血余炭治小便不利;晋代有以蛇蜕炭治疗恶疮,防风炭治疗阳疝等;自唐代以来,炭药用于止血的记载开始增多,如《千金方》中有爪甲烧炭治尿血,羚羊角烧炭治产后下血,烧乱发、槐角子治崩中漏下、赤白不止等;宋代还有槐子炭治霍乱,干姜炭治痢疾,干漆炒炭可去其刺激性等多方面作用的记载。

金元时期,炭药品种已十分丰富,医家开始总结炭药与止血之间的关系。元代葛可久《十药神书》首次明确提出炒炭止血的炮制理论,认为"大抵血热则行,血冷则凝……见黑则止""夫血者,心之色也,血见黑则止者,由肾水能止心火,故也","黑"指的就是炭药。该书还推出了著名的"十灰散",即以大蓟、小蓟、荷叶、柏叶、白茅根、茜草、山栀、大黄、牡丹皮、棕榈等十味炭药组方,功效是凉血止血,是治疗火热灼伤血络,血热妄行而离经外溢的良方。自此之后,在"炭药止血"理论影响下,明、清制炭止血的品种大大增加,《本草纲目》中收载炭药已近 200 种,有"烧灰诸黑药皆能止血"之说。但清代开始有一些不同看法。例如,清代《本草从新》认为熟地黄、枸杞炭是将"甘润滋阴之器,变而为苦燥伤阴之物,非徒无益,而有害之矣"。经过临床应用实践和现代研究发现,炭药止血理论并非适用于所有中药,并非所有止血药均需炒炭后应用,止血也并不是炭药的唯一功效。历代古籍记载炭药的作用是多方面的,并不局限于止血,甚至有些炭药与止血无关。

中药炮制基础理论是历代医药学家在长期的中医临床实践过程中总结归纳所得,具有较好的临床指导意义,也为今后中药炮制理论的进一步发展奠定了基础。

【小结】

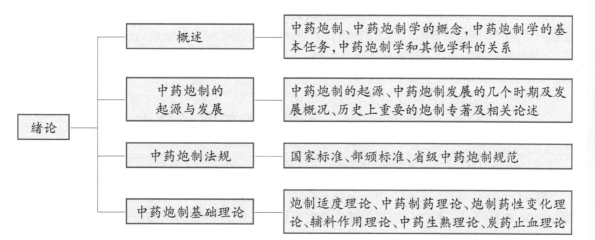

第一章习题

第二章 中药炮制与临床疗效

自古以来,很多医家既有丰富的临床经验,又对药物有深入的研究,他们在应用中药时,注意到了药物的不同炮制规格对疗效的影响。中药炮制品的功效是中医长期临床用药经验的总结,中药炮制规格的选择又以临床需求为依据。因此,掌握好炮制与临床疗效的关系,可以使用药更加准确,更好地服务于临床。

第一节 炮制是中医临床用药的特点

一、中医用药需通过炮制以调整中药偏性

辨证施治是中医认识疾病和治疗疾病的基本原则,利用中药偏性达到"以偏纠偏"的治病目的。然而,中药的偏性是利害相随的,未必能完全适应临床治疗的要求,通过炮制可调整中药的偏性以增效减毒。

纵观古代医家典籍,处方中的药物多有详细而考究的炮制方法。汉代张仲景《伤寒论》云:"麻黄杏仁甘草石膏汤方:麻黄四两(去节)、杏仁五十个(去皮尖)、甘草二两(炙)、石膏半斤(碎、绵裹)。"明代缪希雍《炮炙大法》曰:"凡汤中用完物,如干枣、莲子、乌梅仁、决明子……皆劈破,研碎入药,方得味出。若不碎,如米之在谷,虽煮至终日,米岂能出哉。"

古代炮制专著甚至对每味药物从产地采收到加工炮制也做了具体要求,如《雷公炮炙论》中制石硫黄的方法。

敩曰:"凡使石硫黄,勿用青赤色及半白半青、半赤半黑者。自有黄色,内莹净似物命者,贵也。凡用四两,先以龙尾蒿自然汁一镒、东流水三镒、紫背天葵汁一镒、粟遂子茎汁一镒,四件合之,搅令匀,一坩锅,用六乙泥固济底下,将硫黄碎之,入锅中,以前汁旋旋添入,火煮汁尽为度。再以百部末十两,柳蚛末二斤、一簸草二斤,细剉,以东流水同硫黄煮二伏时,取出,去诸药,用甘草汤洗了,入钵研二万匝用。"

问题:
1. 请试着体会古代医家及药工制药的工匠精神。
2. 请试着讨论古人与今人炮制方法的优势与劣势。

调整中药偏性主要包括两个方面。一是增强疗效,如元代朱震亨《丹溪心法》中的痛泻要方,主治肝旺脾虚的腹痛泄泻,其中的白术需土炒,用意为"以土补土",以增强补脾止泻之功,同时避免气滞脾胀;白芍需炒黄,用意为缓其酸寒,使其泻肝而又不伤脾阳。二是降低毒性,如南宋杨倓《杨氏家藏方》中的截疟七宝饮,为祛痰截疟常用方剂,其中主药常山酒炙后可消除生品易致呕吐的副作用,厚朴姜炙后可消除生品的咽喉刺激性,草果煨后则可减弱辛温走窜之性所致的伤阴弊端。

二、中医用药需通过炮制对药效进行取舍

中药成分复杂,常一药多效。中医治病往往不是要利用药物的所有功效,而是需根据病情

有所选择。炮制可对药物原有的性能予以取舍,权衡损益,使某些作用突出,某些作用减弱,才能更有针对性地发挥药物的治疗作用,力求达到疾病的实际治疗需求。

明代薛己《校注妇人良方》中的缩泉丸治下元虚寒,小便频数或小儿遗尿。其中益智仁为君药,主入脾经,兼入肾经,盐炙后使益智仁主入肾经,具有温肾纳气、固涩小便的作用。再用盐汤服下,使全方侧重于肾,兼能顾脾,使肾气足,则膀胱固。《伤寒论》中的白虎汤,张仲景用该方治伤寒传经热邪,尽管为清泄剂,方中的甘草却要求炙用,因为方中用甘草的目的不是清热泻火而是顾护脾胃,防止石膏、知母大寒伤中。而清代吴鞠通《温病条辨》则用白虎汤治太阴温病,由于肺胃同病,热势颇盛,方中的甘草就要求生用,既可增强泻热作用,又能甘凉生津。

三、中医用药需通过炮制来达到"三因制宜"的用药要求

人体阴阳的盛衰、气血,脏腑的寒热虚实,气候环境及生活起居对人体的影响贯穿了从诊断到治疗的整个过程。因此,治疗原则、遣方用药都必须做到"三因制宜"。

因时制宜:一年之中不同的气候,对用药要求也不同。春夏季节,腠理疏松,用药不宜过于温热和辛散;秋季转凉,空气干燥,用药不宜过燥;冬季寒冷,腠理致密,用药不宜过于寒凉。为了适应气候的差异,可以通过炮制来调整中药的性能,如治外感风寒用麻黄,秋冬季宜生用,春夏季宜制绒。

因地制宜:不同的地理环境,造就了不同地区人的体质不同。北方气候干燥,用药偏于滋润;南方气候潮湿,用药不宜滋腻。北方人一般禀赋较强,要求药力较猛,若药力太弱,则药不胜病;南方人一般禀赋较弱,要求药力清淡,若药力太猛,则易伤正气。为了适应地理环境的差异,亦可通过炮制调整中药性能,如紫苏,北方宜用苏叶,取其发汗解表力强,南方宜用苏梗,取其发散力弱,以免过汗,同时兼理气化湿。

因人制宜:在处方时,还要综合考虑患者的体质和疾病轻重,充分考虑组方意图,并视临床情况灵活变通来决定使用何种炮制品。例如,麻杏石甘汤中的甘草,对于常人和脾胃虚弱的患者,应按照《伤寒论》原方本意,选用炙甘草以顾护脾胃;但若患者素来胃火偏盛,属湿热体质,亦可选用生甘草以增强清热解毒之力。

四物汤是补血调血基础方,处方为:当归、川芎、白芍、地黄。其中的四味药物可根据不同症状灵活选用不同的炮制品。

问题:

1. 血虚血热者,用生地黄;血虚无热者,用熟地黄。为什么?
2. 血虚腹痛者,白芍改用酒炙,为什么?
3. 血虚兼瘀滞者,当归、川芎改用酒炙,为什么?

综上所述,炮制是中医用药的一大特色,是提高临床疗效的重要环节。临床医家必须在充分掌握不同炮制品药效特点的基础上,再结合"三因制宜"原则灵活运用,才能达到中医辨证施治用药的要求。

第二节　炮制与临床疗效的关系

中药炮制品的功效是中医长期临床用药经验的总结。炮制工艺的确定是以临床需求为依据,炮制工艺是否合理,方法是否恰当,直接影响到临床疗效。《本经逢原》在论述香附各种炮制方法与疗效的关系时就指出:"入血分补虚童便浸炒;调气盐水浸炒;行经络酒浸炒;消积聚醋浸

炒;气血不调,胸膈不利,则四者兼制;肥盛多痰,姜汁浸炒;止崩漏血,便制炒黑;走表药中,则生用之。"由此可见,中药炮制的各个环节均与中医临床疗效关系密切。

一、净制与临床疗效

净制是所有饮片都必须采用的操作步骤,对饮片的临床疗效有重要的影响。中药来源于大自然,原药材常常混有一些杂质或非药用部分,或各个部位作用不同,若一并入药,则难以达到治疗目的,甚至造成医疗事故。汉代张仲景《金匮玉函经·证治总例》云:"或须皮去肉,或去皮须肉,或须根去茎,又须花须实,依方拣采,治削,极令净洁。"明确指出药用部位和净度的要求。作为药材炮制的第一道工序,其重要性可分为以下两个方面。

通过净制可去除杂质、非药用部位,分离不同药用部位,保证用药准确和疗效可靠。例如,巴戟天的木心为非药用部位,且所占药材比例较大,若不除去,则用药剂量不准,降低疗效;黄柏、杜仲、厚朴的栓皮为非药用部位,净制时必须去除。中药各药用部位作用不同,需分别入药,保持各自功效。例如,麻黄,茎具有发汗作用,而根具有止汗作用;莲子,莲子肉甘涩平偏补、兼养心安神,而莲子心苦寒偏清、兼清心安神。

通过净制可去除外形相似的其他有毒药物,保证用药安全。例如,八角茴香中混入莽草,黄芪中混入狼毒,贝母中混入光菇子,天花粉中混入王瓜根等,这些异物若不通过净制去除,轻则中毒,重则造成死亡。因此,所有中药材必须经过净制,才能保证用药准确和安全。

二、切制与临床疗效

药材切制的目的是提高煎药质量,或者利于进一步炮制和调配。切制的各个环节对中药临床疗效有着直接影响。

1. 药材软化过程对临床疗效的影响　　药材切制前需经过润、泡等软化操作,使软硬适度,便于切制。但控制水处理的时间和吸水量至关重要。若浸泡时间过长,吸水量过多,则药材中的成分大量流失,降低疗效,并给饮片干燥带来不利影响。例如,甘草采用浸泡法软化,其中的水溶性主成分甘草酸含量下降48.40%,而采用浸润法,甘草酸含量仅下降4.99%。

2. 饮片切制规格对临床疗效的影响　　中药材制成饮片后,与溶媒接触面积增大,利于有效成分的煎出。饮片切制规格一般都有具体要求,若方中饮片厚度差异较大,在煎煮过程中会出现易溶、先溶、后溶等问题,煎煮得到的浸出物会出现"得气失味"或"得味失气"的问题,达不到中医所说的气味相得的要求。因此,中药在煎煮过程中,要考虑饮片厚度、片型对有效成分煎出程度和速率的影响,以达到气味相得的目的。例如,若桂枝汤中的白芍切厚片,煎煮时间就难以控制。煎煮时间短,虽能全桂枝之气,却失白芍之味;煎煮时间长,虽能取白芍之味,却失桂枝之气。故将二者均切成薄片,再煎煮适当时间,即可气味共存。另外,将大小不同的药材切成同一规格的饮片,有利于后续的炮制,使炮制品质量一致,临床疗效稳定。

3. 饮片干燥对临床疗效的影响　　因切制后的饮片含水量高,若不及时干燥,或未干燥到需要的程度,贮存过程中易发霉变质。干燥方法和干燥温度不当,还会造成有效成分损失,特别是挥发性或对日光敏感的成分,若采用高温干燥或暴晒,疗效会明显降低。《本草纲目》云:"(香薷)勿令犯火……采之阴干入用。"

三、加热炮制与临床疗效

加热是中药炮制的重要手段,多种炮制方法均有加热过程,如炒、炙、煅、蒸、煮等。中药经加热炮制后,其物理、化学性质发生变化,达到增效、减毒、改变药性、扩大用药等多个目的。

加热炮制可使中药质地变得酥脆,从而增加有效成分的溶出率。种子类中药炒后种皮爆裂,利于溶媒渗入药物的内部,提高煎出效果,传统炮制理论中称之为"逢子必炒"。质地坚硬的矿物、贝壳类药物,经明煅或煅淬后,质地变得酥脆,利于粉碎和有效成分的溶出。

有毒的药物炒后可降低毒性,如炒白果、炒蒺藜、米炒斑蝥。辛温香燥的药物炒后可缓和辛燥之性,如麸炒苍术、麸炒枳实。有异味的药物炒后可矫臭矫味,利于服用,如麸炒僵蚕、滑石粉炒水蛭等。

加热炮制还能扩大药物使用范围,如干姜性燥力速,适于脾胃寒邪偏盛或夹湿邪者;炮姜辛散温热之性不及干姜,但作用缓和持久,适于脾胃虚寒之证;姜炭止血温经,适于虚寒性出血。虽均为加热制法,但炮制程度不同,产生的药效也不同。

加热炮制往往通过产生新成分从而提高或改变疗效。例如,自然铜经火煅醋淬后由难溶于水的二硫化亚铁转变生成醋酸铁,易于体内吸收,增强了散瘀止痛之功。再如蛋黄干馏制成蛋黄油后,产生新抗真菌成分3-烷基吡啶等芳杂环衍生物,使其功效由滋阴润燥转变为解毒生肌。

四、辅料炮制与临床疗效

复方配伍和中药炮制是中医用药两大特点,炮制借鉴配伍中的七情关系,利用辅料使主药发挥协同、调节作用,使固有性能有所损益,以尽量符合治疗要求。

酒制能增强活血药物的作用,并使作用增强而力速,适于瘀阻脉络、肿痛较剧或时间较短需速散者,如酒当归。另外,还可缓和苦寒之性,免伤脾胃,又可使其寒而不滞,如酒大黄。醋制能增强疏肝解郁药物的作用,如醋柴胡;或积聚日久,实中夹虚,需缓治者,如醋大黄。盐制能增强补肾药物的作用,盐使气厚之温肾药得到味的配合,达到"气味相扶"的目的,如盐补骨脂。姜制能增强化痰止呕药物的作用,如姜半夏、姜竹茹等。蜜制能增强止咳药或补气药的作用,如紫菀生用虽然化痰作用较强,但能泻肺气,仅适于肺气壅闭,痰多咳嗽的患者,若肺气不足的患者,尤其是小儿服用后,有的可出现小便失禁,用甘温益气的蜜炼制后可纠此弊,并能增效。

药汁制可发挥辅料与主药的综合疗效,如借鉴《丹溪心法》"左金丸"中黄连与吴茱萸苦降辛开的配伍关系,应用到中药炮制,用吴茱萸制黄连,一冷一热,阴阳相济,无偏胜之害,故萸黄连长于泻肝火以和胃气。

总之,中药通过不同的方法和不同的辅料炮制后,可以从不同的途径,以不同的方式,趋利避害,提高疗效。

第三节　炮制对方剂疗效的影响

方剂是在辨证审因、确定治法的基础上,按照组方配伍的要求,选择合适的药物,酌定用量、用法,制成相宜的剂型而成,是中医辨证论治的主要工具之一。在成方中的药物选择阶段,除应依据药性斟酌选药外,还需仔细推敲选定适宜的炮制规格。炮制品的选定依据首先由方剂功效决定,其次要结合患者病情因人制宜地灵活选用。炮制对方剂疗效的影响体现在以下几个方面。

中药炮制与组方用药授课视频

一、提高方剂疗效

（一）增强方剂中药物的作用

炮制可使有效物质易于溶出或利于保存,并调整其药性。例如,三子养亲汤中的紫苏子、白芥子、莱菔子均需炒黄。种子类药物炒后开裂,有效物质溶出度增大而增效。从中医角度来看,紫苏子、白芥子炒后辛散之性减弱,而温肺作用增强;莱菔子炒后由升转降,功效由涌吐风痰转变为降气化痰、消食除胀。方中所用的炮制品均与病证相符,可使全方疗效得以提高。

（二）保证方中各药比例准确,充分发挥配伍后的综合疗效

净制工序可去除非药用部分,保证用药的准确性。例如,治疗湿热下注的基础方二妙散,方中黄柏若不除去栓皮,相当于减少了黄柏的实际用量,导致该方燥湿之力过强,清热之力不足,

不但疗效降低,还恐有湿热未去,热邪反增,且有化燥伤阴之虞。

（三）增强对病变部位的作用

古人处方多斟酌用药,不仅要考虑每味中药的药性个性,还要考虑其适宜的炮制规格,保证用药的准确。既能突出方剂对病变脏腑的治疗作用,又不至于影响其他无关的脏腑。方剂通过药物的配伍,使方中药物归经的变化对全方的作用产生明显影响。例如,大香连丸,方中的黄连入心、脾、胃、肝、胆、大肠经,吴茱萸炙后则主入肝胆经,具散肝胆郁火之功。萸黄连使全方重点在肝,主治胁肋胀满、胸膈痞闷等证。

（四）突出临床需要的药效,提高全方的临床疗效

中药通常一药多效,但在方剂中往往只需要突出某一特定功效。例如,麻黄汤原方麻黄生用,取其发汗解表作用强;若表证不明显者,多用蜜炙麻黄,不仅增强止咳平喘之功,而且可以减弱发汗之力,以免徒伤其表。如以下案例中的麻杏石甘汤,原方为麻黄生品,目的在于开宣肺气,清透肺经在里之气分郁热,但后世应用亦多用蜜炙麻黄,以专取其宣肺平喘之功。当然,如何使用应综合各因素考虑。

《伤寒论》:"发汗后,不可更行桂枝汤,汗出而喘,无大热者,可与麻黄杏仁甘草石膏汤。"麻杏石甘汤主治外感风邪,邪热壅肺证。

问题:

麻黄有生麻黄、蜜炙麻黄;杏仁有生杏仁、燀杏仁;石膏有生石膏、煅石膏;甘草有生甘草、蜜炙甘草等炮制规格。请根据病因病机及处方用意,讨论原方中四味药物可能分别使用了什么炮制规格?

二、降低方剂毒副作用

由于方中有的药物具有毒副作用,或某一作用不利于治疗,往往影响全方疗效的发挥。通过炮制可调整药性,保证方剂的安全有效,更好地适应病情需要。

（一）降低药物本身的毒性

有毒中药在应用到临床方剂时,需要进行减毒炮制处理,如麻杏石甘汤中的苦杏仁,若使用生品,则在煎煮前期,苦杏仁苷酶迅速酶解苦杏仁苷,短时间内产生大量氢氰酸,致人中毒,而燀苦杏仁则可灭活苦杏仁苷酶,使其进入体内后,只在胃酸的作用下缓慢分解产生少量氢氰酸,发挥止咳平喘作用而不致引起中毒。

（二）消除药物本身不利于治疗的因素

有的药物在治病的同时,也会因药物某一作用与证不符,给治疗带来不利影响。因此,需要通过炮制扬长避短。例如,在四逆汤中用干姜,取其能守能走,力猛而速,功专温脾阳而散里寒之效,助附子破阴回阳;在生化汤中用炮姜,取其微辛而苦温,善于温中止痛,能入营血助当归、炙甘草通脉生新,佐川芎、桃仁化瘀除旧,臻其全方生化之妙。若用干姜,则因过于辛燥而耗气伤阴,于病不利。

（三）调整辅助药物的药性,制约方中主药对机体的不利影响

有的方剂中主药在发挥治疗作用的同时也会产生不良反应,为了趋利避害,组方时可在方中加入一类辅助药物,不直接起明显的治疗作用,但是可以制约主药的不良反应。例如,治热结阳明的缓下剂调胃承气汤,大黄、芒硝均大寒易伤脾阳;方中甘草用意不在泻火解毒,而为缓和主药速下之性,兼顾脾胃。故甘草炙用,取其甘温之性以缓急益脾。

三、调整方剂部分适应证，扩大应用范围

若组成方剂的药物不变，仅在药物炮制加工方面不同，也会使方剂的功用发生一定的变化，改变部分适应证。例如，麻杏石甘汤中的石膏，原方使用生石膏以清泄肺热、辛散解肌；而煅石膏一般多为外用，收湿敛疮生肌。在少数情况下，可用煅石膏内服，如《纲目》中有"近人因其性寒，火煅过用，则不妨脾胃"，是以应用于脾阳虚者，但又不可煅太过。《药品化义》云："略煅带生用，多煅则体腻性敛。"总之，炮制可使药物的应用范围得以扩大。

四、增强方剂治病的准确性，适应不同病情需要

临床使用炮制品应灵活应变，根据患者病情因人制宜，不必拘泥于教条。例如，麻杏石甘汤中的甘草，仲景使用炙甘草，用意在于顾护中气，是和缓之意；若患者痰热咳嗽兼胃内火热毒邪实盛者，亦可考虑使用生甘草，以加强清热解毒止咳之力，属清泄之意。再如四物汤，为最常用的补血基础方，为了适应患者病情的需要，除了在配伍上加减变化外，还可通过炮制进行调整。若血虚而兼血热者，使用生地黄代替熟地黄；血虚而兼瘀者，则用当归、川芎的酒炙品。

五、适应方剂的剂型要求，保证临床安全有效

剂型的制备工艺不同，对中药的炮制要求亦异。例如，藿香正气散中的半夏，若作汤剂，则用常规炮制的清半夏即可；若作藿香正气丸，则炮制半夏时要严格控制麻味；若作藿香正气水，则用生半夏即可。再如黄芪在传统汤剂中多用蜜炙，如补中益气汤；而制备黄芪注射液时，则直接使用洁净的生品，提取有效成分。

第四节　炮制对中药制剂的影响

中药制剂是以中药饮片为原料，在中医药理论指导下，按规定的处方和方法加工制成一定剂型，标明功效、主治、用法、用量等，经药品监督管理部门批准，供医师或患者使用的药品。包括传统制剂"汤剂""膏丹丸散"等，以及现代制剂，如片剂、颗粒剂、胶囊剂、注射剂等。中药制剂中的原料，必须遵循古方要求。原方注明的炮制品，均需"依法炮制"以增效减毒。采用合理的方法炮制可提高中药制剂的安全性、有效性、稳定性及生产效率。炮制对中药制剂的影响主要体现在以下几个方面。

一、保证中药制剂的安全性

中药制剂的原料是饮片，通过净制才可以保证饮片品质及入药部位的准确性，并从源头针对性地降低了中药制剂的微生物污染，特别是饮片直接粉碎入药的口服制剂（如丸剂）；净制还可以避免用药错误，如去除山茱萸的核，以防止其产生与涩精相反的滑精作用；炮制还可通过降低毒性及刺激性以保证制剂的安全性，如何首乌冲剂中的何首乌要求黑豆蒸，尽可能降低蒽醌类成分，以避免生何首乌泻下中毒及对肝脏的损伤；炉甘石眼膏中的炉甘石则要求煅淬水飞成极细粉，可消除对眼的刺激性。

再如"小金丹"是中医治疗痈疡的著名方剂，其剂型为糊丸，方中的草乌要求煮制减毒，木鳖子去油成霜，既降低毒性又可得松散药末利于制丸，其中的乳香、没药醋炙后，油分减少，不仅使制剂时便于粉碎，而且还明显减少了对胃的刺激。

二、保证中药制剂的有效性

多数原药材通过净制才可以保证制药剂量准确。例如，蝉蜕含泥沙较多，需洗尽泥沙后，才能确保剂量准确；再如大山楂丸中的山楂需去除脱落的果核、果柄、碎屑等非药用部位，以保证

制剂药效。很多中药还需将净制、切制后的饮片进一步炮制,如全鹿丸中的杜仲要求盐炙,以确保其补肾功效;乌金散中的棕榈要求煅炭才能保证其止血作用,生用则无效。部分制剂中的原料还需进行更复杂的炮制处理,如附桂理中丸,为了突出温中功效,党参、甘草要求蜜酒炙,以增强温补中气之功;干姜要求砂烫,以使作用持久;白术要求赤石脂炒,以增强补脾止泻之功。

三、保证中药制剂的稳定性

中药经炮制后还能提高制剂的稳定性。例如,银黄口服液中的黄芩经产地加工蒸制后,避免了黄芩苷被酶水解,使制剂的质量更加稳定;槐米茶中的槐米需要炒黄,是为了保存有效成分芦丁,防止生槐米受潮后芦丁被酶解;种子类中药亦多用炒黄品,防止种子受潮发芽,否则无法保证制剂的质量;常用辅料蜂蜜通常要求炼制以去其杂质及蒸发水分。

四、提高中药制剂的生产效率

通过切制保证了中药制剂的提取效率。药材提取时,表面积越大,提取效率越高,因此直接使用原药材会降低提取效率;若直接使用药材粉末,则往往容易黏糊,易阻塞管道且难以清理。因此,制剂生产一般使用切制后的饮片作为基本原料,大多数原药材均需首先经过净制、切制得到合格饮片后才可应用于制剂生产。

在制剂的工艺中,有的中药还需通过炮制使难粉碎的中药易于粉碎,使粉末粒度能适应制剂需求,以提高制剂质量。一般认为,全粉末制成丸剂,粒度越细,丸剂表面光洁度越好。

很多饮片还需进一步炮制以提高生产效率。例如,健胃消食片中的麦芽要求炒制,不仅增强其行气消食之功,还可因麦芽炒后表面积增加,而提高药物提取率;再如礞石滚痰丸中的青礞石,需明煅后才可使质地疏松,利于后续粉碎及制剂的制备。

总之,中药制剂在选择饮片时,需综合考虑,既保证临床效果,又能方便生产,提高效益。对于制剂中繁多的炮制方法,决不能轻率简化甚至改变,否则都将直接影响疗效。应当根据具体方剂的不同要求,严格工艺,随方炮制,务求与理法方药取得一致,才能达到安全有效的目的。

【小结】

第二章习题

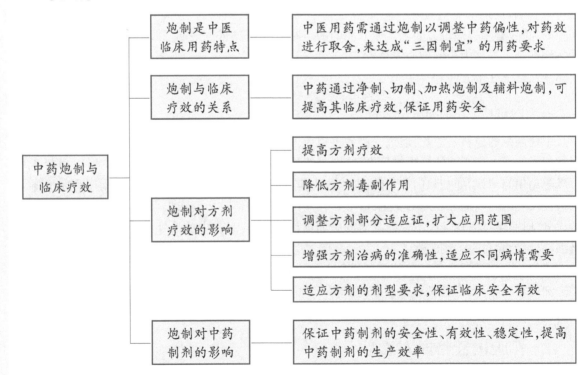

第三章　中药炮制的目的及对药物的影响

—·笔记栏·—

中医用药的特色关键在于配伍与炮制,其中,中药炮制的产生与发展始终围绕着如何保证临床用药疗效和用药安全,中药炮制的最终目的是为临床服务。对于单味中药,我们既可以在中医基础指导下,结合方剂配伍理论,阐释其炮制目的,又可以在化学和药理学基础上,探究炮制对药物影响的内因。

第一节　中药炮制的目的

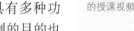

中药炮制的目的授课视频

中药来源于自然界的植物、动物和矿物,原药材在采收后,或个体粗大、质地坚硬,或含有泥沙杂质及非药用部位,或具有较大的毒副作用等,一般不可直接用于临床,需经过产地加工及炮制,使之成为饮片后方能应用。另外,中药所含化学成分复杂,一种药物往往同时具有多种功效,为了保证临床用药的准确性,还需要对功效分清主次以进行取舍。因此,中药炮制的目的也是多方面的。一般认为,中药炮制的目的有以下几个方面。

一、降低或消除药物的毒性或副作用

有些中药虽有较好的疗效,但毒性或副作用较大,临床应用不安全。通过炮制,可以降低或消除药物的毒性或副作用,利于临床安全用药。

1. 降低药物的毒性　　历代医家对毒剧中药的炮制都很重视,如附子的炮制,各代都有许多解毒的方法:《雷公炮炙论》中"以东流水并黑豆浸五日夜",《本草纲目》中"用甘草二钱,盐水、姜汁、童尿各半盏,同煮熟,出火毒一夜"。附子炮制后,有毒的双酯型生物碱被水解为毒性更低、而药效基本不减的氨基醇类乌头原碱。再如半夏的炮制,《本草经集注》中"用汤洗十余遍,令滑尽",《本草纲目》中"以姜汁入汤浸澄三日",目的则是去除半夏的毒性和"戟人咽喉"的刺激性。

2. 降低或消除药物的副作用　　如《金匮玉函经》中明确指出,麻黄"生则令人烦,汗出不可止",说明麻黄生用有"烦"和"出汗不止"的副作用,用时"皆先煮数沸""去上沫",便可除去其副作用。再如《本草纲目》中指出"干漆要炒熟,不尔损人伤胃",以示干漆要通过炒法除去副作用。《本草纲目》还指出"苍术性燥,故以糯米泔浸去其油,切片,焙干。亦有用脂麻同炒,以制其燥者"。苍术中的挥发油具有"燥性",通过炮制,可以除去苍术中的部分挥发油,缓和"燥性"。

二、增强药物疗效

炮制是增强药物疗效的重要手段,炮制可通过增加药效成分溶出,使内在有效成分发生变化,辅料协同等多个途径来增强药物疗效。

1. 有效成分溶出增加　　中药经切制以后,由于细胞破损、比表面积增大,加快了溶剂的浸润与渗透、成分的解析与溶解、成分的扩散等过程的速度,因此药效成分溶出率提高。

药材经过蒸、煮、炒、煅等热处理后,药材质地或组织结构发生改变,亦可增加某些药效成分的溶出率,特别是使某些难溶于水的成分水溶性增加。古人强调"逢子必炒",如明代罗周彦《医宗粹言》中记载"决明子、莱菔子、芥子、苏子、韭子、青葙子,凡药用子者俱要炒过,入药方得味出",这是因为多数种子类药材外有硬壳,疏水性强,在煎煮过程中影响溶媒的浸润和渗透,造成

药效成分不易被煎出,经加热炒制后种皮爆裂,质地变疏松,有利于溶剂的浸润与渗透,有利于成分的解析与溶出,是后人"逢子必炒"的依据和用意之一。

2. 内在有效成分发生变化　　药物在炮制过程中还可能产生新成分或增加有效成分的含量,从而增强疗效。例如,槐米炒炭后鞣质含量增加,从而增强了止血作用;荷叶经炒炭或煅炭后金丝桃苷、异槲皮苷分解为槲皮素,其止血作用强于前两者,增强了止血功效;炉甘石煅制后,碳酸锌转化为氧化锌,增强了解毒、明目、退翳、收湿敛疮等作用。

3. 辅料协同增效　　炮制过程中加入的辅料也可与药物起协同作用,从而增强疗效。例如,款冬花经蜜炙后,增强了润肺止咳的作用,是因为蜂蜜有甘缓益脾、润肺止咳之功;延胡索经醋炙后,增强了活血止痛的作用,则因为米醋主入肝经血分,具散瘀止痛之功。

三、改变或缓和药物的性味

中药的性味主要是以寒、热、温、凉(即"四气")和酸、苦、甘、辛、咸(即"五味")来表示的。性味偏盛的药物,临床应用时往往会给患者带来一定的副作用。例如,太寒伤阳、太热伤阴、过酸损齿、过苦伤胃、过甘生湿、过辛耗气、过咸生痰等。经过炮制,可以改变药物性味或者缓和药物的过偏之性味,以达到改变药物作用的目的。

1. 改变药物的性味　　如生甘草,气味甘凉,具有清热解毒、清肺化痰的功效,常用于咽喉肿痛,痰热咳嗽,疮痈肿毒;经蜜制后,其药性由凉转温,功能由清泄转为温补,改变了原有的药性气味。炙甘草性味甘温,善于补脾益气,缓急止痛,常入温补剂中使用。桔梗汤所用为生甘草,取其泻火解毒之功;而四君子汤中使用炙甘草,取其甘温益气之功,以达补脾益气之效。再如天南星制成胆南星后,性由温转凉,味由辛转苦,功效由温化寒痰转为清化热痰,如治湿痰的姜桂丸使用温性的天南星,而治热痰的清气化痰丸就要使用凉性的胆南星。

2. 缓和药物的过偏之性味　　如唐代孙思邈在对孕妇使用桂枝时,为了防止"胎动",特要求用"熬"法炮制后入药,以减弱桂枝入血分的辛温之性。明代罗周彦《医学粹言》也曾提及枳实"消食去积滞用麸炒,不尔气刚,恐伤元气",麸炒枳实亦可缓和其温燥之性。还有苦寒清热药如大黄、黄连、黄柏等酒炙后,可缓和苦寒之性,避免损伤脾胃阳气。

四、改变或增强药物的作用趋向

中药的作用趋向以升、降、浮、沉来表示。中药通过炮制,可以改变其升、降、浮、沉的特性。例如,莱菔子味辛、甘,性平偏温,古人认为该药能升能降。生莱菔子,升多于降,用于涌吐风痰;炒莱菔子,降多于升,用于降气化痰、消食除胀。《本草纲目》记载,莱菔子"生能升,熟能降,升则吐风痰,散风寒,发疮疹,降则定痰喘咳嗽,调下痢后重,止内痛,皆是利气之效"。现代研究表明,在离体家兔肠管试验中,莱菔子的炒制品对抗肾上腺素的作用强于生品。因此,临床使用炒莱菔子作为消导药是有一定道理的。

炮制辅料对药物作用趋向的影响至关重要。例如,大黄苦寒,为纯阴之品,其性沉而不浮,其用走而不守,经酒炙后能引药上行,清上焦之热。元代李杲认为,大黄治下焦疾病,"若邪气在上,非酒不至,若用生品,则遗至高之邪热,病愈后,或目赤,喉痹,头肿,膈上热痰"。再如知母,有清热泻火、滋阴润燥之功,《本草蒙筌》云:"益肾滋阴,盐炒便入。"知母本就具沉降之性,经盐炙后,增强了其下行的作用趋向,尤善治肾阴不足所致的骨蒸潮热。

五、改变或增强药物的归经

中药归经及作用部位多以脏腑经络来表示,所谓该药归某经,即表示该药对某些脏腑和经络有明显的选择性。归经与"五味"密切相关,即"酸入肝,苦入心,甘入脾,辛入肺,咸入肾"。同一中药经不同方法炮制,其归经也会发生改变,正所谓"生熟异用"。例如,生黄连主归心经,以清心火,解热毒为主;姜黄连主归胃经,以清胃和胃止呕为主;萸黄连主入肝、胆经,清气分湿热,散肝胆郁火。一味黄连的三种炮制品,对心、脾、胃、肝、胆五个不同部位具有选择性,从而发挥各自的治疗作用。

用不同性味的辅料炮制中药,可引药归经,如醋制归肝经,蜜制归脾经,盐制归肾经等。小茴香归肝、肾、脾、胃经,能散寒止痛、理气和胃,用于疝气疼痛、痛经及脘腹冷痛、少食吐泻等,盐炙后则主归肝肾经,专用于寒疝疼痛。知母归肺、胃、肾经,具有清肺、凉胃、泻肾火的作用,盐炙后主要入肾经,增强滋阴降火的作用。柴胡具有疏散退热、疏肝解郁、升举阳气的功效,归肝、胆、肺经,生柴胡性偏升散,主入肺经,解表退热,经醋制后有助于引药入肝经,利于更好地发挥疏肝解郁的作用。

六、矫味矫臭,利于服用

某些动物类药材(如水蛭、僵蚕)、树脂类药材(如乳香、没药)及其他具有不良气味的药物(如人中白、五灵脂),患者服用生品后往往会有恶心、呕吐、心烦等不良反应,甚至于因其腥臭味而拒绝服用。为了便于服用,常用酒制、醋制、水漂、麸炒、炒黄等方法进行炮制,以起到矫臭、矫味的效果。例如,地龙、乌梢蛇生品具有腥臭气,通过酒炙,可除去部分有臭味的胺类物质;乳香、没药生品的气味浓烈,通过醋炙,可除去部分挥发油,从而缓和刺激性气味,达到利于服用的目的。

七、便于调剂和制剂

1. 便于调剂　为了便于药房调剂时分称剂量、调配药方,根、茎、藤、木、花、果、叶的植物类药材,需经水制软化,再切制成一定规格的片、丝、段、块;质地坚硬的矿物类、甲壳类及动物化石类药材,一般不易粉碎及煎出有效成分,需通过明煅法、煅淬法等处理,使其质地酥脆而便于粉碎,同时有利于药效成分的溶出,如砂烫醋淬龟甲、煅淬代赭石等。

2. 便于制剂　在中药制剂过程中,一般要先进行药材前处理。中成药生产企业多采用炮制合格的饮片作为基本原料,以提高提取效率,并保证制剂的有效性,如龟甲经砂烫醋淬后,其热水溶出率增加约6倍,确保了后续制剂的产品质量。

八、洁净药物,利于贮藏保管

1. 除去杂质和非药用部位以保证剂量和药效准确　药材在采收时常混有泥沙等杂质,并有残留的非药用部位,另外在仓储、运输过程中也可能混入杂质和产生霉变,因此必须经过严格的分离和清洗,使其达到所规定的洁净度,以保证临床用药卫生及剂量准确。

某些根类药物的芦头、皮类药材的栓皮、昆虫类药物的头足翅等非药用部位常应除净。古人还总结了除去非药用部位的重要性,如《本草蒙筌》的"有剜去瓤免胀,有抽去心除烦"及《修事指南》的"去芦者免吐,去核者免滑,去皮者免损气,去丝者免昏目,去筋脉者免毒性,去鳞甲者免毒存也"等炮制规律。

2. 利于贮藏,防止药物变质　药物经过加热处理可以进一步干燥(如蒸薤白),或杀死虫卵(如蒸桑螵蛸),便于贮存。有些含苷类成分的药物如黄芩、苦杏仁等,加热能起到杀酶保苷的作用,从而避免在贮藏过程中苷类成分被酶解而使疗效降低。

随着技术进步,中药饮片的洁净度受到重视,饮片标准规定了洁净度的限量要求,对于直饮饮片更是规定了控制级的生产环境,如直接口服饮片生产要求达到十万级。先进的灭菌和仓储技术(如辐射灭菌、气体灭菌、微波灭菌等技术)逐渐在行业内推广应用,同时生产环境也得到了相应的改进。

九、制备新药,扩大用药范围

炮制可制备新的药物,满足中医临床的需要。通过煅、发芽、制霜、发酵、干馏等炮制方法,可以将某些原来不入药的物质转变为药物,或者使药物通过炮制加工产生新的功用。例如,人发不入药,经煅制后可产生止血作用。黑豆功效为补肾益阴、消肿解毒,但经过发芽制成大豆黄卷,则具有清热透表、除湿利气之功;经过干馏获取的黑豆馏油则具有止痒消炎、收敛防腐作用;而经过发酵得到的淡豆豉则具有解肌发表、宣郁除烦之效。

第二节 炮制对中药化学成分的影响

炮制对中药化学成分的影响授课视频

中药的化学成分是中药发挥临床疗效的物质基础。中药经水浸、加热及加辅料炮制后,可使中药的化学成分发生系列变化,从而影响中药的药性和临床疗效,因此,掌握中药炮制前后化学成分的变化规律与转化机制,对阐明中药炮制原理、规范和改进炮制工艺、制定饮片质量标准均具有重要意义。炮制对中药化学成分的影响主要体现在以下几个方面。

一、炮制对含生物碱类中药的影响

生物碱是来源于自然界的一类含氮有机化合物,广泛存在于植物和动物类中药中,通常有类似碱的性质。大多数生物碱具有较复杂的环状结构,氮原子结合在环内,多具有显著的生理活性。一般认为,游离生物碱不溶或难溶于水,可溶于乙醇、三氯甲烷等有机溶剂,但多数生物碱盐则可溶于水。也有一些小分子生物碱,可溶于水。根据生物碱类成分的性质,炮制对含生物碱类中药会产生以下影响。

1. 净制提高生物碱成分的相对含量 生物碱在植物体内分布不均匀,如黄柏的有效成分小檗碱主要集中在韧皮部,而栓皮中含量甚微,故黄柏在净制时需去除栓皮。此外,同一植物不同的药用部位所含的生物碱种类也有所不同,如莲子心中主含莲心碱、异莲心碱,而莲子肉中生物碱的含量分布较少,莲子心清心火,莲子肉则补脾养心,涩肠固精,功效不同,应区分使用。净选加工时应选取生物碱含量高的药用部位入药和区分不同药用部位,以确保疗效。

2. 水处理宜"少泡多润" 一些小分子生物碱、季铵类生物碱及含极性基团较多的游离生物碱大多可溶于水。例如,槟榔中的槟榔碱,具有驱虫的功效,但槟榔碱易溶于水,在水处理软化过程中易造成槟榔碱的损失;再如一些季铵类生物碱如小檗碱、益母草碱甲等,以及某些含氮氧化物的生物碱如氧化苦参碱也能溶于水,故含有这类成分的药材在软化过程时应使用抢水洗的方式或采取少泡多润的方法,以减少生物碱损失,避免影响药效。

3. 辅料酒、胆汁、醋炮制,提高生物碱溶出率 辅料酒具有稀醇性质,是良好的溶媒,游离生物碱或及其盐类均较易溶于酒中,中药经酒制后可提高生物碱的溶出率;辅料胆汁也是很好的表面活性剂,有助溶作用,可促进游离生物碱及其盐类溶出,如黄连经酒炙或胆汁炙后其生物碱的总量高于生黄连中的总量。辅料醋含有醋酸,具有弱酸的性质,可与游离生物碱结合成盐,提高生物碱在水煎液中的溶出率,而提高疗效,如延胡索中含多种游离生物碱,难溶于水,但与醋酸结合生成醋酸盐后,在水中溶解度增加,所以延胡索经醋制后可增强止痛效果。此外,植物体中生物碱常与有机酸、无机酸结合成复盐的形式存在,如鞣酸盐、草酸盐等,它们不溶于水,加入醋酸后,可以取代上述复盐中的酸类,形成可溶于水的醋酸盐,从而增加在水中的溶解度,而增强疗效。

4. 生物碱为毒性成分者,高温转化降低毒性;生物碱为有效成分者,避免高温炮制 各种生物碱具有不同的耐热性,大多对高温不稳定,加热炮制可使中药中的生物碱类成分发生分解、水解、升华等反应。若生物碱为有毒成分者,可利用蒸、煮、烫等高温炮制方法,使生物碱结构转化,从而降低毒性,如川乌、草乌中的双酯型乌头碱在蒸制或煮制过程中可水解为毒性更小的乌头次碱或乌头原碱;马钱子中的士的宁和马钱子碱均可以在高温加热的情况下转化为毒性更低的异士的宁、异马钱子碱及其氮氧化物,确保临床应用的安全有效。若生物碱为有效成分,则应避免高温炮制,如钩藤中所含的有效成分钩藤碱、异钩藤碱等,加热则被破坏,故一般使用生品,石榴皮、山豆根、龙胆草中所含生物碱遇热也会使得含量降低,亦以生用为宜;荷叶中的荷叶碱、莲心碱受热易升华,因此,荷叶饮片干燥时要忌曝晒。

二、炮制对含苷类中药的影响

苷类是糖或糖的衍生物与另一非糖物质(苷元)通过糖的半缩醛或半缩酮羟基与苷元脱水形成的一类化合物,广泛存在于高等植物中,尤其在果实、种子、树皮和根部分布较多。几乎所有的天然产物如黄酮类、蒽醌类、苯丙素类、萜类、生物碱类等均可与糖或糖的衍生物形成苷。苷的糖分子上有较多的羟基,故苷类属于极性较大的物质,易溶于水和甲醇,而难溶于乙醚和苯。

1. 水处理宜"少泡多润"　　由于苷类成分多数易溶于水,故在水处理时要采用"少泡多润"的方法,避免在水中溶解过多苷类而损失有效成分或导致成分变性,使临床疗效降低,如大黄、甘草、秦皮等。

2. 适当加热可杀酶保苷　　苷类成分在植物体内常和相应的水解酶共存,在一定的温度和湿度条件下,这类水解酶就会分解中药中的苷类成分,影响药效。苷为有效成分或苷类分解影响质量者,应适当加热,破坏酶,阻止酶解反应发生。槐花、苦杏仁、黄芩、天麻等含苷类中药,采收后若长期放置,相应的酶便可分解其苷类成分,使其疗效降低,槐花炒黄的目的就是为了杀酶保苷,通过炒制灭活槐花中的鼠李糖转化酶,而保存芦丁,确保药效。花类中药所含的花色苷也可因酶的作用而变色脱瓣。因此,含苷类中药常采用炒、蒸、燀、烘的方法破坏或抑制酶的活性,达到保证临床疗效的目的。

3. 炮制使苷类成分水解或分解,缓和药性或增强疗效　　欲消除苷类作用或用次级苷(苷元)作用者,需长时间加热,使苷类水解或分解。例如,大黄中的蒽醌苷类成分具有泻下作用,故生大黄体现为峻猛的泻下作用,而经过炮制成熟大黄,其结合性蒽醌苷类成分水解为无泻下作用的游离蒽醌,使得熟大黄泻下作用缓和,主要用于活血祛瘀;大黄炒炭可使其蒽醌苷类成分分解,也能缓和其泻下作用。此外,玄参、蒺藜、柴胡等炮制后药性缓和或毒性降低,女贞子、地黄、三七、人参等炮制后补益药效增强,均与炮制使苷类成分转化有关。

4. 根据苷类成分的作用选择适宜的炮制辅料　　苷类成分在酸性条件下易发生水解,不但降低了苷类成分的含量,也增加了成分的复杂性,因此,当苷类为中药有效成分者,除医疗上有专门要求外,一般不用醋处理。但若苷类成分为毒性成分,则可采用辅料醋进行炮制,如商陆中皂苷类成分有致泻作用,为其主要毒性成分,商陆经醋炙、醋煮后其皂苷含量降低,毒性作用得以缓和。有些苷类成分易溶于乙醇,则可以使用酒作为炮制辅料,采用酒炙的方法提高此类中药中苷的溶解度,以提高疗效,如酒炙黄芩、酒炙红花。另外,羊脂油具有较好的脂溶性,可促进某些苷类成分的体内吸收,提高疗效,如淫羊藿经羊脂油炙后能提高淫羊藿苷的生物利用度,羊脂油能促进淫羊藿提取物中宝藿苷Ⅰ的吸收。

三、炮制对含挥发油类中药的影响

挥发油又称精油,是存在于植物体内的一类具有挥发性、可随水蒸气蒸馏且与水不相混溶的油状液体。挥发油在植物中分布广泛,其在植物体内多以游离状态存在,少数以苷类形式存在。挥发油大多具有香气或其他特异气味,在常温下可以自行挥发,在水中溶解度比较小,多数比水轻,易溶于多种有机溶剂及脂肪油中。挥发油与空气和光接触,会发生氧化变质,失去原有的气味,并形成树脂样物质。

1. 产地加工方法得当,保证饮片质量　　多数药材中的挥发油处于游离状态,产地加工时要尽量减少与水接触的时间,药材干燥时宜采用低温干燥或阴干的方法,以免挥发油损失,降低药效。少数中药材所含挥发油是以结合状态存在于植物体内,如厚朴、杜仲需产地经过保温保湿,促使其酶解,以发挥疗效,俗称"发汗"。例如,厚朴鲜品,在25~27℃自然发酵6~7天,才能达到"紫色油润"的药用标准,否则香味差,油性少,表面灰白色。

2. 净制提高挥发油的相对含量 挥发油在植物体的分布不均,如花椒的挥发油集中在果皮中,净制应除去种子;厚朴的挥发油集中在韧皮部,炮制时应除去栓皮等,使其挥发油相对含量相对增加。采用适当的净制方法可提高中药中挥发油的相对含量。

3. 宜抢水洗或喷淋软化并低温干燥 中药中所含挥发油是其有效成分时,水处理时应采用抢水洗或喷淋法软化,并在软化后及时切制和低温干燥。例如,薄荷、荆芥等水处理软化时宜抢水洗或喷润后迅速切制,不宜带水堆积久放,以免发酵变质,影响质量。

4. 挥发油为有效成分者,应避免加热 从大量古代文献可以发现,人们在早期的用药实践中已经发现很多植物中含有挥发性的香气物质,并指出要尽量少加热或不加热。《雷公炮炙论》中有关于茵陈"勿令犯火"的记载。《本草纲目》在木香条下云:"凡入理气药,不见火。若实大肠,宜面煨熟用。"芳香类药材如薄荷、防风、白芷、藿香等均不宜加热处理。

5. 加热炮制减少挥发油含量,缓和副作用 有些中药中的挥发油具有副作用,需要通过炮制以减少挥发油含量,如乳香中的挥发油具有明显的刺激性,通过醋制或炒制可除去大部分挥发油,以缓和刺激性;再如苍术为燥湿健脾的中药,其生品辛温苦燥,多以米泔水进行炮制去油,切片焙干用,或以麸炒减少挥发油的含量,以制其燥性。

6. 加热炮制使挥发油产生质变 炮制不仅可使挥发油含量发生变化,也能使其组分改变或者产生新的成分。例如,白术麸炒后,挥发油中具有健脾作用的白术内酯类成分含量显著升高;荆芥经过炒炭后,生成了9种荆芥生品所不具有的挥发性成分,同时荆芥炒炭后具有止血的功效,而生荆芥则无此功效;芫花经醋炙后挥发油发生质变,产生新成分,醋芫花挥发油对家兔眼结膜刺激性明显低于生芫花挥发油。

四、炮制对含鞣质类中药的影响

鞣质又称单宁或鞣酸,是一类结构复杂的酚酸类化合物,广泛存在于植物中的皮、木、叶、根、果实等部位。鞣质因结构中含有多元酚羟基或羧基,故易溶于水,尤其易溶于热水,其具有收敛、止血、止泻、抑菌等作用,还可用作生物碱及某些重金属中毒时的解毒剂。目前认为鞣质具有强还原性,可清除生物体内的超氧自由基,延缓衰老。

1. 水处理宜"少泡多润" 因鞣质易溶于水,故含有鞣质的中药在水处理时要注意成分的流失,如地榆、虎杖、大黄、丁香、石榴皮等,用水软化处理时要做到少泡多润,减少损失。

2. 加热或发酵炮制使鞣质降解,增强药效 鞣质经加热或发酵炮制后可使其自身发生成分转化,如石榴皮炒炭后鞣质含量显著降低,而没食子酸和鞣花酸含量显著升高,增强止血、止泻作用;百药煎的发酵炮制,随着药材表面白霜积累明显,其没食子酸的含量逐渐增加,在发酵过程中,百药煎中五倍子鞣质经单宁酶转化生成药效物质没食子酸,增强其敛肺止咳、涩肠止泻的功效。

3. 炮制时"忌铁器" 鞣质遇铁能发生化学反应,生成墨绿色的鞣质铁盐沉淀,影响中药原有的色泽,对药效也产生一定的影响。因此,在炮制含鞣质中药时不能用铁制器具,如切制时不能用铁刀,蒸制时不能用铁锅,煎药时也要注意使用砂锅。

4. 炮制不当易变色 鞣质为强还原剂,暴露于日光和空气中易被氧化,颜色加深,如槟榔、白芍等在切片时,长时间置于空气中会导致药材表面颜色泛红,其原因在于这些中药中所含的鞣质被氧化所致,特别注意的是鞣质在碱性溶液中被氧化、变色速度更快。因此,含鞣质类中药炮制时应注意避光,贮存时容器应密闭,防止饮片变色,影响药效。

五、炮制对含有机酸类中药的影响

有机酸是具羧基的化合物,包括脂肪族、芳香族和萜类有机酸(不包括氨基酸)。广泛存在于植物体的细胞液中,尤以果实最为常见。有机酸多溶于水、乙醇和甲醇,难溶于有机溶剂;有

些芳香酸类可溶于有机溶剂,难溶于水。药材中常见的有机酸有甲酸、乙酸、琥珀酸、苹果酸、酒石酸、枸橼酸、草酸、原儿茶酸、没食子酸等。有机酸对人体营养及生理活动都有重要作用。

1. 水处理宜"少泡多润"　　小分子有机酸大多能溶于水,炮制过程中用水处理时宜采用少泡多润的方法,以避免有机酸的流失,如地龙中的丁二酸是其平喘的有效成分,清洗时要使用"抢水洗"的方法。但含有较多可溶性草酸盐的植物,往往有毒,如酢浆草,动物食后可致虚弱,甚至死亡,则可通过水处理将其除去。

2. 醋制增加有机酸含量,增强药效　　有机酸除少数以游离状态存在外,一般都与钾、钠、钙等结合成盐,有些与生物碱类成分结合成盐。脂肪酸多与甘油结合成酯或与高级醇结合成蜡。有的有机酸是挥发油与树脂的组成成分。醋制可使有机酸游离出来,发挥疗效,如乌梅经醋蒸后,可使其所含的枸橼酸钾中的枸橼酸游离出来,而达到增效作用。

3. 加热炮制使有机酸分解或挥发,降低刺激性　　有些有机酸具有强烈刺激性、过强的酸性,对口腔和胃肠黏膜会产生一定的刺激性,对含有此类有机酸的中药可通过加热处理来破坏部分有机酸,以缓和刺激性,如山楂经炒黄、炒焦后,有机酸含量会依炒制程度而降低,从而缓和酸性,减少对胃肠道的刺激性。有的中药经加热后,有机酸会发生质的变化,如咖啡经炒后,绿原酸被破坏,从而生成咖啡酸和奎宁酸;同时酒石酸、枸橼酸、苹果酸、草酸减少,而生成挥发性的乙酸、丙酸、丁酸、缬草酸。加热炮制还可使小分子有机酸挥发,如远志水煮时产生的水蒸气中检出具有刺激性的苯甲酸。

4. 炮制时应避免与金属器具接触　　有机酸对金属有一定的腐蚀性,易使金属器具生锈,药材变色变味,炮制含有机酸的中药时要避免和金属器具直接接触,应选择惰性材料。

六、炮制对含油脂类中药的影响

油脂是脂肪油和脂肪的总称,主要成分为长链脂肪酸的甘油酯。油脂多存在于种子类药材中,通常具有润肠通便的作用,有的具有一定的毒性。

1. 去油制霜,减低副作用和毒性　　含油脂类中药常采用去油制霜的方法进行炮制,除去部分油脂类成分,以缓和滑肠致泻作用或降低毒副作用,如巴豆油既是巴豆的有效成分,又是其有毒成分,去油制霜后缓和峻泻作用并降低毒性。巴豆制霜前应进行加热处理,因加热能使固体状态的油脂呈现液体状态而易于将油脂压榨出来,同时还可破坏毒蛋白。瓜蒌仁去油制霜以消除恶心、呕吐的副作用,更适于脾胃虚弱患者。

2. 炮制和贮存时避免氧化,防止走油　　油脂类成分在空气中久放或处于湿热条件下均易发生氧化,产生过氧化物、酮酸、醛等,使油脂具特殊的臭气和苦味,这种现象称为泛油或走油。泛油后的油脂不能再作药用。例如,苦杏仁燀制后要一次晒干或烘干,否则泛油变黄,不仅外观差,苦杏仁苷含量也降低低,且有刺激味道。因此,含油脂类成分的中药水处理后要及时干燥,贮存时宜低温冷藏保存。

七、炮制对含树脂类中药的影响

树脂是一类复杂的化合物,大多是由萜类化合物在植物体内经氧化、聚合而成,通常存在于植物组织的树脂道中。树脂可分为油树脂、胶树脂、油胶树脂等。树脂具有一定的生理活性,其一般不溶于水,而易溶于乙醇等有机溶媒。

1. 辅料酒、醋炮制可增加树脂的溶出　　含有树脂类的中药,常用酒或者醋作为辅料进行炮制,从而增加树脂的溶解度,并增强疗效,如五味子的补益成分是一种树脂类物质,经酒制可提高其溶出度而提高疗效;乳香、没药等经醋制,能增强活血、消肿、止痛的疗效。

2. 加热炮制可增强药效或缓和药性　　加热炮制可增强某些含树脂类中药的疗效,如藤黄经高温处理后,其抑菌作用增强。但有的树脂如果加热温度过高,会使得树脂变性,反会影响疗效,如乳香、没药中的树脂若炒制时温度过高,可促使树脂变性,疗效降低。有些中药的树脂类成分具有副作用,如牵牛子中的树脂类成分具有泻下去积作用,经过炒制后,牵牛子的部分树脂被破坏,以达到缓和泻下的作用。

八、炮制对含蛋白质、氨基酸类中药的影响

蛋白质是一类由氨基酸通过肽键结合而成的大分子化合物,蛋白质水解产生多种氨基酸,很多氨基酸是人体生命活动不可缺少的,大部分酶都是蛋白质。

1. 水处理宜"少泡多润" 蛋白质是一类大分子的胶体物质,多数可溶于水,生成胶体溶液,一般煮沸后由于蛋白质凝固变性,不再溶于水。氨基酸大多是无色的结晶体,易溶于水。故蛋白质、氨基酸为药效成分的中药在水处理时应避免蛋白质、氨基酸成分的损失,以免影响疗效。

2. 根据蛋白质作用选择适宜的炮制工艺 蛋白质受热会发生凝固变性,同时大多数氨基酸也对热不稳定。所以一些富含蛋白质、氨基酸类成分的中药应以生品入药,如天花粉、雷丸、蜂王浆等宜生品入药。一些含有毒性蛋白的中药可通过加热处理,使毒性蛋白发生变性而消除毒性,如巴豆、白扁豆等。通过加热炮制后可达到降低毒性的目的。某些蛋白质经加热后会发生一系列变化而生成新的物质,从而产生疗效,如鸡蛋黄、黑大豆等经过干馏,能得到含氮的吡啶类、卟啉类衍生物而具有解毒、镇痉、止痒、抗菌、抗过敏的作用。

蛋白质受热可使肽键断裂而生成氨基酸,更利于人体吸收而发挥活性,如阿胶用蛤粉烫制后,所制得的阿胶珠氨基酸含量增多,但温度过高也会对氨基酸产生破坏作用。

氨基酸也能在少量水的环境下与单糖发生反应,生成具有特异香味的环状化合物,如缬氨酸和糖发生美拉德反应而生成味香可口的褐色类黑素、亮氨酸和糖类能产生强烈的面包香味。麦芽、稻芽等炒制后变香而具健脾消食作用可能与此有关。

此外,蛋白质能与许多蛋白质沉淀剂,如鞣质、重金属盐等产生沉淀,故一般不宜和含鞣质类中药一起加工炮制。酸碱度对蛋白质和氨基酸的稳定性及活性影响较大,故加工炮制时应注意蛋白质沉淀剂和酸碱度对蛋白质和氨基酸的影响。

九、炮制对含糖类中药的影响

糖类成分又称碳水化合物,是多羟基醛或多羟基酮及其衍生物、聚合物的总称。糖类成分在植物体内存在的种类很多,分为单糖、寡糖和多糖,如茯苓、猪苓等,可以提高机体免疫能力和抗癌活性。

1. 净制提高饮片中糖类成分相对含量 中药中糖类成分在植物体的分布不均匀,根及根茎类药材地上部分、皮类药材的木质心部分一般含糖类成分比较低,如牛膝、巴戟天在净制操作时多抽去木质心以提高饮片糖类成分的含量。

2. 水处理宜"少泡多润" 单糖及小分子寡糖易溶于水,且更易溶于热水之中。多糖虽不易溶于水,但其易被动植物体内的酶催化水解为单糖或者寡糖。因此,在水处理软化含糖类成分的中药时,应尽量少与水多接触,做到少泡多润,尤其应尽可能避免与水共热的处理。

3. 加热炮制使多糖和寡糖水解 多糖类成分经炮制后结构发生改变,补益作用增强,如黄精酒蒸后其多糖组成和免疫活性发生明显改变,生黄精多糖主要由半乳糖、甘露糖、葡萄糖和半乳糖醛酸组成,酒黄精多糖主要由半乳糖、甘露糖和半乳糖醛酸组成,酒黄精多糖的免疫活性强于生黄精多糖。中药经酒蒸后寡糖类成分可水解为分子量更小的单糖,如黄精经酒蒸后,蔗糖水解为果糖、葡萄糖,蜜二糖水解为半乳糖和葡萄糖;地黄酒蒸后水苏糖水解为甘露三糖。黄精、地黄酒蒸后甜度增加、补益作用增强与糖类成分转化密切相关。

十、炮制对含无机化合物类中药的影响

无机成分大量存在于矿物、动植物化石和甲壳类中药中,在植物药中也含有较多的无机盐

类,这些无机元素多与组织细胞中的有机酸结合成盐而存在。

1. 加热炮制后质地疏松,利于有效成分溶出　含有无机成分的矿物药,生品质地坚硬,通过采用煅烧或辅以醋淬的炮制方法,使其物理性状改变,易于粉碎,并利于有效成分的煎出,也利于胃肠道的吸收,增强药效,如磁石、自然铜等。磁石的主要成分为 Fe_3O_4 等,生品在水中溶解度极小,经高温火煅及醋淬后生成可溶性的醋酸铁,易被机体吸收而发挥疗效。

2. 炮制提高药物洁净度或除去有毒成分　某些矿物类中药多与杂质共存,可以采用炮制方法去除,如芒硝、硇砂采用提净法进行炮制,主要是利用其主成分易溶于水而杂质不溶于水,在提净过程中重结晶,以提高药物的洁净度;再如朱砂中主要成分为硫化汞,此外还含有游离汞和可溶性汞盐,不可加热炮制,需使用水飞法将朱砂中的游离汞和可溶性汞盐去除,以降低毒性;再如磁石中还含有 Si、Pb、Ti 等杂质及一定量的 As,经煅制醋淬后,As 含量显著降低,其他有害元素 Ti、Mn、Al、Cr、Ba、Sr 也较生品有所减少,尤其 Sr 在煅制后未检出,说明磁石煅制后对去除有害元素具有一定的意义。

3. 加热炮制可除去结晶水,增强收敛固涩作用　部分矿物药的无机成分以含结晶水的形式存在,经炮制后结晶水逸失,而达到临床所需功效,如明矾经煅制后成为枯矾,硫酸铝钾的复盐失去结晶水,增强燥湿收敛的作用;生石膏主要为含水硫酸钙,煅制后可全部转化为无水硫酸钙,增强了收湿、生肌、敛疮的功效。

4. 加热炮制使无机成分转化,产生新功效　部分矿物药的无机成分在高温煅制时发生转化而产生新的功效,扩大药物用途,如炉甘石的主要成分为 $ZnCO_3$,煅后变为 ZnO,具有解毒、明目退翳、收湿止痒、敛疮的疗效。有的中药所含无机成分受热后可生成有毒物质,如雄黄(主要成分为 As_2S_2)经加热煅烧后可生成剧毒的 As_2O_3,故有"雄黄见火毒如砒"之说,故在对雄黄炮制时应该严格避免加热炮制。

5. 炮制后无机元素的种类和含量增加　加热炮制和不同辅料的应用常常使得中药的无机元素含量增加,以增强疗效或改变药性,如人的头发经煅炭炮制成血余炭后,有机物被破坏,有凝血功用的 Ca、Fe 及其他元素溶出率增加,产生止血效果;地榆炭中 Al、Fe、Si、Cu、Mn、Zn 等 19 种微量元素均高于生地榆;黄连酒炙、姜炙和吴茱萸炙后,K、Ca、Mg 等多种元素均高于生黄连。

第三节　炮制对中药药理与毒理的影响

中药药理学是以中医药基本理论为指导,运用现代科学方法研究中药对机体的作用和作用机制及体内过程,以阐明其防治疾病原理的科学。中药通过一系列的加工炮制,不仅理化性质发生了不同程度的变化,其药理作用也会产生相应变化。由于现代药理学及毒理学知识和技术在中药炮制研究中的应用,使得炮制对中药药理及毒性作用的影响方面积累了相当多的资料,为进一步揭示中药炮制原理和制订炮制工艺奠定了基础,对指导中医临床的用药具有重要意义。

一、炮制对中药药理的影响

中药炮制的主要目的就是增强疗效、改变或调整药性,适应中医临床辨证施治的需要。目前关于炮制对药理作用的影响研究越来越多,炮制机理研究的主要内容是采用中药药理与中药成分相结合的研究方法与手段,对炮制前后中药药性、功能主治与化学成分的变化进行关联性分析,以此阐明中药炮制机理。需要注意的是,开展中药炮制药理学研究,必须在中医药基础理论指导下,结合中医"证"的特点,依据功能主治进行设计,同时,根据中药炮制的作用,选择合理的药理模型,开展系统的药理学研究,为炮制机理研究奠定基础。

（一）炮制增强药效

1. 增强活血化瘀作用　　一般多采用酒制或醋制等方法增强活血化瘀类药物的疗效。酒辛甘大热,具有活血散瘀、祛风通络的作用,活血化瘀药经酒制后能增强其活血化瘀的作用。气滞血瘀多伴有疼痛,而醋具有散瘀止痛作用,故活血止痛药又常用醋制以增强其活血止痛的作用。采用肾上腺素小鼠血瘀模型,探讨酒炙对丹参活血化瘀作用的影响,结果表明,造模后小鼠微血管管径明显收缩变小,血流速度变慢,给予丹参不同炮制品后,有显著缓解作用,酒炙有增强丹参活血化瘀的作用。大黄酒炖后可显著减低血瘀大鼠血小板黏附与聚集,并使凝血酶原时间、凝血酶时间、凝血活酶时间显著延长,其作用显著强于生大黄。

2. 增强温肾助阳作用　　温肾助阳药具有滋补强壮的作用,适用于肾阳不足等证,补阳药多用羊脂油制、盐制或酒制等。采用腹腔注射氢化可的松法建立大鼠肾阳虚模型,以大鼠体征、血清睾酮、皮质酮含量等为评价指标,研究在辅料羊脂油的作用下,淫羊藿总黄酮在体内自组装形成胶束后对肾阳虚大鼠的增效作用,结果表明,油炙淫羊藿可改善下丘脑-垂体-肾上腺-胸腺轴及主要性腺组织睾丸的病理状况,发挥增强淫羊藿温肾助阳的功效。观察巴戟天生品与盐炙品对肾阳虚大鼠下丘脑-垂体-肾上腺轴功能的改善作用,结果巴戟天、盐巴戟天均可明显改善肾阳虚大鼠血清皮质酮、促肾上腺皮质激素、睾酮、促肾上腺皮质激素释放激素水平,且均以盐巴戟天最明显。说明巴戟天、盐巴戟天均可改善肾阳虚大鼠下丘脑-垂体-肾上腺轴功能,调节脏器功能水平,从而达到补肾壮阳作用,盐炙可增强其补肾助阳作用。

3. 增强补肾健骨作用　　根据中医"肾主骨"理论及"盐制入肾"的传统炮制理论,盐制能够增强中药的补肾健骨作用。以体外成骨细胞和去卵巢骨质疏松大鼠为模型,研究盐制补骨脂及其生品对于成骨细胞活性的影响,结果显示,盐制品促进成骨细胞增殖和分化的活性均优于生品,盐制品的抗骨质疏松的效果优于生品。比较杜仲生品和盐制品对成骨细胞增殖分化的影响,结果表明,盐杜仲和杜仲均能显著促进细胞增殖和分化,且盐炙品优于生品。

4. 增强滋阴补肾作用　　滋阴补肾药具有滋补强壮的作用,适用于肾阴不足等证,补阴药多适用于阴虚津液不足引起的干咳、口渴、发热、盗汗等。黄柏、知母盐炙能增强滋阴补肾作用。复制左旋甲状腺素钠致肾阴虚模型,比较生黄柏和盐黄柏对肾阴虚模型大鼠甲状腺和肾上腺皮质的影响,以血清中游离三碘甲状腺原氨酸、游离四碘甲状腺原氨酸、抗利尿激素、环磷酸腺苷、环磷酸鸟苷、尿液中 17-羟皮质类甾醇为指标,结果表明,黄柏生品及盐制品对肾阴虚模型大鼠甲状腺和肾上腺皮质功能均有一定的改善,其中盐制品改善的强度优于生品。知母和盐知母均能显著降低甲亢阴虚大鼠红细胞膜上 Na^+-K^+-ATP 酶活性,具有滋肾阴清虚热的作用,盐炙后作用增强。

5. 增强健脾止泻作用　　根据中医理论,胃主受纳,脾主运化,又喜香恶臭,味香以诱发脾胃之所喜,改善脾胃的受纳功能,起到醒脾开胃,助脾健运的作用。健脾止泻类药物具有消食化积作用,多用炒法炮制,能使药物产生焦香气,以顺应脾胃的生理特点。采用大鼠脾虚泄泻模型比较生、焦苍术的健脾止泻作用,结果表明,同等剂量下生品的小肠推进率,胃动素、胃泌素、白介素-10(IL-10)低于焦品,焦品尿液中水通道蛋白 2(AQP2)的含量高于生品,焦品健脾止泻作用强于生品。麸炒苍术在恢复消化道 AQP2、AQP3 及血清抗利尿激素含量方面优于生苍术。土炒白术健脾止泻研究结果表明,与生品组相比,土炒白术可明显减少番泻叶致脾虚腹泻小鼠稀便率,调节脾虚腹泻小鼠胃肠运动的紊乱,显著升高脾虚小鼠血清胃动素和胃泌素水平。

6. 增强止咳平喘作用　　止咳平喘类药物多采用蜜炙,因蜂蜜具有滋补润肺之功,利用蜂蜜与药物的协同作用,增强其润肺止咳平喘的作用。对于种子类止咳平喘药多以炒、焯法炮制,以增强疗效和利于煎出为主要目的。蜜炙桑白皮对组胺所引起的豚鼠离体气管条收缩有明显的解痉作用,对组胺所引起的气道痉挛也有明显保护作用,作用强度与炮制前相当,但镇咳作用增强。苦杏仁经过炒、焯法炮制后,都表现出明显的止咳平喘作用,炒苦杏仁作用最强,其次为燀制品,生苦杏仁作用最弱。

7. 增强补血作用　　补血类药物适用于血虚引起的眩晕、面色萎黄、口唇指甲苍白、心悸、月经不调等,补血药多用酒炙、酒蒸法炮制。酒能通行血脉,补血药酒蒸后能增强药物补血作用。采用环磷酰胺及乙酰苯肼复合法复制大鼠血虚模型,采用效应代谢组学方法结合经典药效指标(整体状态、体重、外周血象和脏器指数)比较了生、熟地黄对血虚大鼠的整体补血作用,结果表明,与生品相比,补血作用最强的是六蒸熟地黄,其次为九蒸熟地黄。采用环磷酰胺对鸡进行腹腔注射制造血虚模型,选用5种当归炮制品(生当归、酒当归、土当归、油当归和当归炭)的水煎剂对血虚模型鸡进行灌服给药,测定各组鸡的红细胞总数、血红蛋白含量、红细胞压积和血沉值等血液指标;计数骨髓组织中巨核细胞数、指标计算造血组织容量等指标;酶联免疫吸附测定(ELISA)方法检测血清中促红细胞生成素(EPO)和白介素-3(IL-3)的含量,以评价不同当归炮制品补血作用差异,结果当归各炮制品均能显著提高血虚模型鸡的红细胞数、血红蛋白含量、红细胞压积和降低血沉值,均可显著提高血虚模型鸡血清中 EPO 和 IL-3 的含量,酒当归和油当归作用显著高于其他炮制品。

8. 增强止血作用　　止血药一般多以制炭入药,制炭后具有收敛固涩之性,能增强药物的止血效果,有的药物制炭后才具有止血作用,古人用"红见黑止"来解释其止血的机制。现代研究表明,绝大多数药物制炭后,确能增强其止血效果。广山楂炒炭后止血作用增强,生广山楂和广山楂炭在相当于1倍临床剂量下均能缩短小鼠的出血时间和凝血时间,广山楂炭的作用强于同等剂量的生广山楂。与生荷叶高剂量组相比,荷叶炭高、中剂量组均可使血瘀大鼠的出血时间和凝血时间明显缩短;荷叶炭在外源性促凝血方面的效果优于生荷叶。建立大鼠血热出血模型,采用代谢组学技术和经典的药效学指标,比较生栀子和栀子炭的凉血止血作用,结果表明,栀子炭止血方面强于生栀子,涉及的通路主要和缬氨基、亮氨酸和异亮氨酸的生物合成,甘油磷脂代谢等相关。

(二) 炮制缓和或改变药性

中药经过炮制,可以缓和或改变药物偏盛的性味,以达到缓和或改变药物作用的目的。

1. 缓和药性　　大黄生品苦寒沉降,气味重浊,走而不守,直达下焦,泻下作用峻烈,经蒸或炖法炮制可缓和生大黄苦寒泻下作用。研究表明,番泻苷类和蒽醌类成分为大黄的主要泻下成分,酒蒸后番泻苷类和蒽醌苷类可水解生成无泻下作用的苷元。以小鼠排稀便数、排黑便总数为评价指标,通过小鼠排便频度实验,表明熟大黄与生大黄泻下作用差异明显,熟大黄促进小鼠排便效果弱于生大黄;通过小鼠小肠推进运动实验,表明熟大黄组小鼠小肠推进率与生大黄组比较差异明显,熟大黄加速小鼠小肠推进作用明显弱于生大黄。以大承气汤为作用载体,以热结便秘小鼠为模型,以排便频率和泻下指数为评价指标,将生、熟大黄分别纳入复方大承气汤中进行配伍研究,结果表明生大黄组有较强的肠蠕动和促进排便效果,泻下作用明显强于熟大黄组,上述实验结果与临床应用大黄"生峻熟缓"理论相一致。

麦麸炒制药物能缓和药物燥性,减弱药物对胃肠道的刺激,增强和中益脾的作用。对白术麸炒"缓和燥性,增强健脾作用"的炮制机理进行研究,结果表明,苍术酮为白术的主要燥性成分,主要表现为其可抑制兔子的唾液分泌,增加小鼠饮水量,且有很强的利尿作用;白术对脾虚症大鼠的胃肠激素及神经递质水平还具有很好的调节作用,可促进胃肠蠕动,且麸炒品较生品的作用更显著;白术内酯具有与白术健脾运脾一致的功效;白术炮制后健脾作用增强,由于在加热炒制的过程中苍术酮氧化生成白术内酯,因此,提出了"减酮减燥,增酯增效"的白术麸炒炮制新理论。

2. 改变药性　　三七素来有"生消熟补"之说,即生三七散瘀止血、消肿定痛,熟三七补血、补气。现代研究表明,生、熟三七均能显著缩短小鼠出血时间,生三七能显著缩短小鼠凝血时间,熟三七则对凝血时间有缩短趋势,但影响不显著。生三七较熟三七对气滞血瘀模型小鼠有较好的改善耳郭微循环作用,熟三七仅高剂量有一定作用,而且起效较慢。对比生、熟三七粉对环磷酰胺所致血虚小鼠的治疗作用,结果表明,熟三七能显著升高血虚小鼠外周血象中白细胞、红细胞、血小板数量及血红蛋白含量,并均能显著提高胸腺和脾脏指数,生三七则无明显效果,熟三七可通过促进骨髓细胞增殖而达到补血的功效。

二、炮制对中药毒理的影响

通过对某些具有毒性作用的中药进行炮制,使其在保持应有疗效的同时,尽可能将其毒性降至最低或消除,确保饮片安全有效地应用于临床。目前炮制对中药毒理作用的影响研究多从急性毒性、长期毒性、特殊毒性、器官毒性等方面开展。

(一)炮制对中药急性毒性的影响

急性毒性试验是指受试动物在一次大剂量给药后所产生的毒性反应和死亡情况。中药毒性的大小,常用动物的半数致死量(LD_{50})和最大耐受量来表示。

炮制可降低中药的急性毒性。例如,马钱子生品作用峻猛,属大毒中药,研究表明,马钱子中所含生物碱士的宁,口服 5~10 mg 即可发生中毒,30 mg 可致死亡,服用生马钱子 7 g 可致死亡。而采用不同方法炮制后,马钱子的 LD_{50} 均有不同程度的提高,以醋酸浸泡砂炒马钱子提高最多,其次为醋酸浸品、醋酸煮砂炒品、醋酸煮品、油炸品、砂烫品等,炮制有效降低了马钱子的毒性。远志生用"戟人咽喉",一般需炮制后入药,研究表明,远志经甘草汁煮或水煮后,急性毒性显著降低,以甘草汁煮品毒性最低。

(二)炮制对中药长期毒性的影响

长期毒性试验是观察动物因长期连续给药所产生的毒性反应。通过中毒时首先出现的症状及停药后组织和功能损害的发展和恢复情况,来确定该药的毒性和安全性剂量。

例如,大鼠分别灌胃肉豆蔻生品与麸煨品,剂量均为 10 g/kg,连续给药 12 周后,采用尿液代谢组学法分析肉豆蔻麸煨前后对大鼠长期毒性的作用差异,结果与正常组比较,生品组中与肾毒性相关的肌酐含量显著降低,与肝毒性相关的尿中泛酸、肉毒碱 C2:0 和氨基酸代谢异常,麸煨品组对肌酐、泛酸、肉毒碱 C2:0 和氨基酸代谢均有向正常组显著回调的作用,说明肉豆蔻长期应用可致肝肾毒性,而麸煨炮制可降低该毒性。生蒺藜大剂量长期给药(12 周)具有肝肾毒性,可造成大鼠肝脏损伤,表现为明显升高大鼠血清丙氨酸氨基转移酶、门冬氨酸氨基转移酶、肌酐、尿素氮和尿液中 N-乙酰-β-氨基葡萄糖苷酶含量,并使大鼠肝肾脏组织呈现明显的病理学变化,炒制则可显著降低其肝肾毒性反应。

有部分毒性中药,如朱砂,其主要成分为 HgS,短时间口服给药并不能得出 LD_{50},这是由于汞在体内的半衰期为 65~70 天,排泄缓慢,只有长期超量服用,才会出现蓄积性中毒。因此,在研究此类中药炮制前后毒性变化时,应考虑长期毒性实验,来明确是否通过炮制降低或消除了中药的毒性作用。

(三)炮制对中药特殊毒性的影响

特殊毒性试验包括致突变、致癌和生殖毒性试验等。在研究某些特定中药的炮制过程中,应该考虑研究特殊毒性,必要时进行致癌、致畸、致突变的实验。

生甘遂有促肿瘤生长的作用,而炮制品醋甘遂的促肿瘤作用明显减弱。马钱子炮制过程中马钱子碱可转化为马钱子氮氧化物,通过斑马鱼胚胎发育实验,发现给药后 24 小时、96 小时的马钱子碱氮氧化物 LD_{50} 分别是马钱子碱的 15 倍和 10 倍,其孵化率和成活率明显高于马钱子碱组,表明马钱子碱氮氧化物较马钱子碱对斑马鱼胚胎的毒性有显著性降低。

(四)炮制对中药器官毒性的影响

器官毒性是指化学物质引起器官的生理、生化或形态学的异常改变。

生草乌可使正常大鼠血清肌酐和血尿素氮显著增加,并可造成肾损伤,而制草乌组没有显著影响,说明草乌炮制后降低了肾毒性。千金子能提高正常大鼠胃肠道平滑肌的敏感性,促进肠蠕动,引起泻下作用,制霜后对胃肠道刺激作用明显减弱。生巴豆能够显著增加小鼠肠道通透性和降低十二指肠、空肠紧密连接蛋白表达,制霜后小鼠肠道通透性和紧密连接蛋白表达均趋向正常,毒性降低。

案例

巴豆是剧烈的泻药,从古至今,用作泻药其功能屡试屡中。巴豆油是巴豆泻下的主要成分,《中国药典》(2020 年版)规定,巴豆脂肪油含量不得低于 22.0%,巴豆霜脂肪油含量应为 18.0%~20.0%。

问题:
1. 巴豆生品有毒,临床能直接内服吗? 为什么?
2.《药典》中规定的巴豆霜脂肪油含量为什么是一个范围,而不是越低越好?

【小结】

第三章习题

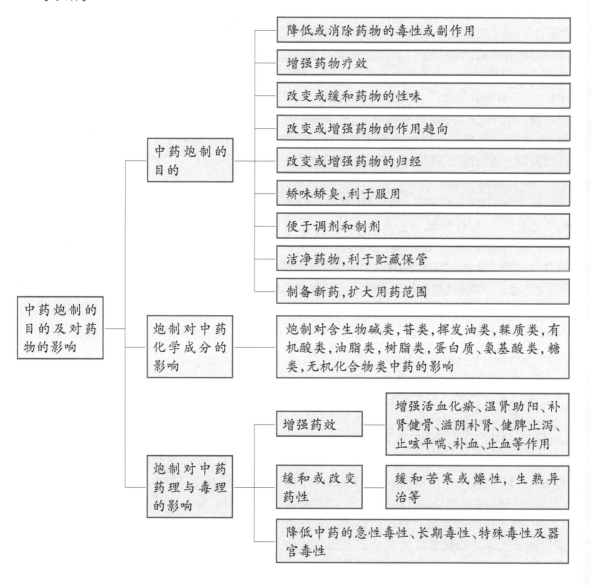

第四章 中药炮制的分类与辅料

第一节 中药炮制的分类

中药炮制的分类,应反映中药炮制专业技术内在的有机联系,既要体现对传统炮制方法的继承,又要有利于用现代科学方法进行归纳和研究。因此,要求分类必须具有系统性、完整性和科学性,便于学习、掌握中药炮制的内容,有助于教学和指导生产。

一、古代分类法

古代中药炮制的分类多见于历代本草著作的凡例、序论、专章中。陶弘景在《本草经集注·序录上》"合药分剂料理法则"中,将中药炮制方法与药用部位结合起来进行论述。例如,"凡汤中用完物皆擘破,干枣、枝子、括蒌子之类是也;用细核物亦打碎,山茱萸、五味、蕤核、决明之类是也。"说明凡是果实种子类中药要打碎用。"凡用桂、浓朴、杜仲、秦皮、木兰辈,皆削去上虚软甲错,取里有味者秤之。"是指皮类药材要除去木栓层用。这种分类方法很粗略,算是炮制分类的初始。至宋代《太平惠民和剂局方》依据中药来源属性进行炮制分类。明代,陈嘉谟提出火制、水制、水火共制三类分类法;寇平将当时的炮制方法归纳为"炮制十七法"。近代在三类分类法的基础上增加修治、其他制法而成五类分类法。

(一) 炮制十七法

明代寇平在《全幼心鉴·卷一》中把当时的炮制方法进行了归纳,云:"雷公药性论之有方,犹药之有调也,乐备众调,始和其音;药备众方,始和其剂。乐调十七,方亦如之,曰炮、曰爁、曰炙、曰煿、曰煨、曰炒、曰煅、曰炼、曰制、曰度、曰飞、曰伏、曰镑、曰摋、曰曝、曰曝、曰露是也,然用则各有宜焉。"这就是后世之传抄的"炮制十七法",兹分述于后。

1. 炮　　即将药物包裹后烧熟或直接置高温下短时间急剧加热至发泡鼓起,药物表面变焦黑或焦黄色的一种火制方法。古代操作多为"裹物烧",如《五十二病方》中的炮鸡是将鸡裹草涂泥后将鸡烧熟,是"裹物烧",直至炮生为熟;现代的"炮"即用炒法将药物炒至微黑,如炮姜;或以高温砂炒至发泡,去砂取药,如炮甲珠等。

2. 爁　　《淮南子·览冥训》云:"火爁焱而不灭。"《集韵》云:"火焚也。"是对药物进行焚烧、烘烤之意。例如,《太平惠民和剂局方》云:"骨碎补,爁去毛。"

3. 炙　　《说文解字》云:"炙,炙肉也,从肉在火上。"是将药物置火上烤黄、炒黄或用液体辅料拌润翻炒至一定程度的炮制方法。《五十二病方》之"炙蚕卵"及"炙梓叶",是将药物置于近火处烤黄。张仲景用的炙阿胶同"炒"。雷敩的"羊脂炙"是指涂辅料后再炒。《太平惠民和剂局方》的"炙"与"炒"区别不明显,如该书中"炒香"与"炙香"即无区别。现已基本统一,"炙"即药物加液体辅料后,用文火炒干,或边炒边加液体辅料,直至炒干。

4. 煿　　《玉篇》云:"煿,爆,落也,灼也,热也。"《说文解字》云:"灼也,暴声。"《广韵》云:"迫于火也。"徐铉云:"火裂也。"是以火烧物,使之干燥爆裂。此法常用于具有硬壳果实类药材的炮制。

5. 煨　　陶弘景谓煨为"糖灰炮",即将药物埋在尚有余烬的灰火中缓慢令熟之意。现在已广泛采用的面裹煨、湿纸裹煨等,是在原法基础上的发展。

6. 炒　　汉代以前"炒"法少见,多为"熬"法,只是使用的工具有所不同,但均是将药放入容器内置于火上加热,使之达到所需的程度。雷敩时代已有麸皮炒、米炒、酥炒、酒炒等加辅料炒法,宋代《太平惠民和剂局方》中记述的炒法更多,现在炒法已成为炮制操作中的一类主要方法。

7. 煅　　古代又称为"燔""烧""炼"等。将药物在火上煅烧的方法。多用于矿物药与贝壳类药物的炮制,如云母、矾石的"烧",张仲景的"炼"钟乳石实际上即是"煅"。有些药物煅后常配合液体辅料淬制,以利于溶解和粉碎,如醋淬自然铜。

8. 炼　　指将药物长时间用火烧制,其含义比较广泛,如炼丹、炼蜜等。

9. 制　　《增修互注礼部韵略》云:"正也,御也,检也,造也。"为制药物之偏性,使之就范的泛称。通过制,能改变某些固有的性能。汉代即已应用姜制厚朴、蜜制乌头、酒制大黄、酥制皂荚等。可见制的方法较多,并随辅料、用量、温度、操作方法等不同而变化,常对不同药物作不同的处理。

10. 度　　指度量药物大小、长短、厚薄、范围等。《五十二病方》中某些药物是以长度来计量的,如黄芩长三寸;杞本(地骨皮)长尺,大如指。随着历史的发展,后来逐步改用重量来计量。现在"度"多指衡量事物的发展过程及标准程度,如乌头、附子水漂至微有麻舌感为度,种子类药材炒至种皮爆裂、香气逸出为度,蜜炙药物炒至辅料渗入药材内部不粘手为度等。

11. 飞　　指"研飞"或"水飞"。研飞为干磨,使成细粉,水飞为加水研磨,取其混悬液,干燥后可得极细粉末,如水飞朱砂、水飞炉甘石等。有时也指炼丹过程中的升华过程,即将几种矿物加热炼制,以取其化合后的升华物,如炼制升丹。

12. 伏　　一般指的是"伏火",即药物按一定程序于火中处理,经过一定时间的烧制,达到一定的要求。药物不同,伏火的要求亦不同,如伏龙肝,系指灶下黄土经长时间持续加热而成,其中氧化物较多,呈弱碱性,已非一般黄土。

13. 镑　　是利用一种多刃的刀具,将坚韧的药物刮削成极薄的片,以利调剂和制剂,如镑檀香、镑牛角等,现代多用其他工具代替。

14. 捣　　打击、切割之意,使药材破碎。

15. 暴　　即晒。如白居易诗中有"其西暴药台"的记载。

16. 曝　　指在强烈的阳光下暴晒。

17. 露　　指药物不加遮盖地日夜暴露之,即所谓"日晒夜露",如露乌贼骨、露胆南星。"露"也指在暴露但无日光直接照射的情况下,析出结晶或除去部分有害物质的进程,如露制西瓜霜。

上述十七法因历史的变迁,其内涵有的较难准确表达,但却可窥见明代以前中药炮制的大概状况。随着医药的发展,炮制方法不断增多并日趋完善,已远远超出了十七法的范围,但其对中药炮制的基本操作至今仍有一定的影响。

（二）三类分类法

明代陈嘉谟在《本草蒙筌》中说:"凡药制造……火制四:有煅,有炮,有炙,有炒之不同;水制三:或渍,或泡,或洗之弗等;水火共制造者:若蒸,若煮而有二焉,余外制虽多端,总不离此二者。"即以火制、水制、水火共制三大类方法对中药炮制进行分类,此种分类方法基本能反映出炮制特色,但对于净制、切制等非水火制法未能涵盖。

（三）五类分类法

由于三类分类法不能包括中药炮制的全部方法,后人针对三类分类法的不足,总结归纳了五类分类法,即:修治、水制、火制、水火共制、其他制法。修治包括净制和切制,其他制法包括水飞、制霜、提净、发芽、发酵等。此种分类方法对炮制方法的概括较为全面,能比较系统地反映中药炮制工艺,而且有利于指导生产实际。

（四）中药来源属性分类法

按中药来源属性进行分类是古代本草常采用的分类方法,具体分为金、石、草、木、水、火、果等,如宋代《太平惠民和剂局方》、明代《本草纲目》均采用此类分类法。《雷公炮炙论》《炮炙大法》则按玉石、草木、兽禽虫、果菜、米等属性分类。此类分类方法查阅较为方便,但不能体现炮制特色。

二、现代分类法

《中国药典》(2020 年版)采用的是净制、切制、炮炙、其他四类分类法,一些工具书采用了药用部位分类法,教材多采用工艺与辅料相结合分类法。

(一)《中国药典》分类法

2010 年以前,历版《中国药典》收载的"中药材炮炙通则""中草药炮制通则""药材炮制通则""炮制通则"中多采用以净制、切制、炮炙划分中药炮制方法的分类,各类项下有更具体的分类方法。该分类方法也称为药典三类分类法,其优点是系统而便于掌握,但炮炙类较庞杂,有些炮制方法放在此类不够准确。自 2010 年版起,《中国药典》增加了第四类方法,将燀、制霜、水飞、发芽、发酵原来列在炮炙类的方法划分在其他类里。

《中国药典》(2020 年版)四部收载的"炮制通则"依据中药炮制工艺的全过程,将其分为净制、切制、炮炙和其他四大类,其中净制包括挑选、筛选、风选、水选、剪、切、刮、削、剔除、酶法、剥离、挤压、燀、刷、擦、火燎、烫、撞、碾串等方法;切制项下明确指出,除鲜切和干切外,均须进行软化处理,其方法有:喷淋、抢水洗、浸泡、润、漂、蒸、煮等;炮炙包括炒、炙、制炭、煅、蒸、煮、炖、煨;其他包括燀、制霜、水飞、发芽、发酵等方法。

(二) 药用部位分类法

全国中药炮制规范及各省市制订的炮制规范,大多按药用部位进行分类,即根及根茎类、果实类、种子类、全草类、叶类、花类、皮类、藤木类、动物类、矿物类等,在各种药物项下再分述各种炮制方法。此种分类方法便于具体药物的查阅,但体现不出炮制工艺的系统性。

(三) 工艺与辅料相结合分类法

工艺与辅料相结合的分类方法是在三类、五类分类法的基础上发展起来的。它既继承了净制、切制和炮炙的基本内容,又对庞杂的炮炙内容进一步分门别类。该法突出炮制工艺的作用,以工艺为纲,以辅料为目的分类法,如分为炒、炙、煅、蒸、煮、燀等,在炙法中再分为酒炙法、醋炙法、姜炙法、蜜炙法等。这种分类方法较好地体现了中药炮制工艺的系统性和条理性,又便于叙述辅料对药物所起的作用,一般多为教材所采用。

(四) 中药药性功效的分类法

依据中药药性功效,采用中药学的分类体系加以分类的方法,一般在论述中药炮制与临床疗效的著作和教材中采用,例如《医用中药饮片学》《临床中药炮制学》等。

《中国药典》(2020 年版)四部收载的"0213 炮制通则"依据中药炮制工艺的全过程,将其分为净制、切制、炮炙和其他四大类,各省市的炮制规范多采用药用部位分类法,教材多采用为工艺与辅料相结合分类法。

问题:
请分析三种分类方法的优缺点。

第二节 中药炮制常用辅料

中药炮制辅料是指中药炮制过程中,除主药以外所加入的具有辅助作用的附加物料。它对主药可起协调作用,或增强疗效,或降低毒性,或减少副作用,或影响主药的理化性质。应用辅料炮制中药的历史大约可追溯至春秋战国时期,如《五十二病方》载有醋、酒、油脂等多种炮制辅料。炮制辅料的广泛应用,促进了炮制技术的发展,增加了中药临床应用的灵活性。中药药性与辅料之间有着密切联系,由于辅料品种及其性能不同,在炮制药物时所起的作用也各不相同。中药炮制可根据中医临床辨证施治的要求和药物自身的性质,选择适宜的辅料炮制,使之充分发挥药效,保证用药安全,达到辨证施治的用药目的,这是中医临床用药的重要特色。

中药炮制中常用的辅料种类较多,一般可分为液体辅料和固体辅料二大类。

液体辅料授课
视频

一、液体辅料

1. 酒　传统名称有:酿、醇、醹、酎、醴、醅、醋、醍、清酒、米酒、粳酒等。当前,用以制药的有黄酒、白酒两大类,主要成分为乙醇和水,尚含酯类、有机酸类等物质。

古代中药炮制用酒多为黄酒,唐代《新修本草》记载:"诸酒醇醨不同,惟米酒入药用。"黄酒为米、麦、黍等用曲酿制而成,含乙醇 15% ～ 20%,尚含糖类、酯类、氨基酸、矿物质等。相对密度约为 0.98,一般为棕黄色透明液体,气味醇香特异。

白酒又称烧酒,至元代始有应用。据《本草纲目》记载:"烧酒非古法也,自元时始创其法。"白酒为米、麦、黍、高粱等用曲酿制并经蒸馏而成,主含乙醇(50%～60%)和水,尚含有机酸类、糖类、酯类、氨基酸、醛类等成分。相对密度为 0.82～0.92,一般为无色澄明液体,气味醇香特异,且有较强的刺激性。因原料、酿造、加工、贮藏等条件不同,其名称、气味等可存在差异。

酒应透明,无沉淀或杂质,具有酒特有的芳香气味,不应有发酵、酸败或异味出现。含醇量应符合标示浓度,甲醇量≤0.04 g/100 mL,杂醇油≤0.20 g/100 mL,二氧化硫残留量≤0.05 g/kg。黄曲霉素 B_1 ≤5 μg/kg,细菌总数≤50 个/mL,大肠菌群≤3 个/100 mL。凡发酵、酸败及不符合质量标准规定的,不得供中药炮制用。

酒味甘、辛,性大热,能活血通络,祛风散寒,行药势,矫味矫臭。中药经酒制后,可达到缓和药性、增效及矫臭矫味等目的,如生物碱及盐类、苷类、鞣质、有机酸、挥发油、树脂、糖类等皆易溶于酒。此外,还能提高某些无机成分的溶解度,如酒可以和植物体内的一些无机成分($MgCl_2$、$CaCl_2$ 等)形成结晶状的分子化合物,称结晶醇,结晶醇易溶于水,故可提高其溶解度。药物经酒制后,有助于有效成分的溶出而增加疗效。动物的腥膻气味为三甲胺、氨基戊醛类等成分,酒制时此类成分可随酒挥发而除去。酒中含有酯类等醇香物质,可以矫味矫臭。浸药多用白酒,炙药用黄酒。

酒多用作炙、蒸等辅料,常以酒制的药物有黄芩、黄连、大黄、白芍、当归、蕲蛇、乌梢蛇、地黄、黄精、山茱萸等。

2. 醋　古称酢、醯、苦酒,习称米醋。古代传统的酒多为甜酒、浊酒,由于含醇浓度低,易酸败成醋,具有苦味,故醋又称苦酒。醋有米醋、麦醋、曲醋、化学醋等多种,《本草纲目》指出,制药用醋"惟米醋二三年者入药"。炮制用醋为米醋。醋长时间存放者,称为"陈醋",陈醋用于药物炮制佳。

醋是以大米及酒糟等酿制而成。主要成分为醋酸(占 4%～6%)、水,尚含维生素类、高级醇类、有机酸类、醛类、还原糖类等。

醋应澄明,不浑浊,无悬浮物及沉淀物,无霉花浮膜,无"醋鳗""醋虱",具醋特异气味,无其他不良气味与异味。总酸量不得低于 3.5%。严禁用硫酸、硝酸、盐酸等矿酸来配制"食醋"。

醋味酸、苦,性温,能引药入肝,理气,止血,行水,消肿,解毒,散瘀止痛,矫味矫臭等。中药经醋制后,可达到引药入肝、减毒、增效及矫臭矫味等目的。醋具酸性,能与药物中所含的游离生物碱等成分结合成盐,从而增加其溶解度而利于有效成分煎出,提高疗效。醋能降低大戟、芫花等药物的毒性。醋能和具有腥膻气味的三甲胺类成分结合成盐而无臭气,故可除去药物的腥臭气味。此外,醋还具有杀菌防腐作用。

醋多用作炙、蒸、煮等辅料,常以醋制的药物有延胡索、甘遂、商陆、大戟、芫花、莪术、香附、柴胡、五味子等。

3. 蜂蜜　为蜜蜂科昆虫中华蜜蜂或意大利蜂采集花粉酿制而成,品种比较复杂,以枣花蜜、山白蜜、荔枝蜜等质量为佳,荞麦蜜色深有异臭,质差。蜂蜜因蜂种、蜜源、环境等不同,其化学组成差异较大。主要成分为果糖、葡萄糖(两者约占蜂蜜的70%)、水分,尚含蔗糖、麦芽糖、有机酸、酶类、氨基酸、维生素、矿物质等成分。

蜂蜜的色泽、香气差异决定于生蜜的花粉来源,可借助显微镜观察花粉粒的形状进行鉴定。蜂蜜的品种根据地区、季节、采集的花粉来源分为山白蜜、枣花蜜、刺槐蜜、菜花蜜、荞麦蜜、荆花蜜、桉树蜜等。除非经过特殊训练的蜂能采得专门的蜂蜜外,一般多为混合蜜。但应注意,采自石楠科植物或杜鹃花、乌头花、夹竹桃花、光柄山月桂花、山海棠花、雷公藤花等有毒植物花粉的蜜是有毒的,服后有昏睡、恶心和腹痛等症状,也有中毒死亡的报道。中毒多数来自有毒植物的花粉、肉毒孢子体。据报道,1-萘基-甲基甲氨酸酯是蜂蜜中的毒性成分。

蜂蜜应是半透明、带光泽、浓稠的液体,白色至淡黄色或橘黄色至黄褐色,放久或遇冷渐有白色颗粒状结晶析出。气芳香,味极甜。室温(25℃)时相对密度应在1.349以上。不得有淀粉和糊精。水分不得超过24.0%,蔗糖和麦芽糖分别不得过5.0%,如果超过限量说明蜂蜜是经过饲食蔗糖的产品,或掺入蔗糖的产品。酸度: 按照《中国药典》(2020年版)要求,采用氢氧化钠滴定液滴定,应显粉红色,10秒钟内不消失。5-羟甲基糠醛: 按照《中国药典》(2020年版)规定,使用高效液相色谱法测定,要求含5-羟甲基糠醛不得过0.004%。在使用中注意蜜源花粉蜂蜜的毒性,防止中毒事故的发生。

蜂蜜生则性凉,故能清热;熟则性温,故能补中;以其甘而平和,故能解毒;柔而濡泽,故能润燥;缓可去急,故能止痛;气味香甜,故能矫味矫臭;不冷不燥,得中和之气,故十二脏腑之病,无不宜之。因而认为蜂蜜有调和药性的作用。

中药炮制常用的是熟蜜,即将生蜜加适量水煮沸,滤过,去沫及杂质,稍浓缩而成。用熟蜜炮制药物,能与药物起协同作用,增强药物疗效或起解毒、缓和药物性能、矫味矫臭等作用。

蜂蜜春夏易发酵,易起泡沫而溢出或挤破容器,可加少许生姜片,盖严,能起一定的预防作用。或低温贮存,防止发酵。蜂蜜易吸附外界气味,不宜存放在腥臭气源附近,以免污染。蜂蜜不得用金属容器贮藏,因为铁与蜂蜜中的糖类化合物作用,锌与蜂蜜中的有机酸作用,均可生成有毒物质。

常以蜂蜜炮制的药物有甘草、麻黄、紫菀、百部、马兜铃、白前、枇杷叶、款冬花、百合、桂枝等。

据现代研究发现,通过高效液相色谱、超高效液相色谱-四级杆、薄层色谱等方法分析检测蜂蜜中的化学成分及其变化,从而为相关蜜炙品的炮制机理研究奠定基础。

4. 食盐水　　食盐为无色透明的等轴系结晶或白色结晶性粉末。食盐水为食盐加适量水溶化,经过滤而得的无色、味咸的澄明液体。主要成分为 NaCl 和水,尚含少量的 $MgCl_2$、$MgSO_4$、$CaSO_4$、Na_2SO_4、KCl、NaI 及其他不溶物质等成分。食盐应为白色,味咸,无可见的外来杂物,无苦味、涩味,无异臭。NaCl 含量≥96%,硫酸盐(以 SO_4^{2-} 计)≤2%,Mg≤2%,Ba≤20 mg/kg,F≤5 mg/kg,As≤0.5 mg/kg,Pb≤1 mg/kg。

食盐味咸,性寒,能强筋骨,软坚散结,清热,凉血,解毒,防腐,并能矫味。药物经食盐水制后,能引药下行,缓和药物的性能,增强药物的疗效,并能矫味、防腐等。

常以食盐水炮制的药物有知母、黄柏、杜仲、巴戟天、小茴香、橘核、车前子、砂仁、菟丝子、补骨脂、益智仁、泽泻、沙苑子等。

5. 生姜汁　　为姜科植物鲜姜的根茎,洗净,捣烂,加水适量,压榨取汁,姜渣再加水适量重复压榨一次,合并汁液,即为"姜汁"。姜汁有香气,其主要成分为挥发油、姜辣素(姜烯酮、姜酮、姜萜酮混合物),另外尚含有多种氨基酸、淀粉及树脂状物。

生姜味辛,性温,升腾发散而走表,能发表,散寒,温中,止呕,开痰,解毒。药物经姜汁制后能抑制其寒性,增强疗效,降低毒性。

常以姜汁制的药物有厚朴、竹茹、草果、半夏、黄连等。

6. 甘草汁　　为豆科植物甘草饮片水煎去渣而得的黄棕色至深棕色的液体。甘草主要成分为甘草甜素、甘草苷、还原糖、淀粉及胶类物质等。

甘草味甘，性平。具补脾益气、清热解毒、祛痰止咳、缓急止痛作用。药物经甘草汁制后能缓和药性，降低毒性。早在《神农本草经》中就有甘草"解毒"的记载。实验证明，甘草对药物中毒、食物中毒、体内代谢物中毒及细菌毒素都有一定的解毒作用，如能解苦楝皮、丁公藤、山豆根的毒，对抗癌药喜树碱、农吉利有解毒增效作用，能解毒蕈中毒，还能降低链霉素、呋喃坦啶的毒副作用。其解毒机制一般认为与甘草甜素在体内的代谢有关，甘草甜素水解后生成甘草次酸和葡萄糖醛酸，后者可与有羟基或羧基的毒物生成在体内不易吸收的产物，分解物从尿中排出。此外，甘草甜素还具有肾上腺皮质激素样的作用，能增强肝脏的解毒功能。实验结果表明，甘草甜素的解毒作用比单纯的葡萄糖醛酸强，因此可能是上述几方面的综合作用。甘草苷系表面活性剂，能增加其他不溶于水物质的溶解度。中医处方中常用甘草为药引，调和诸药，在炮制和煎煮过程中亦起到增溶的作用。

常以甘草汁制的药物有远志、巴戟天、半夏、吴茱萸、附子等。

7. 黑豆汁　　为豆科植物大豆的黑色种子，加适量水煮熬去渣而得的黑色混浊液体。黑豆含蛋白质、脂肪、维生素、色素、淀粉等物质。

黑豆味甘，性平。能活血，利水，祛风，解毒，滋补肝肾。药物经黑豆汁制后能增强药物的疗效，降低药物毒性或副作用等。

常以黑豆汁制的药物有何首乌等。

8. 米泔水　　为淘米时第二次滤出的灰白色混浊液体，其中含少量淀粉和维生素等。因易酸败发酵，应临用时收集。

米泔水味甘，性凉，无毒，能益气，除烦，止渴，解毒。米泔水对油脂有吸附作用，常用来浸泡含油质较多的药物，以除去部分油质，降低药物辛辣之性，增强补脾和中的作用。目前因米泔水不易收集，大生产也有用 2 kg 米粉加水 100 kg，充分搅拌代替米泔水用者。

常以米泔水制的药物有苍术、白术等。

9. 胆汁　　系牛、猪、羊的新鲜胆汁，为绿褐色、微透明的液体，略有黏性，有特异腥臭气，主要成分为胆酸钠、胆色素、黏蛋白、脂类及无机盐类等。

胆汁味苦，性大寒，能清肝明目，利胆通肠，解毒消肿，润燥。与药物共制后，能降低药物的毒性和燥性，增强疗效。主要用于制备胆南星。

10. 麻油　　为胡麻科植物芝麻的干燥成熟种子，经冷压或热压法制得的植物油。主要成分为油酸约 50%，亚油酸约 38%，软脂酸约 8%，硬脂酸约 5%，以及芝麻素、芝麻酚等。

麻油味甘，性微寒，能润燥通便，解毒生肌。常用于某些具腥臭气味的动物类或质地坚硬或有毒的药物炮制。与药物共制后，使其质地酥脆，利于粉碎和成分的溶出，并可降低药物的毒性和矫味矫臭。中药炮制用油应符合食用和药用要求，凡混入杂质或酸败变质者不可用。

常以麻油炮制的药物有蛤蚧、马钱子、三七及动物骨类等。

中药炮制中还有用到其他液体辅料的，主要有吴茱萸汁、白萝卜汁、羊脂油、鳖血、山羊血、石灰水及其他药汁等。可根据中医临床的用药要求而选用。

二、固体辅料

1. 稻米　　为禾本科植物稻的种仁。主要成分为淀粉、蛋白质、脂肪，尚含维生素、有机酸、矿物质及糖类。

稻米味甘，性平，能补中益气，健脾和胃，除烦止渴，止泻痢。与药物共制，可增强药物疗效，降低刺激性和毒性。中药炮制多选用大米或糯米。

常以米制的药物有党参、斑蝥、红娘子等。

固体辅料授课视频

2. 麦麸　　为禾本科植物小麦经磨粉过筛后的种皮,呈淡黄色或褐黄色的皮状颗粒。质较轻,具特殊麦香气。主要成分为淀粉、蛋白质、脂肪、糖类、粗纤维及维生素、酶类、谷甾醇等。

麦麸味甘、淡,性平,能和中益脾。与药物共制能缓和药物的燥性,增强疗效,除去药物不良气味,使药物色泽均匀一致。麦麸还能吸附油质,亦可作为煨制的辅料。麦麸经用蜂蜜或红糖制过者则称蜜麸或糖麸。

常以麦麸制的药物有枳壳、枳实、僵蚕、苍术、白术等。

3. 白矾　　又称明矾,为三方晶系明矾矿石经提炼而成的不规则的块状结晶体,无色,透明或半透明,有玻璃样色泽,质硬脆易碎,味微酸而涩,易溶于水,主要成分为含水硫酸铝钾。

白矾味酸,性寒,能解毒,祛痰杀虫,收敛燥湿,防腐。与药物共制后,可防止腐烂,降低毒性,增强疗效。

常以白矾制的药物有半夏、天南星、白附子等。

4. 豆腐　　豆腐为大豆种子粉碎后经特殊加工制成的乳白色固体,主含蛋白质、维生素、淀粉等物质。

豆腐味甘,性凉,能益气和中,生津润燥,清热解毒。豆腐具有较强的沉淀与吸附作用,与药物共制后可降低药物毒性,去除污物。

常与豆腐共制的药物有藤黄、珍珠(花珠)、硫黄等。

5. 土　　中药炮制常用的是灶心土(伏龙肝),也可用黄土、赤石脂等。灶心土呈焦土状,黑褐色,有烟熏气味。主含硅酸盐、钙盐及多种碱性氧化物。

灶心土味辛,性温,能温中和胃,止血,止呕,涩肠止泻等。与药物共制后可降低药物的刺激性,增强药物疗效。

常以土制的药物有白术、当归、山药。

6. 蛤粉　　为帘蛤科动物文蛤、青蛤等的贝壳,经煅制粉碎后的灰白色粉末。主要成分为氧化钙等。

蛤粉味咸,性寒,能清热,利湿,化痰,软坚。与药物共制可除去药物的腥味,增强疗效。

常用蛤粉烫制阿胶。

7. 滑石粉　　为单斜晶系鳞片状或斜方柱状的硅酸盐类矿物滑石经精选净化、粉碎、干燥而制得的细粉。本品为白色或类白色、微细、无砂性的粉末,手摸有滑腻感。

滑石粉味甘,性寒,能利尿,清热,解暑。中药炮制常用滑石粉作中间传热体拌炒药物,可使药物受热均匀。

常以滑石粉烫炒的药物有刺猬皮、鱼鳔胶等。

8. 河砂　　中药炮制用河砂,应筛选粒度均匀适中的河砂,经去尽泥土、杂质后,晒干备用。主要成分为二氧化硅。一般多用"油砂",即取干净、粒度均匀的河砂,加热至烫后,再加入1%～2%的植物油,翻炒至油烟散尽,河砂呈油亮光泽时,取出备用。应用河砂作为中药炮制的辅料,主要是作中间传热体,利用其温度高、传热快的特点,使质地坚韧的药物质地酥脆,或使药物膨大鼓起,便于粉碎和利于有效成分的溶出。此外,还可利用河砂温度高,破坏部分毒副作用成分而降低药物的毒副作用,去除非药用部位及矫味矫臭等。

常以砂烫炒的药物有穿山甲、骨碎补、狗脊、龟甲、鳖甲、马钱子等。

9. 朱砂　　为三方晶系硫化物类矿物辰砂,主要成分为硫化汞。中药炮制用的朱砂,系经研磨或水飞后的洁净细粉。

朱砂味甘,性微寒。具有镇惊、安神、解毒等功效。

常以朱砂拌制的药材有麦冬、茯苓、茯神、远志等。

其他固体辅料还有用到面粉、吸油纸、谷糠等,可根据药物的性质和用药要求而选用。

案例

　　据了解，我国长期以来存在因食用蜂蜜而引发的群体性中毒事件，这些蜂蜜多为"纯天然""野生"的土蜂蜜。而"野生为佳""追求天然"的论调也一直吸引着越来越多的人购买野生蜂蜜，从而导致中毒事件频繁发生。

　　问题：
　　1. 有毒蜂蜜主要来源于哪些植物？
　　2. 如何正确地应对食用野生蜂蜜中毒的事件？

【小结】

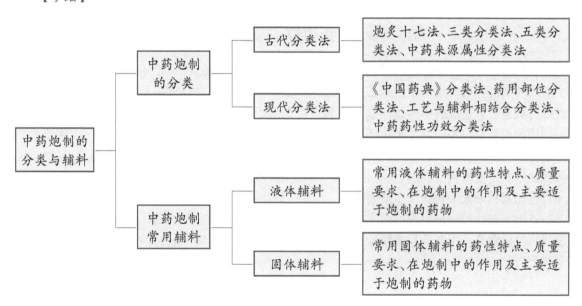

第四章习题

第五章 中药饮片的质量要求与贮藏养护

中药炮制的主要作用是减毒、增效,因此,炮制品的质量至关重要,且直接影响其临床用药的安全有效。控制中药饮片质量应从原药材开始,包括药材的种植、采收、产地加工、炮制、贮存保管等,都是影响中药饮片质量的重要因素。另外,在贮藏期间应采用科学合理的保管方法和贮藏条件,若贮藏不当,将导致各种变异现象,也会影响中药饮片的质量和临床疗效。

第一节 中药饮片的质量要求

中药炮制品的
质量要求授课
视频

中药饮片的质量要求是指经过炮制生产的饮片应达到一定的质量标准。中药饮片质量是中药饮片所固有的一组用于达到临床用药需求的整体特征或个体特性,是真实性、有效性、安全性的有机统一。传统的中药饮片质量要求主要是基于形色、气味等经验指标的评价模式,随着现代检测仪器和技术的发展和中药炮制研究的不断深入,中药饮片的质量要求内容由传统的以外观检查为主,逐渐发展为以控制内在质量为主。此外,随着对药品安全性要求的提高,使得中药饮片中农药残留量、重金属及有害元素、二氧化硫残留量、黄曲霉毒素、微生物等安全性检测项目也相继被列入中药饮片质量要求。

目前中药饮片质量要求的内容主要包括来源、炮制方法、性状、鉴别、检查、浸出物、含量测定、包装、贮藏等。中药饮片质量检验的依据为《中国药典》和各省市、自治区制定的中药饮片炮制规范。

一、性状

性状是指饮片的形状、大小、表面(色泽、特征)、质地、断面、气味等特征。性状观察主要通过感官来鉴别,包括眼看(较细小的可借助放大镜)、手摸、鼻闻、口尝等方法。

(一)片型及粉碎度

1. 片型 是饮片的外观形状、厚薄,根据需要可将药材切成薄片、厚片、横片、顺片,或为了美观而切成瓜子片、柳叶片、马蹄片等。切制后的饮片应均匀、整齐,色泽鲜明,表面光洁,无污染,无泛油,无枝梗,无连刀、掉边、翘边等。每种炮制品的片型应符合该药品标准的规定。《中药饮片质量标准通则(试行)》规定:异形片不得超过 10%;极薄片不得超过该片标准厚度0.5 mm;薄片、厚片、丝、块不得超过该片标准厚度 1 mm;段不得超过该标准长度 2 mm。切制或经其他加工炮制后的饮片,其中破碎的药屑或残留的固体辅料均有一定的限量标准。

2. 粉碎度 有些药物不宜切制成饮片,或因临床有特殊需要,或为了更好地保留有效成分,经净选加工或水处理干燥后,用手工或机器直接粉碎成不同规格的颗粒或粉末。粉碎后的药物应粉粒均匀,无杂质,粉末粒度的分等应符合《中国药典》(2020 年版)一部的相关要求。

(二)色泽

中药生、熟饮片均应有其固有的颜色、光泽。若加工或贮存不当都可引起色泽的变化,影响药品的质量。

饮片本身应有其固有色泽,如花类中药的红花、款冬花、菊花,叶类中药的侧柏叶、荷叶、大青叶等一旦颜色褪去,说明是日晒或暴露过久,或贮存过久,其药效也会降低。

生饮片经过炮制成熟饮片后,两者之间会存在色泽差异。一些炮制后的熟饮片比原来颜色加深,有的则是改变了原有的颜色,如熟地黄,以乌黑油亮者为佳;甘草生饮片断面为黄色,蜜炙

案例

　　据了解,我国长期以来存在因食用蜂蜜而引发的群体性中毒事件,这些蜂蜜多为"纯天然""野生"的土蜂蜜。而"野生为佳""追求天然"的论调也一直吸引着越来越多的人购买野生蜂蜜,从而导致中毒事件频繁发生。

　　问题:

　　1. 有毒蜂蜜主要来源于哪些植物?

　　2. 如何正确地应对食用野生蜂蜜中毒的事件?

【小结】

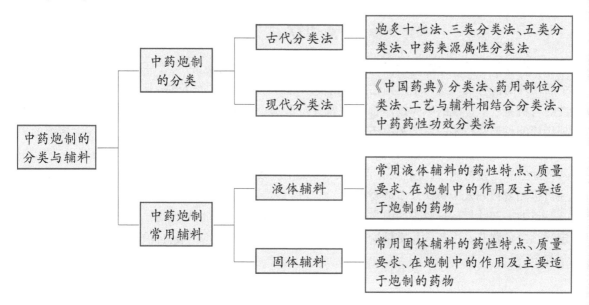

中药炮制的分类与辅料
- 中药炮制的分类
  - 古代分类法：炮炙十七法、三类分类法、五类分类法、中药来源属性分类法
  - 现代分类法：《中国药典》分类法、药用部位分类法、工艺与辅料相结合分类法、中药药性功效分类法
- 中药炮制常用辅料
  - 液体辅料：常用液体辅料的药性特点、质量要求、在炮制中的作用及主要适于炮制的药物
  - 固体辅料：常用固体辅料的药性特点、质量要求、在炮制中的作用及主要适于炮制的药物

第四章习题

第五章　中药饮片的质量要求与贮藏养护

中药炮制的主要作用是减毒、增效,因此,炮制品的质量至关重要,且直接影响其临床用药的安全有效。控制中药饮片质量应从原药材开始,包括药材的种植、采收、产地加工、炮制、贮存保管等,都是影响中药饮片质量的重要因素。另外,在贮藏期间应采用科学合理的保管方法和贮藏条件,若贮藏不当,将导致各种变异现象,也会影响中药饮片的质量和临床疗效。

第一节　中药饮片的质量要求

中药炮制品的质量要求授课视频

中药饮片的质量要求是指经过炮制生产的饮片应达到一定的质量标准。中药饮片质量是中药饮片所固有的一组用于达到临床用药需求的整体特征或个体特性,是真实性、有效性、安全性的有机统一。传统的中药饮片质量要求主要是基于形色、气味等经验指标的评价模式,随着现代检测仪器和技术的发展和中药炮制研究的不断深入,中药饮片的质量要求内容由传统的以外观检查为主,逐渐发展为以控制内在质量为主。此外,随着对药品安全性要求的提高,使得中药饮片中农药残留量、重金属及有害元素、二氧化硫残留量、黄曲霉毒素、微生物等安全性检测项目也相继被列入中药饮片质量要求。

目前中药饮片质量要求的内容主要包括来源、炮制方法、性状、鉴别、检查、浸出物、含量测定、包装、贮藏等。中药饮片质量检验的依据为《中国药典》和各省市、自治区制定的中药饮片炮制规范。

一、性状

性状是指饮片的形状、大小、表面(色泽、特征)、质地、断面、气味等特征。性状观察主要通过感官来鉴别,包括眼看(较细小的可借助放大镜)、手摸、鼻闻、口尝等方法。

（一）片型及粉碎度

1. 片型　　是饮片的外观形状、厚薄,根据需要可将药材切成薄片、厚片、横片、顺片,或为了美观而切成瓜子片、柳叶片、马蹄片等。切制后的饮片应均匀、整齐,色泽鲜明,表面光洁,无污染,无泛油,无枝梗,无连刀、掉边、翘边等。每种炮制品的片型应符合该药品标准的规定。《中药饮片质量标准通则(试行)》规定:异形片不得超过 10%;极薄片不得超过该片标准厚度0.5 mm;薄片、厚片、丝、块不得超过该片标准厚度 1 mm;段不得超过该标准长度 2 mm。切制或经其他加工炮制后的饮片,其中破碎的药屑或残留的固体辅料均有一定的限量标准。

2. 粉碎度　　有些药物不宜切制成饮片,或因临床有特殊需要,或为了更好地保留有效成分,经净选加工或水处理干燥后,用手工或机器直接粉碎成不同规格的颗粒或粉末。粉碎后的药物应粉粒均匀,无杂质,粉末粒度的分等应符合《中国药典》(2020 年版)一部的相关要求。

（二）色泽

中药生、熟饮片均应有其固有的颜色、光泽。若加工或贮存不当都可引起色泽的变化,影响药品的质量。

饮片本身应有其固有色泽,如花类中药的红花、款冬花、菊花,叶类中药的侧柏叶、荷叶、大青叶等一旦颜色褪去,说明是日晒或暴露过久,或贮存过久,其药效也会降低。

生饮片经过炮制成熟饮片后,两者之间会存在色泽差异。一些炮制后的熟饮片比原来颜色加深,有的则是改变了原有的颜色,如熟地黄,以乌黑油亮者为佳;甘草生饮片断面为黄色,蜜炙以后则变为老黄色;炭药则成为炭黑色或黑褐色,如血余炭、棕榈炭要求表面乌黑而富有光泽等。这些都是以色泽变化作为熟饮片的评价要求。

中药材软化切制的过程也会影响饮片色泽。例如,黄芩在切制前的水处理过程中,若采用冷浸法软化药材,则药材颜色变绿,且药效下降;若蒸制后切制则能保持其原色,保存药效。

中药饮片外观色泽的变化可以反映出其内在质量的变异情况。例如,白芍变红、红花变黄等,均说明药物内在成分已发生变化。因此,色泽的变化,不仅影响其外观,而且是内在质量变化的标志之一。

对于中药饮片的色泽要求,《中药饮片质量标准通则(试行)》规定,各中药饮片的色泽除应符合该品种的标准外,色泽应均匀;炒黄品、麸炒品、土炒品、蜜炙品、酒炙品、醋炙品、盐炙品、油炙品、姜汁炙品、米泔水炙品、烫制品等含生片、糊片不得超过 2%;炒焦品含生片、糊片不得超过 3%;炒炭品含生片和完全炭化者不得超过 5%;蒸制品应色泽黑润,内无生心,含未蒸透者不得超过 3%;煮制品含未煮透者不得超过 2%,有毒药材应煮透;煨制品含未煨透者及糊片不得超过 5%;煅制品含未煅透及灰化者不得超过 3%。

(三) 气味

中药饮片均应具有其固有的气味,并与其内在质量有着密切的关系。芳香类中药都有浓烈的香气,如当归、薄荷、独活等含有挥发油类的中药。一般含挥发油类的芳香中药多生用,在干燥或贮存过程中应密切注意挥发油的存逸;有异味的中药则须用炮制的方法除去异味,如马兜铃的异味可致呕,经蜜炙后可以缓和。动物类药材多数有腥臭味,炮制后可以矫正气味,如僵蚕、蕲蛇、九香虫等。需加辅料制的中药,制后除具有原有中药的气味外,还具有辅料的气味,如麸炒、米炒制后的中药多有香味;酒炙、醋炙、姜炙、蜜炙、胆汁制后多增加辅料的气味。有些中药经加热炮制后气味会发生改变,如生石膏味甘、辛,煅石膏则具有甘、辛、涩味。

二、鉴别

鉴别系指鉴定识别中药饮片真伪的方法,包括经验鉴别、显微鉴别和理化鉴别。

(一) 经验鉴别

经验鉴别系指以传统的实践经验,对中药饮片的某些特征,采用直观方法观察饮片的色泽、纹路、气味、性状等,来进行饮片真伪优劣的鉴别方法。

(二) 显微鉴别

显微鉴别系指利用显微镜对中药饮片的切片、粉末、解离组织或表面制片中的组织、细胞或内含物等显微特征进行真伪鉴别的一种方法。显微鉴别的方法分组织鉴别及粉末鉴别两个方面。

1. 组织鉴别　　通过鉴别中药饮片特有的组织特征对其质量进行控制。例如,巴戟天、地骨皮等根类药材,入药用其根皮,制成中药饮片后已去除木质心,进行组织鉴别时,镜检中不应有木质部位的组织细胞存在。

2. 粉末鉴别　　将要鉴别的药物粉碎成细末,置载玻片上,滴加甘油醋酸、水合氯醛等试液(必要时加热透化),在显微镜下或者放在显微成像仪器中,仔细观察其组织结构。由于加水、加热炮制,存在于植物组织的淀粉粒、糊粉粒、油滴等均受到不同程度的影响,其显微特征的颜色也会发生明显变化。例如,生黄柏的纤维、石细胞均呈鲜黄色,而黄柏炭的纤维、石细胞均呈黄褐色。生地黄炮制成熟地黄后,木栓细胞、薄壁细胞、分泌细胞、导管的颜色均有所加深。因此,显微鉴别不仅可以鉴别中药饮片的真伪优劣,也可以鉴别饮片的生熟及炮制的程度等。

(三) 理化鉴别

理化鉴别系指用化学和物理的方法对中药饮片中所含某些化学成分进行的定性鉴别试验,主要包括物理、化学、光谱、色谱色谱-质谱联用、DNA 分子鉴定等方法。根据中药饮片中所含化学成分而定,鉴别时应注重方法的专属性及重现性。

1. 一般理化鉴别　　主要有显色反应、沉淀反应、荧光鉴别、升华物鉴别。

（1）显色反应、沉淀反应：利用某些试剂、试液与饮片或其提取液发生显色或沉淀反应进行鉴别的方法。试验时常可用生品药物作阳性对照，鉴别时应考虑辅料成分对反应的影响，如醋炙品的 pH，胆汁制品的胆酸、蜜炙品种的糖类、氨基酸类成分都可能对显色反应、沉淀反应产生影响。

（2）荧光鉴别：系指根据中药中的某些成分能在常光或紫外光灯下产生不同荧光的现象予以鉴定。将中药饮片的切面（或粉末），直接置紫外光灯下观察，或经过提取处理后直接观察，或将溶液滴在滤纸上观察。应考察饮片放置不同时间引起的荧光变化情况。例如，秦皮水溶液显淡蓝色荧光，黄连、酒黄连、姜黄连、萸黄连在紫外光灯下显金黄色荧光等。

（3）升华物鉴别：取中药饮片粉末，按升华法试验，视其有无升华物凝集，并用放大镜或显微镜观察升华物的晶形、色泽。例如，酒大黄、醋大黄粉末少量，进行微量升华，可见浅黄色菱状针晶或羽状结晶；牡丹皮粉末，进行微量升华，可见长柱形结晶或针状及羽状簇晶，但在牡丹皮炭粉末中，此现象已不复存在。

2. 光谱鉴别　　紫外-可见吸收光谱为常用的光谱分析方法。中药饮片无法建立专属性鉴别时，如含有的化学成分在紫外或可见光区有特征吸收光谱，也可作为鉴别的依据。此外，红外光谱、拉曼光谱、X 射线衍射技术均可用于中药饮片的鉴定，如《中国药典》（2020 年版）采用红外光谱法对生石膏进行鉴别。利用傅里叶转换红外光谱（FI－IR）法对钟乳石生品、炮制品、其他含钙矿物药生品和炮制品进行比较分析，找出各类样品的指纹特征，发现钟乳石生品、炮制品与紫石英和玄精石的生品、炮制品之间的相似度不高，可以很好地将它们区分。

3. 色谱鉴别　　是指利用薄层色谱、液相色谱、气相色谱等技术等对中药饮片进行鉴别。

（1）薄层色谱鉴别：薄层色谱法鉴别中药饮片的质量，具有较高的专属性和准确性。对中药饮片进行薄层色谱鉴别时，不能盲目搬用药材方法和条件，尽可能选择饮片专属性对照品，并以对照品、对照药材和标准饮片为阳性对照。例如，《中国药典》（2020 年版）一部女贞子以特女贞苷对照品、女贞子对照药材进行薄层鉴别，而其炮制品酒女贞子则以红景天苷和特女贞苷为对照品进行薄层鉴别；制天南星以干姜对照药材进行鉴别。

（2）液相色谱鉴别：当饮片存在易混淆品、伪品而显微特征或薄层色谱又难以鉴别时，可考虑采用液相色谱法建立饮片的特征图谱或指纹图谱进行鉴别。根据液相检测结果，选择特征峰或数个色谱峰组成的具有特征性的色谱峰组合为特征图谱。指纹图谱是标示该饮片特征的共有峰图谱。基于中药特征/指纹图谱技术的成分群整体特征，既符合中医药整体性特点，又能反映中药成分类群特点，是实现多种成分整体相关质量评价的关键技术，在尚不清楚全体化学成分背景的情况下，指纹图谱可实现对中药物质群整体的控制。例如，《中国药典》（2020 年版）一部中天麻、石斛、金银花的质量标准中均含有特征图谱。

此外，通过比较中药炮制前后特征图谱或指纹图谱，发现与炮制过程相关的特征成分，对于中药饮片炮制过程和质量的控制具有重要意义。有研究报道，半夏及其炮制品清半夏、姜半夏、法半夏、京半夏的高效液相色谱（HPLC）图存在差异，半夏及其 4 种炮制品均具有鸟苷、腺苷、琥珀酸、盐酸麻黄碱 4 个特征峰，6-姜辣素为姜半夏独有特征峰，甘草苷、甘草酸铵为法半夏、京半夏独有特征峰，HPLC 指纹图谱分析方法能有效鉴别半夏及其 4 种炮制品。

（3）气相色谱鉴别：采用气相色谱法，通过建立中药饮片的特征或指纹图谱，从而达到鉴别的目的。适用于含挥发性成分饮片的鉴别，如砂仁、白术等。

4. 色谱-质谱联用鉴别　　指利用高效液相色谱-质谱（HPLC－MS）、气相色谱-质谱（GC－MS）等技术对中药饮片进行鉴别。通过色谱将中药饮片中化学成分进行分离，进而利用质谱检测器鉴定各成分的结构。例如，《中国药典》（2020 年版）一部采用 HPLC－MS 法对阿胶药材、阿胶珠中的驴源特征多肽进行鉴别和含量测定，可有效控制阿胶生产加工过程中掺假投料问题。采用胰蛋白酶将龟甲胶样品酶解处理，利用超高效液相色谱-串联质谱（UPLC－MS/MS）技术对龟甲胶、黄明胶、阿胶样品中的特征肽进行检测,从而建立龟甲胶饮片中牛皮源、驴皮源及龟甲胶成分同时检测方法,实现了龟甲胶饮片中主成分鉴别与非法添加成分检查的同时检测,可有效控制龟甲胶质量。

5. DNA 分子鉴定　　指通过比较中药间 DNA 分子遗传多样性差异来鉴定中药基原。与传统中药鉴别方法相比,DNA 分子鉴定具有准确性高、重现性好等特点,且不受样品形态的限制,原药材、饮片、粉末乃至原粉入药的中成药均可应用。其所需检样量少,对珍稀中药的鉴定更具应用价值。例如,《中国药典》(2020 年版)一部川贝母饮片采用聚合酶链式反应-限制性内切酶长度多态性(PCR－RFLP)法进行真伪鉴别,乌梢蛇、蕲蛇饮片采用聚合酶链式反应(PCR)法进行真伪鉴别。

三、检查

检查系指对中药饮片的纯净程度、有害或有毒物质等进行限量或含量检查,包括净度、水分、灰分、内源性有害成分(毒性成分)、外源性有害成分(重金属及有害元素、农药残留量、二氧化硫残留量、黄曲霉毒素)等。

（一）净度

净度是指中药饮片的纯净度,可用饮片所含药屑、杂质的限度来表示。《中国药典》(2020 年版)四部规定药材和饮片中混存的杂质系指下列各类物质:① 来源与规定相同,但其性状或药用部位与规定不符;② 来源与规定不同的物质;③ 无机杂质,如砂石、泥块、尘土、矿渣等。中药饮片应有一定的净度标准,以保证调配剂量的准确。中药饮片总的净度要求是:不应该含有泥沙、灰屑、霉烂品、虫蛀品、杂物及非药用部位等。非药用部位主要是果实种子类药材的皮壳及核,根茎类药材的芦头,皮类药材的栓皮,动物类药材的头、足、翅,矿物类药材的夹杂物等。

《中国药典》(2020 年版)四部规定杂质的检查方法:取适量的供试品,摊开,用肉眼或借助放大镜(5~10 倍)观察,将杂质拣出;如其中有可以筛分的杂质,则通过适当的筛,将杂质分出。将各类杂质分别称重,计算其在供试品中的含量(%)。

《中国药典》(2020 年版)明确规定,饮片中药屑、杂质通常不得过 3%。国家中医药管理局关于《中药饮片质量标准通则(试行)》的通知中,对中药饮片净度也有具体明确的规定:果实种子类、全草类、树脂类含药屑、杂质不得过 3%;根类、根茎类、叶类、花类、藤木类、皮类、动物类、矿物类及菌藻类等含药屑、杂质不得过 2%;炒制品中的炒黄品、米炒品等含药屑、杂质不得过 1%;炒焦品、麸炒品等含药屑、杂质不得过 2%;炒炭品、土炒品等含药屑、杂质不得过 3%;炙品中酒炙品、醋炙品、盐炙品、姜炙品、米泔炙品等含药屑、杂质不得过 1%;药汁煮品、豆腐煮品、煅制品等含药屑、杂质不得过 2%;发酵制品、发芽制品等含药屑、杂质不得过 1%;煨制品含药屑、杂质不得过 3%。

（二）水分

水分是控制中药饮片质量的一个基本指标。炮制品含水量过多时,容易产生发霉、虫蛀、有效成分水解、酶解等变异现象,从而影响炮制品质量。另外,含水量过多也减少了配方的实际用量。含水量过少会造成炮制品干裂、破碎、气味散失、变色等变异现象。所以,炮制品保持适宜的含水量,对于保证炮制品的质量、利于贮存保管都有重要的意义。按照炮制方法及中药的具体性状,一般中药饮片的含水量以在 7%~13% 为宜。各类中药饮片的含水量,《中药饮片质量标准通则(试行)》中规定:蜜炙品不得超过 15%;酒炙品、醋炙品、盐炙品、姜炙品、米泔水炙品、蒸制品、煮制品、发芽制品、发酵制品均不得超过 13%;烫制后醋淬制品不得超过 10%。

《中国药典》(2020 年版)四部规定:可采用烘干法、甲苯法、减压干燥法和气相色谱法测定中药饮片的水分。不同测定方法适用于不同特点的中药饮片。

（三）灰分

总灰分是将药材或炮制品粉末在高温下炽灼、灰化至恒重,所剩残留物的含量百分数。将干净而又无任何杂质的合格炮制品高温炽灼,所得之灰分的含量百分数称为生理灰分。如果在总灰分中加入稀盐酸滤过,将残渣再炽灼至恒重,所得灰分的含量百分数为酸不溶性灰分。总灰分和酸不溶性灰分是检测炮制品纯净度的重要指标。炮制品质量稳定时这两者都在一定范围之内。

酸不溶性灰分多数与无机类的泥沙,炮制时砂烫、滑石粉烫、蛤粉烫和土炒等炮制辅料及酸不溶性盐类、重金属盐类的多少相关。因此,灰分的测定是控制炮制品纯净度的有效方法。《中国药典》(2020 年版)一部地龙项下规定总灰分不得过 10.0%,酸不溶性灰分不得过 5.0%。

(四) 毒性成分

毒性中药材通过炮制可以使毒性降低,炮制品的毒性成分含量应有限量标准,以保证用药安全。《中国药典》(2020 年版)规定:制川乌含双酯型生物碱以乌头碱、次乌头碱及新乌头碱的总量计,不得过 0.040%;附子的炮制品中,黑顺片、白附片、炮附片含双酯型生物碱以新乌头碱、次乌头碱和乌头碱的总量计,不得过 0.020%,淡附片含双酯型生物碱以新乌头碱、次乌头碱和乌头碱的总量计,不得过 0.010%。

(五) 重金属及有害元素

中药饮片中的有害元素主要是指 Pb、Hg、Cd、Cu 等重金属及 As 等,可影响中药饮片的用药安全,直接影响中药的出口及临床应用。植物类中药材中的重金属及有害元素主要来源于其生长的土壤,动物药类中药材中的重金属主要来源于其食物,矿物药类中药材中的重金属主要来源于其形成时的环境,其次是工业"三废"排放到土壤、空中、水源,以及农业生产中施肥与病虫害防治过程使用含重金属的化肥、化学农药等因素引起重金属含量过高。通过科学合理的炮制使重金属及有害元素含量降低,具有非常重要的意义。

《中国药典》(2020 年版)四部规定:采用原子吸收分光光度法和电感耦合等离子体质谱法测定中药饮片中的重金属及有害元素的含量,如规定白芍中 Pb 不得过 5 mg/kg,Cd 不得过 1 mg/kg,As 不得过 2 mg/kg,Hg 不得过 0.2 mg/kg,Cu 不得过 20 mg/kg;如石膏,重金属不得过 10 mg/kg,含砷量不得过 2 mg/kg。

(六) 农药残留量

农药残留量是指农药使用后残存于生物体、农副产品和环境中的微量农药原体、有毒代谢物、降解物和杂质的总称。农药残留是影响饮片安全性的主要因素之一,为了确保用药安全,应建立合适的农药残留量的检测项目和限度要求。

目前我国中药材、中药饮片的多农药残留检测覆盖的农药品种大幅度增加,并提出以危险性评估为基础作为制定农药残留限量标准的依据,已逐渐接近国际标准。《中国药典》(2020 年版)加强了对农药残留的检查,规定采用气相色谱法测定中药材及其饮片中有机氯类农药残留量、有机磷类农药残留量、拟除虫菊酯类农药残留量,规定采用气相色谱-串联质谱法(GC - MS/MS)与液相色谱-串联质谱法(HPLC - MS/MS)测定植物类中药饮片中禁用农药残留量,并规定植物类饮片 33 种禁用农药,列入药材及饮片检定通则不得检出(不得过定量限)。例如,规定黄芪片中五氯硝基苯不得过 0.1 mg/kg。

目前降低农药残留的方法主要有光化学法、炮制法(水洗、加热)、提取技术(超临界流体萃取技术)等,还有利用微生物修复技术改善种植地的生态环境,其中,炮制法是简单、有效降低农药残留的方法。

(七) 二氧化硫残留量

中药硫熏的历史由来已久,除具有漂白作用外,还可以杀虫、防霉,利于干燥和贮藏,尤其在产地加工环节,但也可能产生异味并对中药化学成分产生影响,且缺少规范操作和使用限量规定,甚至以工业硫黄代替使用,造成有害元素 As 等的次生污染。饮片中硫的存在形式包括二氧化硫、硫黄、亚硫酸、亚硫酸盐、亚硫酸氢盐、焦亚硫酸盐和低亚硫酸盐,它们的残留量均以二氧化硫计。《中国药典》(2020 年版)规定用酸碱滴定法、气相色谱法、离子色谱法测定经硫黄熏蒸处理过的药材或饮片中二氧化硫的残留量,可根据实际情况选择适宜的方法测定。

《中国药典》(2020年版)规定：除另有规定外，药材及饮片（矿物类除外）的二氧化硫残留量不得过150 mg/kg。允许硫黄熏蒸的药材所制备的饮片包括：粉葛、白术、白芍、牛膝、白及、天麻、党参、天冬、天花粉、山药（毛山药和光山药），其二氧化硫残留量不得过400 mg/kg。而山药产地加工的山药片，未经硫黄熏蒸，二氧化硫残留量不得过10 mg/kg。

（八）黄曲霉毒素

黄曲霉毒素是由真菌黄曲霉和寄生曲霉产生的迄今为止毒性最强的生物毒素，在自然界中广泛存在，目前已有约20种黄曲霉毒素被发现，其中黄曲霉毒素B_1、黄曲霉毒素B_2、黄曲霉毒素G_1、黄曲霉毒素G_2是主要毒素，以黄曲霉毒素B_1毒性最强，黄曲霉毒素B_1在动物体内常被代谢为黄曲霉毒素M_1，黄曲霉毒素M_1常存在于乳制品中。黄曲霉毒素性质稳定，难溶于水，高温也不易使其破坏，极易污染中药，一旦污染则很难除去。

对多种动物的毒性研究表明，黄曲霉毒素的$LD_{50} \leqslant 1.0$ mg/kg，如兔、猪、雏鸭。黄曲霉毒素可导致人体多种脏器损伤，尤其是肝脏损伤，甚至是肝癌的发生，具有极强的三致（致畸、致癌、致突变）毒性。

《中国药典》(2020年版)采用HPLC法或HPLC－MS/MS测定中药材和饮片中的黄曲霉毒素的含量（以黄曲霉毒素B_1、黄曲霉毒素B_2、黄曲霉毒素G_1和黄曲霉毒素G_2总量计）。例如，桃仁、胖大海、陈皮、远志等饮片的黄曲霉毒素检查，每1 000 g饮片中，黄曲霉毒素B_1的含量不得过5.0 μg，黄曲霉毒素B_1、黄曲霉毒素B_2、黄曲霉毒素G_1、黄曲霉毒素G_2的总量不得过10.0 μg。

（九）卫生学检查

对直接口服的中药饮片要进行卫生学检查，主要有细菌总数、霉菌总数、活螨、大肠杆菌、沙门菌等，并作限量要求。

（十）酸败度

对油脂或含油脂的种子类饮片进行酸败度测定。酸败是指油脂或含油脂的种子类饮片在贮存过程中发生化学变化，产生游离脂肪酸、过氧化物和低分子醛类、酮类等分解产物，因而出现特异臭味，从而影响饮片的感观和内在质量。通过测定酸值、羰基值和过氧化值，以检查饮片的酸败程度。例如，郁李仁饮片，酸值不得过10.0，羰基值不得过3.0，过氧化值不得过0.050。

（十一）其他检查

对不同炮制品的质量检查，还要根据各炮制品的特性进行有针对性的检查。例如，葶苈子、车前子饮片对膨胀度的检查；天竺黄饮片对体积比和吸水量的检查；鹿角胶对水不溶物的检查；蜂胶对干燥失重和氧化时间的检查；麦芽对出芽率的检查等。

四、浸出物

浸出物系指中药饮片用水、乙醇或其他适宜溶剂进行浸提，测定浸提所得的干浸膏重量。根据采用溶剂不同分为水溶性浸出物、醇溶性浸出物及挥发性醚浸出物等，一般最常用的溶剂是水和乙醇。对于那些有效成分尚不完全清楚或没有准确定量方法的炮制品，可以用浸出物的含量作为指标，用以表示炮制品可溶于此种溶剂的成分总量，来衡量炮制品的质量。

炮制辅料的加入，能对中药饮片的浸出物产生影响。例如，醋炙延胡索的水溶性浸出物的量明显高于生品。此外，炒、烫、煅、煅淬等加热处理，使质地坚硬的药物受热膨胀而导致组织疏松，从而也使浸出率提高，浸出量增加。所以，浸出物的测定和定量，对检验炮制工艺及控制中药饮片质量具有重要的意义。

五、含量测定

含量测定系指对中药饮片含有的有效成分、毒性成分、指标成分或类别成分进行的测定，包括挥发油及主成分的含量测定等。测定方法常用色谱法或光谱法。对中药饮片进行含量测定，是从内在质量上控制炮制品质量的首选方法。

中药饮片能发挥临床疗效,所含有效成分是其物质基础,因此,中药饮片含量测定成分的选定,一般应首选有效成分,如饮片含有多种有效成分,应尽可能选择与中医用药功能与主治相关成分、专属性强的有效成分。例如,黄连中的小檗碱、麻黄中的麻黄碱、人参中的人参皂苷、黄芩中的黄酮苷等都具有显著的药理活性,测定其含量,是对饮片进行质量控制的重要指标。此外,中药在炮制过程中所含有效成分可能发生分解转化,其含量会发生明显变化,应根据实际情况调整生品与炮制品的含量测定指标或指标限度。例如,《中国药典》(2020 年版)一部中女贞子饮片的含量测定指标为特女贞苷,因特女贞苷在酒蒸过程中会水解为红景天苷而含量降低,故酒女贞子含量测定指标由特女贞苷改为红景天苷。

为了更全面控制质量,对有多种有效成分的中药可以采用多指标定量,如《中国药典》(2020 年版)一部中人参、三七含量测定项下均采用 HPLC 法对 3 种皂苷类成分进行含量测定,以测得的总量制订含量限度。因传统的多指标定量方法需要多个对照品,且对照品生产成本及技术要求高,供应数量有限等因素,限制了多指标质量控制模式的应用,而一测多评法可以通过测定易得、简单的一个成分,实现多个成分的同步测定,达到控制饮片整体质量的目的,具有检测成本低、简便、快速的特点。例如,《中国药典》(2020 年版)一部中,采用 HPLC 一标多测法测定丹参饮片中丹参酮ⅡA、隐丹参酮和丹参酮Ⅰ的含量,测定黄连饮片中小檗碱、巴马汀、黄连碱、表小檗碱等成分的含量。

部分有毒中药所含的毒性成分也是有效成分,经炮制后其含量降低或发生转化,达到减毒增效的作用,对毒性成分进行含量测定可有效控制有毒中药饮片的安全性和有效性,如《中国药典》(2020 年版)规定:制川乌含苯甲酰乌头原碱、苯甲酰次乌头原碱及苯甲酰基乌头原碱的总量应为 0.070%~0.15%。马钱子士的宁应为 1.20%~2.20%,马钱子碱不得少于 0.80%;其炮制品马钱子粉含士的宁应为 0.78%~0.82%,马钱子碱不得少于 0.50%。

对于有效成分尚不清楚的可测其指标性成分,对于无法建立有效成分含量测定方法,或所测定成分与功效相关性差或含量低而无法检测时,可进行总有效部位的测定,如总黄酮、总生物碱、总皂苷等的测定;含挥发油成分的,可测定挥发油含量。

六、包装

包装的首要目的是保护药物不受污染,便于运输和贮存,当然也兼顾美观、便于营销等。《中国药典》(2020 年版)规定直接接触药品的包装材料和容器应符合国务院药品监督管理部门的有关规定,均应无毒、洁净,与内容药品应不发生化学反应,并不得影响内容药品的质量。《中华人民共和国药品管理法》规定对包装的检查,应注意包装材料或容器、品名、产地、规格等级、装量及包件式样是否与标签一致,检查包装的完整性、清洁程度、霉变、虫蛀或其他污染等情况,检查生产日期及批准文号等并详细记录。

 案例

2020 年中国食品药品检定研究院在《中国现代中药》发表题为《2019 年全国中药材及饮片质量状况概述》的文章,文中提到,近年来,我国中药饮片的质量逐年好转,但也出现了新的问题和挑战。存在的主要质量问题有掺伪掺杂、染色增重、过度硫熏、虫蛀霉变、炮制不规范等。

问题:

1. 以上提到的质量问题分别会影响中药饮片的哪些质量要求项目?

2. 为了提高中药饮片质量,针对当前存在问题,中药研究、生产、流通、检验及监管各部门该如何开展工作?

第二节　中药饮片的贮藏养护

中药饮片从生产到临床使用均需要一定时间的贮藏。由于中药饮片中含有淀粉、多糖、油脂等成分,若贮藏不当,则会产生各种质量变异现象,从而对饮片的疗效和安全性产生影响。因此,明代陈嘉谟在《本草蒙筌》中就对中药的贮藏保管有这样的论述:"凡药贮藏,宜常提防,阴干、曝干、烘干,未尽去湿,则蛀蚀霉垢朽烂不免为殃……见雨久者火频烘,遇晴明向日旋曝。粗糙旋架上,细腻贮坛中。"可见,中药的贮藏养护是十分重要的。

中药饮片的贮藏历史悠久,最早可以追溯到春秋战国时期。春秋战国到清代以前,中药饮片的贮藏主要采用通风、晾晒、烘烤、吸湿防潮、密封、对抗同贮等方法。近代,中药饮片养护则出现了化学熏蒸法,主要采用硫黄、氯化苦、磷化铝等化学药剂。随着人们认知的提高,发现某些化学熏蒸药剂会对人体和环境产生危害。因此,部分化学熏蒸方式已经被淘汰。目前,中药饮片的贮藏养护多使用气调养护、机械吸湿、冷藏、无菌包装、真空、辐射等方法。

一、中药饮片贮藏中的变异现象

1. 发霉　　是指饮片受潮后,在适宜的温度下霉菌滋生和繁殖,从而在饮片表面布满菌丝的现象。霉菌的种类很多,侵入中药后会在其表面繁殖生长,污染中药;同时,霉菌所分泌的酵素能侵蚀到饮片的内部组织,使饮片内部腐烂变质。有些霉菌还能产生毒素,引起肾脏、肝脏等组织的病变,甚至导致癌症发生。因此,传统上"霉药不治病"。

发霉是中药饮片贮藏过程中主要的变异现象之一。中药饮片在高温、潮湿的环境下,本身所含有的蛋白质、脂肪、糖类、纤维素等营养物质均利于霉菌的生长繁殖,这也是某些中药易发生霉变的重要因素。例如,党参、麦冬、天冬、玉竹、黄精、牛膝、当归、甘草、百部、知母、白术、苍术、五味子等。

2. 虫蛀　　是指饮片被仓虫啮蚀的现象。虫蛀也是中药饮片贮藏过程中主要的变异现象之一,多发生在含粉性、蛋白质及糖类多的根茎类、花类、动物类中药,如葛根、金银花、驴皮等。害虫将饮片蛀蚀成洞孔,严重时饮片可被蛀空而成粉末,使中药饮片的重量减轻,有效成分损失殆尽,导致中药降低或失去治疗作用。此外,害虫蛀蚀饮片时产生的分泌物、排泄物、发育阶段的残体及死亡体均可污染饮片,影响中药饮片的质量,须严加防范。多因药材在采收、运输中受到污染,干燥时未将虫卵消灭而带入,或在贮藏中由外界飞入,如飞蝇产卵带入,或是贮藏环境和容器本身不清洁带入的虫卵,在夏季天气炎热、潮湿时孵化发生。

3. 变色　　是指中药饮片失去固有颜色或变为其他颜色的现象。中药饮片颜色的变化既反映了饮片外在质量的情况,又体现了中药饮片内在质量的改变。一般情况下,饮片保管不当或贮存时间过久,会使某些饮片的颜色由浅变深,如山药、天花粉、泽泻、白芷等;或由深变浅,如黄柏、黄芪等;或由鲜艳变黯淡,如花类的金银花、菊花、红花、款冬花等,叶类的荷叶、大青叶等。

4. 变味　　是指中药饮片固有的气味、味道发生改变。中药饮片的味,又分为内在之味和外在之味。内在之味通过品尝,由味觉感知;外在之味则是挥发性气味,由嗅觉感知,二者均与中药本身性质和有效成分相关。内在之味,可变浓、变淡或失去,或变苦、变涩、变酸、哈喇,多是由泛油、泛糖、发霉、虫蛀等原因造成。外在之味,指中药所含有的挥发性成分散失。贮藏不当,或风吹日晒,或贮藏温度过高,贮存时间较长,均可使挥发性成分逸出而造成气味变淡,甚至失去,如荆芥、薄荷、川芎、木香、冰片、当归等。

5. 风化　　是指某些含有结晶水的矿物类中药饮片,经风吹日晒或过分干燥而逐渐失去结晶水成为粉末的现象。这种变异现象会影响饮片的质量,如芒硝极易风化失水,成为风化硝。

6. 潮解　　是指某些盐类固体中药饮片容易吸收潮湿空气中的水分,其表面慢慢溶化成液体状态的现象。例如,硇砂、大青盐、芒硝等。

7. 泛油　　又称走油,是指含有挥发油、脂肪油的中药饮片,在温度高、湿度大的情况下,油脂外溢,质地返软,发黏,颜色变深,并发出油败气味的现象。例如,苦杏仁、桃仁、柏子仁、郁李仁、炒莱菔子、炒酸枣仁等。饮片出现泛油说明其内在成分已经发生了变化,一般不宜再作药用。

含糖类饮片也同样可出现类似泛油的现象,称为"泛糖",如天冬、麦冬、玉竹、牛膝、黄精等。

8. 粘连　　是指某些熔点比较低的固体树脂类或动物胶类中药饮片,受潮、受热后容易黏结成块的现象。例如,乳香、没药、阿魏、蜂蜡、儿茶、阿胶、鹿角胶等。

9. 挥发　　是指某些含挥发油的中药饮片,因受空气和温度的影响,或贮藏日久,使所含的挥发油散失,失去油润,产生干枯或破裂的现象。例如,沉香、肉桂、厚朴等。

10. 自燃　　又称冲烧,是指质地轻薄松散或种子类饮片,本身干燥不适度,或在包装码垛前吸潮,在紧实状态中细菌代谢产生的热量不能散发,当温度积聚到67℃以上时,热量便能从中心一下子冲出垛外,轻者起烟,重者起火的现象。例如,红花、艾叶、甘松、柏子仁等。

11. 腐烂　　是指某些鲜活中药因受温度、空气及微生物的影响,引起发热,促进了微生物的繁殖活动,导致中药产生酸败、臭腐的现象。例如,鲜地黄、鲜生姜、鲜石斛、鲜茅根、鲜芦根、鲜菖蒲等。

二、中药饮片变异的原因

中药饮片在贮藏过程中发生变异的影响因素很多,但概括起来主要是内部因素和外部因素两个方面。内部因素为中药饮片固有的性质,如中药自身的化学成分和含水量等。某些中药自身含有淀粉、糖类、蛋白质等营养物质较多,易于发生虫蛀、发霉等情况。外部因素是影响饮片变异的主要原因,又包括环境因素、生物因素、时间因素等。

(一) 环境因素

1. 日光　　光是一种电磁波,蕴含着大量的能量。不合理的日光直射饮片,会使部分饮片发生氧化、分解等反应。这些反应会使中药饮片的颜色渐褪或变色,使具有挥发性成分的中药饮片气味散失,使中药的氧化变质加快,如含油脂类饮片的酸败等均与光照有关,从而影响饮片的质量。

2. 空气　　饮片除非是真空包装,否则都会与空气接触。空气中以氮气为主,其次是氧气,臭氧等其他气体比例很小。空气中的氧和臭氧对饮片的变质起着主要影响。臭氧在空气中的含量虽少,但却可对中药的质量产生极大的影响。作为强氧化剂的臭氧可以加速中药中有机物质,特别是脂肪油的变质。而含有挥发油、脂肪油、糖类成分的中药饮片还会与空气中的氧气发生氧化、分解反应,进而出现酸败、泛油、泛糖、变味、变色等异常现象。

3. 温度　　是中药饮片发生变异的关键因素之一。中药饮片在15~20℃条件下相对稳定。随着温度升高,饮片内部分子运动加快,水分蒸发,进而出现失去润泽、表面干裂的情况。同时,温度过高还会导致饮片发生氧化和水解反应,饮片易发生泛油、变味等变异现象。树脂类和动物胶类药材就容易发生粘连现象。因此,控制好饮片仓库的温度,才能保证饮片的质量。

4. 湿度　　是指空气中水蒸气含量的多少,即空气的潮湿程度,也是影响饮片质量的一个重要因素。湿度过高既可引起物理、化学变化,也可导致微生物滋生及仓虫繁殖,从而影响饮片的质量。一般饮片的绝对含水量应控制在7%~13%之间,相对湿度应在60%~70%之间。若相对湿度高于80%,会有利于微生物和仓虫的繁殖,可使饮片出现发霉、虫蛀、泛油、泛糖、变味、潮解、冲烧等质变现象。当相对湿度低于60%时,饮片的含水量会下降,从而导致饮片风化、干裂、发脆等。

以上环境因素多相互影响,相互依存,共同存在。管理人员应该全面顾及,严加注意。

(二) 生物因素

生物因素指环境中的微生物、仓虫、仓鼠及鸟类、蛇类等。其中,主要是微生物和仓虫。适宜的温度和湿度,可使微生物繁殖增加,造成饮片发霉、腐烂、发酵、酸败、泛油、泛糖等变异现象。适宜的温度和湿度条件下,仓虫会大量滋生,这也是造成虫蛀的根本原因。此外,仓鼠的危害也很严重,它可以破坏建筑结构和包装,盗走中药饮片,传染病毒和致病菌,排泄物还会对中药饮片进行二次污染。

(三)时间因素

时间因素指中药贮藏时间的长短,它也对中药饮片的质量具有影响。尽管少数饮片强调长期贮藏,陈久者良。但是,绝大多数中药饮片都会因长期贮藏而出现化学或物理上的变异现象,使得有效成分氧化分解而含量降低,进而影响了饮片的疗效。因此,为了保证中药饮片的质量,在贮藏过程中必须遵循先进先出的原则。

三、中药饮片贮藏养护方法

中药饮片的贮藏养护是一门综合性学科,涉及大量相关的知识和技术。掌握中药饮片发生变异现象的原因,对于中药饮片的贮藏保管具有指导作用。我国医药工作者在长期生产实践中积累了丰富的经验,形成了多种贮藏的方法,在保证中药饮片质量方面发挥了重要的作用。

(一)传统贮藏养护方法

传统贮藏养护的方法主要有通风、晾晒、吸湿、密封、对抗等。传统方法简单实用,且成本低廉。因此,仍是最广泛应用的贮藏保管方法。

1. 通风法 是利用空气的流动来调节仓库的温度和湿度。当库内的温度和湿度高于库外时,应打开门窗、排气扇来调节库内的温度和湿度。注意避免在阴雨天、雾天或雨后空气湿度较大的情况下,或者炎热夏季库外温度较高时进行通风,以免湿热空气进入库房。

2. 晾晒法 是指利用太阳的热能来使饮片干燥。同时,利用紫外线杀死霉菌和虫卵,达到贮藏养护的作用。应随时观察库房的潮湿程度,发现受潮现象,及时进行晾晒,此所谓"遇晴明向日旋曝"。同时,也要注意根据饮片的属性而定。

3. 吸湿法 主要是利用干燥剂,吸收空气和中药饮片中的水分。传统方法采用生石灰、木炭或竹炭、草木灰等;现代方法常用氯化钙或硅胶等。使用干燥剂时,注意贮藏环境应尽可能地封闭严密,减少外界潮湿空气的侵入。

4. 密封法 是指隔绝空气、湿气的一种贮藏养护方法。主要利用密闭的库房或缸、瓶、塑料袋等其他包装器材,尽量将中药饮片与外界空气隔离,从而减少外界因素对中药饮片的影响。采用密封法时,还可以加入干燥剂,增强防霉、防蛀的效果。细贵药人参、鹿茸、冰片、熊胆、牛黄、猴枣等选用适当容器单独密封。目前,密封法多采用真空密封,即将中药饮片放入合适的容器,抽真空后密封。

5. 对抗同贮法 是将两种或两种以上的中药饮片放在一起保存,或采用与具有特殊气味的物品同贮而达到防止虫蛀或霉变的贮藏保管方法。例如,牡丹皮与粉性的山药、天花粉、白术、泽泻等同贮;花椒与动物类中药全蝎、海马、蕲蛇、白花蛇、蛤蚧等同贮;人参与细辛同贮;明矾与柏子仁同贮;冰片与灯心草同贮;土鳖虫与大蒜同贮;吴茱萸与荜澄茄同贮;荜澄茄、丁香等与三七、人参、党参等同贮。

采用特殊气味的物品同贮,主要是指白酒或药用乙醇。白酒或药用乙醇是良好的杀菌剂,将易生虫、发霉的中药饮片与白酒或药用乙醇密封保存,可达到防霉、防蛀的作用。多数中药饮片都适用此法,如动物类的蕲蛇、乌梢蛇、地龙、蛤蚧等,种子类的柏子仁、郁李仁、酸枣仁等。

注意对抗同贮要在空间相对较小的环境或容器中,这样才能取得良好的防虫、防霉效果。同时,还要注意防止中药之间串味。

(二)化学熏蒸法

化学熏蒸剂毒性大,污染环境,熏蒸后易在饮片表面残留而影响饮片的质量及疗效。但是,化学熏蒸法成本低、设施要求简单,仍是一种常用的贮藏养护方法。

1. 二氧化硫(SO_2)　　为无色气体,具有强烈的刺激性和臭气,具有杀虫、增白、防腐的作用。SO_2可贮存于钢瓶中直接使用。但是,中药饮片熏蒸多是通过燃烧硫黄而获得。仓库熏蒸时用硫黄 200~300 g/m³,一般饮片熏蒸时用硫黄 400~500 g/100 kg。

SO_2 在水中溶解生成亚硫酸,具有漂白作用,故空气潮湿不利于熏蒸。但是,由于 SO_2 会破坏中药饮片的化学成分,还会在饮片中残留 SO_2 和 As、Hg 等有害物质。长期服用硫黄熏蒸的中药饮片会导致内脏受损,引起慢性中毒。因此,为了防止中药饮片加工中滥用硫黄熏蒸,从《中国药典》(2010 年版)开始规定中药材及饮片中亚硫酸盐(以 SO_2 计)残留量不得过 150 mg/kg,山药、牛膝、粉葛、天冬、天麻、天花粉、白及、白芍、白术、党参等 10 种中药材及其饮片中亚硫酸盐(以 SO_2 计)残留量不得过 400 mg/kg。

2. 氯化苦　　即三氯硝基甲烷(CCl_3NO_2),无色油状液体,有特殊臭气,几乎不溶于水。当室温在 20℃ 以上时能逐渐挥发,其气体比空气重,渗透力强,无爆炸燃烧的危险,具有强烈的催泪性和较强的杀虫力,对啮齿动物及常见的中药害虫均具有明确的杀灭能力。但是,氯化苦对人体也具有毒性,且具有较强的吸附力。温度在 25℃ 以上,相对湿度 50% 以上时,应停止使用。目前,该法已经不用于饮片的熏蒸处理,多用于消杀仓库的害虫和微生物时使用,用量为 30 g/m³。

3. 磷化铝　　是一种新型的杀虫剂,商品名为"磷毒净",是用磷化铝、氨基甲酸铵及赋形剂压制的片剂,含磷化铝 33%。该片剂在空气中可吸湿分解,释放出磷化铝气体,该气体为无色剧毒气体,有大蒜样臭气,沸点 -87.5℃,比重 1.14,燃点 150℃,常温下稳定,当空气中磷化铝的浓度达 26 g/m³ 时,会引起自燃和爆鸣。磷化铝有较强的扩散性和渗透性,但不易被中药和物体吸附。同时,对各种中药害虫具有强烈的杀伤效果,还能抑制和杀灭仓鼠及微生物。因此,磷化铝也是当前主要的化学防治药剂。

(三) 现代贮藏养护方法

随着科学技术的发展,中药贮藏养护技术也在不断改进和发展。许多新的方法也不断得到应用,使贮藏养护技术更加科学、合理。

1. 气调养护法　　是通过控制贮藏环境中氧气的浓度来保护饮片的方法。这种养护技术通过人为地造成低氧状态,或高浓度的二氧化碳(CO_2)状态,使得新的害虫不能产生和侵入,原有的害虫窒息或中毒死亡。同时,微生物的繁殖及中药自身的呼吸也都受到抑制。由于隔离了空气,还能防止吸潮、霉变、变色、挥发、潮解风化等作用,从而确保饮片质量的稳定。目前,常用的气调养护方法包括降氧充氮和降氧充 CO_2。该方法所需费用低、劳动强度小、易管理,且不污染环境和饮片。同时,还能有效保持中药饮片的色泽。

2. 气幕防潮法　　气幕又称气帘或气闸,是装在库房门上,配合自动门以防止库内冷空气排出库外、库外潮热空气侵入库内的装置。因仓库内外空气不能对流,所以这种方法可以减少湿热空气在库内较冷的墙、柱、地坪等处形成的结露现象,从而保持仓库中饮片的干燥,防止霉变发生。

3. 低温冷藏法　　是利用空调、冷藏柜或电冰箱等机械制冷设备降低饮片表面的温度,从而抑制微生物和仓虫的滋生和繁殖,降低氧化反应的速度,从而达到防蛀、防霉、防变色和气味散失的目的。

4. 机械吸湿法　　是利用空气除湿机吸收空气中的水分,降低库房的相对湿度,从而达到防蛀、防霉的作用。该方法的费用较低,且不污染中药饮片。

5. 环氧乙烷防霉法　　环氧乙烷是一种气体灭菌杀虫剂,具有较强的扩散性和穿透力,对各种细菌、霉菌及昆虫、虫卵均有理想的杀灭作用。但是,环氧乙烷在饮片表面残留量较大,且易燃。因此,目前较少被使用。

6. 无菌包装法　　是将中药饮片灭菌,然后置于霉菌、杂菌无法生长的环境,避免饮片再次受到污染,也是中药饮片较宜使用的贮藏保管方法。目前,无菌包装材料多采用聚乙烯,该材料不适用于蒸汽灭菌,更适用于环氧乙烷混合气体灭菌法。

7. 埃-京氏杀虫法　利用动物器官在加压后迅速降压耐受差的特性,采用 CO_2 加压后迅速降压,可有效地把害虫杀死。害虫的死亡率与压力、作用时间成正比。不同种害虫的耐受性也不同。一般在 $40\sim50$ bar(1 bar $=1.02$ kg/cm ^{3})的压力下,加压 $10\sim20$ 分钟,接着迅速降压,可有效地把害虫杀死。

8. ^{60} Co- γ 射线辐射法　是采用放射性元素 ^{60} Co 产生的 γ 射线辐射饮片, γ 射线有很强的穿透力和杀菌能力,能将较厚包装内的饮片所带的微生物、仓虫、虫卵杀灭,从而有效的防霉、防虫。该方法操作简便、时间短、见效快、效果显著。但是,需要专门设施,成本高,且不同化学成分受辐射的影响情况仍不明确。因此,在使用本法时需要慎重选择辐射剂量。

四、贮藏养护注意事项

中药饮片的贮藏养护是一项十分重要的任务,要完成好这一工作,需要做好以下几点:首先,需要具有高度的责任心;其次,要掌握扎实的专业知识,从而选择合适的手段和方法来开展贮藏与养护工作;最后,还要注意季节和贮藏时间的变化,遵守先进先出原则。做到勤检查、勤通风、勤倒垛。

案例

某饮片厂对同库存放的白术、黄精进行抽检,结果均发生了不同程度的虫蛀和霉变。经排查发现该库房内相对湿度超标,气调养护装置故障多日。通过对气调养护装置的维修,对已虫蛀、发霉的饮片销毁后,该库房饮片再未出现虫蛀、发霉的情况。

问题:
1. 为什么白术、黄精在贮藏过程中发生了虫蛀和霉变?
2. 气调养护为什么能抑制白术、黄精饮片的虫蛀和霉变现象?

【小结】

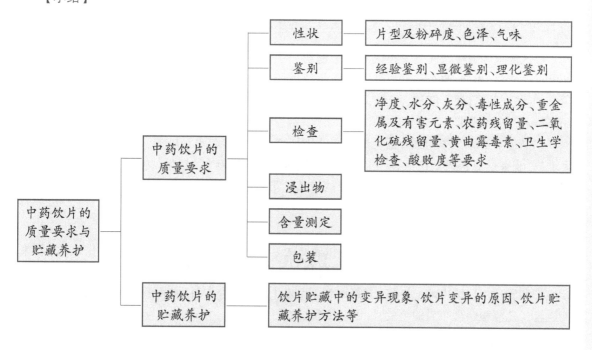

第五章习题

第六章 中药饮片生产与管理

中药饮片生产是保证中药饮片质量的重要环节,其发展历史悠久。早在汉代,中药炮制方法以处方脚注的形式出现,医家随方炮制。宋代,发展为"前堂后店""前店后坊"的手工作坊。至清代,出现了药行、药号、药庄、药店等独特的中药饮片加工经营实体,生产模式主要是手工作坊式生产,生产能力低下。新中国成立后,随着国民经济和医药事业的发展,各地相继建立了中药饮片厂,饮片机械也得到快速发展,切药机、洗药机、炒药机等饮片生产设备相继出现,大大提高了生产效益,饮片质量也大为改观。

国家食品药品监督管理局(现为国家药品监督管理局)规定,自 2008 年 1 月 1 日起,我国中药饮片生产企业必须在符合《药品生产质量管理规范》(GMP)的条件下生产,这标志着中药饮片的生产过程进入了规范化管理和标准化生产的时代。为了满足 GMP 要求,降低人工成本,中药炮制自动化设备和生产线相继开发并投入使用,饮片生产过程逐渐从人工控制向机械自动化、智能化转变,中药炮制工艺的规范化和标准化、炮制设备现代化、质量控制客观化、生产成本节约化已经成为中药饮片企业的发展方向。

第一节 中药饮片生产厂房的设计

中药饮片厂是中药饮片生产的场所,其选址、厂房设计与生产布局是保证中药饮片质量、提高生产效率、对生产实行有效管理的前提。建造中药饮片厂、饮片生产车间,或进行扩产技术改造,应委托具有医药工程设计资格的单位进行设计;还应参照《危险化学品安全管理条例》等的规定,进行饮片厂的消防、安全、电力配备、污水处理等全方位设计。

一、厂区的选择与设计

厂区环境和卫生条件与中药饮片质量密切相关。按照中药饮片生产 GMP 要求,厂房的选址、设计、布局、建造、改造和维护必须符合药品生产要求,应当能够最大限度地避免污染、交叉污染、混淆和差错,便于清洁、操作和维护。

（一）选址要求

选择环境安静,空气洁净,无明显异味,周围无空气、土壤和水污染源,无污物堆放或生活垃圾堆放,非害虫或害兽集中区,应避开地震多发区、洪涝区、矿区、机场、电台、名胜、文物区等。交通、通讯便利,有良好的水电供给,厂址的自然地形有利于厂房和管线的布置,便于交通联接和场地排水。

（二）设计布局

厂区应分为生产区、行政区、生活区和辅助区。厂区的空地应是水泥地或绿化地面,无裸土,减少粉尘飞扬。各区域之间应分开,不得相互妨碍。生产区的各生产车间安排合理,利于连续生产和管理。厂区内地面平整,道路通畅,无积水。尽量少占耕地,面积、形状和其他条件应能适合工艺流程合理布局的需要,厂区一侧宜留有发展余地。

二、厂房与车间要求

（一）厂房要求

（1）厂区布局及工序衔接合理。按照净选、软化、切制、干燥、蒸煮、炒制、炙制、煅制、粉碎、包装等工艺的流程进行合理布局。但随着产品不同设计出不同生产线的出现,原来的各个功能间将会合并在一条生产线上。

（2）毒性中药材加工、炮制应单独设置生产线和专用区域和专用设备,并与其他饮片生产区严格分开,生产的废弃物应经过处理并符合要求。

（3）直接口服饮片的粉碎、过筛、内包装等生产区域应按照 D 级洁净区的要求设置,根据产品的标准和特性对该区域采取适当的微生物监控措施。

（4）厂房应能防止动物和昆虫进入。其内部表面不得有脱落或吸附颗粒性粉尘,并能耐受清洗和消毒。

（5）储存区应有与生产规模相适应的面积和空间;储存区物料、中间产品、待验品的存放有能够防止差错和交叉污染的措施;保持清洁、干燥,安装照明和通风设施;温度、湿度控制符合储存要求,并按规定定期监测。

（6）实验室、中药标本室、留样观察室与生产区分开。有特殊要求的仪器、仪表应安放在专门仪器室内,有防止静电、震动、潮湿或其他外界因素影响的设施。

（二）车间要求

（1）生产车间的设计应符合生产工艺的要求,布局合理,并设置与生产规模相适应的净制、切制、炮炙、包装等功能间。生产车间也可按功能设计,如将产尘（烟）大、高温、高湿的功能间（粉碎、炒制、煅制、炙制、蒸煮制）车间独立,集中除尘（烟）、降温、排湿。

（2）各车间及车间内的各操作间用墙体或其他物体隔离,以免相互混淆。每个车间或操作间有足够的生产操作、物料存放、设备维修保养容器工具清洗及存放空间。

（3）饮片车间经常要水冲,设计时要考虑明沟。

（4）车间地面一般要求易于清洁,不易产生脱落物,不易滋生霉菌。

（5）生产时粉尘较大,除工艺设备上采取措施外,建筑设计上要加强自然通风。

（6）洗、润、切、干燥的工序潮气大,应安装离心风机排风,保持室内空气流通,并设置防潮灯具。炒药、煅制工序,操作温度较高,要求设风机降低室内温度,改善操作条件。

第二节 中药饮片生产设备

中药饮片生产设备是提供饮片生产的环境和完成生产的必要条件,具体涉及生产各单元操作过程和完成单元操作的装备,以确保中药饮片高效、安全完成生产过程,保证成品的质量。

中药饮片的生产过程主要有净制、切制、炮炙、干燥、包装等工序,相应需配备筛选、挑选、洗药、浸润、切制、干燥、炒炙、煅、蒸煮、粉碎、包装等单元操作的必要设备。对于中药饮片工业生产而言,目前已基本完成半机械向机械化的转变,逐渐向从单个机械到生产线机组成套设备程序化控制、信息化与智能化的方向发展。

一、常用炮制设备

目前中药饮片生产设备按生产工艺和程序主要有以下几类:

（一）净制设备

净制是中药炮制的首要环节,中药材由动物、植物和矿物组成,种类繁多,净制方法和工艺各不相同,净制的设备应满足饮片净度的要求。净制设备主要包括挑选、风选、筛选、水选和磁选设备。

1. 挑选设备　主要有机械化挑选机和不锈钢挑选台。因中药材中缠绕、夹杂的杂物和非药用部分等用机械方法难以除去,因此还常采用人工操作进行挑选。

2. 风选设备　传统风选所用设备主要有风车、簸箕等。现代风选机器主要有卧式风选机、吸风式（立式）风选机、静电吸附式风选设备。

3. 筛选设备　　传统筛选用不同规格的筛和箩。现代筛选机器主要有柔性支承斜面筛选机、电机振动筛选机、滚筒式筛选机。

4. 水选设备　　主要有洗药池、滚筒式循环水洗药机、网带式清洗机等。

5. 金属检测设备　　主要有去除铁类的磁选机和金属检测设备。

6. 色选设备　　主要有传统光电技术色选机、电荷耦合器件成像技术色选机、红外技术色选机、X光技术色选机。

（二）切制设备

切制是将净制的植物类中药材经过软化,切成一定规格的片、块、段、丝等的炮制方法和过程。包括软化设备和切制设备。

1. 软化设备　　目前,中药饮片生产中,在继承、改造传统加工方法的基础上,已采用一些先进合理的药材软化方法,如真空气相置换润药法、卧式真空(加压)加温润药机、减压冷浸软化机、蒸煮箱等。通过可控的程序操作确保软化药材必要的含水率,并确保润药能达到"药透水尽",在软化药材的同时又使药材的有效成分损失降至最低。

2. 切制设备　　切制设备的种类较多,常用的有柔性带直线往复式切药机、金属履带往复式切药机、金属履带旋转式切药机、旋料式切片机、气缸压料式刨片机等,其结构各有特点,分别适用于不同类型饮片的切制。

（三）干燥设备

目前,我国中药饮片工业常用干燥设备可分为以下几类。

第一类是烘房、热风循环烘干箱等,这些设备易操作,不受气候影响,适合批量生产,适应多种中药饮片的干燥,但干燥效率低,能耗高,劳动强度大。

第二类是翻板式烘干机、网带式烘干机等,这类干燥设备温度比较均匀,适合连续生产,但存在设备投资大,使用成本高,不易清洗,要达到一定的干燥程度所需的干燥温度偏高等问题。

第三类是微波、红外等干燥设备,但因干燥性能、造价、使用成本高等原因,还未能广泛应用于中药饮片干燥。

第四类是敞开式烘干箱,具有热效率高,干燥成本低,易于清洗,适合于饮片的干燥。

（四）炒制设备

目前,中药炒制设备主要有平锅式炒药机、鼓式自控温炒药机、程序控制炒药机。

（五）炙制设备

炙制过程中所需的炮制设备包括鼓式炙药机、炙药锅等。这些设备及其所附带的温度显示、恒温自动控制、炒筒运转的变频调速控制、正反转控制、操作时间的自动控制及附加上炙制辅料定量供给泵,为中药饮片的炙制工艺规范化奠定了基础。

（六）煅制设备

常见的煅制设备有中温煅药锅、反射式高温煅药炉、闷煅炉。中温煅药锅工作温度为600℃以下;反射式高温煅药炉工作温度可达600~1 000℃;闷煅炉锅口与锅盖部分有密封圈,保证煅烧时使锅内物料与外界空气隔绝。

（七）蒸煮设备

蒸煮设备主要有蒸药箱、(保温型)可倾式蒸煮锅、回转式蒸药机、卧式热压蒸煮罐、动态循环浸泡蒸煮设备、多功能提取罐等。

（八）制霜设备

制霜设备有热挤压去油制霜机,适用于去油制霜的药物。

（九）粉碎与筛分设备

有些中药饮片为方便调剂或制备中成药,需要进一步粉碎成粗粉或颗粒,被粉碎后的药粉,通常还需要在粉碎过程中实施筛分,分成不同粒径的粉体,以供不同的需要和应用。

1. 粉碎设备　　主要有粉碎成粗颗粒的颚式破碎机、辊式破碎机、中药刀式破碎机;粉碎成细粉的万能粉碎机、球磨机、超微粉碎机等。

2. 筛分设备　　主要有振动筛和旋转筛。制药用的筛分设备应当满足 GMP 要求,如要求设备的密闭性高,防止粉尘进入周围生产环境;又如设备应满足方便彻底清洗、防锈等要求。

二、生产线与生产机组

中药饮片生产一般涉及原药材、辅料、饮片炮制加工、包装、贮存等。中药饮片生产线是按照饮片炮制的工艺过程,建造的炮制生产工序路线。即从原料进入生产现场开始,经过一系列的工艺炮制、运送、包装、检验等生产活动构成的程序和路线。

中药饮片的生产线可以分为:普通中药饮片生产线、毒性中药饮片生产线、直接口服中药饮片生产线。

中药饮片生产机组是产品在生产过程中完成一道或多道工序所应用到的机械装备和仪器的有效组合。生产线由一系列生产机组构成,如普通饮片生产线主要包括净选、软化、切制、干燥、炒制或炙制或蒸煮制、包装等。按照饮片炮制程序和工艺流程,生产机组和生产线主要有以下几种。

（一）滚筒式筛选机、挑选机组

1. 过程与特点　　原料药先经滚筒式筛选机除去毛发、灰尘、泥沙等杂物,再经上料机、匀料机自动均匀地将原料药分布在输送带上,便于人工挑选。挑选出的杂物送至杂物箱,提高挑选工作效率。滚筒式筛选机具有去除毛发、灰尘、泥沙等功能,人工挑选能够去除烟头、绳子等不易分离的杂物,滚筒式筛选机的转速、提升机及输送机的速度变频可调,解决不同药材筛选、挑选净制要求。机组配套自动除尘设备,避免污染环境（图6-1）。

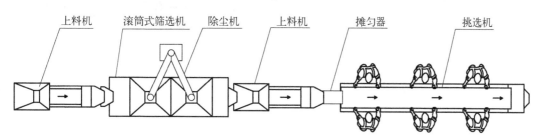

图6-1　滚筒式筛选机、挑选机组示意图

2. 适用范围　　替代挑选工作台和振动筛的净制加工,进行半机械化净制药材。适用于未进行净制的原料药材,且药物易于自动上料,如根茎类、果实类、种子类等药材。

（二）切制、筛选、回切机组

1. 过程与特点　　药材进行自动切制、筛选、输送回切,筛选出的成品进入下道工序,操作人员需不断补充药材。将多个工序合为一体,减少中间环节,减轻劳动强度,提高了生产效率,降低了生产成本（图6-2）。

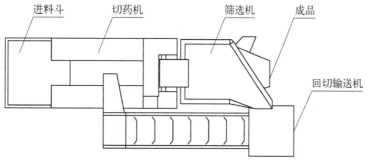

图6-2　切制、筛选、回切机组示意图

2. 适用范围　　适用于饮片切制加工,如根茎类、果实类、种子类、草类等药材的切制加工。

(三) 切制、干燥机组

1. 过程与特点　　药材自动切制、筛选、回切,合格饮片自动干燥。特点同(二)项(图6-3)。

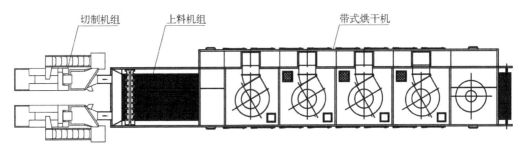

切制机组　　　　上料机组　　　　　　　带式烘干机

图6-3　切制、干燥机组示意图

2. 适用范围　　适用于饮片切制、干燥加工,如根茎类、果实类、种子类、草类等药材的切制、干燥加工。

(四) 解包、筛选、挑选、清洗、切制生产线

1. 过程与特点　　药材经过解包,然后进行筛选,去掉药材中的灰尘及碎小的杂物,然后进行人工挑选,去除烟头、线头等杂质,经过提升机,进入网带清洗机进行清洗,网带清洗机带有风刀式吹干装置,可以去除表面游离的水分,然后进行切制。切制设备可以根据产品的类别来选择(图6-4)。

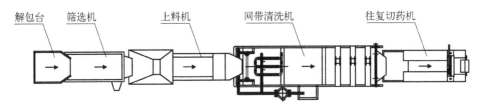

解包台　　筛选机　　　　上料机　　　　网带清洗机　　　　往复切药机

图6-4　解包、筛选、挑选、清洗、切制生产线示意图

2. 适用范围　　适用于药材的净制、切制加工,如根茎类、果实类、草类等药材的净制、切制加工。

(五) 自动化炒制机组

1. 过程与特点　　按照炒药机炒筒装载容积定量炒制,确保饮片的含水率、片型、大小基本一致。先由定量筐对被炒饮片计量,编制炒制程序:如炒筒转速分为热锅、进料、炒制、出料;锅温度设定分为热锅阶段,炒制的初期、中期与后期阶段;自动上料时间分炒制时间阶段和出料时间阶段;分阶段检测炒制温度等。炒制程序设定完成,启动炒制机组,炒制过程自动完成上料、炒制、冷却、筛选。可确保每批炒制品质量一致,达到规范、科学炮制(图6-5)。

2. 适用范围　　适用于饮片的炒制。待炒饮片的形态、尺寸大小、含水量需要基本一致。

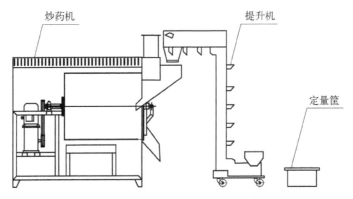

炒药机　　　　　　　　　　　　　提升机

定量筐

图6-5　自动化炒制机组结构示意图

第三节　中药饮片生产管理

中药饮片生产管理是对饮片生产活动进行计划、指挥、协调和控制等一系列管理活动的总称。主要包括目标管理、人员管理、物料管理、生产管理、质量管理、设备管理等。

一、目标管理

目标管理是根据上级要求及企业的实际情况,制订一定时期的总目标,并分级落实到各部门和人员,确定各部门及个人目标,以及为实现目标而展开的一系列组织、激励和控制等活动的科学管理方法。企业高层管理人员要根据企业现状并结合企业未来的发展方向,确定合理的经济和社会效益目标,完善组织结构,明确岗位责任制和监督考核管理办法。

二、人员管理

(一) 人员配备

中药饮片企业的人才管理即企业配备与饮片生产相适应、具有相应专业知识的管理人员和技术人员。

1. 企业负责人　　是中药饮片质量的主要责任人,全面负责企业日常管理。

2. 生产管理负责人　　应具有药学或相关专业大专以上学历(或中级专业技术职称或执业药师资格)、3 年以上从事中药饮片生产管理的实践经验,或药学或相关专业中专以上学历、8 年以上从事中药饮片生产管理的实践经验。

3. 质量管理负责人、质量受权人　　应当具备药学或相关专业大专以上学历(或中级专业技术职称或执业药师资格),并有中药饮片生产或质量管理 5 年以上的实践经验,其中至少有 1 年的质量管理经验。

(二) 人员培训

与药品生产、质量有关的所有人员都应经过培训,培训的内容应与每个岗位的要求相适应,其中,企业管理人员应定期接受药品管理法规培训。企业应建立人员的学习和外出交流制度,建立员工的健康档案,并定期进行健康检查,根据不同岗位要求和员工的健康状况进行岗位人员调整。

三、物料管理

物料包括原料、辅料、包装材料等。物料管理指物料采购、验收、供应、保管、发放、使用过程的质量管理。物料管理是生产管理的重要内容,因此,必须加强生产过程中对物料管理的监督,防止物料管理失控造成产品的混淆和差错,保证物料管理这一环节准确无误。

(一) 一般药材管理

1. 物料采购　　按照"择优选购,按需购进"的原则选择购货单位,产地保持相对稳定,确保药物质量稳定。

2. 物料入库出库　　保管员凭质量检验部门出具的检验报告书入库并填写入库单。出库时遵循"先进先出"的原则。

3. 仓库状态标志　　分为待检、合格、不合格、发货(待运)、进货退出、销货退回 6 种状态。

(二) 毒性药材管理

1. 毒性药材的采购　　严格按照采购计划从有毒性药材经营资格的渠道采购,签订购销合同。

2. 毒性药材的入库　　毒性药材应设立专库,库内应划分待验区、合格品区、不合格品区,每个区有严格的隔离措施。毒性药材外包装上应有明显的圆形、黑底、白色的"毒"字。

3. 毒性药材的贮藏　　毒性药材进货后必须有专人保管、专库存放、专账管理、双人双锁。

4. 毒性药材的出库　　毒性药材出库要用生产部门负责人签字的领料单领用。出库时有领料人员、保管员在场,质管员在场监控、称取。领发料双方和质量管理员在出库记录上签字,做到账、卡、物相符。

四、生产管理

生产管理是中药饮片生产过程的重要环节,是 GMP 的重要组成部分。中药饮片生产过程的管理直接关系到中药饮片的质量。中药饮片生产企业应严格按照相关规定,对生产过程有效管理,严格把关,生产出符合质量标准的产品。

(一)生产过程管理

1. 建立生产工艺规程   生产工艺规程是规定生产一定数量产品所需的原料、辅料、包装材料的数量及炮制设备、炮制工艺过程、质量要求、生产过程控制、注意事项等一整套完整的程序规范。一般由生产部门组织编写,编制原则要求符合生产产品的质量标准,内容齐全,合理可行,通俗易懂。

2. 建立标准操作规程(SOP)   是指生产合格产品必须遵守的标准操作程序和规范。饮片生产应包括挑选、清洗、软化、切制、干燥、筛选、炒炙、蒸煮等工序的岗位操作方法和主要操作设备的操作规程及清洁操作规程。

3. 生产工艺与设备验证   一般验证文件分为图表、管理标准、工作标准和记录凭证 4 个方面。要求成立验证小组,确定验证方案,按验证方案实施验证。做好验证记录,写出验证报告、批准执行等文件。工艺验证的范围包括软化、切制、炮炙、干燥等关键工序。软化、切制、炮炙、干燥的设备也需要验证。

4. 物料平衡   是指在生产过程中,为了尽可能避免出现任何偏离工艺规程或操作规程的操作,经过某道工序后,将物料用量或产品产量的理论与实际进行比较。物料平衡主要用于检验岗位的系统误差,也是保证产品合格的重要参数。一般范围在 95%～105% 之间,如果偏差超出正常情况,应当按照偏差处理管理程序执行。

(二)批号管理

同一批中药材在同一连续生产周期生产一定数量的相对均质的饮片为一批,以一组数字或字母加数字作为一批的识别标记为"批号"。批号用以追溯和审查该批药品的生产历史。

1. 批号的确定   批号一般由 6 位阿拉伯数字组成,前两位代表年,中间两位代表月,最后两位代表日。批号一经确定后,不能改动。中药饮片的批号由生产管理人员在下达生产指令时确定。因故返工的中药饮片,返工后原批号不变,一般只在原批号后加一个代号"R"以示区别。

2. 批号的标识   在批生产记录、中间体容积器或包装、成品的包装上必须标明批号。

3. 批号的追溯   批号从下达生产指令开始,在生产、储存、销售等各个环节中,必须记录批号。根据批号,能查明该批中药饮片的生产情况,可追溯该批中药饮片的原料和辅料的供应商、生产历史及生产过程、中药材的质量情况等。

(三)毒麻药饮片生产管理

毒性药材、麻醉药材的生产应有专用设备,不得在其他药材生产线上生产。生产后的毒性、麻醉中药饮片在外包装上要有明显的专用标志。

(四)直接口服饮片生产管理

直接口服中药饮片是指在使用过程中无须煎煮,直接口服或冲服的中药饮片。直接口服中药饮片以打粉为主,如三七粉、人参粉、川贝母粉等,其生产应在 30 万级的洁净区(室)内生产,需按照中成药口服制剂做微生物检查。

五、质量管理

质量管理是指对确定和实现质量要求(质量标准)所必需的全部职能和活动的管理,是 GMP 管理的核心部分,饮片生产企业的管理都是围绕质量管理开展的,企业只有建立严格的质量管理制度,才能保证饮片的质量。

（一）建立质量管理体系

企业必须建立质量保证系统,设置专门的质量监督管理机构,同时,建立完整的文件体系,以保证系统有效运行。质量管理部下设质量控制(QC)和质量保证(QA)两个系统,行使质量控制和质量保证责任。质量检验是检查物料和生产的结果是否符合规定,质量监控主要检查中药饮片生产的全部过程是否符合规定。两个系统人员应承担各自的责任,不得相互兼职。

（二）质量保证与监控

质量管理部门应配备质量检验和专职的质量管理人员,质量管理文件中应有中药材、辅料、包装材料、中间产品、中药饮片的质量标准及其检验操作规程。

质量管理部门应建立完整的取样、留样观察、检查核对、检验仪器的校验、检验操作程序;建立标准品、标准溶液、培养基的配制、贮存和发放工作程序。通过对产品质量稳定性考察,制定产品贮存周期;会同物料部门对原辅料、包装材料的供应商进行考察、评估和审计;会同生产部制定验证计划及具体的验证方案,对生产设备、生产工艺、岗位及设备清洁等进行验证,针对更换原料产地、改变炮制方法、改变辅料等需要重新再验证。

质量管理人员应监督、管理物料的购进、生产过程、贮存、销售等环节的质量,参与生产工艺的制定和下发,负责对供应商、物料的审核,对生产过程中的质量监控,对合格饮片的放行,对不合格饮片的处理,对毒性药材等有特殊要求的药材炮制的全过程进行有效监督。

六、设备管理

设备管理是对机械设备的选购使用、维修保养、更新改造等方面的管理,是实施 GMP 最基本的部分之一,生产饮片的设备应符合 GMP 要求,以保证工艺过程连续稳定。

1. 配备设备管理人员　企业应配备专职或兼职的管理人员负责具体设备管理工作,包括:设备选购管理,设备档案管理,设备使用与维护,备品备件的管理,计量器具、仪器、仪表管理,压力容器管理等。

2. 设备使用与维护管理　每种设备均应制定 SOP,对设备操作人员进行培训,并指定专人使用和管理,以保证设备处于完好状态。岗位操作人员能够严格按操作规程操作,每次使用后按照清洁规程清洁设备,填写设备清洁记录,悬挂设备状态标志牌。按照设备维修保养规程对设备进行定期维护保养,定期检查维修,并记录存档,确保设备正常运作。

3. 设备日常管理　精密仪器放在专用房间,并放置在水平工作台面上;压力容器需取得使用证才能投入使用;设备应按照相关规定定期进行检修保养。

【小结】

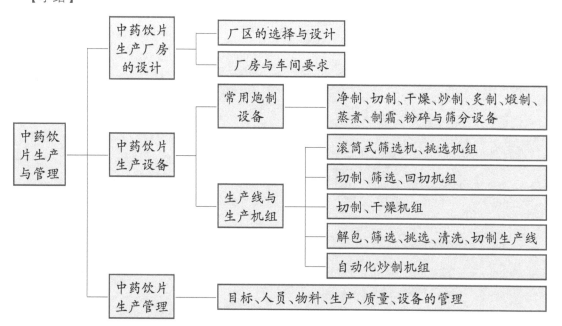

下篇
各 论

第七章　净　　制

· 笔记栏 ·

净制目的与方法授课视频

净制即净选加工，是在切制、炮炙或调配、制剂前，选取规定的药用部分，除去非药用部位、杂质及霉变品、虫蛀品、灰屑等，使其达到药用纯度标准的方法。按照中药材的具体情况，利用挑选、风选、水选、磁选、剪、切、刮、削、剔除、酶法、剥离、挤压、燀、刷、擦、火燎、烫、撞、碾串等方式，以到达净度标准。早在汉代，张仲景在《金匮玉函经》中记载："药物或须皮去肉，或去皮须肉。或须根去茎，又须花须实，依方拣采、治削，极令净洁。"净制理论至明代以后才逐渐趋于完整，明代《本草蒙筌》有"有剜去瓤免胀，有抽去心除烦"的记载。

中药材净选加工的目的如下。

1. 分离不同药用部位　使不同药用部位各自发挥更好的药效。例如，麻黄茎和麻黄根，莲子肉和莲子心等。

2. 进行分档　将药材按大小、粗细、长短等进行分档，使其均匀一致，便于进一步软化、切制和炮炙。例如，附子、半夏、川贝母、三七等。

3. 除去泥沙杂质及虫蛀霉变品　去除产地采集、加工和贮运过程中混入泥沙杂质、虫蛀及霉变品，以达到洁净卫生要求。例如，薄荷、荆芥、夏枯草等去除泥沙。

4. 除去非药用部位　确保用药剂量准确或减少服用时的副作用，包括去粗皮、去芦头、去核等。例如，茯苓去皮、桔梗去芦头、乌梅去核等。

第一节　清除杂质

清除杂质的目的是使药物洁净或便于进一步加工处理。根据操作方法的不同，清除杂质的方法分为挑选、筛选、风选、水选、干洗、磁选、色选等。

一、挑选

挑选是指利用手工方法除去药物中杂质及霉变品，或将药物按大小、粗细等划分等级的方法。以保证其洁净，有助于进一步加工处理。例如，莱菔子、蛇床子等含有木屑；广藿香、荆芥、薄荷等常夹有枯枝、杂草等；天南星、半夏、木通等药物，均需按大小、粗细划分后进行后续处理。

操作方法：将药物放在竹匾内或摊放在桌上，用手拣去簸不出、筛不去的杂质，如核、柄、骨、壳等，或变质失效的部分，以及虫蛀、霉变、走油部分。此外，在操作过程中，有些药物，如金银花，需要挑选和筛选同时进行，首先过筛筛去灰屑，再手动挑拣出残叶和草棒，使药材纯净。

目前，挑选多采用人工操作，常用的挑选设备主要有人工挑选台、筛、簸箕等。在产业化大生产时，常使用机械化输送挑选机，由物料输送机的大料斗控制调节物料进料量，实现自动上料，自动吸除轻质杂物，振动过滤细粉提高工作量。

机械化挑选输送机实物图

二、筛选

筛选是根据药物和杂质体积大小不同，选用不同规格的筛和罗，对药物进行大小分档；或筛除与药物大小相差悬殊的杂质，或将辅料筛去（如河砂、蛤粉、滑石粉、米、麦麸等），使其达到洁净的标准。例如，延胡索、浙贝母、半夏、鸡内金、鱼鳔等。

筛选的方法：传统使用竹筛、铁丝筛、铜筛、麻筛、马尾筛、绢筛等。马尾筛和绢筛一般来筛去细小种子类药材中的杂质或用于中药粉末的分离。

（一）传统筛选工具

传统筛选工具主要有筛和罗，其规格如下。

1. 竹筛　　圆形浅边，底平有孔，直径约50~70 cm，四周边高3~4 cm，底部孔眼大小不一，以孔的大小分为下列几种。

（1）大眼筛：每个眼孔约为0.40 cm²。

（2）中眼筛：每个眼孔约为0.15 cm²。

（3）小眼筛：每个眼孔约为0.10 cm²。

（4）细眼筛：每个眼孔约为0.08 cm²。

2. 龟甲筛　　半球形，底部突出，为宽竹条编成，每个孔眼相距1.5~2 cm²，用于筛体积较大的药物。

3. 罗筛　　系用竹片（或木片）扎成圆筐，大小不一，筐底是用丝绢、细铜丝、马尾（马鬃）或细铁丝做成，按密度可分如下几种。

（1）马尾筛：罗筛底系马尾织成，粗的每1 cm²约3个眼，细的每1 cm²有15、17、19、20个孔眼，供筛细粉用。

（2）铁丝纱罗：罗筛底系铁丝纱做成，每1 cm²约3个眼，细的每1 cm²约有5个孔眼。

（3）细罗：罗筛底系丝绢或细铜丝织成，每1 cm²有8个眼。

此外还有头罗筛、二罗筛，罗底孔眼每1 cm²有10~13孔之分，最细的每1 cm²有15、17、19、20个孔眼，供筛细粉用。

4. 套筛　　即细罗筛，外有圆形木套，上覆以盖，上下两层，中嵌罗筛，对合盖起，全高约25 cm，用套筛的目的，主要是使研细的粉末不易飞扬。

例如，花椒的净选，将花椒倒在小眼筛里，先筛去灰屑，再换中眼筛筛去子（椒目）及残梗细棒，如果有粗梗成串相连，再用大眼筛过筛，把净椒筛下，把串联在一起的粗梗分开即可。

（二）现代化筛选机器

传统的筛选过程多采用手工操作，效率不高，劳动强度大，同时存在粉尘污染问题，因此现代多用机械操作，现代筛选机器主要有柔性支承斜面筛选机、电机振动筛选机、滚筒式筛选机。

筛选机主要是对药材和饮片进行分级的机械，在受到振动时，规格大小不等的药材会按照它们的粒度、形状和表面状态的不同，分成不同的层次。密度小、颗粒大、形状扁、表面粗糙的药材浮在上层；密度大、颗粒小，表面光滑的药材则位于下层。

图7-1为柔性支承斜面筛选机图。主要按物料形态特性区分筛选功能，由电机及传动机构带动床身作往复直线运动，使物料沿倾斜的筛网面自高向低移动，经各层筛网分离达到分筛物料的工艺要求，可以调换不同网孔的筛网，适宜生产的需求。操作简单，实用性强。

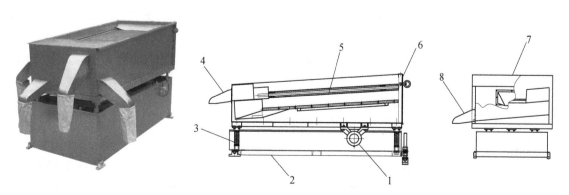

彩图7-1

图7-1　柔性支承斜面筛选机实物图与分解图

1. 振动电机；2. 底架；3. 压簧组件；4. 上层出料斗；5. 筛网组件；6. 筛床门；7. 筛床；8. 下层出料斗

三、风选

风选是利用药物和杂质的比重不同,借助风力清除杂质,其对象是与药物的质量相差较大的杂质。一般经过簸扬(一般可利用簸箕或风车),借药材起伏的风力,使之与杂质分离,以达到纯净之目的。例如,青葙子、莱菔子、葶苈子、紫苏子、车前子、吴茱萸等。有些药物通过风选可将果柄、花梗、干瘪之物等非药用部位除去。

传统风选设备主要有风车、簸箕等。现代工业化生产多采用风选机,主要包括立式变频风选机和卧式变频风选机等。风机电机变频控制,可实现自动化。

立式变频风选机(图 7 - 2):风机产生的气流匀速进入倾斜的立式风管,物料经输送机、振动送料器在风管中部落下,重物在风管底部排出,轻物被气流带至风选箱,经分级后排出。有两种工作模式,一是除轻法:用较小的风速,物料下落,使毛发、棉纱、草屑等物料中较轻的杂质从上出料口排出;二是除重法:用较大的风速,物料上行,使石块、铁器、泥沙等非药物的重杂质下落至重出料口排出。主要用于选别原料、半成品或成品中的毛发、棉纱、石块、铁器、泥沙等杂物。

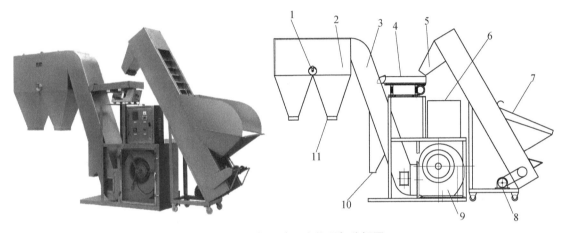

彩图 7 - 2

图 7 - 2 立式变频风选机实物图与分解图

1. 摇臂;2. 风箱;3. 立式风箱;4. 摊匀机构;5. 输送机出料斗;6. 电器控制箱;7. 输送机进料斗;
8. 减速电机;9. 风机;10. 下出料口;11. 上出料口

卧式变频风选机:风机产生的气流直接进入风选箱,物料经振动后均匀下落到风管里,随气流进入风选箱内进行风选,利用风力,分出不同比重的物料,落入不同的出料口。控制物料流量,调节风量与风速,可以适应不同特性物料风选的需要,并实现连续自动化作业。

卧式变频风选机实物图

四、水选

水选是采用水洗或浸漂,用水冲洗除去杂质,或利用药物与杂质在水中的浮力不同分离除去药材中杂质和非药用部位的一种方法。

有些含盐药物,附着泥沙或其他不洁之物,用筛选或风选不易除去,故用水选或漂的方法,以使药物洁净。来源于海洋的药材如海藻、昆布、海带等带有盐水;也可浮选药物与非药用部位,如果实类药材酸枣仁与核的分离,以及乌梅、山茱萸、大枣等其他药材。质地较轻的虫类药物,如蝉蜕、蛇蜕、土鳖虫等,操作时将药物置水中搅拌,使药物中的杂质漂浮于水面或沉于水中而除去。

水选时注意掌握时间,不可在水中浸泡过长,防止溶失药效;并注意及时干燥,防止霉变,降低疗效。根据药材性质,水选可分为洗净、淘洗、浸漂、干洗四种方法。

1. 洗净 系用清水将药材表面的泥土、灰尘、霉斑或其他不洁之物洗去。即先将洗药池注入清水七成满,倒入挑拣整理过的药材,搓揉干净,捞起,装入竹筐中,再用清水冲洗一遍,沥干水,干燥,或进一步加工。例如,牡蛎。

2. 淘洗　　淘洗系用大量清水荡洗附在药材表面的泥沙或杂质。即把药材置于小盛器内,手持一边倾斜潜入水中,轻轻搅动药材,来回抖动小盛器,使杂质与药材分离,除去上浮的皮、壳杂质和下沉在小盛器的泥沙,取出药物,干燥。例如,蝉蜕、蛇蜕等。

3. 浸漂　　系将药物置于大量清水中浸较长时间,适当翻动,每次换水;或将药材用竹筐盛好置清洁的长流水中漂较长的时间,至药材毒质、盐分或腥臭异味得以减除为度,取出,干燥,或进一步加工。例如,海藻、昆布、盐苁蓉等漂去盐分,天南星、半夏等漂去毒性,人中白、紫河车漂去腥臭异味,酸枣仁、蝉蜕、地鳖虫等分离杂质。

在药材水选时,应严格掌握时间,对其有效成分易溶于水的药材,一般采用"抢水洗"法(快速洗涤药材,缩短药材与水的接触时间),以免损失药效,并及时干燥,防止霉变。目前水洗设备主要有洗药水池、不锈钢洗药水槽、滚筒式洗药机等。

滚筒式洗药机(图7-3):洗药机的主体部分是壁面有许多小孔的鼓式转筒,由电机通过皮带直接驱动转筒旋转。转筒下部是 V 形水箱,V 形水箱的水经过泥沙过滤器由水泵将其增压,通过喷淋管、喷嘴喷向转筒内的药材。由于转筒部分浸入水箱,药材被充分浸泡,再通过喷淋水冲刷、转筒旋转使药材相互摩擦,使附着在药材表面的杂物脱落并残留在水中,达到清洗药材的目的。

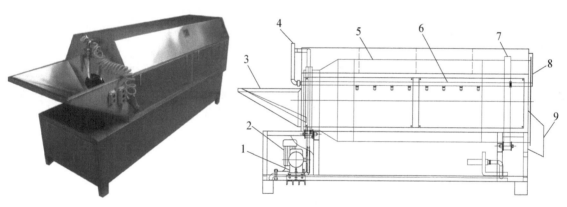

彩图 7-3

图 7-3 滚筒式洗药机实物图与分解图

1. 传动电机;2. 循环水泵;3. 进料斗;4. 进水口;5. 滚筒;6. 喷淋管;7. 支撑圈;8. 喷淋管支架;9. 出料斗

为避免药材"伤水",通常采用提高转筒旋转速度、缩短水洗时间的抢水洗药方法。洗药机一般适合于形状规则、形态短小、不易缠绕的药材清洗,具有生产效率高、清洗均匀、不易伤水等优点。水池、水槽一般适合于形状复杂、形态细长的药材清洗,具有生产效率低、劳动强度大、清洗时间长、药材含水率高等弊端。

五、干洗

干洗是对药材表面进行机械摩擦、挤压,使吸附、黏合、嵌入、夹带在药材表面、缝隙的杂物或药材自身剥落的表皮分离的一种方法。

中药材干洗机(图7-4):电机通过减速机构带动一个六角或四方形的滚筒,滚筒的外表为钢丝编织的网格,药材放入滚筒内,可利用物料自重、翻滚、相互擦碰打击,使附着在表皮或凹槽内的泥沙等杂质去除,并从滚筒周围的编织网格表面筛出。整个滚筒外装除尘罩,由吸风管引入旋风除尘器除尘,较大的泥沙杂质颗粒则下落积存在下面的积尘筐内,可定时清理,物料由人工或输送机装料。这种药材干洗方式,避免了水清洗药材时引起有效成分的流失,减少饮片厂的污水排放量。接触药材的滚筒可用不锈钢或碳钢制造,滚筒形状可制成方形柱或六棱柱形,有利于滚筒内物料翻滚互相擦碰。使用干洗机时物料不宜装得过多,一般装料体积为滚筒容积的 30% 为宜。

彩图 7-4

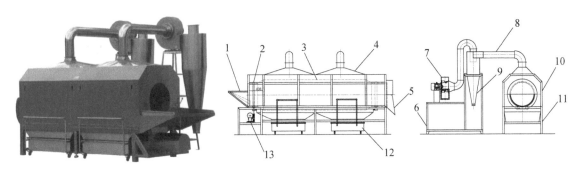

图 7-4 中药材干洗机实物图与分解图

1. 进料斗;2. 支撑圈;3. 筛网筒;4. 除尘罩;5. 出料斗;6. 支架;7. 风机;8. 风管;9. 旋风除尘器;10. 上箱体;11. 底部支架;12. 废料小车;13. 电机减速机

六、磁选

磁选主要利用强磁性材料吸附混合在药材中的磁性杂物,将药材与磁性杂物分离。磁选避免了因药材在采收、储运、加工过程中可能混入铁质杂物(如钉子、铁丝、铁屑等)对后续工序的影响,保护了切药机、粉碎机等设备。磁选是利用各种矿石或物料的磁性差异,在磁力及其他力作用下进行分选的过程。目前,主要有带式磁选机和棒式磁选机,便于自动化流水作业,使铁性物质和磁性物质自动分离,生产效率高,主要用于半成品、成品中药材的磁性杂质的净制。

棒式磁选机(图 7-5):由振动给料机和磁选箱两部分组成。振动给料机将物料均匀地撒落到输送带或磁选箱,进行磁选。其中棒式磁选机的磁选箱交错状排列 5 根强力磁棒,当物料受重力作用下落、经过磁选箱时,含原磁体杂质受强磁力作用被吸附在磁棒上,物料则通过磁选箱进入料框,使杂质与物料自动分离。被吸附在磁筒上的杂质,由人工定期进行清除。

彩图 7-5

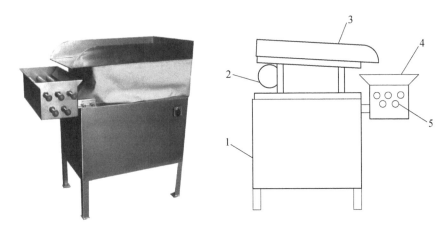

图 7-5 棒式磁选机实物图与分解图

1. 支架;2. 振动电机;3. 振动料斗;4. 接料斗;5. 强磁棒

七、色选

色选是根据物料光学特性的差异,利用光电探测技术或其他检测技术将颗粒物料中的异色颗粒自动分拣出来的技术。色选主要用于颗粒及片状物料选别,如枸杞子、茯苓丁、半夏、酸枣仁、白芷片等。与传统人工挑选相比,色选具有省时、效率高、生产成本低、杂质少、产品质量高等优点。按照检测技术分类,色选机可分为:光电技术色选机、电荷耦合元件成像技术色选机、红外技术色选机、X 光技术色选机。

光电色选机(图7-6):主要由给料系统、光学检测系统、信号处理系统和分离执行系统组成。物料通过给料系统进入,沿通道下滑后落入分选室的观察区,并从传感器和背景板之间通过。在光学检测系统的光源照射下,信号处理系统根据光的强弱及颜色变化,产生信号让分离执行系统将异色颗粒状物品吹到接料斗的废料腔内,而正常颜色的颗粒继续下落到接料斗成品腔内,从而达到分离的目的。

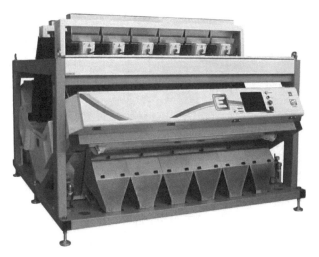
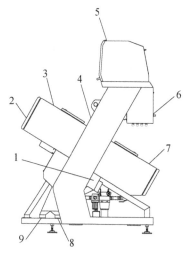

图7-6 光电色选机实物图与分解图

彩图7-6

1. 喷射阀;2. 控制屏;3. 前风选箱;4. 滑槽;5. 进料斗;6. 电气箱;7. 后风选箱;8. 成品料口;9. 废品料口

八、其他方法

1. **摘** 是将根、茎、花、叶类药物放在竹匾内,用手或剪刀将其不入药的残基、叶柄、花蒂等摘除,使之纯净。例如,旋覆花、辛夷除去梗柄等,即将少许辛夷或旋覆花摊放在竹匾内用手轻轻摘除连在花朵上的细梗,同时拣去杂草残叶,留净药使用。但在摘除旋覆花梗时,因有茸毛飞散,操作人员应戴口罩,同时操作要轻,以免把花瓣绒毛弄掉,光剩蕊蒂,影响美观和药效。

2. **揉** 是将药物放在大眼篾筛上,用手轻轻揉搓使碎后,再通过筛簸,以除去筋膜杂质,如桑叶、马兜铃等。有些质软的丝状或花类药物,因产地包装压缩过紧,形成团块者,只需放在竹筛上用手揉开,使恢复原来的形态,如通草、白菊花等。注意在揉搓时,只能略揉碎,不能用力多搓,揉力过大,易成碎末。

3. **擦** 是用两块木块,将药物放在中间反复摩擦,或放入石臼内用木棍轻轻擦动,以除去外皮和硬刺,如蔓荆子、苍耳子、路路通等。将原药放入锅内,文火微炒,取出摊放竹匾内冷却,用木板推擦或放入石臼内用木棍轻轻擦动,使白衣或刺脱落,再放入竹匾内簸去白衣或刺屑。注意:在擦碾苍耳子去刺时,不能用力过猛,重压则子碎,有油质外渗,不合药用。

4. **砻** 是用石磨(垫高磨芯)或竹木制成的推子,将药物放入穴中,推动磨,磨去药物杂质或非药用部分,而不致将肉仁磨碎。例如,桃仁、苦杏仁去皮,扁豆去衣,刺蒺藜、苍耳子去刺,香附去毛等。

5. **刷** 是用毛刷或尼龙刷,刷去药物外表面灰尘、泥沙、绒毛或其他附着物。例如,枇杷叶入药时需用刷子刷去叶片的毛茸附着物,再经过其他方法加工后方能入药。传统认为,去毛不净则使人咳嗽不止。刷的工具,除上述外,还可用丝瓜络,效果比刷子好。

6. **剪切** 是用剪刀或刀,剪或切去药材残留的非药用部分,或将药用部位用剪刀剪碎,或分离不同的药用部位。例如,玄参去芦,防风切去根头,细辛剪去叶等。

7. **挖** 是采用金属刀或非金属刀,如竹片,挖去果类药物中的内瓤、毛核,以便药用。例如,枳壳挖去内瓤,金樱子挖去毛核。后者将金樱子加水浸泡至微软,顺切两半挖尽毛及核,再洗一次,晒干。

8. 剥　　是将果实类药物的外壳剥除,但分离时需保持其完整,如白豆蔻、砂仁剥去壳,临用时打碎。

第二节　分离不同药用部位和清除非药用部位

分离和清除非药用部位授课视频

净制是根据原药材的情况,结合中医临床用药要求而进行的。按净制要求可分为:去根去茎、去皮壳、去毛、去心、去芦、去核、去瓤、去枝梗、去头尾足翅、去残肉、去杂质、去霉败品等。凡供切制、炮炙或调剂、制剂用的中药饮片均应清除非药用部位,分离不同的药用部位,使用净药材。

一、分离不同药用部位

有些中药因其用药部位或等级规格不同,其功效也不同,应分别入药。例如,麻黄茎发汗解表、宣肺平喘、利水消肿,而麻黄根却能收敛止汗,麻黄根与茎应分别入药。研究发现,麻黄茎中含有麻黄碱和伪麻黄碱等生物碱,其中麻黄碱有类似肾上腺素样作用,能增加汗腺分泌;而伪麻黄碱有升压作用。而麻黄根含有大环精胺生物碱,该生物碱有降压作用。正是麻黄不同入药部位化学成分不同造成了其功效的不同。又如何首乌(何首乌的根)和夜交藤(何首乌的藤),何首乌安神,养血,活络,解毒截疟,消痈;而夜交藤功能养心安神,祛风通络。又如当归,当归头止血,当归身补血,当归尾破血,全当归补血活血。果实种子类的药材如莲子,莲子心(胚芽)能清心热,除烦;莲子肉能补脾涩精。花椒(果皮)温中止痛,杀虫止痒;椒目(种子)行水平喘。连翘(果实)清热解毒,消肿散结;连翘心(种子)清心安神,利小便。白扁豆种子与种皮作用不同,白扁豆长于健脾化湿,扁豆衣偏于祛暑化湿。菌类药茯苓可分成茯苓皮,利水消肿;茯苓块,清利湿热;茯神,宁心安神等。药材不同的药用部位其临床功效不同,需按临床用药的要求分离不同药用部位。

二、清除非药用部位

清除非药用部位是依据原药材的不同类别,按照临床用药需要进行的一类净制方法。按净制要求主要可分为:去根去茎、去枝梗、去皮壳、去毛、去心、去核、去芦、去瓤、去头尾皮骨足翅、去残肉等。通过去除非药用部位,选取需要入药的部位,可以使得临床用药准确,符合剂量要求,提高药物的临床疗效,便于调剂制剂,降低毒副作用。

(一) 去根去茎

1. 去残根　　以茎或地上部分或以根茎为入药部位的药材须除去非药用部位的残根,一般指除去主根、支根、须根等非药用部位。以茎入药,如麻黄、石斛等;以地上部分入药,如荆芥、广藿香、马齿苋、马鞭草、薄荷、茵陈等;以根茎入药,如黄连、干姜、芦根、藕节、重楼、香附、升麻等。

一般采用剪切、挑选、火燎、撞、砻等法除去残根。

2. 去残茎　　以根、根茎为入药部分的药材须除去非药用部位的残茎及地上部分。例如,丹参、柴胡、防风、当归、白芷、地榆、党参、前胡、百部、木香、黄芩、威灵仙、续断、广豆根、麻黄根、射干、细辛等均需除去残茎及地上部分等;以草质茎地上部分全草入药的药材,应将其中的木质茎、老茎、粗茎除去,如麻黄、薄荷、茵陈等。

一般采用剪切、搓揉、风选、挑选等法除去残茎。

研究认为,柴胡根具有解热、镇痛、镇静抗炎等作用,其活性成分为皂苷,柴胡茎叶的皂苷类成分含量很低。因此,柴胡饮片以根入药具有合理性。

（二）去枝梗

去枝梗指除去某些果实、花、叶类药物的老茎枝、柄蒂（花柄、果柄），使药材纯净的方法。

例如，桂枝、桑寄生、槲寄生、西河柳、桑枝中常混有老茎枝；桑叶、侧柏叶、荷叶、辛夷、密蒙花、旋覆花、款冬花、槐花、五味子、花椒、连翘、槐角、夏枯草、女贞子等常附着叶柄、花梗、果柄、枝条等。

钩藤以钩入药为佳，且双钩比单钩疗效好，嫩枝比老枝疗效好。研究认为，钩藤的钩与茎含有的化学成分基本一致，但老枝中含量极少。嫩枝钩降压作用维持时间长，老枝、茎降压作用较弱，维持时间短。所以，古人强调钩藤用钩和嫩枝，除去老茎枝有一定的科学依据。

去枝梗通常采用挑选、筛选、风选、剪切、摘等方法。

（三）去皮壳

去皮壳是指除去皮类药材的栓皮、根、根茎、块茎或鳞茎类药材的外皮及外面附着的苔藓及不洁之物等，如茎木类药材的粗皮，果实、种子类药材的果皮或种皮等。中药净制去皮始于汉代，《金匮玉函经》要求：附子、大黄用时"皆去黑皮"。清代《修事指南》谓："去皮免损气。"去皮壳的主要作用在于纯净药材，使用量准确，便于切片，利于有效成分煎出等。

一般采用刮除、捣、敲、擦、碾剥撞等方法去皮壳。根据不同的中药，采取适宜的方法。

1. 树皮类药材　此类中药外表面有粗糙的栓皮，有的还附有苔藓、泥沙及其他不洁之物。栓皮干枯且有效成分含量甚微，若不去除则影响调配剂量，如肉桂栓皮不含挥发油，故应除去栓皮；某些有毒的皮类药材，比如苦楝皮、雷公藤等红黄色外层栓皮会引起中毒。研究发现，厚朴栓皮中厚朴酚、和厚朴酚含量极低，总含量仅为 0.0825%，但是栓皮去除后，增大了厚朴酚、和厚朴酚的流失率，不利于厚朴的保存。因此，中药饮片加工企业在对厚朴进行加工时可不去除栓皮，以便厚朴的长期保管与贮藏。

2. 根、根茎、块茎或鳞茎类药材　这类药材多在产地趁鲜去皮，若不趁鲜及时去皮，干后就不易除去，如白芍、知母、南沙参、桔梗、三棱、大黄、山药、千年健、黄精、川贝母、天南星、天花粉、木香、甘遂等均需刮净或撞去外皮；天冬、北沙参、明党参等置沸水中蒸或煮后，趁热除去外皮。

3. 果实类、种子类药材　如草果、益智、使君子、鸦胆子、巴豆、大风子、木鳖子、白果等，需砸去壳取仁；豆蔻、砂仁等，则采用剥除外壳取仁的方法；薏苡仁、柏子仁等，常用碾、擦法去皮。苦杏仁、桃仁等，可以用焯法去皮。

（四）去毛

有些药物表面或内部，常着生许多绒毛，服后能刺激咽喉引起咳嗽或其他有害作用，故须除去，消除其副作用。所去之毛包括药材的绒毛、鳞片、硬刺、根类药材的须根及动物类药材的茸毛。

一般采用刷除、砂烫、筛选、风选、挑拣等方法。根据不同的药物，可分别采取下列方法。

1. 根茎类药材　某些根茎类药材如骨碎补、香附、知母等表面具绒毛和鳞叶，可用敞口锅以砂烫法将药材烫至鼓起、毛焦时，再撞净，过筛；也可以用火燎法除去毛刺，过筛，得到净药材。

现代多用滚筒式炒药机砂烫，即在炒药机内投入适量河砂预热，投入药材炒至鼓起，此时转锅带动河砂与药材快速均匀地摩擦，待绒毛被擦净，取出过筛。

2. 叶类药材　一些叶类药材如枇杷叶、石韦等下表面密被绒毛，传统方法是将枇杷叶、石韦等用棕刷一张张刷去绒毛，只适用于量少者。

工厂大量生产时，可将枇杷叶、石韦等润软，切丝，放入筛箩内（约装大半箩）置水池中，加水至药面，先用光秃的竹扫帚用力清扫数分钟，再加水冲洗，同时用竹扫帚不停地搅拌清扫，如此反复几次，至水面无绒毛漂起时捞出，干燥。

对去毛的枇杷叶及绒毛进行成分的系统分析，结果表明，两者所含成分基本相同，唯绒毛中皂苷含量较叶中低,绒毛中并不含有能致咳或产生其他副作用的特异化学成分。也有研究发现,枇杷叶的绒毛在煎煮过程中不易脱落,即使有少量脱落也可以通过过滤而除去,因此也有人主张枇杷叶不必刷去毛,既省工又省时。

3. 果实类药材　　金樱子果实内部生有淡黄色绒毛,在产地加工时,纵剖二瓣,用手工工具挖净毛核。

现代可将金樱子用清水淘洗,润软,置切药机上切 2 mm 厚片,筛去已脱落的毛、核,置清水中淘洗,沉去种核,捞出干燥。或将晒至七八成干的金樱子置碾盘上,碾至花托全破开,瘦果外露时,置筛孔直径为 0.5 cm 的筛子里进行筛选,可除去 95% 的绒毛及瘦果,晒干,再进行筛选即可。

4. 其他类药材　　如鹿茸,先用瓷片或玻璃片将其表面茸毛基本刮净后,再用酒精燃着火将剩余的毛燎焦,注意不能将鹿茸燎焦。

（五）去心

"心",一般指根类药材的木质部或种子的胚芽,"去心"通常包括除去根及根茎类药材的木质部和枯朽部分、种子的胚芽等。关于去心的目的,可归纳为以下几个方面。

1. 除去非药用部位　　某些根及根茎类药物,如甘遂、百部、贝母、百合等,虽然对临床治疗不产生副作用,但心所占比重也不大,无治疗作用,影响药物的纯净度;某些根皮类药物,采收时需去除,如远志、巴戟天、牡丹皮、地骨皮、白鲜皮、五加皮等,由于木心所占比重较大,且无药效,影响用量的准确性,而且木心坚硬,韧性强,多纤维,故作为非药用部位而要求除去。巴戟天去心时,一般是加水润软或加酒蒸软后抽去木心。远志经过甘草煮制,趁软剖开去除木心。

2. 分离不同药用部位　　莲子在中医临床上主要有莲子肉和莲子心两种,其作用不同,前者功效为补脾止泻,益肾固精,养心安神,后者清心,止血,涩精。莲子心中含有莲子心碱和异莲子心碱,而莲子肉内则含量甚微,两者的成分和功效均不同,故需分开使用。此外,如果实种子类,花椒（果皮）温中止痛,杀虫止痒;椒目（种子）行水平喘。连翘（果实）清热解毒,消肿散结;连翘心（种子）清心安神,利小便,均需去心,分开入药。

3. 消除药物的副作用　　梁代陶弘景称麦冬"汤浸,抽去心,不尔,令人烦"。《雷公炮炙论》载远志"若不去心,服之令人闷"。历代本草,均有类似的记载,说明古人在医疗实践中确实认识到个别药物的心,对临床治疗会有不利的影响。然而,根据临床辨证施治的需要,古文献记载也有部分中药连心用,如麦冬,宋代《重修政和经史证类备用本草》载:"温水洗去心用,不令心烦,惟伤寒科带心用。"清代《本草述钩元》载:"通脉不去心。"清代《本草便读》云:"亦有连心用者,以其心如人之脉络,一颗十余枚,个个贯通,取其能贯通经络之意,故生脉散用之者,以能复脉中之津液也。"

如巴戟天抽心,研究表明,巴戟天心和皮有较大差距,有毒元素 Pb 在木心中含量最高,与中医"肾"、心血管和造血功能密切的 Fe、Mn、Zn、Cr 等微量元素在根皮中较木心含量高,而且不抽心的巴戟肉容易发霉变质,所以现代加工时都要求除去巴戟天木心;牡丹皮中木心部中所含的丹皮酚、芍药苷和氧化芍药苷与丹皮相似,但含量较低;同时,木心部占总重量的 10% 以上,在临床应用时需除去,以提高其品质。

现代研究表明,远志皮与远志心的化学成分相同,但皂苷含量高低有别,皮为 12.1%,心为 0.48%,远志皮皂苷含量相当于木心的 25 倍。而药理学研究显示,远志有祛痰的作用,远志心无效;在镇静方面全远志远优于远志心。但溶血作用和毒性,远志皮远大于远志心。《中国药典》（2020 年版）规定远志净制时应抽去木心。

麦冬不同炮制品中总黄酮的含量不同,去心麦冬明显高于其他炮制品。进一步比较麦冬肉（皮部）与麦冬心（木质部）的化学成分,发现其基本相似,且心占比例较小,临床试验服带心麦冬患者,都未发现"烦"的表现,现主张麦冬可以不去心,入煎剂时切碎或砸扁使用,有利于成分的浸出。

（六）去核

有些果实类药物，其中核或种子不属于药用部分，需将核或者种子去除，单以果肉入药。有的药物果肉与果核作用不同，须分开后分别入药。这些药物一般采用风选、筛选、挑选、浸润、切挖等方式整理。

古人认为山茱萸核能滑精，且山茱萸核占比较多，故须除去，本品多在产地即已去核。《雷公炮炙论》中曾提出："使山茱萸，须去肉核……核能滑精。"《修事指南》中总结为"去核者免滑精"，现代对去核的解释多源于此处。例如，有未能去核者，可洗净润软，或蒸后去核，晒干。现代研究表明，山茱萸核与肉的成分相似但含量有差别，具有降低血清转氨酶作用和安定、降温、抗菌消炎作用的熊果酸主要存在于肉中，而鞣质和油脂主要分布于核中，且山茱萸核中基本上不含马钱苷和莫诺苷。

诃子历代医家多主张和重视去核入药。早在汉代《金匮要略方论》中就有"去核用肉"的记载。现代研究发现，诃子主要含鞣质、有机酸及诃子素等成分。鞣质在果肉中含量达到40.60%，而核中含量不到4%，含量相差近10倍。而且诃子肉和核的化学成分有明显差异，为保证临床调剂的准确，须去核入药，同时可提高有效成分含量比，从而增强其功效。

山楂（北山楂），果核无药用价值，且山楂果核质地坚硬，入丸散不易粉碎，为了增强果实的疗效，多将核除去。明代《本草纲目》"去核暴干或蒸熟去皮核"，《炮制大法》"水润蒸，去核净肉用"；清代《本草从新》"去皮核用"。去核方法即在切成饮片后，干燥，筛去饮片中脱落的瓤核。南山楂较小，多以个体入药，不去核。

龙眼核的分量较重，且无药理作用，临床使用前需将核去除。现多采收后将核剥出，或者采用专门机械进行剥离。

此外去核还有其他说法，如宋代的《证类本草》中说：蜀椒"椒目冷，别入药中，不得想杂"，明代《本草品汇精要》中说川楝"使肉即不使核，使核即不使肉"，均表明二者作用不同之意。即核与肉功用不同，需要分别入药。

（七）去芦

"芦"又称"芦头"，一般指药物的根头、根茎、残茎、茎基、叶基等部位。

中药去芦经历了中药去芦的提出（汉代），中药去芦的发展（唐代、宋代、元代），不去芦和去芦中药同入处方（明代），以及对中药去芦不多（清代）的发展过程。尤其在清代，很少提出中药去芦的要求，为进一步探讨古人关于中药去芦的合理性，现代学者对部分中药的芦头和入药部位从成分、药理、临床方面作了一些研究。

人参去芦的目的，历代亦很少说明，宋代《证类本草》中人参项下有"采根用时，去其芦头。不去者吐人，慎之"的记载，明代张浩《仁术便览》云："去芦，芦与参相反，吐药中有用芦者。"龚廷贤在《万病回春》中也指出："肺气短少气虚喘烦热去芦用之。"明代罗周彦《医宗粹言》云："去芦，其芦能上涌吐痰。"李中梓在《本草通玄》中说："芦能耗气，又能发吐耳。"清代《修事指南》则总结为"去芦者免吐"，并沿用至今。

唐代《仙授理伤续断秘方》中记载将桔梗去芦去苗使用，其去芦的方法仍可在古代典籍中搜查到。但现代对桔梗主根和芦头的成分研究表明，桔梗芦头和主根的成分基本一致。其他如秦艽、前胡、防风、玄参、独活等，现代研究发现，其芦头和主根均具有相同或相近的有效成分和临床作用，现多主张不去芦头使用，即使去除，也与去除含有杂质的药用部位有一定联系，以符合中药净度要求。

（八）去瓤

有些果实类药物，须去瓤用于临床。药材去瓤，历代品种并不多，有枳实、枳壳、青皮、陈皮、木瓜、化橘红、瓜蒌皮等，大多采后趁鲜加工。去瓤的目的，古代主要是去除非药用部位。唐代《新修本草》中说：枳实"用当去核及中瓤乃佳"。至明代《本草蒙筌》中始有"去瓤者免胀"。这些说法与去瓤的原始意图不相同,但现代仍沿用。

枳壳是芸香科植物酸橙及其栽培变种的干燥未成熟果实,通常将没有治疗作用的瓤去掉,只用果肉部分,去瓤方法是将原药用小刀挖去瓤,洗净泥沙,捞起,润过夜,用铁锚压扁,再上木架压3~5天,压扁后,使对合成扁半圆形,切成0.2 cm厚的凤眼片,晒干。

据研究,枳壳瓤占枳壳重量的20%,对比枳壳果皮与核瓤中有效成分含量,发现果皮中辛弗林、芸香柚皮苷、柚皮苷、橙皮苷、新橙皮苷等成分含量均大于核瓤,且核瓤因含水量高而极易发霉变质,同时,还有瓤会引起胀气的说法,故枳壳去瓤具有一定的科学性。

化橘红为芸香科植物化州柚或柚的未成熟或近成熟的干燥外层果皮。夏季果实未成熟时采收,置沸水中略烫后,将果皮割成5或7瓣,除去果瓤和部分中果皮,压制成形,干燥。

瓜蒌皮为葫芦科植物栝楼或双边栝楼的干燥成熟果皮。秋季采摘成熟果实,剖开,除去果瓤及种子,阴干。

(九) 去头、尾、皮骨、足、翅

部分动物类或昆虫类药物,有些需要去头尾或足翅。其目的是除去有毒部分或非药用部分。例如,斑蝥、红娘子、青娘子、牛虻的头、足、翅等,乌梢蛇、蕲蛇等均去头及鳞片,蛤蚧、蜈蚣需除去头、足。

去头、足、翅,一般采用掰除、挑选等方法;去头尾、皮骨,一般采用浸润切除、蒸制剥除等方法。

(十) 去残肉

某些动物类药物,如龟甲、鳖甲、豹骨、猫骨等。均须除去残肉筋膜,纯净药材。

一般用水浸泡后,置蒸锅内蒸45分钟,取出,放入热水中,立即用硬刷除净皮肉,洗净,晒干。或取原材用清水浸泡,不换水,使皮肉筋膜腐烂,与甲骨容易分离时取出,用清水洗净,日晒夜露至无臭味。传统方法耗时长,净制不彻底,现代多采用胰蛋白酶净制法和酵母菌净制法。

1. 胰蛋白酶净制法 胰蛋白酶为蛋白酶的一种,是从牛、羊、猪的胰脏提取的一种丝氨酸蛋白水解酶。在脊椎动物中,作为消化酶而起作用。它不仅起消化酶的作用,而且还能限制分解糜蛋白酶原、羧肽酶原、磷脂酶原等其他酶的前体,起活化作用,是特异性最强的蛋白酶,在适宜的条件下[(温度40℃,pH8.0~8.4)糜蛋白酶要求pH为8.0,胰蛋白酶要求pH为8.4)],对不同形式的肽链发生水解作用,使蛋白质水解成氨基酸和多肽。

龟甲、鳖甲、狗骨上残连的部分筋膜残肉等蛋白质类物质难以通过剔除的方法去除,胰蛋白酶具有消化蛋白质的作用,部分动物药的非药用部位可被胰酶水解而除去。该法优点是产品色泽好,无残肉,易裂开,设备简单,操作方便,成本低,时间短,对产品质量影响小。

2. 酵母菌净制法 取龟甲0.5 kg,用冷水浸泡2天,放弃浸泡液,加卡氏罐酵母菌300 mL,加水淹过龟甲1/3~1/6体积,盖严。2天后溶液上面起一层白膜,7天后将药物捞出,用水冲洗4~6次,晒干,至无臭味即得。该法优点是酵母菌净制法比原来传统净制法时间可缩短5~6倍,设备简单,去腐干净,对有效成分(动物胶)无损失,出胶率比传统净制品还高,适应大量生产。

(十一) 去杂质及霉败品

一般指除去土块、砂石、杂草及霉败品。

1. 去杂质 常用于当归、川芎、浮萍、鸡内金、牡蛎、石膏、朱砂等除去杂质。

采用洗净、漂净、筛选、风选、挑选、磁选等方法。

2. 去霉败品 常用于山药、片姜黄、百合、薤白、瓜蒌、葛根等除去霉败品。

采用洗净、挑选等方法。

 案例

据统计,我国依靠人工生产供给的中药材种植面积近$4.67×10^6$公顷,每年产生非药用部位及加工下脚料总量逾亿吨。中药制药深加工过程中每年产生药渣等固体废弃物及副产物高达5 500余万吨,液态废弃物达数亿吨。

问题:

1. 分离中药材非药用部位的常用方法有哪些?

2. 你认为中药材的非药用部位有哪些再利用方式?

【小结】

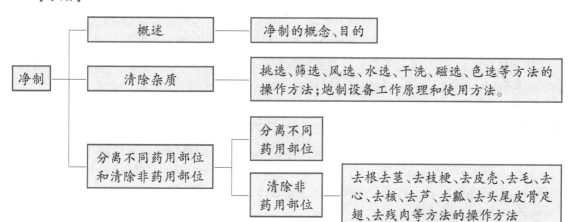

第七章习题

第八章　饮片切制

笔记栏

将净选后的药材进行适当软化,切制成片、丝、段、块等片型规格的炮制过程,称为饮片切制。

饮片是指直接供中医临床调配处方和中成药生产投料用的所有中药形式,是中药材经净制、切制或炮炙后的产品总称。狭义是指中药材切制后的片状中药。少部分中药材如果实、种子类、体积较小的块茎类,经过净制后可直接作为生品饮片入药;绝大部分中药材净制后还需经过切制制备成生品饮片,方可入药或再进行炮制。

饮片切制历史悠久,《五十二病方》中记载有"细切""削""剉"等,《黄帝内经》中记载有"㕮咀",是以口咬碎的方法,利于中药分剂量调配。后历经汉、唐发展到南宋时期,制药工具、制药技术愈加丰富。元朝周密在回忆南宋的《武林旧事》中,曾提到杭州已有制售"熟药圆散,生药饮片"的作坊,由此出现饮片的名称。在医学书籍中首次出现饮片的明确记载是明代陶华的《伤寒六书》,曰:"一用川大黄,须锦纹者,佳。剉成饮片,用酒搅匀,干燥,以备后用。"此后饮片广泛应用,沿用至今。

饮片切制的目的如下。

1. 利于煎出药效成分　　饮片切制后与溶媒的接触面增大,可提高药效成分的煎出率。采用"质坚宜薄、质松宜厚"的原则,同时具有"细而不粉"的特色,防止药材细粉在煎煮过程中出现糊化、粘锅等现象。

2. 利于进一步炮炙　　药材切制成饮片后,形状、厚度较均一,在进一步炮炙时易于掌握火候,使药物受热均匀,也利于药物与辅料的均匀接触和吸收,保证炮制品质量均匀。

3. 利于调配和制剂　　药材切制成饮片后,大小适中,利于临床处方分剂量调剂;在中药制剂生产中,切制后有利于浸提药效成分,或易于粉碎后使用。

4. 利于鉴别　　部分中药断面特征明显,切制成饮片后,显示出断面特征,利于鉴别。例如,大黄横切后断面具有明显的星点状异型维管束,何首乌横切后断面易见云锦状异型维管束。

5. 利于贮存　　饮片切制后及时干燥,使含水量下降,减少了霉变、虫蛀等变异现象的发生,利于贮存。切制后大小适中,也有利于包装和贮存运输。

第一节　趁鲜切制

趁鲜切制是指将采收后的新鲜药材在产地直接切制成一定片型的饮片。一些中药材自古就有在产地趁鲜加工成饮片的做法,《中国药典》对山药、茯苓等药材增加了可趁鲜切制的要求。趁鲜切制药材,可以避免干燥药材再水处理软化的过程,减少药效成分损失,提高饮片质量,节省人力物力,提高了加工效率。

大多数植物类药材需要产地加工成干燥药材,经过市场流通,在饮片厂进行水洗、浸泡、润制等工序,将药材软化至适宜程度,方可切制,再经过炒炙等进一步炮制或直接干燥,成为饮片。干燥的药材在浸泡等环节容易造成药效成分的流失,有的发生成分结构变化,水处理不当,药材容易发霉变质,直接影响饮片质量,影响临床疗效。植物类药材在保证质量的前提下,可以采用趁鲜切制。

一、趁鲜切制的药材

中药材趁鲜切制在我国有悠久的历史传统,产地集中的大宗药材可研究推广趁鲜切制。含

趁鲜切制及其
相关研究授课
视频

水量较高的根茎类、块根类、果实类等药材，尤其是含易溶于水的生物碱、苷类为药效成分的药材，更适宜趁鲜切制。含挥发油较多的药材，趁鲜切制会导致分泌细胞被破坏，切制后增加了表面积，干燥易造成挥发油损失，此类药材以常规切制为佳。地黄、黄精、半夏、天南星等中药，通过炮制同时达到软化效果，不宜采用趁鲜切制。

1. 含水量较高的草类药材 芦根、白茅根、益母草、薄荷、青蒿、广藿香、豨莶草、墨旱莲等中药适宜趁鲜切制。将此类药材抢水洗，沥水，晾至半干，软硬适宜，进行切制。可以避免药材内汁液流出，切制后不易出现破碎、掉叶等现象。

2. 质地坚硬的块根或块茎类药材 乌药、狗脊等药材干燥后质地坚硬，难以软化，需要产地趁鲜切制。

3. 果实类药材 枳壳、枳实等药材有趁鲜切制的记载。由于此类药材产地集中在气候阴湿的南方地区，药材易发霉变质，采用趁鲜切制，利于干燥，可避免药材发霉变质造成的损失。

二、趁鲜切制相关研究

传统趁鲜切制的品种，经过研究证明具有理论依据的，要保留沿用，不适宜趁鲜切制的品种则要改进产地加工方法。同时，通过研究比较，推行新的趁鲜切制品种。趁鲜切制品种的开发研究，可以通过开展品种产地等情况的调查，对比趁鲜切制品和常规切制品的药效成分、药效、毒性等指标差异，也可以研究趁鲜切制品在不同的贮藏时间与常规切制品的差异。一些中药材加工工艺特殊，要进行炮制原理的研究，如浸漂、蒸煮、发汗等加工方法，确定最佳的产地趁鲜加工工艺。趁鲜切制品质量优于常规切制品，可逐步推行该药材的趁鲜切制。

已有对茯苓、薄荷、香薷、知母、白术、枳壳、石菖蒲等多种药材进行了趁鲜切制研究。以茯苓多糖、总糖和水分含量为指标，可对茯苓趁鲜切制工艺进行质量控制和优化，保证趁鲜切制品质量。薄荷的运输包装不当，会断枝落叶，造成"光杆"，再经过水处理软化、切制、干燥处理，会使外观色泽灰暗，气味散失，因此提倡趁鲜切制。香薷趁鲜切制品与传统切制品均能增强细胞免疫作用，解热作用优于传统切制品。将知母药材产地烘制，去毛，切厚片，烘干，以酵母致热大鼠模型体温变化及链脲佐菌素致糖尿病大鼠模型的血糖值、胰岛素含量、糖化血清蛋白含量为指标，表明趁鲜切制品降糖作用与传统工艺饮片相比无显著性差异，解热作用略优于传统饮片。通过对比白术水煎液对免疫抑制小鼠体质量、脾脏指数和胸腺指数的影响，结果表示白术趁鲜切制方法和传统加工方法均无显著性差异。将秦皮药材趁鲜去粗皮后，切丝，干燥，所得饮片与传统饮片抗炎作用无显著性差异，镇痛作用更加明显。枳壳趁鲜切制柚皮苷和新橙皮苷含量较高，且在肠推进率、胃排空率、胃泌素指标上与传统饮片无显著差异。通过比较石菖蒲趁鲜切制品和常规切制品中挥发油的含量，发现趁鲜切制挥发油含量较低，因此石菖蒲不宜趁鲜切制。

中药材产地趁鲜切制，减少了中药材先干燥、流通到饮片厂后进行软化处理再切片的环节，有利于中药药效成分的保留。简化的操作步骤，避免了水溶性成分的流失，降低了劳动强度，饮片规格整齐，色泽一致；流通环节的精简，降低了中药材加工产业链的整体成本。中药材趁鲜切制特别适合在有一定规模的中药材道地产区或中药材基地率先实行。对于不宜趁鲜切制的药材，也要保留其传统切制方法，保证临床疗效。

趁鲜切制是将中药材切制成了饮片，要通过建立标准化、规范化的中药材种植、采收、加工流程，保障中药材质量。要提高切制的生产管理，在符合 GMP 认证要求的企业中生产，使趁鲜切制的中药饮片符合质量管理的要求，实现产地加工与炮制一体化的有序发展。

第二节 切制前的软化处理

干燥的中药材，除了丝瓜络、竹茹、通草、灯心草等可以干切以外，大部分干燥的药材必须经

药材切制前的
软化处理授课
视频

过软化处理,才能进行切制。药材的软化是指药材吸收水分后,硬度降低,质地变软,从而便于切制。药材软化时要控制加水量、温度和时间,使药材软硬适中,易于切制。软化处理的方法包括常规水处理软化和特殊处理软化。

明代《本草蒙筌·咀片分根梢》记载:"诸药剉时,须要得法,或微水渗,或略火烘。湿者候干,坚者待润,才无碎末,片片薄匀,状与花瓣相伴,合成方剂起眼,仍忌剉多留久,恐走气味不灵,旋剉应人,速能求效。"软化处理的目的是使药材变软,便于切制。软化时,要根据药材的特性,采用合适的水处理方法,除去残留于药材的泥沙等杂质,提高药材的洁净度。部分药材经过水处理还能缓和药性,降低毒副作用。

常规水处理药材的过程分为浸润、溶解和扩散三个阶段。药材在浸润和溶解两个过程中,质地由硬变软;药材在软化过程中,内在所含的成分开始由细胞内向水中转移,形成成分的扩散。下色现象,即是指干燥的药材入水后内在成分向水中扩散,致使浸泡液呈现一定色泽的现象。药材在水中浸泡时间过长,会造成药效成分的流失。水处理软化药材的原则为"少泡多润,药透水尽"。

一、药材软化处理的要求

药材软化处理的要求是软硬适度,药透水尽,避免伤水。

软硬适度,是指药材软化后软硬程度应符合切制的要求。药材含水量低,质地偏硬;药材含水量高,质地偏软。不同药材软化后的程度可采用传统的经验方法进行检查,也可以通过试切进行判断。

药透水尽,是指药材进行软化处理时,需要加入一定量的水或液体辅料,待药材软硬适中时,所加液体刚好被药材吸尽,尽可能减少药效成分的流失。根据不同药材形体大小或松软致密的特性,制定合理的水处理软化工艺,严格控制加水量。

避免伤水,是指在水处理时要避免出现药材吸收过多水分的现象。药材软化处理时如果出现伤水,进一步切制时难以达到要求,同时使药效降低。导致伤水的主要原因是在水处理时用水量、浸泡时间、处理方法等方面掌握不当,或在水处理前未大小分档,造成体积较大者未润透而体积较小者已吸水过多。

二、药材软化处理方法

(一)常规水处理软化方法

常规水处理软化方法是指采用日常饮用水软化药材的方法,也称为冷水软化法。本法是药材切制前常用的软化处理方法,主要包括淋法、洗法、泡法、漂法、润法。

1. 淋法 也称为喷淋法,是指以清水喷淋或浇淋药材使药材湿润的方法。

操作方法:将净制后的药材厚薄均匀、整齐地堆放,用清水自上而下均匀喷淋。喷淋次数根据药材质地和季节不同,一般为2~4次,每次间隔一定时间,便于水分渗入药材,稍润至内外湿度一致,软硬适度即可切制。

本法多适用于气味芳香、质地疏松的全草类、叶类、果皮类和药效成分易随水流失的药材,如薄荷、荆芥、佩兰、益母草、香薷、枇杷叶、陈皮等。

注意事项:淋法应注意防止堆积过密,导致返热烂叶或色泽变暗;每次软化药材的量以当日切完为度,切制后及时干燥;用淋法处理后仍不能软化的部分,可结合润法再进行处理。

2. 洗法 也称为淘洗法,是指用清水洗涤或快速洗涤药材的方法。由于药材与水接触时间短,故又称"抢水洗"。

操作方法:将药材投入清水中,经淘洗或快速洗涤后,及时取出,稍润至内外湿度一致,软硬适度即可切制。大多数药材淘洗1次即可,如果药材附着较多泥土等杂质,可用水洗涤数遍,以洁净为度。

目前饮片生产中多采用滚筒式洗药机洗涤药材。洗涤后的药材,放置润软,再进行切制。

本法多适用于质地松软、水分易渗入、药效成分易溶于水的药材,如五加皮、瓜蒌皮、白鲜皮、合欢皮、北沙参、南沙参、石斛、瞿麦、陈皮、防风、龙胆、细辛、紫菀等中药。

注意事项:洗法要求每次用水量不宜太多,快速洗涤,避免药材伤水和药效成分流失;淘洗后如不能软化,可再结合润法处理。

3. 泡法　　也称为浸泡法,是指将药材用清水浸泡一定时间,使其吸收适量水分致药材软化的方法。

操作方法:先将洗净的药材置于容器内,加入清水至淹没药材,中间不换水,浸泡至六七成透时捞出,润至内外湿度一致,软硬适度,即可切制。浸泡时间视药材的质地、大小、季节和水温等灵活调整。体积粗大、质地坚实的药材,浸泡的时间宜长;体积细小、质轻的药材,浸泡的时间宜短。春季、冬季浸泡的时间宜长,夏季、秋季浸泡的时间宜短。质轻的药材,遇水漂浮,如青皮、枳壳等,在浸泡时要适当扣压水面,使药材浸在水中。

本法多适用于质地坚硬、水分较难渗入的药材,如萆薢、天花粉、山药、山慈菇、川乌、川芎、天南星、木香、防己、何首乌、泽泻、三棱等中药。

注意事项:坚持少泡多润的原则,尽量减少药材在水中浸泡的时间,防止伤水;对于易下色的药材,如苍术、白术、泽泻、射干、大黄等,浸泡至水液略呈药材色泽时捞出,防止药效成分流失;有毒中药材必须置于单独容器或水池中浸泡,严格掌握浸泡时间,加强安全管理,要在具有毒性中药饮片生产资质的企业生产,浸泡过毒性中药的水液需要按照环保要求妥善处理。

4. 漂法　　也称为漂洗法,是指将药材用多量水,多次漂洗的方法。

操作方法:将洗净的药材置于大量的清水中,每日换水 2~3 次,可漂去有毒成分、盐分及腥臭异味。古代将药物置河水中用长流水漂洗。生产加工时,药材反复漂洗时的加水量、换水次数、漂洗时间,必须制定严格的 SOP。毒性中药的漂洗要适度,漂洗不透,中药毒性尚存,漂洗太过,药效受损,影响饮片质量。

本法多适用于毒性药材、含盐分的药材及具腥臭气味的药材,如川乌、草乌、附子、半夏、天南星、肉苁蓉、昆布、海藻、紫河车等。

注意事项:漂洗的时间视药材的质地、大小、季节、水温灵活调整,以降低或除去其毒性、刺激性、咸味及腥臭气味为度;漂洗后还要结合润法,药材软硬适中,再进行切制。半夏、天南星等中药浸漂后,需要进一步加白矾、生姜等辅料,复制法炮制后晾至半干,再切制。

5. 润法　　是指将药材用适当器具盛装,或堆积于润药台上,以湿物遮盖,或继续喷洒适量清水,保持湿润的外部环境,使药材外部的水分徐徐渗透到药材组织内部,达到内外湿润一致,软硬适度,即可切制。润药适当,既可保证饮片质量,又可减少药效成分损耗。传统有"七分润工,三分切工"之说,可见润法是保证切制饮片质量的关键。润法的优点是药效成分损失少,饮片颜色鲜艳,水分均匀,片面平坦整齐,很少出现炸心、翘片、掉边、碎片等现象。

操作方法:润法操作有浸润、伏润、露润等。

(1)浸润:又称浸渍,是指以定量水或其他液体辅料浸润药材,经常翻动,使水分或辅料缓缓渗入药材内部,以达到药透水尽为度,如酒浸黄连、木香,水浸枳壳、枳实、郁金等。

(2)伏润:又称闷润,是指质地坚硬的药材,经过水洗、泡或以其他液体辅料处理后,用缸、坛等容器在基本密闭条件下闷润,使药材内外软硬一致,利于切制,如郁金、川芎、山药、白术、白芍、槟榔、三棱。如果药材一次难以润透,要闷润至发热或稍发黏时取出,用清水冲洗,稍经摊晾后再进行闷润,反复操作至适合切制,如大黄、何首乌、乌药、常山等。

(3)露润:又称吸潮回润,是指将药材摊放于湿润而垫有篾席的土地上,使其自然吸潮回润,达到适合切制的程度,如玄参、牛膝、当归等。

润法多适用于质地较坚硬的药材,淋、洗、泡、漂法处理过的药材,润法使水处理过的中药内外软硬适中。

注意事项：① 润法时间长短应视药材质地和季节而定，质地坚硬的中药需浸润 3~4 天，甚至 10 天以上，质地较软的中药润 1~2 天即可。夏、秋季宜短，冬、春季宜长。② 润药时要勤加检查，如果出现发黏、变红、发霉、变味等现象，要立即用清水快速洗涤，摊开晾晒后再适当阿润，避免影响饮片质量。

（二）特殊软化方法

有些药材不适宜采用常规水处理方法软化，可根据药材自身特点，采用湿热软化法、干热软化法、酒处理软化法等进行软化。

1. 湿热软化法　　是指将净制后的药材，置于蒸煮容器内蒸或煮一定时间，取出趁热润软至适宜切制程度的方法。黄芩遇冷水发绿，如果采用常规水处理软化方法，所含苷类成分易被酶解，断面颜色由黄变绿，必须采用蒸或煮等湿热软化法，起到杀酶保苷作用的同时，又利于软化切片。人参、天麻、木瓜等药材，质地坚硬，水分不易渗入，浸泡时间长易损失药效，采用蒸法软化切片，能加速药材软化，保持片型美观，缩短干燥时间。

2. 干热软化法　　是指采用烘、煨等干热方法使药材软化易于切制的方法。阿胶丁可用于烫炒阿胶珠，是将阿胶块置于烘箱内或热锅台上，在 60℃ 条件下烘软，趁热切制成丁。肉豆蔻采用滑石粉、麦麸等辅料煨制，既能除去部分油质，又能增强固肠止泻作用。煨过的肉豆蔻，趁热切成厚片。

3. 酒处理软化法　　是指一些动物类药材切制前，用酒作为辅料软化。适用于用水软化易变质或难以软化的动物类药材。鹿茸切片前需要燎去毛，以布带缠绕茸体，自锯口面小孔处灌入热白酒至满，稍润或稍蒸，趁热横切成薄片，压平，干燥。乌梢蛇、蕲蛇等药材，可采用黄酒闷润至透，切段，干燥。酒在软化药材的过程中，也起到了矫味矫腥的作用。

（三）现代软化技术

传统软化方法操作简单，但劳动强度大，生产周期长，操作不当容易造成药效成分损失。企业化加工可采用新的技术设备，提高软化效率，缩短生产周期，减小药效成分损失，提高饮片质量。

1. 加温减压润药法　　是指将药材置于密封容器内，减压抽真空，使药材组织内的空气被抽出，同时导入的饱和蒸汽迅速渗透至药材组织内部，利用蒸汽的热度和湿度快速软化药材的方法。常用的设备有真空加温润药机和卧式减压快速润药机等。

真空气相置换润药机（图 8-1）：目前使用广泛的软化设备，该设备具有容积率高、软化效率高、软化效果好等优点，药材软化后含水量低、药效成分损失少。气相置换润药机的工作原理是，将装有药材的密闭箱体减压抽成真空，使药材内部间隙形成负压状态下的空穴，当水蒸气导入时，水蒸气可迅速进入药材内部间隙，直至水分饱和，药材快速吸收水分，均匀软化。气相置

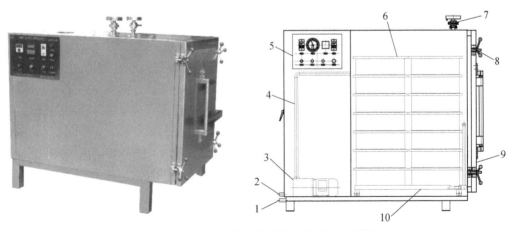

图 8-1　真空气相置换润药机实物图与分解图

1. 排污口；2. 蒸汽进口；3. 真空泵；4. 真空管；5. 电气控制；6. 料框；7. 安全阀；8. 门铰链；9. 机门；10. 小车

换润药机使用的是有相应温度的水蒸气,需要结合药材成分性质,依照软硬适度的要求控制导入的蒸气量,在使用中应考虑到药材所含成分的热稳定性,避免影响药效。

2. 常温减压润药法   是指利用减压抽出药材组织间隙的气体,使润药罐内接近真空,注入水至浸没药材,再恢复常压,水在压力下迅速进入药材组织内部,促进药材软化的方法。常温减压润药可以使药材的含水量与常规水处理软化方法相近,缩短了药材的浸泡时间。目前常用的减压润药设备有回转式全浸润罐等。

减压、加压操作时需注意控制好压力和自动旋转闷润的时间,根据药材的性质特点,确定药材与水量比例,力求药透水尽,保证润药质量。

三、药材软化程度的检查办法

药材在水处理软化过程中,需要检查其软化程度是否符合切制要求,习称"看水性"或"看水头"。常用检查药材软化程度的方法有以下几种。

1. 弯曲法   适用于长条状药材。将软化后的药材握于手中作适当弯曲,以药材略弯曲,不易折断为软化合格,如白芍、山药、木香、木通等。

2. 指掐法   适用于团块状药材。将药材置于手中,用指甲掐其表面,以能掐入表面为软化合格,如白术、白芷、泽泻、天花粉等。

3. 穿刺法   适用于粗大的块状药材。将软化后的药材用铁钎或竹针穿刺,以能刺穿药材而无硬心为软化合格,如大黄、虎杖等。

4. 手捏法   适用于不规则的根与根茎类药材。软化后的药材用手握捏较粗的一端,以感觉其较柔软为软化合格,如独活、当归等;部分块根、果实、菌类等药材,以手握无响声及无坚硬感为软化合格,如延胡索、槟榔、枳实、雷丸等。

5. 刀切法   适用于形体粗大的及不规则的根与根茎类药材。将软化后的药材直接用刀剖切,以内无干心为软化合格,如大黄、白术、川乌、草乌等。

某饮片企业采用砂润法软化槟榔,操作方法为:取一个下部能够漏水的容器,先装上三四成的中等粗细的河砂,用水浸湿,再将大小分档后的槟榔埋没在湿砂中,每天淋水一次,至漏水口有水滴出为度。

问题:
结合药材水处理软化方法,分析槟榔采用砂润法软化的优缺点。

第三节 饮片类型与切制方法

中药用于汤剂配方和中成药制剂投料,需要切制成一定的片型,大部分植物药和动物药净制加工后,都有切制的要求。

一、饮片类型

饮片类型,是指根据药材的质地和形态特点,结合炮制加工、特征鉴别的不同需要和临床用药要求,将药材切制成有性状特征、大小厚薄不一的各种类别和规格的饮片。药材来源不同、质地不同,饮片切制的规格标准和类型也不同。中药饮片是特殊商品,既要注重外观质量,也要保证内在药效成分,切制片型的厚度、长度、粗细度等与成分煎出关系密切。《金匮玉函经》指出"欲如大豆,粗则药力不尽"。切制加工需要按照饮片切制的原则,将药材切制成符合规定的合格片型。

中药饮片类型与切制授课视频

饮片切制按操作方法可分为手工切制和机械切制,手工切制具有灵活性,可根据药材特性加以选择,切制成各种形状和规格的饮片。机械切制的片型受设备运行的限制,多为横片、斜片、丝、段等。

常见的饮片类型包括片、丝、段、块等,各种片型有相应的规格要求。

（一）片

1. 按照切制厚度划分　　按照切制厚度的不同,切成片的饮片可分为极薄片、薄片、厚片。

（1）极薄片:厚度为 0.5 mm 以下,适用于木质类及动物骨、角质类药材,如苏木、降香、羚羊角、鹿角等。

（2）薄片:厚度为 1~2 mm,适用于质地致密坚实、切薄片不易破碎的药材,如槟榔、白芍、乌药、三棱、槟榔、当归、天麻等。

（3）厚片:厚度为 2~4 mm,适用于质地松泡、粉性大、切薄片易破碎的药材,如山药、茯苓、天花粉、泽泻、丹参、升麻等。

2. 按照切制角度划分　　按照切制角度的不同,切成片的饮片还可分为顶片、斜片、直片。在饮片质量标准中没有限定片型的药材,可在符合片型规定的情况下选择不同的切制方法。

（1）斜片:在切制时,将药材与刀片成一定的斜向角度,切成的饮片呈椭圆形或长圆形。厚度为 2~4 mm,适用于长条形而纤维性强的药材。形体粗大者切制的倾斜度小,切成的饮片称为马蹄片,如大黄、山药、鸡血藤等。形体较粗者切制的倾斜度稍大,切成的饮片称为瓜子片,如桂枝、桑枝等。药材较细者切制的倾斜度较大,切成的饮片称为柳叶片,如甘草、黄芪、川牛膝等。

（2）直片:在切制时,将药材顺着与刀片平行,纵切成片,又称顺片。厚度为 2~4 mm,适用于形状肥大、组织致密、色泽鲜艳的药材,鉴别特征尤为突出,直片一般采用手工切制,如大黄、何首乌、白术、川乌、川芎等。

（二）丝

1. 细丝　　宽度为 2~3 mm,适用于皮类和较薄的果皮类药材,如黄柏、厚朴、秦皮、陈皮等。

2. 宽丝　　宽度为 5~10 mm,适用于宽大的叶类药材,如荷叶、枇杷叶、淫羊藿等。

（三）段

段分为长段和短段。长段长度为 10~15 mm,又称节。短段长度为 5~10 mm,又称咀。适用于全草类和形态细长,内含成分易于煎出的药材,如薄荷、益母草、瞿麦、半枝莲、荆芥、广藿香、香薷、麻黄、忍冬藤、北沙参、党参、石斛、芦根、大蓟、小蓟等。

（四）块

边长为 8~12 mm 的立方块称为块,又称丁。一些中药为了方便进一步炮制多切成块,如阿胶（蛤粉烫）、何首乌（蒸制）等。

中药饮片类型除了上述常见片形规格外,全国各地还有一些各具特色的切制手法和片型,如圆片,又称顶头片,为圆柱形药材横切成片,如白芍、白芷等;蝴蝶片,适用于形状不规则的块根或菌类药材,如川芎、白术等;骨牌片,为体型较粗的长条形药材或片状药材,先切成长段,再纵切成小方块,形如骨牌,如黄芪、杜仲、黄柏等;另有马蹄片、腰子片、凤眼片等,均根据药材自身的性质特征切制成有形态特色的饮片类型。

二、饮片类型的选择原则

饮片切制类型的总体选择原则是:质坚宜薄,质松宜厚,突出鉴别特征,便于进一步炮制,满足临床用药需求。

（1）质地致密、坚实者,宜切薄片,如乌药、槟榔、当归、白芍、木通等。

（2）质地松泡、粉性大者,宜切厚片,如山药、天花粉、茯苓、甘草、黄芪、南沙参等。

（3）为了突出鉴别特征,或为了饮片外形的美观,或为了方便切制操作,视不同情况,选择直片、斜片等,如大黄、何首乌、山药、黄芪、桂枝、桑枝等。

（4）凡药材形态细长,内含成分又易煎出的,可切制成一定长度的段,如木贼、荆芥、薄荷、麻黄、益母草等。

（5）皮类药材和宽大的叶类药材,可切制成一定宽度的丝,如陈皮、黄柏、荷叶、枇杷叶等。

（6）为了方便对药材进行炮炙（如蛤粉烫、蒸制）,切制时,可选择一定规格的块或片,如大黄、何首乌等。

三、饮片切制方法

为适应饮片生产加工,饮片生产企业对药材多采用机械切制。机械切制和人工切制各有优势,在保证临床疗效,便于调配、制剂的前提下,饮片切制一般采用机械化生产,产量大,效率高,切制设备已逐步向自动化、联动化、智能化生产发展。机器切制选择的片型有限,手工切制在饮片类型的选择上更具有灵活性,如骨牌片等片型可以通过手工切制完好地展现中药性状特征,将一些中药材制成精制饮片。

（一）机械切制

机械切制具有生产能力大、切制速度快、切制时间短、劳动强度低、生产效率高的特点。目前,全国各地应用的切药机种类较多,切制原理、设备功率各有不同。例如,往复式切药机（剁刀式切药机）、旋转式切药机、多功能中药切药机、多功能斜片切药机等。随着中药产业发展和质量要求的提升,需要不断更新、改进现有的切药机械,使饮片切制的产业化加工能够适应更多种类的药材,机械切制的片型也更为丰富。

切药机一般由动力、推进、切片、厚度调节四部分组成。切药机按不同的切制原理,可分为往复式切药机和旋转式切药机两类。

1. 往复式切药机　又称剁刀式切药机（图8-2）。这种切药机是通过电机转动金属履带或无毒橡胶材料制成的柔性带,把药材输送至切药口,同时电机使刀片上下往复运动,切断药材。往复式切药机结构简单,适应性强,适用于长条形的根及根茎类、全草类、茎类药材,不适宜切制颗粒状药材。

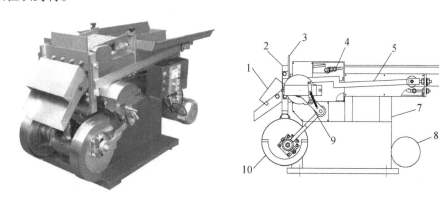

图8-2　往复式切药机实物图与分解图

彩图8-2

1. 出料口;2. 刀架;3. 切刀;4. 链条拉紧装置;5. 上下摆杆;6. 进料斗;7. 底部支架;8. 电磁调速电机;9. 输送链步进装置;10. 配重轮

2. 旋转式切药机　根据刀具和药材的运动方式,旋转式切药机可分为转盘式切药机和旋料式切药机。适用于类圆形和长圆形的颗粒状药材,不适用于切制长条形药材。

（1）转盘式切药机:通过电机转动金属履带,把药材输送至切药口,通过刀盘的旋转,切断药材。刀盘上一般装有2~3把刀具,旋转一周可以切制2~3次,故切制速度快（图8-3）。

（2）旋料式切药机:将刀片装在固定的刀架上,通过电机驱动转盘,将药材直接投入转盘中心,在离心力作用下,药材被抛向转盘外圈内壁,推料块迫使药材沿外圈内壁做圆周运动,当药材转过切刀就被切下一片,继续旋转直至被切完为止（图8-4）。

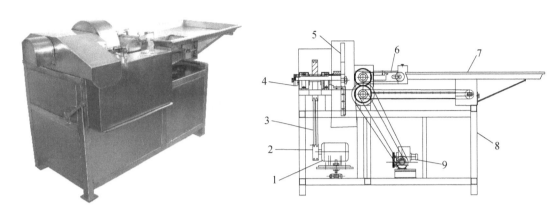

图 8-3 转盘式切药机实物图与分解图

1. 电机;2. 皮带轮;3. B 型 V 带;4. 片厚调节机构;5. 转盘;6. 输送链条;7. 进料斗;8. 机架;9. 电机减速机

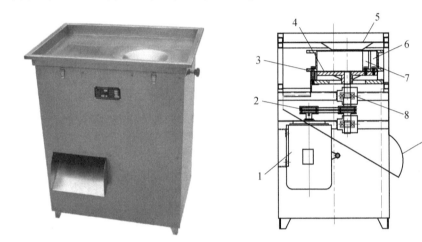

图 8-4 旋料式切片机实物图与分解图

1. 电机;2. 皮带轮;3. 外圈;4. 转盘;5. 进料斗;6. 切刀;7. 推料块;8. 轴承座;9. 出料斗

在上述两类切药机的基础上,多功能切药机、斜切机、刨片机及小型的切片机等,可满足不同片型、厚度和数量的中药饮片切制。在设备设计时,切药机通过连接筛选机、提升机等联动设备,可进一步提高切制效率。

（二）手工切制

手工切制劳动强度大,生产效率亦低。手工切制可以充分展现药材的形体和性状特征,切制的片型美观、规格齐全、损耗较少。贵重药材通过手工切制,可以减少损耗,并切制成精制饮片。一些质地黏、软、粉性大的药材或者片型特殊的中药适用于手工切制。各地炮制流派各具特色,也体现在切药刀和切制技术上,切药刀大小不同,各有特点。

手工切药时,将软化好的药材整理成把(俗称"把活")或单个(俗称"个活")置于刀床上,用手或特制的压板将药材向刀口推进,右手握住刀把,左手控制药材,饮片的厚薄长短通过手的推送距离加以控制,双手熟练配合,神情专注,进行切片。有些"个活",可用"蟹爪钳"夹住药材向前推进,如槟榔。有些贵重药材,可以采用特殊的工具切制,如专门用来切制鹿茸的鹿茸加工壶等。

手工切药刀主要有铡刀和片刀。

1. 铡刀　　铡刀可以固定在条凳上,也可以固定在厚实的木板上。主要由刀片、刀床(刀桥)、压板、装药斗、控药棍等部件组成。操作时,人侧坐在刀凳上,或者摆放在桌上,一手握住药材向刀口推送,另一手握住刀柄向下按压,熟练切制。多用于切横薄片及全草类药材,如白芍、桂枝、荆芥、香薷等。

2. 片刀　　即是厨房用的切刀,多用于切厚片、斜片、直片等,如甘草、浙贝母、白术、地黄、黄精等。

(三) 其他切制方法

对于木质和动物骨、角质类,以及贝壳、矿物类或质地形态特殊的药材,可根据加工药材的特性,选择特殊的设备和工具进行切制。

1. **镑** 镑法所用的工具是镑刀。操作时,将软化的药材用钳子夹住,另一只手持镑刀一端,将药材来回镑成极薄片。本法适用于动物角类药物,如羚羊角、水牛角等。现代加工镑片机已经较为多用。适合镑片的药材均需药经过水处理后,再进行操作。

2. **刨** 刨法所用的工具是刨刀。操作时,将药材固定,用刨刀刨成薄片。本法适用于木质或角质类坚硬药材,如檀香、苏木、松节、牛角等。机械刨刀刨片时,也需要预先对药材进行适当的水处理。

3. **锉** 锉法所用的工具是钢锉。调配时,用钢锉将药材锉为末,或再加工继续研细即可。本法适用于研粉入药或贵重、用量少的药材,如水牛角、羚羊角等稀贵药材,用时锉末,属于临方炮制加工的范畴。

4. **劈** 劈法用到的是刀斧。操作时,利用斧子将药材劈成块或厚片。本法适用于动物骨骼类或木质类药材,如降香、松节等。

5. **碾捣** 碾捣法所用的工具有铁或铜制的冲钵、碾槽,石臼,瓷制的研钵等。一些质地坚硬或形体较小的药材,不便于切制,需要碾碎或捣碎后入药,以利于调配和制剂。本法适用于矿物类、贝壳类、果实种子类及部分根及根茎类药材的加工,如自然铜、栀子、三七等。

6. **制绒** 一些纤维性强和质体轻泡的药材经捶打,推碾成绒絮状,可以缓和药性,或利于加工和调配。例如,麻黄制绒,发汗作用更为缓和,适用于老年、儿童和体弱者服用;艾叶制绒,便于配制灸法所用的艾条或艾炷。

7. **揉搓** 对于质地松软呈丝条状的药材,须揉搓成团,便于调配、煎煮或进一步炮制,如竹茹、谷精草揉搓成团,荷叶、桑叶揉搓成小碎块,便于调剂和制剂。

8. **拌衣** 将净药材表面用水湿润,经过充分拌合使辅料黏附于药材表面,以增强疗效,主要有朱砂拌衣和青黛拌衣。将净药材湿润后,加入一定量的朱砂或青黛细粉拌匀后晾干。例如,茯苓、远志、麦冬、连翘、灯心草等中药用朱砂拌衣,可增强宁心安神的作用,青黛拌灯心草则有清热凉肝的作用。

 案例

　　十全大补丸为气血双补剂,临床用于气血两虚证。该方由党参、白术(炒)、茯苓、炙甘草、当归、川芎、白芍(酒炒)、熟地黄、炙黄芪、肉桂10味中药组成。

　　问题:
　　根据方中中药的特点,分析10味中药在切制时适宜选择的片型。

第四节　饮 片 干 燥

药物切成饮片后,湿润的饮片,必须及时干燥,以利于贮存,否则影响质量。由于各种药物性质不同,干燥方法不尽相同,主要分为自然干燥和人工干燥。饮片干燥的方法是否适当是保证药物质量的关键。

一、自然干燥

自然干燥是指把切制好的饮片置日光下晒干或置阴凉通风处阴干,必要时采用烘焙至干的方法。《神农本草经》序录中就有"……阴干暴干,采造时月,生熟,土地所出,真伪新陈,并有各法"。采用晒干法和阴干法干燥,不需要特殊的设备,但饮片暴露在场外干燥,易受气候的影响和环境的污染,烘焙法则不受气候和环境的影响。饮片干燥要求保持形、色、气、味俱全,以保证加工质量。根据饮片性质特点的不同,需要采用不同的干燥方法。

1. 黏性类 天冬、玉竹等中药含有黏性糖质类成分,潮片容易发黏,多采用烘焙法或晒干法。明火烘焙可使药物外皮迅速硬结,内部原汁不向外渗。黏性类中药干燥时间不宜过久,否则造成饮片颜色枯黄,原汁走失。一般烘焙至九成干,以手摸之感觉烫不粘手为度。干燥时要勤翻动,防止焦枯。天气晴好,晒至九成干即可。

2. 粉质类 山药、浙贝母等中药含有较多的淀粉,潮片极易发滑、发黏、发霉,甚至变质,宜采用晒干法或烘焙法。加工时随切随晒,轻翻防碎,摊薄晒干。遇到阴雨天气,要用微火烘焙,及时干燥。

3. 油质类 当归、川芎等中药富含有油性成分,宜采用日晒法。气候不佳时,要用微火烘焙,并注意控制火力温度。火力过大,会使内在油质溢出表面,饮片失油而干枯,影响质量。

4. 芳香类 荆芥、薄荷、香薷、木香等中药气味芳香。这类中药的香味与质量密切相关,不宜烈日暴晒。切后薄摊于阴凉通风干燥处,多采用阴干法,或者在不强烈的阳光下晒干。否则温度过高会使饮片香气挥发,颜色也随之加深、变黑。例如,遇阴雨天气,药材容易发霉,要及时采用微火烘焙,避免猛火或高温干燥。

5. 色泽类 桔梗、浙贝母、泽泻、黄芪等中药的色泽与内在质量密切相关。这些药材切制软化时要注意控制水量,饮片含水量过多,则不易干燥。根据这些中药切成的饮片色泽表现不同,可分别采用日晒法和烘焙法。例如,白色类的桔梗、浙贝母宜用日晒,越晒越白。黄色类的泽泻、黄芪,宜用小火烘焙,可保持黄色,增加香味。

根须类和根皮类中药可采用日晒法和烘焙法,如白薇、龙胆草、厚朴、黄柏等;草叶类中药要薄摊暴晒,勤翻动,且不宜用烘焙法,以防燃烧,如仙鹤草、泽兰、竹叶、地丁草等。

饮片干燥的方式,很大程度上决定了中药的质量。干燥时温度和时间的变化能够对中药内在的化学成分产生不同的影响,中药成分含量、药性等多种内在因素受加热温度、加热时间的影响,需要综合加以考虑,取各方面的优势,确定适宜的干燥方法。

二、人工干燥

人工干燥是利用一定的干燥设备,对饮片进行加热干燥的方法。人工干燥的优点是:不受气候和环境影响,与自然干燥相比,人工干燥时饮片不会受到外界污染,设备工艺参数可控,干燥时间缩短,劳动强度降低,提高了生产效率。各种干燥设备针对中药饮片的不同特性设计和制造,适宜规模化加工。例如,直火热风式、蒸汽式、电热式、远红外线式、微波式,其干燥能力和效果均有了较大的提高,这些干燥设备正在不断推广和完善。

人工干燥的温度,应视药物性质而灵活掌握。一般药物以不超过80℃为宜,含芳香挥发性成分的药材以不超过60℃为宜。已干燥的饮片需放凉后再贮存,否则,余热会使饮片回潮,易于发生霉变。干燥后的饮片含水量应控制在7%~13%为宜。

(一)翻板式干燥机

翻板式干燥机的工作原理是,饮片经上料输送带送入干燥室内,由若干翻板构成的帘式输送带往复传动,热风炉或蒸汽换热器产生的干净热空气经送风器分配给烘箱内的多层翻板,自上而下运动,经热空气对物料的对流传导和辐射传导,达到物料干燥的目的。干燥后的饮片沿出料口经振动输送带进入立式送料器,上输入出料漏斗,下承包装袋装药。这种设备干燥结构简单,易于安装,饮片受热均匀,干燥效果好,适宜大量生产。但存在设备投资大,使用成本高,不易清洗,要达到一定的干燥程度所需的干燥温度偏高等问题。

(二)热风循环烘干箱

热风循环烘干箱是厢式干燥器的一种形式,其工作原理与烘房相同(图8-5)。由吸气口吸入的空气(常在吸气口装空气滤清器)经循环风机出风口鼓至加热器,空气被加热,顺着箱内流道吹过各层料盘,最后湿的空气汇集到左侧排气道从气口排出。风机产生的循环流动热风,吹到潮湿物料的表面,不断带走饮片受热后散发的水分,达到干燥的目的。该设备操作简单,适合批量生产,适宜多种中药饮片的干燥,但干燥效率低,能耗高,劳动强度大。

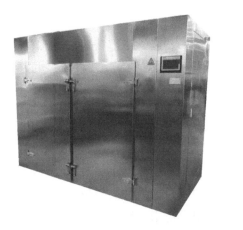
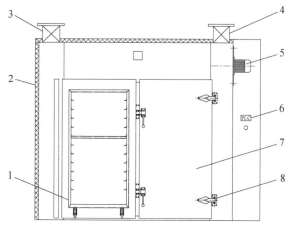

图 8-5 热风循环烘干箱实物图与分解图

1. 料车;2. 保温棉;3. 排风口;4. 进风口;5. 轴流风机;6. 控制系统;7. 箱体门;8. 门铰链

(三)敞开式烘干箱

敞开式烘干箱为方形箱体,夹层孔板将箱体分为上下两部分,药物置于夹层孔板上,上口敞开,热空气从箱体的下部进入,穿过药物层排入大气(图 8-6)。热空气将热能传递给药物的同时,带走药物散发的水蒸气,直至药物被干燥。这种干燥设备的热空气将热能传递给药物并带走水分后不再循环使用,具有热效率高、干燥成本低、易于清洗的优点。

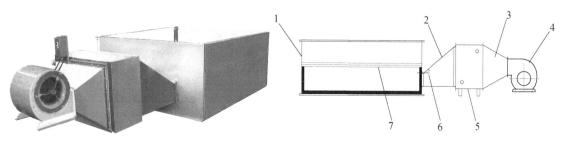

图 8-6 敞开式烘干箱实物图与分解图

1. 箱体;2. 箱体连接管;3. 风机连接管;4. 风机;5. 蒸汽换热器;6. 测温探头;7. 夹层孔板

(四)红外线辐射装置

红外线辐射装置产生的远红外线辐射物料后,使物料内分子运动加剧而内部发热,温度升高;内部水分的热扩散和湿扩散梯度方向一致,都是由内向外,与表面水蒸气共同处在正在进行的最佳状态,加速了干燥过程,缩短了干燥时间,其特点是干燥速度快,产品质量好。红外线辐射装置节省能源,便于自动化生产,减轻了操作人员的劳动强度。

红外线辐射装置设备能较好地保留中药中的挥发油,具有较高的杀菌、杀虫及灭卵能力,可用于中药饮片及芳香性药物的干燥灭菌,近年来在中药材原料、饮片生产加工中,脱水干燥及消毒都有广泛应用。

(五)微波干燥技术

微波干燥技术是利用微波能转变为热能使物料干燥。中药及其炮制品中的极性水分子能不同程度地吸收微波能量,因电场时间的变化,使极性分子发生旋转振动,致使分子间互相摩擦而生热,达到干燥灭菌的目的。微波干燥具有加热速度快、加热时间短、加热均匀、热效率高的特点。微波干燥不受燃料废气污染的影响,且能杀灭微生物及霉菌,具有消毒作用,可以防止饮片发霉和生虫。微波干燥设备适用于中药原药材、炮制品的干燥灭菌。微波能深入物料的内部,干燥时间是常规热空气加热的 $1/10 \sim 1/100$,对中药中所含的挥发性物质及芳香性成分损失较少。水能强烈地吸收微波,微波灭菌的效果与物料的性质和含水量有关,含水量越多,灭菌效果越好。

(六)太阳能集热器干燥技术

太阳能是一种巨大清洁的低密度能源,适用于低温烘干。利用太阳能干燥药材和饮片,节省能源,环境污染少,烘干质量好,避免了尘土和昆虫的传菌污染,也不易出现药物在自然干燥中易出现的杂色和阴面发黑的现象,提高了饮片的外观质量。

第五节 饮 片 包 装

饮片的包装包括包装材料和包装过程。包装饮片的容器、材料及辅助物品,是饮片包装所需的"药包材"。通过机械或人工方式,将饮片按照不同装量要求,装入合适的包装材料内并予以封口。饮片的包装材料要符合药用规定,内外包装的标识要清晰完整,饮片的包装形式还要有利于存贮和运输。

合适的包装可以对饮片起到保护作用。包装后的饮片不受外界空气、水分、光照、异物、微生物或昆虫的影响和侵袭,可以有效避免饮片在存储中发霉、虫蛀、变色、变味、粘连、挥发、泛油、风化、潮解等变质现象的发生。从生产到流通,饮片需要经历贮存、运输、调剂、销售各个流通环节。标准化的饮片包装及外包装上的标识和内容,有利于装卸、盘点、码垛、发货、收货、转运、销售计数等顺利运行,避免差错。毒性饮片和直接口服饮片的包装上有明显的标志,可以有效防止与常规饮片的混杂。适度的包装,还能起到美化饮片的作用,提高饮片生产的附加值。

一、饮片包装要求

1. 质量合格的饮片才能进行包装 饮片在包装前必须经过质量检验,检验合格的饮片,才能进行下一步包装。

2. 包装材料符合"药包材"管理要求 饮片的包装材料列入到了"药包材"的管理要求。中药饮片性质特殊,饮片的内包装和外包装,应充分考虑对饮片质量的稳定性起到保护作用。

(1)保护性:具有一定机械强度,能抗冲击、抗压缩、抗破裂,还应具有防潮性、气体阻隔性、遮光性、保香性、耐高温性、耐光性、抗寒性、抗化学腐蚀性、耐老化性等。

(2)安全性:药包材不含有害物质及毒性添加剂,不产生杂质。

(3)非反应性:不与内装饮片发生反应,不污染所包装的饮片,不改变包装饮片本身的气味。

(4)作业性:能承受机械化加工处理,印刷性、着色性好。

(5)简便性:易开封。

(6)商品性:透明、光泽度好。

(7)易废弃:体积减小,环保性好。

(8)经济实惠:生产效率高,包装基材成本低等。

药包材的生产条件应与所包装饮片的生产条件相适应。直接口服中药饮片的包装材料还必须符合微生物限量的卫生学指标要求,其包装过程也应在洁净车间内完成。

3. 包装标签标识清晰 标签是中药饮片的标识,在最小包装上必须印有或者贴有标签。包装上的标签,有利于区分不同企业生产的饮片和区分不同批号的饮片,出现质量问题有利于追踪检查。标签须注明品名、规格、产地、生产企业、产品批号、生产日期。实施批准文号管理的中药饮片还必须注明批准文号。目前常用的标签有三种:不干胶标签、纸质标签、牛皮纸标签。一些单剂量小包装饮片还要求进行色标管理,即按包装剂量采用不同颜色的标签,以避免混杂,方便调剂。此外,毒性中药饮片的包装必须要有明显的特定标志,防止与其他饮片混杂。

随着中国加入世界贸易组织(WTO),饮片包装正在开拓包装的 ENA 条形码(国际物品编码协会制定的世界通用条码),赋以饮片名称、炮制方法、生物学区别(如同药名的不同品种、野生或人工栽培等)及商品等级与包装单重,通过光电读码,有利于配方、计价的自动化管理,也可在计算机上直接了解该饮片的炮制规格、性味、归经、配伍等信息,实现了饮片流通的信息化管理。

4. 包装执行生产规程　饮片包装要严格执行生产规程。包装要求封口严密、装量准确、标签清晰、码放整齐等。

二、饮片包装程序

饮片包装需要按照程序进行,先内包装,后外包装。饮片的内外包装常在不同控制级别的生产区域进行。

(一) 内包装

内包装系指直接盛装饮片,与饮片接触的包装。内包装应能保证饮片在生产、运输、贮藏及使用过程中的质量,并便于调配使用。药品内包装材料、容器的更改,应根据所选用药包材的材质,做稳定性试验,考察药包材与饮片的相容性。常用饮片内包装材料有塑料类,如药用低密度聚乙烯、药用高密度聚乙烯、聚丙烯、牛皮纸袋、复合膜、滤纸袋、纱布袋、无纺布、玻璃、铝箔,也可以由两种或两种以上的材料复合或组合而成(如铝塑膜等)。

(二) 外包装

外包装系指内包装以外的包装,按由里向外分为中包装和大包装。外包装应根据饮片特性选用不易破损的包装,以保证饮片在运输、贮藏、使用过程中的质量。常用的外包装材料有塑料编织袋、纸箱、木箱、布袋、木桶等。

三、饮片包装方法

1. 称量包装法　以重量法计量最小包装单位,可以手工或机械操作,采用净重称量包装或加内包材的毛重称量方法。

(1)净重称量包装:净重称量是将饮片先按包装量称取,然后充填到包袋中。该法装量精确,误差小。实际生产多采用机械称量。机械称量的原理是,装有饮片的物料斗,向下流入一个可连续称量的计量斗,当达到规定重量时,物料通过落斗装入包装容器。称量包装采用机械装置、光电管、限位开关等控制达到规定重量,适用于流动性能好、密度均匀、颗粒状的饮片包装。机械称量速度快,效率高。有些不适宜用机械称量的饮片可采用人工称量,相对机械称量速度慢,效率低。

(2)毛重称量包装:是将饮片先装入一定装量的内包材,然后再进行称量。毛重称量的包装设备价格低,方法简单,操作容易。由于包装容器的质量存在差异,毛重称量有时也会造成装量的准确性不够。对于具有黏性、容易污染的饮片,或体积松泡、质地轻薄的饮片,应尽量减少包装容器的装量差异。

2. 容积充填包装法　是利用容积法计量饮片的最小包装单位,实现机械装填包装的方法,适用于具颗粒性、密度均匀的饮片。这类包装机械充填速度高,充填的精确度与物料特性有关。根据工作原理,容积充填包装设备可分为两类,一类是控制饮片物料流量或时间,还有一类是利用计量容器量取一定体积的物料。

(1)控制饮片物料流量或时间:利用机械设备如螺旋充填机,可以获得较高的充填精确度,保证每一个包装容器充填定量的饮片。还可以利用计时振动充填饮片物料,充填的数量由振动时间来控制,将定量饮片直接充填于容器中。

(2)利用真空充填饮片物料:计量容器量取物料的设备,多采用真空充填物料的方法。物料充填前,包装容器保持真空,再利用重力填进物料,物料与容器无空气存在,减少了所谓的"桥空"现象(物料相互支撑形成的拱状)。真空充填物料的设备精度高、速度快。

四、饮片包装设备

（一）饮片内包装设备

1. 薄膜封口机　　通过电加热元件,使塑料类包装材料热熔而封口,分为脚踏式封口机和履带式封口机。适用于各种类别和规格的饮片包装,是最常用的封口机械。封口处可压印生产批号等文字信息。

2. 落地式真空包装机　　包装时,排出包袋内的空气,通常还封入干燥剂或抗氧化剂,可以有效延长饮片贮藏时间,保证饮片质量。适用于人参、鹿茸等贵重饮片的包装。

3. 半自动托盘式包装机　　将已称量的饮片加入连接到传送带的一个个托盘上,机器再依次将各个托盘中的饮片翻倒进包装袋中封装。适用于各种类型的单剂量小包装饮片。

4. 自动颗粒包装机　　一般采用容量计量法。适用于流动性强、颗粒均匀的种子类饮片的包装,如酸枣仁、决明子、莱菔子、蛇床子、麦芽等。

5. 自动粉剂包装机　　适用于流动性一般或流动性差的粉末类饮片的软袋包装,如蒲黄、白矾、玄明粉、滑石粉、三七粉等。粉类分装机分为通用型自动粉剂包装机和抽真空式散粉充填机。

6. 袋泡茶包装机　　适用于直接口服的粉末饮片或细小的种子类饮片的包装,如三七粉、葶苈子、沙苑子等。这类饮片入水煎煮时易膨胀、发黏,袋泡茶包装可避免这些中药出现糊化粘锅现象,利于调剂、服用,该设备更适用于中药饮片保健茶的包装。

7. 组合称量全自动包装机组　　该设备主要由多头电脑组合秤、Z型物料输送机、振动喂料机、电子秤平台、自动包装、成品输送等部件组成,采用微电脑控制,经数学组合计算,从多个称重斗中组合出许多个合格组合,然后从中挑选出与目标重量最为接近的组合,再进行自动包装过程。该系统计量精度高、量程广、包装效率高,是应用日益广泛的新型包装设备。适用于流水线中松散无黏性的各种饮片的包装。

（二）饮片外包装设备

1. 手提电动封包机　　适用于使用麻袋、编织袋、牛皮纸袋等饮片大包装的封包操作。

2. 半自动捆扎打包机　　以聚乙烯塑料带为捆扎材料,适用于麻袋、编织袋、牛皮纸袋、纸箱、木箱等外包装的捆扎打包操作。

五、中药饮片小包装

中药饮片小包装是根据临床常用入药剂量为包装量,用一定的包装材料封装,无须称量、直接可以调剂的一种新型中药饮片包装方式。国家中医药管理局于2008年颁布了《小包装中药饮片医疗机构应用指南》,使用小包装中药饮片,有利于保证中药饮片处方的用量准确,提高调剂效率,促进中药饮片质量的提高,改善饮片调剂的工作环境,减少中药资源的浪费,提高医疗机构中药饮片的管理水平,有利于促进中药饮片生产的规范化、标准化和品牌化。

第六节　不良因素对饮片质量的影响

饮片生产是一个多环节、多工艺的炮制过程,严格执行每一个炮制工艺,才能保证饮片质量。产地加工不当,软化水处理不适中,切制工具及操作技术欠佳,切制后干燥不及时,贮存不恰当,都直接影响饮片的质量。

1. 败片　　在中药饮片切制过程中凡不符合切制规格、片型标准的饮片,称为败片。主要有连刀片、掉边、炸心、皱纹片等。

（1）连刀片(拖胡须):指饮片之间相牵连、未完全切断的现象。系药物软化时,外部含水量过多,或刀具不锋利所致,如桑白皮、黄芪、厚朴、麻黄等。

（2）掉边(脱皮):药材切断后,饮片的外层与内层相脱离,形成圆圈和圆芯两部分,如桂枝、西洋参等茎枝类或根、根茎类有皮层的中药;鹿茸处理不当,切片也会出现掉边现象。

（3）炸心：药材切制时,其髓芯随刀具向下用力而破碎。系药材软化时,浸泡或闷润不当,内外软硬度不同,中间部分尚未润透所致,如人参、郁金、白芍、泽泻等。

（4）皱纹片（鱼鳞片）：指饮片切面粗糙,具鱼鳞样斑痕。系药材未润透,刀具不锋利或刀与刀床不吻合所致,如三棱、莪术等。

2. 翘片　指饮片边缘卷曲而不平整,系药材软化时,内部含水分太过所致,又称"伤水",如槟榔、白芍、木通等。

3. 变色与走味　变色是指饮片干燥后,药材固有的色泽发生了变化;走味是指干燥后的饮片失去了药材原有的气味。软化时浸润时间过长,饮片切制后干燥不及时,干燥方法选用不当,都会引起颜色或气味的变化,如槟榔、白芍、大黄、薄荷、荆芥、广藿香、香薷、黄连等。

4. 油片（走油）　是饮片表面有油分或黏液质渗出的现象。系药材软化时,有过伤水现象,或环境温度、湿度过高所致,如苍术、白术、独活、当归等。

5. 发霉　是饮片表面长出菌丝、出现霉斑的现象。系干燥不透或干燥后未放凉即贮存,或贮存环境潮湿所致,如枳壳、枳实、白术、山药、白芍、当归、远志、麻黄、泽泻、芍药等。

 案例

上海一家医院利用智能温湿度监控系统,实现了对中药饮片贮存温湿度的智能控制与自动调节,有效控制了贮藏期间中药饮片变异现象的产生。

问题：
采用智能温湿度监控系统可以防止中药饮片贮藏期间哪些变异现象的发生?

【小结】

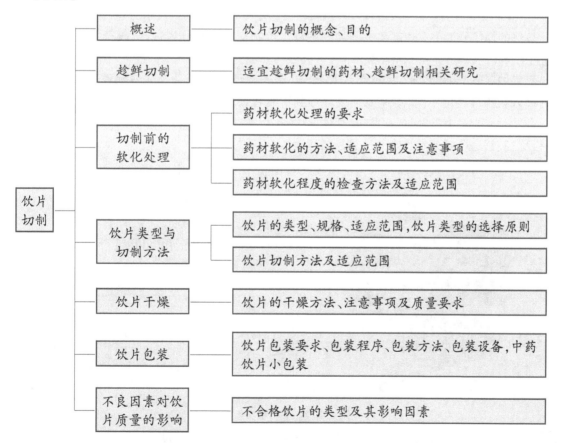

第八章习题

第九章 炒 法

—•笔记栏•—

炒法定义与分
类授课视频

炒法的历史、
目的及操作要
点授课视频

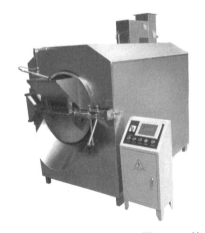

彩图9-1

将净制或切制后的中药,大小分档,置于预热的炒制容器内,加辅料或不加辅料,用不同的火力加热,并不断翻动或转动,使之达到一定程度的方法,称为炒法。

炒法历史悠久,早在战国《五十二病方》中就有"燔盐令黄"的记载。汉代《神农本草经》载有露蜂房、蛇蜕和蛴螬"火熬之良","燔"和"熬"即现在的炒法,且一直广泛应用至今。

炒法根据操作时加辅料与否,可分为清炒法和加辅料炒法。清炒法根据加热程度不同,分为炒黄、炒焦和炒炭;加辅料炒法根据所加辅料的不同,分为麸炒、米炒、土炒、砂炒、蛤粉炒和滑石粉炒等方法。

火力和火候是炒法中的两个关键因素。火力是指火的大小或温度的高低,一般分为文火、中火、武火。文火即小火,武火即大火或强火,中火即介于文火和武火之间。文武火指先文火后武火,或文火武火交替使用。炒法最初用的是柴火,有柳木火、桑木火、炭火等。后来逐渐发展用煤、煤气、电、电磁、微波、红外线等。不同的炮制要求选择不同的火力,一般传统的经验是,炒黄多用文火(小火),炒焦多用中火,炒炭多用武火(强火、大火)。加辅料炒多用中火或武火。

火候,是指药物炮制时火力大小,加热时间的长短及药物受热程度的综合概括。可根据中药形、色、气、味、质等内外特征的变化或其他的附加方法来判断炒制程度。形:指药物炒制时的形态变化,如发泡、鼓起、卷曲、爆花等。色:指药物炒制时的色泽变化,如黄色、浅黄色或深黄色、焦黑色或焦黄色、黑褐色或棕褐色、金黄色、灰白色、挂土色等。气味:指药物炒制时逸出的固有气味。质:指药物炒制后的质地变化,如酥脆、松泡、轻泡、蜂窝状、易碎、易断等。目前可用电子鼻、电子舌、电子眼等仿生智能手段对饮片形色质味进行客观量化,来判断饮片的炮制程度。

炒法的操作分为手工炒制和机械炒制两种。炒制程序一般分为预热、投药、翻炒、出锅、摊晾5个步骤。

手工炒制适于小量生产,用具有铁锅、铁铲、刷子、簸箕等。一般是先将锅预热至规定程度,然后投入大小分档的中药,迅速搅拌或翻炒到所需程度,取出,摊开,放凉,筛除灰屑后妥善保存。翻动时一般将中药先向一边依次翻炒,翻炒完后再向反方向依次翻动,每次翻炒都要露锅底,俗称"亮锅底",反复操作直至达到所需程度。

机械炒制适于工业生产,炒制机械主要有平锅式炒药机、鼓式自控温炒药机(图9-1)、程序

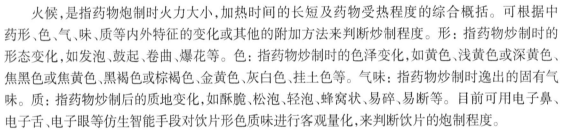

图9-1 鼓式自控温炒药机实物图与分解图

1. 机架;2. 出料口;3. 排烟口;4. 除尘罩;5. 炒筒;6. 散热板;7. 传动轴;8. 电机减速机;9. 传动皮带;10. 加热线圈

控制炒药机。平锅式炒药机适用于种子类药材的炒制,滚筒式炒药机适用于大多数中药的炒制。滚筒式炒药机是以煤气、电磁或电加热,滚筒内壁装有螺旋板,打正转时炒药,打反转时出药。机器炒制既大大减小了劳动强度,又保证了中药炒制质量。近年来新研制的智能炒药机可使炒制过程自动完成,确保每批炒制品质量一致,达到规范化炮制的目的。

第一节　清 炒 法

将净制或切制后的中药,不加辅料,置于预热的炒制容器内,加热翻动或转动,使之达到一定程度要求的方法,称为清炒法。根据炒制药物时火力及炮制程度不同,可分为炒黄、炒焦和炒炭。

一、炒黄(包括炒爆)

炒黄是将净制或切制后的中药,置预热适度的炒制容器内,用文火或中火炒至药物表面呈黄色或色泽加深,或鼓起、爆裂并透出香气的方法。炒黄多适用于果实种子类中药。

(一)炒黄的目的

(1)增强疗效,如王不留行、芥子等。

(2)缓和或改变药性,如牛蒡子、葶苈子、莱菔子等。

(3)降低毒性或消除副作用,如牵牛子、苍耳子、瓜蒌子等。

(4)矫臭矫味,如九香虫。

(二)操作方法

根据中药的性状、质地的不同,将炒制容器预热至适宜程度,然后投入净选并大小分的饮片,投药的量以占炒制容量的 1/2~1/3 为宜,用文火或中火加热,均匀翻炒,至达到规定程度时,迅速取出,摊开放凉,筛去灰屑,包装贮存。

(三)注意事项

(1)炒前将药物净选、干燥并大小分档。

(2)炒前炒制容器要预热。

(3)炒制时应选择适当火力和加热时间,控制火候。

(4)翻炒要均匀,炒至合乎要求时要迅速出锅。

芥　子

【处方用名】　芥子、炒芥子。

【来源】　本品为十字花科植物白芥 *Sinapis alba* L. 或芥 *Brassica juncea*（L.）Czern. et Coss. 的干燥成熟种子。前者习称"白芥子",后者习称"黄芥子"。夏末秋初果实成熟时割取植株,晒干,打下种子,除去杂质。

【炮制沿革】　唐代有蒸熟捣和"微熬,令赤即止"的方法(《外台》);宋代增加微炒、炒熟;明代提出"要用止血须炒黑"(《大法》);清代增加微焙,并提出"炒缓,生则力猛"(《尊生》)。现在主要有炒黄等方法。《药典》收载芥子、炒芥子。

【炮制方法】

1. 芥子　取原药材,除去杂质。用时捣碎。

2. 炒芥子　取芥子,置预热适度的炒制容器内,文火炒至淡黄色至深黄色(炒白芥子)或深黄色至棕褐色(炒黄芥子),有爆鸣声,断面浅黄色,有香辣气时,取出放凉。用时捣碎。

【质量要求】

1. 芥子　呈球形。表面灰白色至淡黄色(白芥子),黄色至棕黄色(黄芥子)。气微,味辛辣。水分不得过 14.0%,总灰分不得过 6.0%,水溶性浸出物不得少于 12.0%,含芥子碱以芥子碱硫氰酸盐计不得少于 0.50%。

2. 炒芥子　形如芥子。表面淡黄色至深黄色(炒白芥子)或深黄色至棕褐色(炒黄芥子),偶有焦斑。有香辣气。水分不得过 8.0%,总灰分、水溶性浸出物同芥子,含芥子碱以芥子碱硫氰酸盐计不得少于 0.40%。

【炮制作用】　芥子味辛,性温。归肺经。具有温肺豁痰利气、散结通络止痛的功效。生芥子辛散力强,善于通络止痛。多用于胸闷胁痛,寒痰喘咳,痰滞经络,关节疼痛等。如治痰饮胸闷胁痛的控涎丹(《三因》)。

炒芥子可缓和辛散走窜之性,以免耗气伤阴,善于顺气豁痰。炒制后更有利于粉碎和煎出,同时起到杀酶保苷的作用。多用于寒痰咳嗽。如三子养亲汤(《韩氏医通》)。

【炮制研究】

1. 炮制原理研究　硫苷类成分为芥子主要药效成分,主要有芥子苷。芥子苷为对羟苄基硫氰酸葡萄糖苷和芥子碱的内盐,内服能刺激胃黏膜,引起胃部的温暖感,增加消化液的分泌,有健胃作用。芥子苷遇水后在芥子酶的作用下酶解生成硫代异硫氰酸对羟基苄酯(芥子油)和酸性硫酸芥子碱(图 9-2),芥子油具有辛辣味和刺激性,能使皮肤和黏膜发生水肿、起泡甚至溃破感染,大剂量引起强烈的胃肠道刺激。芥子炒后芥子酶被破坏,达到杀酶保苷的作用,防止在贮存和煎煮过程中芥子苷水解生成芥子油而挥发损失,使其内服后在胃肠道环境中缓缓分解,释放出定量芥子油而产生治疗作用(图 9-2)。

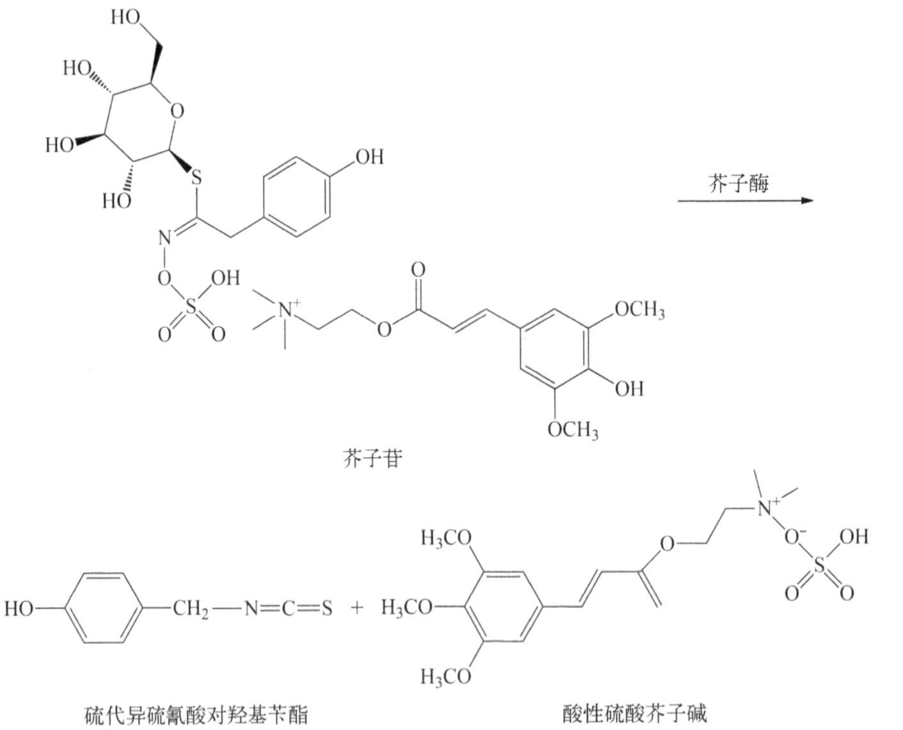

图 9-2　芥子苷的酶解反应

2. 炮制工艺研究　比较清炒法、电热恒温烘烤、远红外电热烘烤法,结果表明,远红外烘烤法炮制的炒芥子,色泽均匀,含苷量高,方法简单,易于操作。

【贮存】　贮干燥容器内,密闭,置通风干燥处。

葶苈子

【处方用名】　葶苈子、炒葶苈子。

【来源】 本品为十字花科植物播娘蒿 *Descurainia sophia*（L.）Webb. ex Prantl. 或独行菜 *Lepidium apetalum* Willd. 的干燥成熟种子。前者习称"南葶苈子"，后者习称"北葶苈子"。夏季果实成熟时采割植株，晒干，搓出种子，除去杂质。

【炮制沿革】 汉代有"熬令黄色，捣末"（《玉函》）；南北朝新增和糯米共焙制；唐代有隔纸炒；宋代有浆水制；明代有酒浸炒、黑枣拌匀蒸制、制霜、蒸熟；清代有醋制等方法，并提出"不炒则不香，不能散，故必炒用"（《问答》）。现在主要有炒黄等方法。《药典》收载葶苈子、炒葶苈子。

【炮制方法】

1. 葶苈子　取原药材，除去杂质，筛去灰屑。

2. 炒葶苈子　取葶苈子，置预热适度的炒制容器内，文火炒至有爆声，取出放凉。

【质量要求】

1. 葶苈子　呈长圆形略扁（南葶苈子）或扁卵形（北葶苈子）。表面棕色或红棕色，微有光泽。气微，味微辛、苦，略带黏性。水分不得过 9.0%，总灰分不得过 8.0%，酸不溶性灰分不得过 3.0%，南葶苈子膨胀度不得低于 3，北葶苈子膨胀度不得低于 12，南葶苈子含槲皮素 $-3-O-\beta-D-$葡萄糖$-7-O-\beta-D-$龙胆双糖苷不得少于 0.075%。

2. 炒葶苈子　形如葶苈子，微鼓起。表面棕黄色。有油香气，不带黏性。水分不得过 5.0%，总灰分、酸不溶性灰分同葶苈子，南葶苈子含槲皮素 $-3-O-\beta-D-$葡萄糖$-7-O-\beta-D-$龙胆双糖苷不得少于 0.080%。

【炮制作用】 葶苈子味苦、辛，性大寒。归肺、膀胱经。具有泻肺平喘、利水消肿的功效。生品力速而较猛，降泄肺气作用较强，长于利水消肿，宜于实证。如用于痰热阻肺，痰喘气逆，喘息不眠的止嗽化痰丸（《药典》）。

炒葶苈子可缓和苦寒药性，免伤肺气，外壳破裂，易于煎出有效成分；并可杀酶保苷，利于保存药效。可用于实中挟虚的患者。如治咳嗽喘逆、腹水胀满的葶苈大枣泻肺汤（《金匮》）。

【炮制研究】 葶苈子主要含有芥子苷、芥子碱、硫氰酸、黄酮类等成分。芥子碱以芥子碱硫氰酸盐形式存在，具有降压、消炎活性且具有较好的药效。葶苈子炒制后，芥子酶被破坏，防止了芥子苷被酶解为芥子油，减少刺激性，同时提高了芥子苷的煎出率。芥子苷含量在炒葶苈子饮片和其水煎液中分别为生品的 1.77 倍、2.73 倍。芥子炒后芥子碱硫氰酸盐和槲皮素$-3-O-\beta-D-$葡糖$-7-O-\beta-D-$龙胆双糖苷含量均升高。

【贮存】 贮干燥容器内，密闭，置通风干燥处。防蛀。

决明子

【处方用名】 决明子、炒决明子。

【来源】 本品为豆科植物钝叶决明 *Cassia obtusifolia* L. 或决明（小决明）*Cassia tora* L. 的干燥成熟种子。秋季采收成熟果实，晒干，打下种子，除去杂质。

【炮制沿革】 梁代有火炙、煮制；唐代有醋制；宋代有炒制；清代新增酒制。现在主要有炒黄等方法。《药典》收载决明子、炒决明子。

【炮制方法】

1. 决明子　取原药材，除去杂质，洗净，干燥。用时捣碎。

2. 炒决明子　取净明子，置炒制容器内，中火炒至爆裂声减弱，表面颜色加深，断面浅黄色，并逸出香气时，取出放凉。用时捣碎。

【质量要求】

1. 决明子　略呈菱方形或短圆柱形，两端平行倾斜。表面绿棕色或暗棕色，平滑有光泽。小决明呈短圆柱形，质坚硬，不易破碎。气微，味微苦。水分不得过 15.0%，总灰分不得过 5.0%；每 1000 g 含黄曲霉毒素 B_1 不得过 5 μg，黄曲霉毒素 G_2、黄曲霉毒素 G_1、黄曲霉毒素 B_2 和

决明子饮片实物图

黄曲霉毒素 B_1 的总量不得过 $10\ \mu g$;大黄酚不得少于 0.20%,橙黄决明素不得少于 0.080%。

2. 炒决明子　　形如决明子,微鼓起。表面绿褐色或暗棕色,偶见焦斑,断面颜色加深。微有香气。水分不得过 12.0%,总灰分不得过 6.0%,大黄酚不得少于 0.12%,含橙黄决明素同决明子。

【炮制作用】　决明子味甘、苦、咸,性微寒。归肝、大肠经。具有清热明目、润肠通便的功效。决明子生品长于清肝热、润肠燥。如用于肝火上炎、目赤肿痛、羞明多泪的决明子汤(《总录》)。

炒决明子寒泻之性缓和,有平肝养肾之功。可用于头痛、头晕、青盲内障。如治头痛眩晕的山楂降压片(《药典》)。

【炮制研究】　决明子中主要含有蒽醌类、萘并吡喃酮类等成分。蒽醌类成分主要有大黄素、芦荟大黄素、大黄酸、大黄素甲醚、大黄酚、橙黄决明素、橙黄决明素-6-O-β-D-葡萄糖苷等,萘并吡喃酮类成分主要有红镰霉素龙胆二糖苷、决明子苷等。

决明子中的蒽醌苷类化合物和萘并吡喃酮苷类化合物在炮制高温条件下,苷键可以发生断裂生成相应的苷元,导致决明子炒制后苷类成分含量降低,苷元成分含量升高。例如,橙黄决明素-6-O-β-D-葡萄糖苷可分解生成橙黄决明素,红镰霉素龙胆二糖苷分解生成红镰霉素。决明子中的大黄酚、橙黄决明素具有抑菌、降血脂作用,决明子炒制后大黄酚、橙黄决明素含量增加。

生决明子的抗氧化活性高于炒决明子,且抗氧化活性与总蒽醌含量呈一定的正相关。炒决明子对 ConA 诱导的免疫性肝损伤的保护作用优于生品。

【贮存】　贮干燥容器内,密闭,置通风干燥处。

蔓荆子

蔓荆子饮片实物图

【处方用名】　蔓荆子、炒蔓荆子。

【来源】　本品为马鞭草科植物单叶蔓荆 *Vitex trifolia* L. var. *simplicifolia* Cham. 或蔓荆 *Vitex trifolia* L. 的干燥成熟果实。秋季果实成熟时采收,除去杂质,晒干。

【炮制沿革】　南北朝有去白膜酒浸蒸法;唐代有酒浸法;宋代增加了炒熟、单蒸、酒煮等方法;元代增加了炒黑;明代有酒拌,并提出“破,以酒炒过入煎,今人往往不研不炒而用之,多见不效”(《粹言》);清代有蒸炒等方法。现在主要有炒黄等方法。《药典》收载蔓荆子、炒蔓荆子。

【炮制方法】

1. 蔓荆子　　取原药材,除去杂质。

2. 炒蔓荆子　　取蔓荆子,置预热炒制容器内,文火炒至颜色加深,白膜呈褐色,取出放凉,筛净。用时捣碎。

【质量要求】

1. 蔓荆子　　呈球形。表面灰黑色或黑褐色,被灰白色粉霜状茸毛。气特异而芳香,味淡,微辛。水分不得过 14.0%,总灰分不得过 7.0%,醇溶性浸出物不得少于 8.0%,蔓荆子黄素不得少于 0.030%。

2. 炒蔓荆子　　形如蔓荆子。表面黑色或黑褐色。气特异而芳香,味淡、微辛。水分不得过 7.0%,总灰分、醇溶性浸出物、蔓荆子黄素含量同蔓荆子。

【炮制作用】　蔓荆子味辛、苦,性微寒。归膀胱、肝、胃经。具有疏散风热、清利头目的功效。用于风热感冒头痛,齿龈肿痛,目赤多泪,目暗不明,头晕目眩。如用于清阳不升、头晕目眩、听视力减退的益气聪明丸(《中成药手册》)。

炒蔓荆子辛散作用缓和,长于升清阳之气和祛风止痛,同时炒后质脆,利于粉碎和煎出成分,便于除去白膜,提高净度。如用于外感风邪引起的恶风身热、牙疼喉痛的芎菊上清丸(《药典》)。

【炮制研究】　蔓荆子主要含有黄酮类、挥发油等成分。黄酮类成分主要有蔓荆子黄素、异荭草素等。蔓荆子炮制后总黄酮含量升高,挥发油含量降低。不同炮制品中,蔓荆子黄素以酒浸烘制品含量最高,然后依次为酒浸炒制、清炒及生品。蔓荆子炒后异荭草素、蔓荆子黄素在水中溶出率上升。

蔓荆子及其炮制品均有显著的镇痛作用,且生品的镇痛作用高于炒品。

【贮存】　贮干燥容器内,密闭,置通风干燥处。

牛蒡子

牛蒡子饮片实物图

【处方用名】　牛蒡子、炒牛蒡子。

【来源】　本品为菊科植物牛蒡 *Arctium lappa* L. 的干燥成熟果实。秋季果实成熟时采收果序,晒干,打下果实,除去杂质,再晒干。

【炮制沿革】　南北朝有酒拌蒸法;唐朝有炒用;宋代增加酒拌蒸;金元时期有烧存性、炒黑色;明代增加去油、焙黄、酥炙、蒸制、酒炒、水煮晒干炒香等方法;清代基本沿用前代制法。现在主要有炒黄等方法。《药典》收载牛蒡子、炒牛蒡子。

【炮制方法】

1. 牛蒡子　取原药材,除去杂质,洗净,干燥。用时捣碎。

2. 炒牛蒡子　取牛蒡子,置预热炒制容器内,文火炒至微鼓起,略有香气逸出时,取出放凉。用时捣碎。

【质量要求】

1. 牛蒡子　呈长倒卵形,略扁,微弯曲。表面灰褐色,带紫黑色斑点,有数条纵棱。果皮较硬,淡黄白色,富油性。气微,味苦微辛而稍麻舌。水分不得过 9.0%,总灰分不得过 7.0%,牛蒡苷不得少于 5.0%。

2. 炒牛蒡子　形如牛蒡子,微鼓起,深灰褐色,微有光泽,质脆,略具香气。水分不得过 7.0%,总灰分、牛蒡苷含量同牛蒡子。

【炮制作用】　牛蒡子味辛、苦,性寒。归肺、胃经。具有疏散风热、宣肺透疹、解毒利咽的功效。生牛蒡子长于疏散风热,解毒散结。常用于风热初起,痄腮肿痛,痈毒疮疡。如银翘散(《条辨》)。

炒牛蒡子能缓和寒滑之性,以免伤中,并且气香,宣散作用更佳;杀酶保苷,保存药效;且质变酥脆,有利于有效成分煎出而增效。长于解毒透疹,利咽散结,化痰止咳。如治风热感冒的银翘解毒丸(《药典》)。

【炮制研究】　在炒制过程中,牛蒡子中的牛蒡苷分解为牛蒡苷元,绿原酸分解为咖啡酸和奎宁酸。

微波法炮制牛蒡子含量略高于清炒法,微波炮制最佳工艺为微波强度中火,加热 3 分钟。

【贮存】　贮干燥容器内,密闭,置通风干燥处。防蛀。

茺蔚子

【处方用名】　茺蔚子、炒茺蔚子。

【来源】　本品为唇形科植物益母草 *Leonurus japonicus* Houtt. 的干燥成熟果实。秋季果实成熟时采割地上部分,晒干,打下果实,除去杂质。

【炮制沿革】　宋代有炒焦黄色;明代有"微炒香,亦或蒸熟,烈日暴燥,舂簸去壳,取仁用"(《纲目》);清代有焙制和"微炒香蒸熟,烈日曝燥,杵炒后去壳拌童便陈酒九蒸九晒"等方法(《逢原》)。现在主要有炒黄等方法。《药典》收载茺蔚子、炒茺蔚子。

【炮制方法】

1. 茺蔚子　取原药材,除去杂质,洗净,干燥。

2. 炒茺蔚子　取茺蔚子,置炒制容器内,文火炒至有爆声,表面微鼓起,颜色加深时,取出,放凉。

【质量要求】

1. 茺蔚子　　三棱形,表面灰棕色至灰褐色,有深色斑点,一端稍宽,平截状,另一端渐窄而钝尖。果皮薄,子叶类白色,富油性。气微,味苦。

2. 炒茺蔚子　　形如茺蔚子,微鼓起,质脆,断面淡黄色或黄色,富油性。气微香,味苦。

【炮制作用】　茺蔚子性味辛、苦、微寒。归心包、肝经。具有活血调经、清肝明目的功效。生品长于清肝明目。如用于目赤肿痛或目生翳膜的茺蔚子丸(《总录》)。

炒茺蔚子寒性减弱,质地酥脆,易于粉碎,利于有效成分的煎出,长于活血调经。如活血化瘀、舒筋通络的中风回春丸(《药典》)。

【炮制研究】　茺蔚子中的水苏碱具有活血调经、利尿消肿、收缩子宫的作用。炒茺蔚子中盐酸水苏碱、脂肪酸成分的含量均高于茺蔚子。总水溶性成分含量,各炮制品(酒炒、微炒、炒黄、焙)均高于生品,这与中药传统炮制理论中"逢子必炒"可使其成分易于浸出的理论相吻合。

【贮存】　贮干燥容器内,密闭,置通风干燥处。防蛀。

瓜蒌子

【处方用名】　瓜蒌子、炒瓜蒌子、蜜瓜蒌子、瓜蒌子霜。

【来源】　本品为葫芦科植物栝楼 *Trichosanthes kirilowii* Maxim. 或双边栝楼 *Trichosanthes rosthornii* Harms 的干燥成熟种子。秋季采摘成熟果实,剖开,取出种子,洗净,晒干。

【炮制沿革】　宋代有炒令香熟;明代新增制霜法,并提出"剥壳取仁,渗油,只一度,免人恶心,毋多炙,失药润性"的炮制作用论述(《蒙筌》),还有乳汁炒、蛤粉炒等方法;清代有焙制、麸炒等方法。现在主要有炒黄、蜜炙、制霜等方法。《药典》收载瓜蒌子、炒瓜蒌子。

【炮制方法】

1. 瓜蒌子　　取原药材,除去杂质和干瘪的种子,洗净,晒干。用时捣碎。

2. 炒瓜蒌子　　取瓜蒌子,文火炒至微鼓起,略具焦斑,取出,放凉。用时捣碎。

3. 蜜瓜蒌子　　取炼蜜,用适量开水稀释后,加入捣碎的瓜蒌子拌匀,闷透,置热锅内,文火炒至颜色加深,不粘手为度,取出放凉。

4. 瓜蒌子霜　　取瓜蒌仁,碾成泥状,用布包严后蒸至上气,压去油脂,碾细。

【质量要求】

1. 瓜蒌子　　呈扁平椭圆形,表面浅棕色至棕褐色。种皮坚硬。富油性。气微,味淡。水分不得过 10.0%,总灰分不得过 3.0%,石油醚浸出物不得少于 4.0%。3,29 - 二苯甲酰基栝楼仁三醇不得少于 0.080%。

2. 炒瓜蒌子　　形如瓜蒌子,微鼓起。表面浅褐色至棕褐色,偶有焦斑,气焦香,味淡。水分同瓜蒌子,总灰分不得过 5.0%,3,29 - 二苯甲酰基栝楼仁三醇不得少于 0.060%。

3. 蜜瓜蒌子　　形如瓜蒌子,棕黄色,微显光泽,具香气。

4. 瓜蒌子霜　　为黄白色松散粉末,微显油性。

【炮制作用】　瓜蒌子味甘,性寒。归肺、胃、大肠经。具有润肺化痰、滑肠通便的功效。瓜蒌子生用寒滑之性明显,长于润肺化痰,滑肠通便,对于脾胃虚弱者易致呕吐。多用于痰热咳嗽、燥咳痰结、肠燥便秘等症。如治痰热蕴结、腑气不通、发热的陷胸承气汤(《伤寒》)。

炒瓜蒌子寒滑之性减弱,减弱致人呕吐的副作用,长于理肺化痰。如治燥热蕴肺所致的咳嗽、痰黄而黏不易咳出、胸闷气促、久咳不止、声哑喉痛的二母宁嗽丸(《中药成方制剂》)。

蜜瓜蒌子缓和寒性和致人呕吐的副作用,润肺止咳作用增强,用于润肺止咳。如用于咳嗽喘促、痰涎壅盛、久嗽声哑的润肺止嗽丸(《药典》)。

瓜蒌子霜药性缓和,可避免滑肠和恶心呕吐等副作用。以润肺祛痰为主。如用于肺热咳嗽、痰多黄稠、胸脘满闷的清气化痰丸(《药典》)。

【炮制研究】 瓜蒌子主要含有脂肪油、三萜类等成分。瓜蒌子中的脂肪油具有致泻作用,制霜后脂肪油含量降低,缓和瓜蒌子滑肠致泻的副作用。瓜蒌子炮制后 3,29 - 二苯甲酰基栝楼仁三醇含量降低,其含量依次减少:瓜蒌子、炒瓜蒌子、麸炒瓜蒌子、蛤粉炒瓜蒌子、蜜炙瓜蒌子、瓜蒌子霜。

以瓜蒌子中 3,29 - 二苯甲酰基栝楼仁三醇、总氨基酸、石油醚浸出物含量为评价指标,分别采用阴干、晒干、烘干等不同产地加工方法对瓜蒌子药材进行加工处理,采用综合评分法优选瓜蒌子的最佳产地加工工艺为:从瓜蒌中取出瓜蒌子,于 40℃ 的烘箱内干燥。

【贮存】 贮干燥容器内,密闭,置阴凉干燥处。防霉、防蛀。

紫苏子

【处方用名】 紫苏子、炒紫苏子、蜜紫苏子、紫苏子霜。

【来源】 本品为唇形科植物紫苏 *Perilla frutescens* (L.) Britt. 的干燥成熟果实。秋季果实成熟时采收,除去杂质,晒干。

【炮制沿革】 唐代有水绞汁、酒绞汁的炮制方法;宋代增加杵碎、微炒、蜜炙微炒;明代增加酒炒;清代增加制霜等方法。现在主要有炒黄、蜜炙、制霜等方法。《药典》收载紫苏子、炒紫苏子。

【炮制方法】

1. 紫苏子 取原药材,除去杂质,洗净,干燥。

2. 炒紫苏子 取紫苏子,文火炒至爆裂声,表面颜色加深,断面淡黄色,并逸出香气时,取出放凉。

3. 蜜紫苏子 取炼蜜,加适量开水稀释,淋入紫苏子内拌匀,稍闷润,文火炒至深棕色、不粘手时,取出,放凉。每 100 kg 紫苏子,用炼蜜 10 kg。

4. 紫苏子霜 将紫苏子研成粗粉,用布或吸油纸包好,加热,压榨去油,反复操作至成松散粉末,不再粘结成饼为度,取出研细。

【质量要求】

1. 紫苏子 呈卵圆形或类球形。表面灰棕色或灰褐色,有微隆起的暗紫色网纹。有油性。压碎有香气,味微辛。水分不得过 8.0%,含迷迭香酸不得少于 0.25%。

2. 炒紫苏子 形如紫苏子,表面灰褐色,有细裂口,有焦香气。水分不得过 2.0%,含迷迭香酸不得少于 0.20%。

3. 蜜紫苏子 形如紫苏子,深棕色,有黏性,微有光泽,具蜜香气,味微甜。

4. 紫苏子霜 为灰白色粗粉,气微香。

【炮制作用】 紫苏子味辛,性温。归肺、大肠经。具有止咳平喘、降气化痰、润肠通便的功效。生品润燥滑肠力专,用于肠燥便秘。如益血润肠丸(《准绳》)。尤适于喘咳而兼便秘者。

炒紫苏子,辛散之性缓和,温肺降气作用较强。炒后质地酥脆,易于粉碎,利于有效成分的煎出。多用于咳喘。如清肺化痰止咳的橘红丸(《药典》)。

蜜苏子长于润肺止咳,降气平喘。

紫苏子霜有降气平喘之功,但无滑肠之虑,多用于脾虚便溏的咳喘患者。

【炮制研究】 紫苏子经炒制后咖啡酸、迷迭香酸含量明显降低,而黄酮类成分木犀草素、芹菜素含量增加。制霜和蜜制后迷迭香酸含量均下降,制霜下降的幅度更大,因迷迭香酸对热不稳定,遇热易分解。

【贮存】 贮干燥容器内,密闭,置通风干燥处。防蛀。

莱菔子

【处方用名】 莱菔子、炒莱菔子。

【来源】 本品为十字花科植物萝卜 *Raphanus sativus* L. 的干燥成熟种子。夏季果实成熟时采割植株,晒干,搓出种子,除去杂质,再晒干。

【炮制沿革】 宋代有微炒、炒黄、巴豆炒、砂仁炒;元代增加焙法、蒸法;明代提出"生用能升,熟用能降"的炮制作用论述(《通玄》),增加生姜炒;清代有"治痰证喘促必用炒,而宣吐风痰则用生"(《钩元》),"生用研汁,能吐风痰……炒熟则下气定喘,消食宽胀"的炮制作用论述(《求真》)。现在主要有炒黄等方法。《药典》收载莱菔子、炒莱菔子。

【炮制方法】

1. 莱菔子 取原药材,除去杂质,洗净,干燥。用时捣碎。

2. 炒莱菔子 取莱菔子,置炒制容器内,文火炒至微鼓起,质酥脆,断面浅黄色,有香气逸出时取出放凉。用时捣碎。

【质量要求】

1. 莱菔子 呈类卵圆形或椭圆形,稍扁。表面黄棕色、红棕色或灰棕色。质地坚硬,破碎后有油性。气微,味淡、微苦辛。水分不得过 8.0%,总灰分不得过 6.0%,酸不溶性灰分不得过 2.0%,醇溶性浸出物不得少于 10.0%,芥子碱以芥子碱硫氰酸盐计不得少于 0.40%。

2. 炒莱菔子 形如莱菔子,表面微鼓起,色泽加深,爆鸣声减弱,质酥脆,气微香。水分、总灰分、酸不溶性灰分、醇溶性浸出物、芥子碱含量同莱菔子。

【炮制作用】 莱菔子味甘、辛,性平。归肺、脾、胃经。具有消食除胀、降气化痰的功效。用于饮食停滞,脘腹胀痛,大便秘结,积滞泻痢,痰壅喘咳。生莱菔子能升能散,长于涌吐风痰。以本品研末,温水调服,可以宣吐风痰(《胜金方》)。

莱菔子炒后药性由升转降,既改变药性又利于粉碎和煎出成分。长于降气化痰,消食除胀。常用于食积腹胀,气喘咳嗽。如治食积、脘腹胀痛的保和丸(《药典》)。

【炮制研究】

1. 炮制原理研究 硫苷类、芥子碱、脂肪油等为莱菔子主要化学成分。硫苷类成分主要有萝卜苷等。莱菔子生品入煎剂时,可使具有促进胃肠运动作用的硫苷类成分萝卜苷发生酶解反应,生成莱菔素,进而转化为其他含硫化合物。莱菔素具有抑菌作用,可抑制链球菌、肺炎球菌等生长。莱菔子炒制可抑制其所含硫苷分解酶的活性,防止所含硫苷类成分在煎煮过程中分解,其水煎液中萝卜苷含量是生品的 8 倍,故而发挥消食除胀,降气化痰的作用。

2. 炮制工艺研究 莱菔子常用的炮制品为炒莱菔子,有报道可采用电热烘烤箱,将温度升至 180℃时,放入烤箱内烤制 5 分钟,取出。也有报道,莱菔子用炒药机炒制的最佳工艺参数为:220℃,炒制时间 3 分钟,炒制转速 30 转/分钟,该工艺制备的炒莱菔子水提液可明显促进大鼠离体十二指肠收缩的张力和振幅,适合工业化生产要求。

【贮存】 贮干燥容器内,密闭,置通风干燥处。防蛀。

冬瓜子

【处方用名】 冬瓜子(冬瓜仁)、炒冬瓜子(炒冬瓜仁)。

【来源】 冬瓜子为葫芦科植物冬瓜 *Benincasa hispida* (Thunb.) Cogn. 的干燥成熟种子。秋季果实成熟时,取出种子,洗净,晒干。

【炮制沿革】 唐代有"用沸水沸三遍,晒干,醋浸一宿,晒干,如此反复三次"(《食疗》);宋代和清代有炒制,并有"炒食补中"的记载(《得配》)。现在主要有炒黄等方法。《药典》未收载冬瓜子。

【炮制方法】

1. 冬瓜子 取原药材,除去杂质,筛净灰屑。用时捣碎。

2. 炒冬瓜子 取冬瓜子,置炒制容器内,文火炒至表面略呈黄色、稍有焦斑为度,取出放凉。用时捣碎。

【质量要求】

1. 冬瓜子　　扁平卵圆形或长椭圆形。外皮黄白色。有油性,气微,味微甜。

2. 炒冬瓜子　　形如冬瓜子,稍鼓起,外表呈微黄色,略有焦斑,断面淡黄色,气微香。

【炮制作用】　冬瓜子味甘,性微寒。归肺、小肠经。具有清肺化痰、排脓利湿的功效。生冬瓜子长于清肺化痰,消痈排脓。多用于肺热痰咳,肺痈、肠痈初起。如用于肠痈初起的大黄牡丹汤(《金匮》)。

炒冬瓜子寒性减弱,质变酥脆,易于粉碎和煎出有效成分;气香启脾,长于渗湿化浊。多用于湿热带下,白浊。

【贮存】　贮干燥容器内,密闭,置通风干燥处。防蛀。

酸枣仁

酸枣仁饮片实物图

【处方用名】　酸枣仁、炒酸枣仁。

【来源】　本品为鼠李科植物酸枣 *Ziziphus jujuba* Mill. var. *spinosa*（Bunge）Hu ex H. F. Chou 的干燥成熟种子。秋末冬初采收成熟果实,除去果肉和核壳,收集种子,晒干。

【炮制沿革】　南北朝有蒸法;宋代以后有微炒、炒香熟、酒浸、蛤粉炒、姜汁炒等方法,但都以炒法为主,沿用至今。《药典》收载酸枣仁、炒酸枣仁。

【炮制方法】

1. 酸枣仁　　取原药材,除去残留核壳。用时捣碎。

2. 炒酸枣仁　　取酸枣仁,置预热适度的炒制容器内,文火炒至鼓起,色微变深,取出放凉。用时捣碎。

【质量要求】

1. 酸枣仁　　呈扁圆形或扁椭圆形。表面紫红色或紫褐色,平滑有光泽,有的有裂纹。气微,味淡。水分不得过 9.0%,总灰分不得过 7.0%,酸枣仁皂苷 A 不得少于 0.030%,斯皮诺素不得少于 0.080%。

2. 炒酸枣仁　　形如酸枣仁,表面微鼓起,微有焦斑。略具焦香气,味淡。水分不得过 7.0%,总灰分不得过 4.0%,酸枣仁皂苷 A、斯皮诺素含量同酸枣仁。

【炮制作用】　酸枣仁味甘、酸,性平。归肝、胆、心经。具有养心补肝、宁心安神、敛汗、生津的功效。生酸枣仁性平,具有养心安神的作用,多用于心阴不足或肝肾亏损及肝胆虚热所致的失眠、惊悸、眩晕等。如酸枣仁汤(《金匮》)。

炒酸枣仁性偏温补,长于养心敛汗。并且炒后质地酥脆,易于粉碎,种皮开裂,利于有效成分的煎出。用于气血不足的惊悸健忘,盗汗,自汗,胆虚不眠等,如归脾汤(《济生方》)。

【炮制研究】　生、炒酸枣仁均含有具镇静安眠之效的酸枣仁皂苷 A、酸枣仁皂苷 B 及黄酮类等成分。炮制得当,粉碎应用,有利于药效成分煎出,增强药效。酸枣仁生炒品均有镇静安眠作用,二者无明显差异。但酸枣仁久炒油枯后,镇静安眠作用减弱。

以斯皮诺素含量为指标考察炒酸枣仁炮制工艺为 130℃,炒制 4 分钟。

【贮存】　贮干燥容器内,密闭,置阴凉干燥处。防蛀。

案 例

自古以来酸枣仁入药就有生熟异用的记载,《本草纲目》指出:"熟用,疗胆虚不得眠、烦渴、虚汗之证;生用,疗胆热好眠。"即后世所谓"生用醒睡,炒熟安眠"之说。

问题:

请根据酸枣仁的现代炮制研究结果分析这一说法的合理性。

王不留行饮片
实物图

王不留行

【处方用名】 王不留行、炒王不留行。

【来源】 本品为石竹科植物麦蓝菜 *Vaccaria segetalis*（Neck.）Garcke 的干燥成熟种子。夏季果实成熟、果皮尚未开裂时采割植株，晒干，打下种子，除去杂质，再晒干。

【炮制沿革】 汉代有烧灰存性的记载；南北朝有蒸法；明代有酒蒸、炒制、水浸焙等方法；清代基本沿用明代方法，并增加浆水浸焙干等方法。现在主要有炒爆花法。《药典》收载王不留行、炒王不留行。

【炮制方法】

1. 王不留行　取原药材，除去杂质。

2. 炒王不留行　取王不留行，置预热适度的炒制容器内，中火炒至大多数爆开白花，取出放凉。

【质量要求】

1. 王不留行　呈球形。表面黑色，少数红棕色，略有光泽，有细密颗粒状突起。质硬。胚乳白色，胚弯曲成环。气微，味微涩、苦。水分不得过 12.0%，总灰分不得过 4.0%，醇溶性浸出物不得少于 6.0%，王不留行黄酮苷不得少于 0.40%。

2. 炒王不留行　呈类球形爆花状，表面白色，质松脆。水分不得过 10.0%，醇溶性浸出物不得少于 6.0%，王不留行黄酮苷不得少于 0.15%。

【炮制作用】 王不留行味苦，性平。归肝、胃经。具有活血通经、下乳消肿、利尿通淋的功效。生品长于消痈肿，用于乳痈或其他疮痈肿痛。如王不留行散（《医心方》）；或与蒲公英、瓜蒌等加酒煎服以治乳痈初起，红肿疼痛（《本草汇》）。

炒王不留行质地酥脆，易于粉碎，利于有效成分的煎出，长于活血通经，下乳，通淋。多用于产后乳汁不下，经闭，石淋，小便不利。如用于气郁兼热，乳汁短少的通乳四物汤（《医略六书》）。

【炮制研究】 王不留行中主要含有三萜皂苷、黄酮苷、环肽等成分。黄酮苷在生品中含量较高，炮制后含量大幅降低。王不留行炒制前后环肽 A、环肽 B、环肽 E 含量变化不大，说明王不留行环肽类成分比较稳定，但可显著提高其在水煎液中的溶出率。

王不留行炒后水溶物的增加与爆花程度有关，爆花率越高，水溶性浸出物也越高。根据爆花率与水浸物含量的关系及实际生产中的可行性，认为炒王不留行爆花率达 80% 以上为宜。

【贮存】 贮干燥容器内，密闭，置干燥处。

水红花子

水红花子饮片
实物图

【处方用名】 水红花子、炒水红花子。

【来源】 本品为蓼科植物红蓼 *Polygonum orientale* L. 的干燥成熟果实。秋季果实成熟时割取果穗，晒干，打下果实，除去杂质。

【炮制沿革】 唐代有熬令香；宋代有微炒入药；明清两代及近代均沿用炒法，并有"炒用消散之气稍缓"的论述（《得配》）。现代主要有炒爆花法。《药典》收载水红花子。

【炮制方法】

1. 水红花子　取原药材，除去杂质及灰屑。用时捣碎。

2. 炒水红花子　取水红花子，置预热适度的炒制容器内，中火炒至大多数爆开白花，取出放凉。

【质量要求】

1. 水红花子　呈扁圆形。表面棕黑色，有的红棕色，有光泽，两面微凹，中部略有纵向隆起。顶端有突起的柱基,基部有浅棕色略突起的果梗痕,有的有膜质花被残留。质硬。气微,味淡。总灰分不得过5.0%,花旗松素不得少于0.15%。

2. 炒水红花子　呈类球形爆花状,表面白色,质松脆。

【炮制作用】　水红花子味咸,性微寒。归肝、胃经。具有散血消癥、消积止痛、利水消肿的功效。水红花子生用力峻,长于消瘀破癥、化痰散结,多用于癥瘕痞块,瘿瘤。如治腹部痞块胀痛,用本品煎膏摊贴痞块,并用酒调膏内服(《保寿堂经验方》);治瘿瘤肿痛,用本品生熟各半,研末,酒调服(《本草衍义》)。

炒水红花子果皮爆裂,质地酥脆,利于有效成分的煎出。并且药性缓和,长于消食止痛,健脾利湿。可用于食积腹痛、慢性肝炎、肝硬化腹水等。

【炮制研究】　水红花子炒后槲皮素含量升高。以传统法不同火力炒制,水红花子爆花率在6.58%~48.15%之间,将其置于可加热高压罐中,缓慢加热至一定压力,骤然放压至爆花,可使爆花率达到60%~80%。

【贮存】　贮干燥容器内,密闭,置干燥处。

黑芝麻

【处方用名】　黑芝麻、炒黑芝麻。

【来源】　本品为脂麻科植物脂麻 *Sesamum indicum* L. 的干燥成熟种子。秋季果实成熟时采割植株,晒干,打下种子,除去杂质,再晒干。

【炮制沿革】　唐代有炒令香、九蒸九曝后捣末;宋代增加微炒别捣和炒焦法;清代有酒蒸晒等方法,并有"滑痰生用,逐风酒蒸,入补蒸晒,炒食不生风病"的论述(《得配》)。现在主要有炒黄等方法。《药典》收载黑芝麻、炒黑芝麻。

【炮制方法】

1. 黑芝麻　取原药材,除去杂质,洗净,晒干。用时捣碎。

2. 炒黑芝麻　取黑芝麻,置预热适度的炒制容器内,文火炒至有爆裂声,逸出香气,取出放凉。用时捣碎。

【质量要求】

1. 黑芝麻　呈扁卵圆形。表面黑色,平滑或有网状皱纹。气微,味甘,有油香气。水分不得过6.0%,总灰分不得过8.0%。

2. 炒黑芝麻　形如黑芝麻,微鼓起,有的可见爆裂痕。有油香气。水分、总灰分同黑芝麻。

【炮制作用】　黑芝麻味甘,性平。归肝、肾、大肠经。具有补肝肾、益精血、润肠燥的功效。古代医家认为黑芝麻生用滑痰,凉血解毒,但生品现已少用。

炒黑芝麻香气浓,易于煎出有效成分,增强填精补血的疗效,长于补益肝肾,填精补血,润肠通便。常用于头昏,头痛,眼花,耳鸣,须发早白或脱发,肠燥便秘,妇人乳少。如治肝肾不足,头昏耳鸣或脱发的桑麻丸(《寿世保元》)。但因其性滑润,故肠滑便溏及精气不固者,非其所宜。

【贮存】　贮干燥容器内,密闭,置通风干燥处,防蛀。

火麻仁

【处方用名】　火麻仁、炒火麻仁。

【来源】　本品为桑科植物大麻 *Cannabis sativa* L. 的干燥成熟果实。秋季果实成熟时采收,除去杂质,晒干。

【炮制沿革】　唐代有熬令香、蒸后熬令黄、酒制、炒法;宋代有炒令香熟;明、清多沿用唐、宋之法,仍以炒法为主,并有"生用破血利小便,捣汁治难产胎衣不下,熟治崩中不止"的论述(《求真》)。现在主要有炒黄等方法。《药典》收载火麻仁、炒火麻仁。

【炮制方法】

1. 火麻仁　　取原药材,除去杂质及果皮。

2. 炒火麻仁　　取火麻仁,置预热适度的炒制容器内,文火炒至微黄色,有香气。

【质量要求】

1. 火麻仁　　呈卵圆形。表面灰绿色或灰黄色。果皮薄而脆,易破碎。气微,味淡。

2. 炒火麻仁　　形如火麻仁,表面微黄色,有香气。

【炮制作用】　　火麻仁味甘,性平。归脾、胃、大肠经。具有润肠通便的功效。火麻仁生品、炒品功用一致,但炒后可提高煎出效果,且气香,能增强滋脾阴、润肠燥的作用。如用于肠燥便秘的麻子仁丸(《伤寒论》),原方中麻子仁生用,临床入汤剂时常炒用。也用于阴虚内热,大便秘结,习惯性便秘。

【炮制研究】　　萜烯酚类成分为火麻仁的毒性成分,能使人产生恶心、呕吐、四肢麻木、昏迷、瞳孔散大等中毒症状。火麻仁炒制后,主要的萜烯酚类化合物 Δ^9-四氢大麻酚、大麻酚、大麻二酚受热分解,含量明显降低,毒性降低。同时润肠通便的药效成分脂肪油含量明显上升,药效增加。

比较清炒法和微波法对火麻仁中 3 种大麻酚类成分含量的影响,发现两种炮制法对四氢大麻酚的减少量均为 36%,对大麻二酚的减少量清炒大于微波,对大麻酚的减少量微波大于清炒。由于微波法更省时省力和便于控制,认为该法更具优势。

【贮存】　　贮干燥容器内,密闭,置阴凉干燥处。防热,防蛀。

使君子

【处方用名】　　使君子、炒使君子。

【来源】　　本品为使君子科植物使君子 *Quisqualis indica* L. 的干燥成熟果实。秋季果皮变紫黑时采收,除去杂质,干燥。

【炮制沿革】　　宋代有去壳为末、烧存性、面裹煨、蒸制等制法;明代有炒熟、煮制去油等方法;清代有蒸法。现在主要有去壳、炒黄等方法。《药典》收载使君子、使君子仁、炒使君子仁。

【炮制方法】

1. 使君子　　取原药材,除去杂质。用时捣碎。

2. 使君子仁　　取净使君子,除去外壳。

3. 炒使君子仁　　取使君子仁,置炒制容器内,文火炒至有香气时,取出放凉,用时捣碎。

【质量要求】

1. 使君子　　呈椭圆形或卵圆形。表面黑褐色至紫黑色,平滑,微具光泽。顶端狭尖,基部钝圆,有明显圆形的果梗痕。质坚硬,气微香,味微甜。水分不得过 13.0%;每 1 000 g 含黄曲霉毒素 B_1 不得过 5 μg,黄曲霉毒素 G_2、黄曲霉毒素 G_1、黄曲霉毒素 B_2 和黄曲霉毒素 B_1 总量不得过 10 μg;含胡芦巴碱不得少于 0.20%。

2. 使君子仁　　呈长椭圆形或纺锤形。表面棕褐色或黑褐色,种皮脱落处为黄白色,有多数纵皱纹。种皮薄,易剥离。气微香,味微甜。水分、胡芦巴碱含量同使君子。

3. 炒使君子仁　　形如使君子仁,表面黄白色,有多数纵皱纹;有时可见残留有棕褐色种皮。气香,味微甜。胡芦巴碱含量同使君子。

【炮制作用】　　使君子味甘,性温。归脾、胃经。具有杀虫消积的功效。使君子仁与带壳使君子功用相同,入煎剂可直接用使君子捣碎入药,使君子仁多入丸、散剂或嚼食。生品以杀虫力强,常用于蛔虫病、蛲虫病。

炒使君子仁味香易服,可直接嚼食,并能缓和膈肌痉挛的副作用,长于健脾消积,亦能杀虫。多用于小儿疳疾及蛔虫腹痛。

【炮制研究】 使君子驱虫的有效部位为水溶性部位,其中使君子酸钾为驱虫的有效成分,脂肪油也有驱虫作用。随炮制温度升高,炮制品中水浸出物与使君子酸钾含量均有所降低。

使君子不易均匀炒透,小量可用砂烫法代替,砂温不超过110℃为宜。大量炮制可采用100℃左右温度烘制,以烘至种仁变软,香气逸出为经验指标。

【贮存】 贮干燥容器内,密闭,置通风干燥处。防霉,防蛀。

蒺 藜

【处方用名】 蒺藜、炒蒺藜。

【来源】 本品为蒺藜科植物蒺藜 *Tribulus terrestris* L. 的干燥成熟果实。秋季果实成熟时采割植株,晒干,打下果实,除去杂质。

【炮制沿革】 唐代有熬(炒)、烧灰;宋代有酒炒、酒拌蒸、微炒去刺、去尖炮等方法;清代有醋炒法;炒后去刺为历代主流方法。现在主要有炒黄、盐炙、麸炒等方法。《药典》收载蒺藜、炒蒺藜。

【炮制方法】

1. 蒺藜 取原药材,除去杂质。

2. 炒蒺藜 取蒺藜,置预热适度的炒制容器内,文火炒至微黄色时,取出放凉。

【质量要求】

1. 蒺藜 呈放射状五棱形。背部黄绿色,隆起,有纵棱和多数小刺,两侧面粗糙,有网纹,灰白色。质坚硬。气微,味苦、辛。水分不得过9.0%,总灰分不得过12.0%,蒺藜总皂苷以蒺藜苷元计不得少于1.0%。

2. 炒蒺藜 形如蒺藜,背部棕黄色,隆起,有纵棱,两侧面粗糙,有网纹。气微香,味苦、辛。水分、总灰分同蒺藜。

【炮制作用】 蒺藜味苦、辛,性微温;有小毒。归肝经。具有平肝解郁、活血祛风、明目、止痒的功效。蒺藜生用味辛,性升而散,长于疏肝经风邪。常用于风热目赤,风疹瘙痒,白癜风等。如用于风热目赤多泪的白蒺藜散(《张氏医通》)。

炒蒺藜辛散之性减弱,长于平肝潜阳,舒肝解郁。常用于肝阳头痛,眩晕,乳汁不通。如治疗肝阳上亢的平肝降压汤(《中药临床应用》)。

【炮制研究】 甾体皂苷为蒺藜的主要毒性成分。在加热炒制过程中,蒺藜中具有显著细胞毒作用的蒺藜皂苷D自外向内依次脱去糖链上的多个糖基,生成4种次级苷和海柯皂苷元,毒性降低。

烘制法具有与清炒法相同的作用。蒺藜经烘制后蒺藜总皂苷含量下降,而蒺藜皂苷元的含量显著增加,其中以200℃,烘制35分钟最为明显,增加了近15倍。

【贮存】 贮干燥容器内,密闭,置干燥处。防霉。

苍耳子

苍耳子饮片实物图

【处方用名】 苍耳子、炒苍耳子。

【来源】 本品为菊科植物苍耳 *Xanthium sibiricum* Patr. 的干燥成熟带总苞的果实。秋季果实成熟时采收,干燥,除去梗、叶等杂质。

【炮制沿革】 南北朝有黄精同蒸法;唐代有烧灰法;宋代有烧灰、微炒、炒香去刺、焙制等方法;明代炒法和蒸法较常用,还有酥制、微炒存性、黄精汁蒸、单蒸、炒熟去刺及酒拌蒸等方法;清代基本沿用前法。现在主要有炒黄等方法。《药典》收载苍耳子、炒苍耳子。

—•笔记栏•—

【炮制方法】

1. 苍耳子　取原药材，除去杂质。

2. 炒苍耳子　取苍耳子，置预热适度的炒制容器内，中火炒至黄褐色，刺焦时取出，碾去刺，筛净。

【质量要求】

1. 苍耳子　呈纺锤形或卵圆形，表面黄棕色或黄绿色。质硬而韧。气微，味微苦。水分不得过 12.0%，总灰分不得过 5.0%，绿原酸不得少于 0.25%。

2. 炒苍耳子　形如苍耳子，表面黄褐色，有刺痕。微有香气。水分不得过 10.0%，总灰分、绿原酸含量同苍耳子。

【炮制作用】 苍耳子味辛、苦，性温；有毒。归肺经。具有散风寒、通鼻窍、祛风湿的功效。生用消风止痒力强，多用于皮肤痒疹、疥癣等皮肤病。如用于疔疮初起的七星剑（《正宗》）；治白癜风和麻风，可用苍耳子煎汤内服（《金鉴》）。

炒苍耳子毒性降低，偏于通鼻窍，祛风湿，止痛。常用于鼻渊头痛，风湿痹痛，如治鼻渊头痛的苍耳子散（《济生》）；治风湿痹痛、关节不利、挛急麻木，可取苍耳子煎服（《食医心鉴》）。

【炮制研究】

1. 炮制原理研究　目前研究初步确定苍耳子中水溶性苷类成分（羧基苍术苷、苍术苷、4-去黄基苍术苷）、毒蛋白为其毒性成分，绿原酸为其抗炎的活性成分之一。研究表明，羧基苍术苷、苍术苷对小鼠有明显的急性肝损伤，3 种水溶性苷类成分均有细胞肝毒性，苍术苷还有生殖毒性。

苍耳子经炒制后，毒蛋白变性失活，3 种毒性水溶性苷类成分含量降低；炒制过程中，毒性较强的水溶性苷类化合物羧基苍术苷 C_4 位失去 1 个羧基，转化为毒性较弱的苍术苷，从而降低毒性（图 9-3）。同时，酚酸类的多咖啡酰奎宁酸（如 1,5-二咖啡酰奎宁酸、1,3,5-三咖啡酰奎宁酸）中的酯键断裂，转化为绿原酸，使抗炎活性增强（图 9-4）。因此，苍耳子必须炒后入药。

研究表明，羧基苍术苷和苍术苷的毒性机制是对线粒体膜外氧化磷酸化的抑制作用，其中羧基苍术苷的毒性是苍术苷的 10 倍。

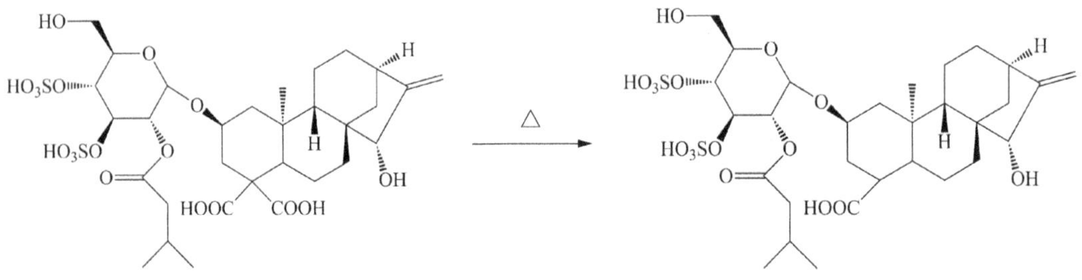

羧基苍术苷　　苍术苷

图 9-3　羧基苍术苷的分解反应

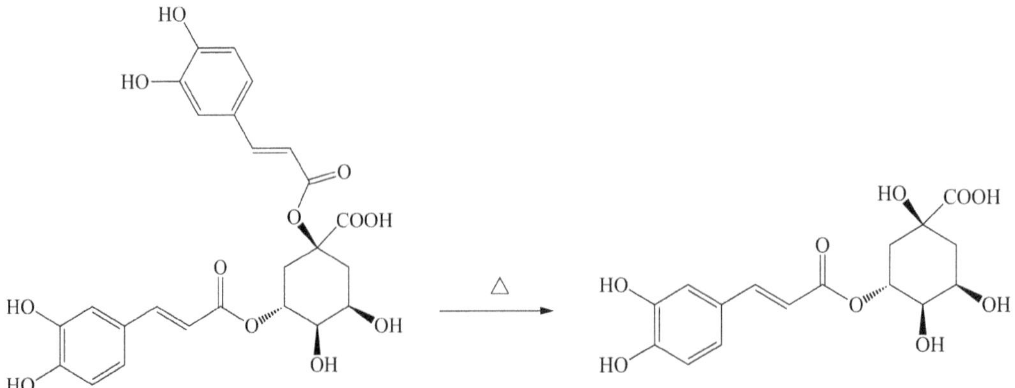

1，5-二咖啡酰奎宁酸　　绿原酸

图 9-4　1,5-二咖啡酰奎宁酸的分解反应

2. 炮制工艺研究　　苍耳子用调整后的粉碎机去刺后炒制,可使苍耳子外皮受热温度高且受热均匀,翻动容易,成品色泽均匀美观,省工省时。也可将净苍耳子用 180~200℃ 热砂炒至深黄色,筛去砂,稍冷后,用碾米机去刺,筛净,得炒苍耳子。该法可使药物受热快而均匀,冷却后刺脆易脱落,效率高。

【贮存】　贮干燥容器内,密闭,置干燥处。

白　果

【处方用名】　白果(白果仁)、炒白果仁。

【来源】　本品为银杏科植物银杏 *Ginkgo biloba* L. 的干燥成熟种子。秋季种子成熟时采收,除去肉质外种皮,洗净,稍蒸或略煮后,烘干。

【炮制沿革】　明代有去壳切碎、炒制、同糯米蒸、火煨去壳、炒法;清代增加了煮制和油制法。现在主要有炒黄等方法。《药典》收载白果仁、炒白果仁。

【炮制方法】

1. 白果仁　　取白果,除去杂质及硬壳。用时捣碎。

2. 炒白果仁　　取白果仁,置预热适度的炒制容器内,文火炒至有香气时,取出放凉。用时捣碎。

【质量要求】

1. 白果仁　　呈宽卵球形或椭圆形,质地较硬。横断面胶质样,外层黄色,内层淡黄色,粉性,中间有空隙。气微、味甘、微苦。水分不得过 10.0%,醇溶性浸出物不得少于 13.0%。

2. 炒白果仁　　形如白果仁,色泽加深,略有焦斑,横断面胶质样,外层黄色,内层淡黄色,粉性,中间有空隙。有香气,味甘、微苦。水分、醇溶性浸出物同白果仁。

【炮制作用】　白果味甘、苦、涩,性平;有毒。归肺、肾经。具有敛肺定喘、止带缩尿的功效。白果仁有毒,内服用量宜小,能降浊痰,消毒杀虫。常用于疥癣,酒皶,阴虱。

炒白果仁毒性降低,收敛作用增强,具有平喘、缩尿、止带等功效。常用于气逆喘咳或久嗽,带下,白浊,肾虚尿频,小儿腹泻。如治痰热内蕴所致哮喘咳嗽的定喘汤(《摄生众妙方》)。亦可用于治疗妇科带下证。

【炮制研究】　白果含有银杏酸、黄酮、萜内酯等成分。白果中所含有的吡哆醇类和银杏酸类物质是引起急性中毒的主要毒性物质。在炒制过程中,银杏酸类物质在高温(90℃、100℃)处理后含量减少约 55%,从而毒性降低;同时银杏内酯 A、银杏内酯 B、银杏内酯 C 和白果内酯的含量也降低。

【贮存】　贮干燥容器内,密闭,置通风干燥处。防霉、防潮。

花　椒

【处方用名】　花椒、炒花椒。

【来源】　本品为芸香科植物青椒 *Zanthoxylum schinifolium* Sieb. et Zucc. 或花椒 *Zanthoxylum bungeanum* Maxim. 的干燥成熟果皮。秋季采收成熟果实,晒干,除去种子和杂质。

【炮制沿革】　汉代有"除目及闭口者,炒去汗"(《金匮》);晋代有熬令黄末;南北朝有去子后酒拌蒸;唐代有"微熬令汗出,则有势力"的记载(《新修》);宋代有醋浸后加热法;金代有炒黑色;明代有酒、醋、童便、米泔制,去油、酒闷等方法;清代有面炒、酒蒸、盐炙等方法。现在主要有炒黄等方法。《药典》收载花椒、炒花椒。

【炮制方法】

1. 花椒　　略呈球形,裂开为两瓣状　　取原药材,除去椒目、果柄等杂质。

2. 炒花椒　　取花椒,置预热适度的炒制容器内,文火炒至油亮光泽,颜色加深,有香气逸出,取出放凉。

【质量要求】

1. 花椒　　略呈球形,裂开为两瓣状,外表面紫红色或棕红色,散有多数疣状突起的油点,对光观察半透明,内表面淡黄色。香气浓,味麻辣而持久。

2. 炒花椒　　形如花椒,颜色加深,具油亮光泽,可见或偶见焦斑,香气浓郁。

【炮制作用】　　花椒味辛,性温。归脾、胃、肾经。具有温中止痛、杀虫止痒的功效。花椒生用辛热之性强,多外用杀虫止痒。常用于治疗疥疮,湿疹,阴痒或皮肤瘙痒等症。如治妇人阴痒不可忍的椒茱汤(《医级》)。

炒花椒毒性降低,辛散作用稍缓,长于温中散寒,驱虫止痛。用于脘腹寒痛,寒湿泄泻,虫积腹痛或吐蛔。如治胸中大寒痛,呕吐不能食的大建中汤(《金匮要略》);治蛔厥证的乌梅丸(《伤寒论》)。

【贮存】　　贮干燥容器内,密闭,置通风干燥处。

牵牛子

【处方用名】　　牵牛子、炒牵牛子。

【来源】　　本品为旋花科植物裂叶牵牛 *Pharbitis nil*（L.）Choisy 或圆叶牵牛 *Pharbitis purpurea*（L.）Voigt 的干燥成熟种子。秋末果实成熟、果壳未开裂时采割植株,晒干,打下种子,除去杂质。

【炮制沿革】　　南北朝有酒蒸法;唐代有熬、炒熟、石灰炒;宋代有炒、生姜汁酒制、麸炒、童便制、盐制、米炒、蒸制、吴茱萸制等方法;明清基本沿用前法,并有醋煮、水煮等法。现在主要有炒黄、炒焦、砂烫等方法。《药典》收载牵牛子、炒牵牛子。

【炮制方法】

1. 牵牛子　　取原药材,除去杂质。用时捣碎。

2. 炒牵牛子　　取牵牛子,置预热适度的炒制容器内,文火炒至微鼓起,颜色加深,断面浅黄色,即可。用时捣碎。

【质量要求】

1. 牵牛子　　似橘瓣状,表面灰黑色或淡黄白色,背面有一条浅纵沟,腹面棱线的下端有一点状种脐,微凹。质硬。气微,味辛、苦,有麻感。水分不得过10.0%,总灰分不得过5.0%,醇溶性浸出物不得少于15.0%。

2. 炒牵牛子　　形如牵牛子,表面黑褐色或黄棕色,稍鼓起。微具香气。水分不得过8.0%,总灰分同牵牛子,醇溶性浸出物不得少于12.0%。

【炮制作用】　　牵牛子味苦,性寒;有毒。归肺、肾、大肠经。具有泻水通便、消痰涤饮、杀虫攻积的功效。牵牛子生用偏于逐水消肿,杀虫。用于水肿胀满,二便不通,虫积腹痛。如治水肿胀满的舟车丸(《景岳全书》);治虫积腹痛的牵牛散(《沈氏尊生书》)。

炒牵牛子毒性降低,药性缓和,免伤正气,易于粉碎和煎出,以消食导滞见长。多用于食积不化,气逆痰壅。如治小儿停乳停食,腹胀便秘,痰盛喘咳的一捻金(《药典》)。

【炮制研究】　　牵牛子中含有一种致泻的树脂性苷类物质牵牛子苷,牵牛子苷在肠道内遇胆汁或肠液可分解为牵牛子酸,对肠道有强烈的刺激作用,可增加肠蠕动,引起肠黏膜充血、分泌增加,从而导致泻下。牵牛子炒制过程中,加热可以使分解牵牛子苷的酶失活,阻断分解反应的发生,使其泻下作用得到缓和。

【贮存】　　贮干燥容器内,密闭,置干燥处。

桑 枝

【处方用名】　　桑枝、炒桑枝。

【来源】 本品为桑科植物桑 *Morus alba* L. 的干燥嫩枝。春末夏初采收,去叶,晒干,或趁鲜切片,晒干。

【炮制沿革】 唐代有醋淬、制炭法;宋代增加了醋炙、醋炒黑存性为末、细切炒香等法;清代增加了酒蒸、蜜炙等方法。现在主要有炒黄、酒炙等方法。《药典》收载桑枝、炒桑枝。

【炮制方法】

1. 桑枝　　取原药材,除去杂质,洗净,润透,切厚片,干燥。

2. 炒桑枝　　取桑枝片,置预热适度的炒制容器内,文火炒至微黄色,取出放凉。

【质量要求】

1. 桑枝　　呈类圆形或椭圆形的厚片。外表皮灰黄色或黄褐色,有点状皮孔。切面皮部较薄,木部黄白色,射线放射状,髓部白色或黄白色。气微,味淡。水分不得过 10.0%,总灰分不得过 4.0%,醇溶性浸出物不得少于 3.0%。

2. 炒桑枝　　形如桑枝片,切面深黄色。微有香气。水分、总灰分、醇溶性浸出物同桑枝。

【炮制作用】 桑枝味微苦,性平。归肝经。具有祛风湿、利关节的功效。桑枝生用以祛血中风热为主,可用于风热入营血所致遍体风痒,肌肤干燥,紫白癜风。多煎汤外洗或炼膏涂抹,也可内服。如治内外障及翳膜,赤脉,昏涩的洗眼方(《圣济总录》);治紫癜风的桑枝煎(《太平圣惠方》)。

炒桑枝善达四肢经络,通利关节,用于肩臂关节酸痛麻木,水肿脚气等。如单用本品炒香煎服,可治风湿热痹,尤宜上肢臂痛(《普济本事方》);治水气,脚气亦可以桑条炒香水煎(《圣济总录》)。

【贮存】 贮干燥容器内,密闭,置干燥处。

槐 花

【处方用名】 槐花、炒槐花、槐花炭。

【来源】 本品为豆科植物槐 *Sophora japonica* L. 的干燥花及花蕾。夏季花开放或花蕾形成时采收,及时干燥,除去枝、梗及杂质。前者习称"槐花",后者习称"槐米"。

【炮制沿革】 宋代有微炒、炒黄黑色、炒焦、麸炒、地黄汁炒等法,其中炒法应用较多;明代增加了醋煮、烧灰存性、酒浸炒,并提出"肠风泻血赤白痢并炒研服,凉大肠炒香"(《本草原始》),"若止血,炒黑"(《大法》);清代多沿用炒法。现在主要有炒黄、炒炭等方法。《药典》收载槐花、炒槐花、槐花炭。

槐花饮片实物图

【炮制方法】

1. 槐花　　取原药材,除去杂质及灰屑。

2. 炒槐花　　取槐花,置预热适度的炒制容器内,文火炒至表面深黄色时,取出放凉。

3. 槐花炭　　取槐花,置预热适度的炒制容器内,中火炒至表面焦褐色时,取出放凉。

【质量要求】

1. 槐花　　皱缩而卷曲,花瓣多散落。完整者花萼钟状,黄绿色;花瓣黄色或者白色。体轻。气微,味微苦。水分不得过 11.0%,总灰分不得过 14.0%,酸不溶性灰分不得过 8.0%,醇溶性浸出物不得少于 37.0%,含总黄酮以芦丁计不得少于 8.0%,含芦丁不得少于 6.0%。

2. 槐米　　呈卵形或椭圆形,体轻。手捻即碎。气微,味微苦涩。水分同槐花,总灰分不得过 9.0%,酸不溶性灰分不得过 3.0%,醇溶性浸出物不得少于 43.0%,含总黄酮以芦丁计不得少于 20.0%,含芦丁不得少于 15.0%。

3. 炒槐花　　形如槐花,表面深黄色。

4. 槐花炭　　形如槐花,表面焦褐色。

【炮制作用】 槐花味苦,性微寒。归肝、大肠经。具有凉血止血、清肝泻火的功效。槐花生用以清肝泻火、清热凉血见长,多用于血热妄行,肝热目赤,头痛眩晕,疮毒肿痛。如治肠胃湿热,胀满下血的槐花散(《丹溪》);治肝阳上亢而致眩晕、头痛(如高血压),可单用煎水代茶饮或与豨莶草、钩藤等合用(《中药临证应用》)。

炒槐花苦寒之性缓和,其清热凉血作用弱于生品,止血作用逊于槐花炭而强于生品,多用于脾胃虚弱的出血患者。如治肠风便血的地榆槐角丸(《药典》)。

槐花炭清热凉血作用极弱,涩性增加,以止血力胜,多用于咯血、衄血、便血、崩漏下血、痔疮出血等出血证。如治久痢出血不止、无腹痛和里急后重症状的槐花散(《洁古家珍》)。

【炮制研究】 槐米主要含黄酮、皂苷等类型成分,芦丁含量可高达 20%。槐花炒黄的目的主要是杀酶保苷,槐花炒黄后其黄酮类成分含量无显著变化。槐米炒炭后大部分芦丁受热分解转化为槲皮素,具有止血作用的槲皮素含量显著增加,而抑制止血作用的异鼠李素含量降低,具有收敛止血作用的鞣质含量增加,因此,槐米炒炭后可增强止血作用。

槐花炒炭后的鞣质含量增减与其炮制温度有关,190℃以下,随受热温度的升高和时间延长,鞣质含量相应升高。当温度高于 200℃时,鞣质含量迅速下降。

槐花炒炭鞣质含量增高时,确能增强止血作用,能缩短实验动物的出血、凝血时间;但若温度过高,鞣质含量下降时,其止血作用减弱。

【贮存】 贮干燥容器内,密闭,置干燥处。防潮、防蛀。

九香虫

【处方用名】 九香虫、炒九香虫。

【来源】 本品为蝽科昆虫九香虫 *Aspongopus chinensis* Dallas 的干燥体。11 月至次年 3 月前捕捉,置适宜容器内,用酒少许将其闷死,取出阴干;或置沸水中烫死,取出,干燥。

【炮制沿革】 九香虫始载于《本草纲目》,其炮制方法少见。现在主要有炒黄等方法。《药典》收载九香虫、炒九香虫。

【炮制方法】

1. 九香虫 取原药材,除去杂质,筛去灰屑。

2. 炒九香虫 取九香虫,置预热适度的炒制容器内,文火炒至有香气,颜色加深,取出放凉。

【质量要求】

1. 九香虫 略呈六角状扁椭圆形。表面棕褐色或棕黑色,略有光泽。腹部棕红色至棕黑色,每节近边缘处有突起的小点。质脆,折断后腹内有浅棕色的内含物。气特异,味微咸。水分不得过 9.0%,总灰分不得过 6.0%;每 1 000 g 含黄曲霉毒素 B_1 不得过 5 μg,黄曲霉毒素 G_2、黄曲霉毒素 G_1、黄曲霉毒素 B_2 和黄曲霉毒素 B_1 总量不得过 10 μg;醇溶性浸出物不得少于 10.0%。

2. 炒九香虫 形如九香虫。表面棕黑色至黑色,显油润光泽。气微腥,略带焦香气,味微咸。水分不得过 7.0%。

【炮制作用】 九香虫味咸,性温。归肝、脾、肾经。具有理气止痛、温中助阳的功效。生品具有特异的臭气,不便服用。临床上多炒后应用,以去其腥臭气味,并增强其行气温阳作用。

【贮存】 置木箱内衬以油纸,防潮,防蛀。

二、炒焦

将净制或切制后的中药,置预热适度的炒制容器内,用中火加热,炒至药物表面呈焦黄色或焦褐色,内部颜色加深,并具有焦香气味的方法,称为炒焦。适用于健脾消食药或性味苦寒、易伤脾胃的药物,传统用药经验中有"焦香醒脾"之说。

（一）炒焦的目的

（1）增强药物消食健脾止泻作用,如山楂、麦芽、六神曲。

（2）缓和药性,减少药物刺激性,如栀子、槟榔、川楝子。

（二）注意事项

（1）炒制前药物应大小分档,以避免炒制程度不一致。

（2）炒焦一般用中火,火力应均匀。

山　楂

山楂饮片实物图

【处方用名】　山楂、炒山楂、焦山楂、山楂炭。

【来源】　本品为蔷薇科植物山里红 *Crataegus pinnatifida* Bge. var. *major* N. E. Br. 或山楂 *Crataegus pinnatifida* Bge. 的干燥成熟果实。秋季果实成熟时采收,切片,干燥。

【炮制沿革】　元代有炒法、蒸法;明代沿用上述方法;清代有炒黑、姜汁拌炒黑、姜汁炒、童便浸等法,并提出"生食损齿"(《握灵》),"炒黑能治血积"(《钩元》)。现在主要有炒黄、炒焦、炒炭等方法。《药典》收载山楂、炒山楂和焦山楂。

【炮制方法】

1. 山楂　　取原药材,除去杂质及脱落的核。

2. 炒山楂　　取山楂,置预热的炒制容器内,中火炒至色变深,取出放凉,筛去碎屑。

3. 焦山楂　　取山楂,置预热的炒制容器内,中火炒至表面焦褐色,内部黄褐色,取出放凉,筛去碎屑。

4. 山楂炭　　取山楂,置预热的炒制容器内,武火炒至表面焦黑色,内部焦褐色,取出放凉,筛去碎屑。

【质量要求】

1. 山楂　　为圆形片,皱缩不平。外皮红色,具皱纹,有灰白色小斑点。果肉深黄色至浅棕色。气微清香,味酸、微甜。

2. 炒山楂　　形如山楂片,果肉黄褐色,偶见焦斑。气清香,味酸、微甜。水分不得过12.0%,含有机酸以枸橼酸计不得少于4.0%。

3. 焦山楂　　形如山楂片,表面焦褐色,内部黄褐色。有焦香气。水分、有机酸含量同炒山楂。

4. 山楂炭　　形如山楂片,表面焦黑色,内部焦褐色。

【炮制作用】　山楂味酸、甘,性微温。归脾、胃、肝经。具有消食健胃、行气散瘀的功效。生山楂长于活血化瘀,常用于血瘀经闭,产后瘀阻,心腹刺痛,疝气疼痛,以及高脂血症,高血压病,冠心病。如治妇女气滞血瘀的通瘀煎(《景岳全书》)。

炒山楂酸味减弱,可缓和对胃的刺激性,善于消食化积,用于脾虚食滞,食欲不振,神倦乏力。如治脾虚食滞的小儿健脾丸(《北京市中药成方选集》)。

焦山楂不仅酸味减弱,且增加苦味,消食导滞作用增强,长于消食止泻,用于肉食积滞,泻痢不爽。如治疗饮食积滞的保和丸(《药典》)。

山楂炭其性收涩,偏于止血、止泻,用于胃肠出血或脾虚腹泻兼食滞者。如用酸枣并山楂肉核烧灰,米饮调下,治肠风下血(《百一选方》)。

【炮制研究】

1. 炮制原理研究　　黄酮类成分是山楂降压、降血脂、增加冠脉流量等作用的主要有效成分,山楂中的有机酸对胃有刺激性。山楂中总黄酮和总有机酸基本集中在果肉中,核中含量甚微,且山楂核占整个药材重量的40%,所以去核的要求是合理的。

山楂炒制过程中,温度越高,加热时间越长,总黄酮和有机酸成分被破坏越多;炒山楂对黄酮类成分无明显影响,有机酸稍有减量,减少了对胃肠的刺激作用;焦山楂和山楂炭中总黄酮分别保留 41.9% 与 25.8%,总有机酸仅保留了 10.7% 与 2.8%。

山楂炒制过程中有机酸类成分含量变化不一。草酸、酒石酸、苹果酸、乳酸、柠檬酸、没食子酸、香草酸和咖啡酸的含量随炮制温度升高或加热时间延长而下降;琥珀酸的含量先下降后升高;原儿茶酸含量先升高后下降。

研究山楂不同炮制品对离体胃肠平滑肌的影响,结果表明,山楂生、炒、焦、炭品对离体胃肠平滑肌均有促进收缩作用,且炮制后作用均强于生品。焦山楂在改善肠推进障碍、促进胃肠激素分泌、回调食积引起的大鼠机体代谢紊乱等方面均优于炒山楂、生山楂。

考察焦山楂焦香气味对食积大鼠脑电、胃肠动力和肠道菌群的影响,结果表明,焦山楂焦香气味可兴奋大鼠脑区,增强食积大鼠胃肠动力,改善菌群紊乱,为中医"焦香醒脾"理论提供了实验依据。

体外抑菌实验表明,焦山楂可显著抑制沙门菌、志贺菌、金黄色葡萄球菌的生长,而其他炮制品无明显抑菌作用。山楂、炒山楂、焦山楂均能显著降低高脂血症模型大鼠血清总胆固醇、三酰甘油、低密度脂蛋白胆固醇水平,其中山楂降低血脂作用最佳。

2. 炮制工艺研究　　依据焦山楂的性状要求,采用色彩色差仪考察炮制品内外颜色,并结合焦山楂总黄酮、有机酸含量作为评价的综合指标,筛选了焦山楂的最佳炮制工艺条件。

【贮存】　贮干燥容器内,密闭,置通风干燥处。防蛀。

槟　榔

【处方用名】　槟榔、炒槟榔、焦槟榔。

【来源】　本品为棕榈科植物槟榔 *Areca catechu* L. 的干燥成熟种子。春末至秋初采收成熟果实,用水煮后,干燥,除去果皮,取出种子,干燥。

【炮制沿革】　南北朝有细切法;唐代有煮熟法;宋代有炒、火炮、烧灰存性、面裹煨、吴茱萸炒、火煅等法;元代有纸裹煨;明代、清代有醋制、童便洗晒、酒浸等法。现在主要有炒黄、炒焦、炒炭等方法。《药典》收载槟榔、炒槟榔、焦槟榔。

【炮制方法】

1. 槟榔　　取原药材,除去杂质,用水浸泡 3~5 天,捞出,润透,切薄片,阴干。

2. 炒槟榔　　取槟榔片,置预热的炒制容器内,文火炒至微黄色,取出放凉,筛去碎屑。

3. 焦槟榔　　取槟榔片,置预热的炒制容器内,中火炒至焦黄色,取出放凉,筛去碎屑。

【质量要求】

1. 槟榔　　呈类圆形的薄片,切面可见棕色种皮与白色胚乳相间的大理石样花纹。气微,味涩、微苦。水分不得过 10.0%;每 1000 g 含黄曲霉毒素 B_1 不得过 5 μg,含黄曲霉毒素 G_2、黄曲霉毒素 G_1、黄曲霉毒素 B_2 和黄曲霉毒素 B_1 总量不得过 10 μg;槟榔碱不得少于 0.20%。

2. 炒槟榔　　形如槟榔片,表面微黄色,可见大理石样花纹。水分、黄曲霉毒素、槟榔碱含量同槟榔。

3. 焦槟榔　　呈类圆形薄片,表面焦黄色,可见大理石样花纹。质脆,易碎。气微,味涩、微苦。水分不得过 9.0%,总灰分不得过 2.5%,槟榔碱不得少于 0.10%。

【炮制作用】　槟榔味苦、辛,性温。归胃、大肠经。具有杀虫、消积、降气、行水、截疟的功效。生槟榔力峻,杀虫破积,降气行水,截疟力胜。用于绦虫,姜片虫,蛔虫及水肿,脚气,疟疾。如治虫积腹痛、大便秘结的万应丸(《医学正传》)。

炒槟榔可缓和药性,以免克伐太过而耗伤正气,并能减少服后恶心、腹泻、腹痛的副作用。炒槟榔和焦槟榔作用相似,长于消食导滞。用于食积不消,泻痢后重。但炒槟榔较焦槟榔作用稍强,而克伐正气的作用也略强,一般身体素质稍强者可选用炒槟榔,身体素质较差者可选用焦槟榔。如治饮食停滞、腹中胀痛的开胸顺气丸(《中成药制剂手册》)。

【炮制研究】

1. 炮制原理研究　　槟榔中主要含有生物碱、鞣质等成分,生物碱是槟榔促进胃肠运动的活性成分。研究表明,槟榔碱在一定的浓度范围内呈现出较好的促进胃肠运动作用,高浓度时产生抑制作用,引起胃肠平滑肌细胞损伤。而槟榔次碱、去甲槟榔碱没有促进胃肠运动作用。

槟榔饮片在炒制过程中,随着加热时间的增加,槟榔碱、去甲槟榔碱、槟榔次碱和去甲槟榔次碱均有不同程度的挥发而造成含量降低,鞣质类成分、氨基酸含量也下降。通过 HPLC 指纹图谱变化,发现槟榔炒焦后产生一些新成分,这些成分可能是焦槟榔"长于消食导滞"的物质基础。

观察槟榔和焦槟榔对大鼠胃肠运动和消化功能的影响,结果槟榔和焦槟榔均可增强大鼠的胃排空和小肠推进功能,促进胃肠激素胰高血糖素样肽-1 的分泌,增强胃蛋白酶活性,并可促进胆汁分泌,增加胆汁中胆固醇和胆红素含量,但焦槟榔的作用显著强于生槟榔。毒性研究表明,槟榔炮制后,随着槟榔碱含量的下降,其毒性逐渐减弱。

2. 炮制工艺研究　　槟榔质地坚硬,传统方法加工饮片,浸泡时间长(夏季 7 天,冬季 40 天),有效成分流失严重,甚至腐烂,影响饮片质量。采用减压冷浸软化方法,结果表明,该法能提高软化效率,缩短浸泡时间,保证饮片质量。采用流通蒸汽蒸 1 小时软化的槟榔,切制的饮片平整光滑,外形美观,易于干燥。

槟榔饮片的干燥方法对生物碱含量有影响。切片后曝干其生物碱损失比阴干大得多,晒干也比阴干的含量低,低温烘干则与阴干含量接近。槟榔中含有鞣质,曝晒可使鞣质发生氧化和缩合反应,使饮片颜色变红,影响质量。因此,槟榔饮片切制后要采用低温烘干或阴干法干燥。

【贮存】　贮干燥容器内,密闭,置通风干燥处。防蛀。

栀 子

栀子饮片实物图

【处方用名】　栀子、炒栀子、焦栀子。

【来源】　本品为茜草科植物栀子 Gardenia jasminoides Ellis 的干燥成熟果实。9~11 月果实成熟呈红黄色时采收,除去果梗和杂质,蒸至上气或置沸水中略烫,取出,干燥。

【炮制沿革】　汉代有擘破;晋代有炒炭法;南北朝有甘草水制;唐代有炙法;宋代增加了炙酥拌微炒、姜汁炒焦黄等法;明代有微炒、煮制、纸裹煨、童便炒、蜜制、盐水炒黑、炒焦等法;清代有酒炒、姜汁炒黑、乌药拌炒、蒲黄炒等法,并有"生用泻火,炒黑止血,姜汁炒止烦呕,内热用仁,表热用皮"的论述(《备要》)。现在主要有炒黄、炒焦、姜炙等方法。《药典》收载栀子、炒栀子、焦栀子。

【炮制方法】

1. 栀子　　取原药材,除去杂质,碾碎。

2. 炒栀子　　取栀子碎块,置预热适度的炒制容器内,文火炒至黄褐色,取出放凉。

3. 焦栀子　　取栀子,或碾碎,置预热适度的炒制容器内,中火炒至表面焦褐色或焦黑色,果皮内表面和种子表面为黄棕色或棕褐色,取出,放凉。

【质量要求】

1. 栀子　　呈不规则的碎块。果皮表面红黄色或棕红色,气微,味微酸而苦。水分不得过 8.5%,总灰分不得过 6.0%,铅不得过 5 mg/kg,镉不得过 1 mg/kg,砷不得过 2 mg/kg,汞不得过 0.2 mg/kg,铜不得过 20 mg/kg,栀子苷不得少于 1.8%。

2. 炒栀子　　形如栀子碎块,黄褐色。水分、总灰分同栀子,栀子苷不得少于 1.5%。

3. 焦栀子　　呈长卵圆形、椭圆形或为不规则的碎块,表面焦褐色或焦黑色。果皮内表面棕色,种子表面为黄棕色或棕褐色。气微,味微酸而苦。水分、总灰分同栀子,栀子苷不得少于 1.0%。

【炮制作用】 栀子味苦,性寒。归心、肺、三焦经。具有泻火除烦、清热利尿、凉血解毒的功效。生栀子长于泻火利湿,凉血解毒。常用于温病高热,湿热黄疸,湿热淋症,疮疡肿毒;外治扭伤跌损。如治实热火毒、三焦热盛的黄连解毒汤(《外台秘要》);治湿热黄疸的茵陈蒿汤(《伤寒论》)。

栀子炒后苦寒之性缓和,对胃的刺激性减弱,适于脾胃较虚弱者,以免伤中。炒栀子与焦栀子功用相似,炒栀子比焦栀子苦寒之性略强,一般热较甚者可用炒栀子,脾胃较虚弱者可用焦栀子。二者均有清热除烦的功用。常用于热郁心烦,肝热目赤。焦栀子凉血止血,亦用于血热吐血,衄血,尿血,崩漏。如治急怒肝旺,肺热火盛,吐血衄血,痰中带血的八宝治红丹(《北京市中药成方选集》)。

【炮制研究】

1. 炮制原理研究 栀子主要含有环烯醚萜苷类(京尼平苷、栀子苷等)、二萜色素类(西红花苷-1、西红花苷-2、西红花苷-3 等)等成分。烯醚萜苷类成分具有解热、抗炎作用,但遇热不稳定,炒制过程中可发生分解、聚合等反应而使含量降低,与栀子炒后苦寒之性缓和的传统认识一致。

加热炒制可使栀子中西红花苷-1 和西红花苷-2 含量显著降低,西红花酸含量升高,在炒制过程中,西红花苷-1、西红花苷-2、西红花苷-3 可分解为其苷元西红花酸。

对西红花苷-1 和西红花酸进行化瘀、止血药效比较,结果表明,西红花苷-1 和西红花酸均能明显降低血瘀症大鼠高切变率下的血液黏度,缩短凝血酶原时间和活化部分凝血活酶时间,西红花酸的凝血作用强于西红花苷-1。

栀子经不同方法炮制后抗炎作用较生品明显减弱,且随温度的升高抗炎作用逐渐降低。当温度超过 175℃时,抗炎作用消失。对酵母所致发热大鼠,不同栀子炮制品均有较好的解热作用,以生栀子解热作用最强。对酵母致血热复合出血模型大鼠,栀子炭止血效果优于生栀子。栀子生品及不同炮制品均有较好的镇静作用,以炒焦、炒炭品的镇静作用最明显。生栀子对胃酸分泌和胃蛋白酶活性均有明显抑制作用,经不同方法炮制后,抑制作用明显减弱。

2. 炮制工艺研究 对烘法是否能代替炒法进行研究,结果发现,用烘法炮制得到的结果比较恒定,便于控制质量。

【贮存】 贮干燥容器内,密闭,置通风干燥处。

川楝子

【处方用名】 川楝子、炒川楝子。

【来源】 本品为楝科植物川楝 *Melia toosendan* Sieb. et Zucc. 的干燥成熟果实。冬季果实成熟时采收,除去杂质,干燥。

【炮制沿革】 南北朝有酒拌润、蒸后去核的方法;唐代有炒去核;宋代有火炮、酒浸、童便浸煮、面裹煨、醋煮等法;元代除沿用炒法外,又有盐炒、酥制、酒煮等法;明代有酥炙、麸炒、酒蒸等法;清代有火煅,火烧存性、盐水泡等法。现在主要有炒、盐炙等方法。《药典》收载川楝子、炒川楝子。

【炮制方法】

1. 川楝子 取原药材,除去杂质。用时捣碎。

2. 炒川楝子 取川楝子,切厚片或碾碎,置预热适度的炒制容器内,中火炒至表面焦黄色或焦褐色,取出放凉,筛去灰屑。

【质量要求】

1. 川楝子 呈类球形,表面金黄色至棕黄色,微有光泽,少数凹陷或皱缩,具深棕色小点。顶端有花柱残痕,基部凹陷,有果梗痕。外果皮革质,与果肉间常成空隙,果肉松软,淡黄色,遇水润湿显黏性。果核球形或卵圆形,质坚硬,两端平截。气特异,味酸、苦。水分不得过 12.0%,

总灰分不得过 5.0%,水溶性浸出物不得少于 32.0%,川楝素应为 0.060%~0.20%。

2. 炒川楝子　　呈半球状、厚片或不规则的碎块,表面焦黄色,偶见焦斑。气焦香,味酸、苦。水分不得过 10.0%,总灰分不得过 4.0%,水溶性浸出物不得少于 32.0%,川楝素应为 0.040%~0.20%。

【炮制作用】　川楝子味苦,性寒;有小毒。归肝、小肠、膀胱经。具有疏肝行气止痛、驱虫的功效。生品有小毒,长于杀虫、疗癣,兼能止痛。用于虫积腹痛,头癣。如治小儿虫积的安虫散(《药证》)。

炒川楝子苦寒之性缓和,毒性降低,并减少滑肠之弊,以疏肝理气止痛力胜。用于胁肋疼痛及胃脘疼痛。如治肝经郁火,胁肋胀痛,脘腹疼痛等的金铃子散(《素问气宜保命集》)。

【炮制研究】　川楝子中的柠檬苦素型三萜类成分是其主要活性成分,也是引起肝毒性的主要成分。川楝子经过炒制后,毒性成分川楝素含量降低,从而毒性降低。

通过考察砂烫法和清炒法对川楝子中川楝素含量的影响,结果无显著性差异。但砂烫法炒制时间短,易于操作,成品内外色泽均匀,外表无焦煳现象,可代替清炒法作为川楝子的一种炮制方法。

【贮存】　贮干燥容器内,密闭,置通风干燥处。防蛀。

三、炒炭

将净制或切制后的中药置预热过的加热容器中,用武火或中火加热,翻炒至药物表面焦黑色或黑褐色,内部焦褐色或焦黄色的方法,称为炒炭法。适用于大多数植物类药物的制炭。

炒炭法授课视频

（一）炒炭的目的

药物经炒炭后可增强或产生止血、止泻作用,如地榆、石榴皮、乌梅、荆芥炭。

（二）注意事项

（1）操作时要掌握好火力。质地坚实的药物宜用武火,质地疏松的花、花粉、叶、全草类药物可用中火,可视具体药物及翻炒速度灵活掌握。

（2）在炒炭过程中,炒至一定程度时,因温度很高,有些药物,特别是质地疏松的药物如蒲黄、荆芥等,易出现火星,应喷淋适量清水熄灭火星,以免引起燃烧。取出后必须摊开晾凉,经检查确无余热后再收贮,避免复燃。

（3）炒炭要求存性。"炒炭存性"是指药物在炒炭时只能使其部分炭化,不能灰化,未炭化部分仍应保存药物的固有气味。花、叶、草等炒炭后,仍可清晰辨别药物原形,如茜草、槐花、侧柏叶、荆芥等。

干 姜

【处方用名】　干姜、炮姜、姜炭。

【来源】　本品为姜科植物姜 *Zingiber officinale* Rosc. 的干燥根茎。冬季采挖,除去须根和泥沙,晒干或低温干燥。趁鲜切片晒干或低温干燥者称为"干姜片"。

【炮制沿革】　汉代有火炮;宋代有甘草水制、烧存性、炒令黑、盐炒、煅存性、燶制、巴豆制、地黄汁炒、土炒等方法;元代有慢火炮裂;明代有硇砂炒、童便炒黑、水浸火煨、慢火煨至极黑等法;清代有姜炭、炮姜炭、酒蒸炮姜等。现在主要有砂炒、炒炭等方法。《药典》收载干姜、姜炭、炮姜。

【炮制方法】

1. 干姜　　取原药材,除去杂质,略泡,洗净,润透,切厚片或块,干燥。

2. 姜炭　　取干姜块,置炒制容器内,武火炒至表面黑色,内部棕褐色,喷淋少许清水,灭尽火星,略炒,取出晾干,筛去碎屑。

3. 炮姜　　将净河砂置预热好的炒制容器内,用武火加热,加入干姜片或块,不断翻动,炒至鼓起,表面棕褐色,取出,筛去砂,放凉。

【质量要求】

1. 干姜　　呈不规则片块状。外皮灰黄色或浅黄棕色,具纵皱纹及明显的环节。切面灰黄色或灰白色,略显粉性,可见较多的纵向纤维。气香、特异,味辛辣。水分不得过 19.0%,总灰分不得过 6.0%,水溶性浸出物不得少于 22.0%,含挥发油不得少于 0.8%(mL/g),含 6 -姜辣素不得少于 0.60%。

2. 姜炭　　形如干姜片块,表面黑色,内部棕褐色,体轻,质松脆。味微苦,微辣。水溶性浸出物不得少于 26.0%,含 6 -姜辣素不得少于 0.050%。

3. 炮姜　　呈不规则膨胀的块状,具指状分枝。表面棕黑色或棕褐色。质轻泡,断面边缘处显棕黑色,中心棕黄色,细颗粒性,维管束散在。气香、特异,味微辛、辣。水分不得过 12%,总灰分不得过 7.0%,水溶性浸出物不得少于 26.0%,含 6 -姜辣素不得少于 0.30%。

【炮制作用】　干姜味辛,性热。归脾、胃、肾、心、肺经。具有温中散寒、回阳通脉、温肺化饮的功效。用于脘腹冷痛,呕吐泄泻,肢冷脉微,寒饮喘咳。干姜能守能走,故对中焦寒邪偏盛而兼湿者以及寒饮伏肺的喘咳颇为相宜。又因为本品力速而作用较强,故用于回阳救逆,其效甚佳。常用于脘腹冷痛,呕吐泄泻,肢冷脉微,痰饮喘咳。如治中阳衰弱,阴寒内盛之腹痛呕逆的大建中汤(《金匮》);治阳虚欲脱,冷汗自出,四肢厥逆的四逆汤(《伤寒》)。

姜炭味苦、涩,性温。归脾、肝经。辛味消失,守而不走,长于止血温经。姜炭温经作用弱于炮姜,固涩止血作用强于炮姜,可用于各种虚寒性出血,且出血较急,出血量较多者。如治疗血崩的如圣散(《丹溪》);或用干姜烧黑存性,为末,米饮调服,治血痢不止(《姚氏集验方》)。

炮姜辛,热。归脾、胃、肾经。具有温经止血,温中止痛的功效。炮姜辛燥之性较干姜弱,温里之力不如干姜迅猛,但长于温中止痛、止泻和温经止血。用于阳虚失血,吐衄崩漏,脾胃虚寒,腹痛吐泻,中气虚寒的腹痛、腹泻和虚寒性出血。如治疗脾胃虚寒之腹痛、腹泻、霍乱转筋的附子理中丸(《局方》);治脾胃虚寒便血的艾叶丸(《圣惠方》)。

【炮制研究】

1. 炮制原理研究　　干姜主要含有挥发油、姜辣素等成分。姜辣素类成分是姜中辣味的特征性成分,它是由多种姜酚类成分组成。对干姜、姜炭、炮姜的挥发油含量进行比较,结果挥发油含量顺序为干姜>炮姜>姜炭。GC - MS 分析表明,干姜、姜炭、炮姜中挥发性成分组成不同。薄层层析表明,干姜经加热炮制后,部分斑点消失,同时也出现了一些新斑点。HPLC 法测定干姜及其不同炮制品中姜酚类成分的含量,结果 6 -姜酚、8 -姜酚、10 -姜酚的含量的高低顺序均为干姜>炮姜>姜炭;干姜在高温炮制时,姜辣素发生麦氏重排裂解反应生成新成分姜酮,且其含量为姜炭>炮姜。姜酚等类成分含量随着炮制程度的加深而降低甚至消失,随即又产生了一些极性较大的成分。

炮姜对应激性胃溃疡、醋酸诱发胃溃疡、幽门结扎型胃溃疡均呈明显的抑制倾向,而干姜无此作用。炮姜和姜炭均能缩短小鼠的出血、凝血时间,姜炭的作用强于炮姜,而生姜和干姜水煎液均无缩短凝血时间的作用。

2. 炮制工艺研究　　除传统炮制方法外,另有烘烤法和微波加热法。烘烤法工艺一般为220℃,约 10 分钟。微波工艺参数:微波火力 100%,加热时间 3 分钟。微波法具有穿透力强,内外同时加热、受热均匀,省工省时;传统法火力不易控制,温度偏高,受热不均匀。

【贮存】　贮干燥容器内,密闭,置通风干燥处。防霉、防潮。

大　蓟

【处方用名】　大蓟、大蓟炭。

【来源】 本品为菊科植物蓟 *Cirsium japonicum* Fisch. ex DC. 的干燥地上部分。夏、秋二季花开时采割地上部分,除去杂质,晒干。

【炮制沿革】 唐代有切制、酒渍的方法;宋代有焙法;元代有烧灰存性;明代有童便浸后曝干;清代有烧灰存性、酒洗后童便炒等方法,并提出"消肿捣汁,止血烧灰存性"(《大法》)。现在主要有炒炭等方法。《药典》收载大蓟、大蓟炭。

【炮制方法】

1. 大蓟 取原药材,除去杂质,抢水洗净,润软,切段,干燥。

2. 大蓟炭 取大蓟段,置炒制容器内,武火炒至表面黑褐色,内部棕褐色,喷洒少许清水,灭尽火星,略炒,取出晾干,筛去碎屑。

【质量要求】

1. 大蓟 呈不规则的段。茎短圆柱形,表面绿褐色,有数条纵棱,被丝状毛;切面灰白色,髓部疏松或中空。叶皱缩,多破碎,边缘具不等长的针刺;两面均具灰白色丝状毛。头状花序多破碎。气微,味淡。含柳穿鱼叶苷不得少于 0.20%。

2. 大蓟炭 形如大蓟。表面黑褐色。质地疏脆,断面棕黑色。气焦香。醇溶性浸出物不得少于 13.0%。

【炮制作用】 大蓟味甘、苦,性凉。归心、肝经。具有凉血止血、散瘀解毒消痈的功效。生大蓟以凉血消肿力胜,常用于热淋,痈肿疮毒及热邪偏盛的出血证。如治血热吐血及衄血,崩中漏血,可用本品捣后绞取汁内服(《圣惠方》)。

大蓟炒炭后味涩,凉性减弱,收敛止血作用增强。用于衄血,吐血,尿血,便血,崩漏,外伤出血等。如十灰散(《十药》)。

【炮制研究】 大蓟炒炭后化学成分发生明显变化,新绿原酸、绿原酸、隐绿原酸、蒙花苷和柳穿鱼叶苷含量均显著减少,而咖啡酸、刺槐素和柳穿鱼黄素含量显著增加。

大蓟炭可明显缩短实验动物的出血和凝血时间。对大蓟炭止血有效部位进行筛选,结果表明黄酮部位具有明显的止血作用。

【贮存】 贮干燥容器内,密闭,置通风干燥处。防霉、防潮。

小 蓟

【处方用名】 小蓟、小蓟炭。

【来源】 本品为菊科植物刺儿菜 *Cirsium setosum*(Willd.)MB. 的干燥地上部分。夏、秋二季花开时采割,除去杂质,晒干。

【炮制沿革】 唐代有捣汁、酒渍、细切;宋代有切研;元代有"烧存性,为灰"(《十药》);清代有童便拌微焙、童便拌微炒、酒洗等法,并有"消肿捣汁用,止血烧灰存性用"(《钩元》)的论述。现在主要有炒炭等方法。《药典》收载小蓟、小蓟炭。

【炮制方法】

1. 小蓟 取原药材,除去杂质,洗净,稍润,切段,干燥。

2. 小蓟炭 取小蓟段,置炒制容器内,武火炒至表面黑褐色,内部黄褐色,喷淋少许清水,熄灭火星,取出晾干。

【质量要求】

1. 小蓟 呈不规则的段。茎呈圆柱形,表面灰绿色或带紫色,具纵棱和白色柔毛。切面中空。叶片多皱缩或破碎,叶齿尖具针刺;两面均具白色柔毛。头状花序,总苞钟状;花紫红色。气微,味苦。水分不得过 12.0%,酸不溶性灰分不得过 5.0%,稀乙醇浸出物不得少于 14.0%,含蒙花苷不得少于 0.70%。

2. 小蓟炭 形如小蓟段。表面黑褐色,内部焦褐色。

【炮制作用】 小蓟味甘、苦,性凉。归心、肝经。具有凉血止血、散瘀解毒消痈的功效。用于衄血,吐血,尿血,血淋,便血,崩漏,外伤出血,痈肿疮毒。

小蓟炒炭后凉性减弱,收敛止血作用增强。多用于吐血,呕血,咳血等出血症。如十灰散(《十药神书》)。常与大蓟配伍应用。

【炮制研究】 小蓟中止血有效成分主要为黄酮类、有机酸类成分,包括蒙花苷、芦丁、绿原酸、咖啡酸等。小蓟炒炭后蒙花苷、芦丁、绿原酸含量均显著降低。小蓟生、炭品均有止血作用,而炭品的凝血作用强于生品。

以止血作用为指标,采用正交试验法优选小蓟炭炮制工艺。结果表明,小蓟炭炮制的最佳工艺是260℃炒制5分钟,在此条件下炮制的小蓟炭具有显著缩短小鼠凝血时间的作用。

【贮存】 贮干燥容器内,密闭,置通风干燥处。防霉、防潮。

白茅根

【处方用名】 白茅根、茅根炭。

【来源】 本品为禾本科植物白茅 *Imperata cylindrica* Beauv. var. *major*(Nees)C. E. Hubb. 的干燥根茎。春、秋二季采挖,洗净,晒干,除去须根和膜质叶鞘,捆成小把。

【炮制沿革】 元代有蜜炒、烧灰存性的方法;明代有炒黄、枣制、蜜炙、捣汁用;清代有炒黑、童便制等方法。现在主要有炒炭等方法。《药典》收载白茅根、茅根炭。

【炮制方法】

1. 白茅根 取原药材,洗净,微润,切段,干燥,除去碎屑。

2. 茅根炭 取茅根段,置炒制容器内,中火炒至表面焦褐色,内部焦黄色,喷淋少许清水,灭尽火星,取出晾干。

【质量要求】

1. 白茅根 呈圆柱形的段。外表皮黄白色或淡黄色,微有光泽,具纵皱纹,有的可见稍隆起的节。切面皮部白色,多有裂隙,放射状排列,中柱淡黄色或中空,易与皮部剥离。气微,味微甜。水分不得过12.0%,总灰分不得过5.0%,水溶性浸出物不得少于28.0%。

2. 茅根炭 形如白茅根,表面黑褐色至黑色,具纵皱纹,有的可见淡棕色稍隆起的节。略具焦香气,味苦。水溶性浸出物不得少于7.0%。

【炮制作用】 白茅根味甘,性寒。归肺、胃、膀胱经。具有凉血止血、清热利尿的功效。生白茅根长于凉血,清热利尿。用于血热吐血,衄血,尿血,热病烦渴,湿热黄疸,水肿尿少,热淋涩痛。如治气虚血热、小便出血的茅根饮子(《外台》);治热病呕哕、不能下食的茅根散(《圣惠方》)。

茅根炭,味涩,寒性缓和,清热凉血作用减弱,止血作用增强,专用于出血证,并偏于收敛止血,常用于出血证较急者。如治吐血、衄血的十灰散(《十药》)。

【炮制研究】 白茅根炒炭后多糖含量降低,而鞣质、5-羟甲基糠醛含量明显升高。白茅根生、炭品水煎液均能明显缩短小鼠出血时间、凝血时间和血浆复钙时间,且炭品效果显著优于生品。

以止血作用为指标,优选茅根炭的最佳炮制工艺为170℃,烘制16分钟。

【贮存】 贮干燥容器内,密闭,置通风干燥处。防霉、防潮。

侧柏叶

【处方用名】 侧柏叶、侧柏炭。

【来源】 本品为柏科植物侧柏 *Platycladus orientalis*(L.)Franco 的干燥枝梢和叶。多在夏、秋二季采收,阴干。

【炮制沿革】　南北朝有黄精自然汁浸制;宋代有炙、九蒸九曝、蒸制、米泔浸、炒黄、烧灰存性的方法;金元时期有煮制、酒浸;明代有盐制等方法。现在主要有炒炭等方法。《药典》收载侧柏叶、侧柏炭。

【炮制方法】

1. 侧柏叶　　取原药材,除去硬梗及杂质。

2. 侧柏炭　　取净侧柏叶,置热锅内,武火炒至表面黑褐色,内部焦黄色,喷少许清水,取出,晾干。

【质量要求】

1. 侧柏叶　　多分枝,小枝扁平。叶细小鳞片状,交互对生,贴伏于枝上,深绿色或黄绿色。质脆,易折断。气清香,味苦涩、微辛。水分不得过 11.0%,醇溶性浸出物不得少于 15.0%,含槲皮苷不得少于 0.10%。

2. 侧柏炭　　形如侧柏叶,表面黑褐色。质脆,易折断,断面焦黄色。气香,味微苦涩。醇溶性浸出物同侧柏叶。

【炮制作用】　侧柏叶味苦、涩,性寒。归肺、肝、脾经。具有凉血止血、化痰止咳、生发乌发的功效。生品以清热凉血,止咳祛痰力佳。用于血热妄行的各种出血证,肺热咳嗽,血热脱发,须发早白。如治吐血、衄血、咯血的四生丸(《妇人》);治疗慢性支气管炎的复方侧柏片(《全国中草药汇编》)。

侧柏叶炒炭后寒凉之性趋于平和,偏于收敛止血。用于热邪不盛的各种出血症。如十灰散(《十药》)和用于崩中漏下的柏叶散(《妇人》)。

【炮制研究】　侧柏叶主要含有黄酮苷类、挥发油等成分。侧柏叶炒炭后总黄酮、挥发油含量降低。炮制对侧柏叶中的黄酮类成分含量有明显影响,侧柏叶炒炭后,杨梅苷,异槲皮苷、槲皮苷、穗花双黄酮、扁柏双黄酮含量显著降低,而槲皮素、山柰酚含量显著升高。

侧柏叶生、炭品均有一定的止血作用,可不同程度地改善血热复合出血大鼠的血液流变学及血小板相关参数,改善肺出血等病理性损伤,炒炭后止血作用增强。侧柏叶炒炭后可增强对斑马鱼脑出血的抑制作用,且止血作用的增强与炒炭后槲皮素和山柰酚含量增加有关。

【贮存】　贮干燥容器内,密闭,置通风干燥处。防霉、防潮。

牡丹皮

【处方用名】　牡丹皮、牡丹皮炭。

【来源】　本品为毛茛科植物牡丹 *Paeonia suffruticosa* Andr. 的干燥根皮。秋季采挖根部,除去细根和泥沙,剥取根皮,晒干;或刮去粗皮,除去木心,晒干。前者习称"连丹皮",后者习称"刮丹皮"。

【炮制沿革】　汉代有去心;南北朝有槌破去心、清酒拌蒸;宋代有酒浸、焙制、炒、煮制等法;元代有烧灰存性;明代有醋制、酒洗、童便浸炒等;清代有面裹煨、炒焦等。现在主要有炒黄、炒炭等方法。《药典》收载牡丹皮。

【炮制方法】

1. 牡丹皮　　取原药材,除去杂质,迅速洗净,润透,切薄片,干燥。

2. 牡丹皮炭　　取牡丹皮片,置炒制容器内,中火炒至表面黑褐色,内部黄褐色,喷淋少许清水,灭尽火星,取出晾干,筛去碎屑。

【质量要求】

1. 牡丹皮　　呈圆形或卷曲形的薄片。连丹皮外表面灰褐色或黄褐色,栓皮脱落处粉红色;刮丹皮外表面红棕色或淡灰黄色。内表面有时可见发亮的结晶。切面淡粉红色,粉性。气芳香,味微苦而涩。水分不得过 13.0%,总灰分不得过 5.0%,乙醇浸出物不得少于 15.0%,含丹皮酚不得少于1.2%。

2. 牡丹皮炭　　形如牡丹皮,呈黑褐色,气香,味微苦而涩。

【炮制作用】　牡丹皮味苦、辛,性微寒。归心、肝、肾经。具有清热凉血、活血化瘀的功效。生牡丹皮长于清热凉血,活血散瘀,用于热入营血,温毒发斑,吐血衄血,夜热早凉,无汗骨蒸,经闭痛经,跌扑伤痛,痈肿疮毒,阴虚发热,肠痈,肝火头痛。如治温热病、身热发疹的化疹汤(《温病述要》);治阴虚发热的青蒿鳖甲汤(《条辨》);治肠痈初起的大黄牡丹皮汤(《金匮》)。

牡丹皮炒炭后寒凉之性缓和,止血作用增强,清热凉血作用较弱,具有凉血止血作用,常用于血热出血。如治吐血、衄血等的十灰散(《十药》)。

【炮制研究】　牡丹皮各炮制品丹皮苷含量比生品高约4~12倍,其顺序为酒炒品>炒丹皮>酒蒸品>炒焦品>炒炭品>生品。其原因可能与牡丹皮中的苯甲酰芍药苷受热分解有关。随着炮制温度的增高和加热时间的延长,没食子酸和5-羟甲基糠醛含量逐渐增加,但当增加一定程度后开始降低。

牡丹皮在切片前软化处理中,和水接触的时间越长,丹皮酚的损失越大,故宜抢水洗,不宜浸泡。切制后的干燥温度对丹皮酚的含量影响较大,宜阴干或50℃以下烘干为宜。

【贮存】　贮干燥容器内,密闭,置通风干燥处。防霉、防潮。

地　榆

地榆饮片实物图

【处方用名】　地榆、地榆炭。

【来源】　本品为蔷薇科植物地榆 Sanguisorba officinalis L. 或长叶地榆 Sanguisorba officinalis L. var. longifolia（Bert.）Yü et Li 的干燥根。后者习称"绵地榆"。春季将发芽时或秋季植株枯萎后采挖,除去须根,洗净,干燥,或趁鲜切片,干燥。

【炮制沿革】　唐代有炙制;宋代有醋炒、炒法;明代增加了煨制、酒洗、酒炒等;清代有炒黑、酒拌后炒黑。现在主要有炒炭等方法。《药典》收载地榆、地榆炭。

【炮制方法】

1. 地榆　　取原药材,除去杂质;未切片者,洗净,除去残茎,润透,切厚片,干燥。

2. 地榆炭　　取地榆片,置炒制容器内,武火炒至表面焦黑色,内部棕褐色,喷淋少许清水,熄灭火星,取出晾干。

【质量要求】

1. 地榆　　呈不规则的类圆形片或斜切片。外表皮灰褐色至深褐色。切面较平坦,粉红色、淡黄色或黄棕色,木部略呈放射状排列;或皮部有多数黄棕色绵状纤维。气微,味微苦涩。水分不得过12.0%,总灰分不得过10.0%,酸不溶性灰分不得过2.0%,稀乙醇浸出物不得少于23.0%,含鞣质不得少于8.0%,含没食子酸不得少于1.0%。

2. 地榆炭　　形如地榆片,表面焦黑色,内部棕褐色。具焦香气,味微苦涩。稀乙醇浸出物不得少于20.0%,含鞣质不得少于2.0%,含没食子酸不得少于0.60%。

【炮制作用】　地榆味苦、酸、涩,性微寒。归肝、大肠经。具有凉血止血、解毒敛疮的功效。生品以凉血解毒力胜,用于便血,痔血,血痢,崩漏,水火烫伤,痈肿疮毒。如治血痢经久不愈的地榆丸(《普济方》);治疗烫伤,用地榆研末,麻油调敷(《中药学》)。

地榆炭长于收敛止血,用于便血,崩漏下血等各种出血症。如用于痔疮出血,肿痛的凉血地黄汤(《大成》);治脏腑实热、大肠火盛所致的肠风便血的地榆槐角丸(《药典》)。

【炮制研究】　地榆主要含有皂苷、鞣质、有机酸等成分。地榆皂苷Ⅰ是地榆的主要止血活性物质。地榆炒炭后地榆皂苷Ⅰ、地榆皂苷Ⅱ及总鞣质的含量均下降;而没食子酸和鞣花酸作为鞣质的单体成分在炮制恰当的炮制品中却有显著的升高;随着炮制程度加重,没食子酸含量呈现先升高后降低的趋势,而鞣花酸含量呈现逐渐升高的趋势,甚至在炮制过重的样品中仍大量存在。

地榆炒炭后止血作用增强,能缩短小鼠出血时间和凝血时间,对血小板有良好的促凝作用,但炒炭过重,止血作用则减弱。

【贮存】　贮干燥容器内,密闭,置通风干燥处。防霉、防潮。

石榴皮

【处方用名】　石榴皮、石榴皮炭。

【来源】　本品为石榴科植物石榴 *Punica granatum* L. 的干燥果皮。秋季果实成熟后收集果皮,晒干。

【炮制沿革】　南北朝有浆水浸制;唐代有烧灰、炙黄等法;宋代有微炒、炒焦、蒸制、烧制、酒制、涂蜜炙焦、醋制等法;明代有醋炒、醋焙、醋浸炙黄、醋煮焙干等法;清代有煅末、烧灰存性、焙制、煎制等方法。现在主要有炒炭等方法。《药典》收载石榴皮、石榴皮炭。

【炮制方法】

1. 石榴皮　取原药材,除去杂质,洗净,切块,干燥。

2. 石榴皮炭　取石榴皮块,置炒制容器内,武火炒至表面黑黄色、内部棕褐色,喷淋少许清水,熄灭火星,取出晾干。

【质量要求】

1. 石榴皮　呈不规则的长条状或不规则的块状。外表面红棕色、棕黄色或暗棕色,略有光泽,有多数疣状突起,有时可见筒状宿萼及果梗痕。内表面黄色或红棕色,有种子脱落后的小凹坑及隔瓤残迹。切面黄色或鲜黄色,略显颗粒状。气微,味苦涩。水分不得过15.0%;总灰分不得过7.0%。

2. 石榴皮炭　形如石榴皮丝或块,表面黑黄色,内部棕褐色。

【炮制作用】　石榴皮味酸、涩,性温。归大肠经。具有涩肠止泻、止血、驱虫的功效。生石榴皮长于驱虫、涩精、止带。用于久泻,久痢,便血,脱肛,崩漏,带下,虫积腹痛。如驱虫的石榴皮散(《圣惠方》)。

石榴皮炒炭后收涩力增强,多用于久泻,久痢,崩漏。如治久漏不瘥的神授散(《普济方》)。

【炮制研究】　石榴皮经炒炭后,没食子酸和鞣花酸含量均显著升高,而鞣质含量较生品显著降低。这是因为在加热过程中,石榴皮中的可水解鞣质苷键或酯键断裂,分解生成小分子的鞣花酸和没食子酸。

在石榴皮炭中分离出新型纳米类成分,该类成分能够减少小鼠腹泻指数和腹泻潜伏期时间,并对番泻叶水煎剂所致的小肠运动功能亢进具有拮抗作用,表现出显著止泻效果。鞣花酸具有凝血作用,没食子酸具有抗菌,抗病毒作用。石榴皮炒炭后止泻、止血作用增强与炒炭产生纳米类成分及鞣质受热分解密切相关。

【贮存】　贮干燥容器内,密闭,置通风干燥处。防霉、防潮。

乌　梅

【处方用名】　乌梅、乌梅肉、乌梅炭、醋乌梅。

【来源】　本品为蔷薇科植物梅 *Prunus mume*(Sieb.) Sieb. et Zucc. 的干燥近成熟果实。夏季果实近成熟时采收,低温烘干后闷至色变黑。

【炮制沿革】　汉代有醋浸后去核再蒸熟捣如泥的方法;晋代有炙制、熬制法;唐代有蜜醋渍蒸、单蒸;宋代有制炭、焙、炒焦等;元代有煮法;明代有醋煮、酒浸、蜜拌蒸等;清代有麸炒、盐水浸等方法。现代有去核取肉、炒炭、醋蒸等方法。《药典》收载乌梅、乌梅肉、乌梅炭。

【炮制方法】

1. 乌梅　取原药材,除去杂质,洗净,干燥。

2. 乌梅肉　取乌梅,水润使软或蒸软,去核,干燥。

3. 乌梅炭　取乌梅,置炒制容器内,武火炒至皮肉鼓起,表面呈焦黑色,取出放凉,筛去碎屑。

4. 醋乌梅　取乌梅或乌梅肉,用米醋拌匀,闷润至醋被吸尽,置适宜容器内,密闭,隔水加热2~4小时,取出干燥。每100 kg净乌梅或乌梅肉,用米醋10 kg。

【质量要求】

1. 乌梅　呈类球形或扁球形。表面乌黑色或棕黑色,皱缩不平,基部有圆形果梗痕。果核坚硬,椭圆形,棕黄色,表面有凹点;种子扁卵形,淡黄色。气微,味极酸。水溶性浸出物不得少于24.0%,含枸橼酸不得少于12.0%。

2. 乌梅肉　为去核果肉,呈乌黑色或棕黑色,气特异,味极酸。

3. 乌梅炭　形如乌梅,皮肉鼓起,表面焦黑色。味酸略有苦味。水溶性浸出物不得少于18.0%,含枸橼酸不得少于6.0%。

4. 醋乌梅　形如乌梅或乌梅肉,质较柔润,略有醋气。

【炮制作用】　乌梅味酸、涩,性平。归肝、脾、肺、大肠经。具有敛肺、涩肠、生津、安蛔的功效。生乌梅长于生津止渴,敛肺止咳,安蛔。用于肺虚久咳,久泻久痢,虚热消渴,蛔厥呕吐腹痛。如治消渴证之烦渴多饮的玉泉丸(《丹溪》);治肺虚久咳的一眼散(《杂病源流犀烛》);治蛔厥腹痛呕吐的乌梅丸(《伤寒》)。

乌梅肉的功效和适用范围与乌梅同,因去核用肉,故作用更强。

乌梅炭长于涩肠止泻,止血,常用于久泻,久痢,便血,崩漏下血。如治下痢不能食的乌梅丸(《杂病源流犀烛》);用乌梅烧存性为末,醋打米糊为丸,可治大便下血不止(《济生方》);治小便尿血(《纲目》);或烧灰为末,乌梅汤调下,治妇人血崩(《妇人良方》)。

醋乌梅功用与生乌梅相似,但收敛固涩作用更强,尤其适用于肺气耗散之久咳不止和蛔厥腹痛。

【炮制研究】　随着乌梅炒制时间的增加,有机酸含量呈明显递减趋势,其中柠檬酸和苹果酸含量急剧下降,熊果酸和齐墩果酸含量下降相对缓慢,乌梅炒炭后有机酸含量降低约2/3。

乌梅肉中有机酸含量是乌梅核的7.9倍,水浸出物含量是乌梅核的4.8倍,说明乌梅的有效成分大多集中在果肉中,果核中含量甚少,而且乌梅核占整个乌梅重量的58.3%,因此为了提高临床疗效,传统要求乌梅去核使用是有必要的。

乌梅炭水煎液可明显缩短小鼠凝血时间,而生乌梅水煎液无凝血作用。

【贮存】　贮干燥容器内,密闭,置通风干燥处。防霉、防潮。

蒲　黄

蒲黄饮片实物图

【处方用名】　蒲黄、蒲黄炭。

【来源】　本品为香蒲科植物水烛香蒲 *Typha angustifolia* L.、东方香蒲 *Typha orientalis* Presl 或同属植物的干燥花粉。夏季采收蒲棒上部的黄色雄花序,晒干后碾轧,筛取花粉。

【炮制沿革】　南北朝有蒸、焙法;唐代有炒黄、微炒、纸包炒;明代有炒黑;清代有蒸法。现在主要有炒炭等方法。《药典》收载蒲黄、蒲黄炭。

【炮制方法】

1. 蒲黄　取原药材,揉碎结块,过筛,除去杂质。

2. 蒲黄炭　取净蒲黄,置热锅内,中武火炒至棕褐色,喷淋清水少许,熄灭火星,取出,晾干。

【质量要求】

1. 蒲黄　　为黄色粉末。体轻,放水中则飘浮水面。手捻有滑腻感,易附着手指上。气微,味淡。杂质不得过10.0%,水分不得过13.0%,总灰分不得过10.0%,酸不溶性灰分不得过4.0%,乙醇浸出物不得少于15.0%,含异鼠李素-3-O-新橙皮苷和香蒲新苷的总量不得少于0.50%。

2. 蒲黄炭　　形如蒲黄,表面棕褐色或黑褐色。具焦香气,味微苦、涩。乙醇浸出物不得少于11.0%。

【炮制作用】　蒲黄味甘,性平。归肝、心包经。具有止血、化瘀、通淋的功效。蒲黄生品性滑,以行血化瘀、利尿通淋力胜。多用于瘀血阻滞的心腹疼痛,经闭痛经,胸腹刺痛,跌扑肿痛,血淋涩痛。如治心腹疼痛、产后恶露不行或月经不调、少腹急痛的失笑散(《局方》);治血淋涩痛的蒲黄散(《准绳》)。

蒲黄炒炭后性涩,止血作用增强。常用于咯血,吐血,衄血,尿血,便血,崩漏及外伤出血。如治崩中漏下的蒲黄丸(《总录》);治疗崩漏下血的五灰散(《沈氏尊生书》)。

【炮制研究】

1. 炮制原理研究　　蒲黄所含黄酮苷类成分及多糖具有活血作用,黄酮苷元与鞣质具有止血活性。蒲黄炒炭后总黄酮和总多糖含量明显降低,而鞣质含量明显升高。蒲黄和蒲黄炭的HPLC指纹图谱有明显不同,蒲黄中的13个色谱峰在炒炭后消失,蒲黄炭中出现了10个色谱峰为蒲黄所未有。

蒲黄及蒲黄炭均能改善血瘀大鼠异常的血液流变学指标,缩短凝血时间,降低纤维蛋白原含量,而表现出一定的化瘀止血功效,蒲黄炭的凝血途径多于蒲黄生品,生品在降低纤维蛋白原方面强于炭品。

采用皮下注射肾上腺素加冰浴法复制大鼠血瘀出血模型,通过病理改变考察蒲黄生品、炭品对大鼠肺出血的治疗效果,结果蒲黄生品、炭品均能改善肺出血状况,且炭品优于生品。

2. 炮制工艺研究　　生蒲黄最佳炮制工艺为120目筛,筛制1分钟;炒蒲黄炮制的最佳工艺是温度150℃,炒制12分钟;蒲黄炭炮制的最佳工艺是温度210℃,炒制8分钟。中试验证表明,上述工艺稳定、可控。

【贮存】　贮干燥容器内,密闭,置通风干燥处。防霉、防潮。

鸡冠花

【处方用名】　鸡冠花、鸡冠花炭。

【来源】　本品为苋科植物鸡冠花 *Celosia cristata* L. 的干燥花序。秋季花盛开时采收,晒干。

【炮制沿革】　宋代有微炒和焙令香;清代有烧灰、烧灰存性、炒法。现在主要有炒炭等方法。《药典》收载鸡冠花、鸡冠花炭。

【炮制方法】

1. 鸡冠花　　取原药材,除去杂质和残茎,切段。

2. 鸡冠花炭　　取鸡冠花段,置炒制容器内,中火炒至表面焦黑色,喷淋少许清水,灭净火星,取出晾干。

【质量要求】

1. 鸡冠花　　为不规则的块段。扁平,有的呈鸡冠状。表面红色、紫红色或黄白色。可见黑色扁圆肾形的种子。气微,味淡。

2. 鸡冠花炭　　形如鸡冠花。表面黑褐色,内部焦褐色。可见黑色种子。具焦香气,味苦。水溶性浸出物不得少于16.0%。

【炮制作用】 鸡冠花味甘、涩,性凉。归肝、大肠经。具有收敛止血、止带、止痢的功效。生鸡冠花性凉,收涩之中兼有清热作用,多用于湿热带下,湿热痢疾,湿热便血和痔血。如治五痔肛边肿痛的淋泽鸡冠散(《宝鉴》)。

鸡冠花炒炭后凉性减弱,收涩作用增强。常用于吐血,便血,崩漏及带下,久痢不止。如炒白鸡冠花、棕榈炭、羌活为末服用,治下血脱肛(《永类钤方》);或本品煎酒服治赤白下痢(《濒湖集简方》)。

【贮存】 贮干燥容器内,密闭,置通风干燥处。防霉、防潮。

莲 房

【处方用名】 莲房、莲房炭。

【来源】 本品为睡莲科植物莲 *Nelumbo nucifera* Gaertn. 的干燥花托。秋季果实成熟时采收,除去果实,晒干。

【炮制沿革】 宋代有煅灰;明代有烧灰存性、炒法。现在主要有炒炭、煅炭等方法。《药典》收载莲房、莲房炭。

【炮制方法】

1. 莲房 取原药材,除去杂质,切成小方块。

2. 莲房炭

(1)炒炭:取莲房碎块,置炒制容器内,武火炒至外表焦黑色,内部棕褐色,喷淋少许清水,灭尽火星,取出晾干。

(2)煅炭:取莲房碎块,置铁锅内,上面扣较小口径的锅。两锅结合处用盐泥封固,盖锅上贴白纸条或放数粒大米,并压重物。用文武火加热,至白纸或大米呈焦黄色为度,停火,待凉后取出。

【质量要求】

1. 莲房 为不规则的方块。表面灰棕色至紫棕色,具细纵纹及皱纹,有的可见圆形孔洞。质轻松。味微涩。

2. 莲房炭 形如莲房,表面焦黑色,内部棕褐色。

【炮制作用】 莲房味苦、涩,性温。归肝经。具有化瘀止血的功效。生品化瘀之力偏胜,止血力较弱。多用于胎衣不下,痔疮及产后瘀阻,恶露不尽。如本品用甜酒煎服,治胎衣不下(《岭南采药录》);治疗痔疮的莲房枳壳汤(《疡科选粹》)。

莲房炭收涩力增强。常用于崩漏、尿血、痔血等下部出血证。如治疗血崩的莲壳散(《儒门》);治经血不止的瑞莲散(《妇人经验方》)。

【炮制研究】 莲房富含多酚类成分及黄酮类等成分,黄酮类成分主要有金丝桃苷、腊梅苷、槲皮素等。加热炮制对莲房中金丝桃苷和槲皮素含量有显著影响,莲房煅炭或炒炭金丝桃苷含量显著降低,止血成分槲皮素含量显著升高,但炒炭和煅炭各成分含量差异不大。金丝桃苷高温下可分解为其苷元槲皮素。

体外凝血实验表明,槲皮素的凝止血活性强于金丝桃苷。莲房制炭后止血作用增强与制炭过程中金丝桃苷受热分解为槲皮素有关。

【贮存】 贮干燥容器内,密闭,置通风干燥处。防霉、防潮。

荆 芥

【处方用名】 荆芥、荆芥炭。

【来源】 本品为唇形科植物荆芥 *Schizonepeta tenuifolia* Briq. 的干燥地上部分。夏、秋二季花开到顶、穗绿时采割,除去杂质,晒干。

【炮制沿革】 宋代有焙、烧灰的方法;明代有微炒、炒黑;清代有童便制、醋调制、醋制等,并提出"止血炒炭,散风生用,敷毒醋调,治崩漏童便炒"(《得配》)。现在主要有炒炭等方法。《药典》收载荆芥、荆芥炭。

【炮制方法】

1. 荆芥 取原药材,除去杂质,喷淋清水,洗净,润透,切段,干燥,筛去碎屑。

2. 荆芥炭 取荆芥段,置炒药锅内,武火炒至表面黑褐色,内部焦褐色时,喷淋少量清水,灭尽火星。取出,晾干凉透。

【质量要求】

1. 荆芥 为不规划的小段,茎、叶、穗混合。茎呈方柱形,黄绿色至紫棕色,被短柔毛。叶片较小,皱缩卷曲,破碎。含挥发油不得少于 0.30%(mL/g),含胡薄荷酮不得少于 0.020%。

2. 荆芥炭 形如荆芥,表面棕褐色至棕黑色,内部焦黄色,味苦而稍辛香。70%乙醇浸出物不得少于 8.0%。

【炮制作用】 荆芥味辛,性微温。归肺、肝经。具有解表散风的功效。一般多生用。用于感冒,头痛,麻疹,风疹,咽喉不利,疮疡初起等。如治风寒感冒或疮疡初起的荆防败毒散(《摄生众妙方》);治疗风热感冒,头痛发热的银翘散(《条辨》);治疗咽喉肿痛的荆芥汤(《三因》);治疗麻疹初起的竹叶柳蒡汤(《醒斋》)。

荆芥炒炭后辛散作用极弱,具有止血的功效。可用于便血、崩漏等证。如治疗妇女血崩的黑蒲黄散(《素庵医要》);配伍人参、当归、熟地黄等可治疗产后血崩及虚人血崩,如升举大补汤(《傅青主》)。

【炮制研究】 荆芥挥发油有直接松弛豚鼠气管平滑肌作用,对神经系统具有镇静、降温作用。荆芥各部位挥发油含量以荆芥穗最高,其次是荆芥叶,茎中含量最低。荆芥炒炭后,挥发油含量显著降低,油中所含成分也发生了质的变化,荆芥中有 8 种成分在荆芥炭中未检出,炭品中 9 种成分在生品中未检出。

荆芥炭混悬液和荆芥炭挥发油乳剂均有明显的止血作用,生品则无此作用。荆芥炭的止血活性部位为脂溶性提取成分,其作用机制为:明显缩短实验动物的凝血酶原时间、凝血酶时间、白陶土部分凝血活酶时间、血浆复钙时间,并且具有体内抗肝素作用,从而对内源性和外源性凝血系统中的多种凝血因子表现出可靠的激活作用。

【贮存】 贮干燥容器内,密闭,置通风干燥处。

 案 例

《中国药典》(2020 年版)收载地榆及其炮制品地榆炭,对地榆炭的性状要求为"本品形如地榆片,表面焦黑色,内部棕褐色。具焦香气,味微苦涩",并规定地榆中没食子酸含量不得少于 1.2%,地榆炭中没食子酸含量不得少于 0.60%。

问题:
请结合上述质控要求,分析地榆炒炭存性的意义。

第二节 加辅料炒法

将净制或切制后的中药与固体辅料共同加热,并翻炒至一定程度的方法,称为加辅料炒法。

常用的加辅料炒法根据所加辅料的不同又分为麸炒、米炒、土炒、砂炒、蛤粉炒、滑石粉炒等。

麸炒法授课视频

加辅料炒制的目的主要是降低毒性,缓和药性,增强疗效和矫臭矫味等。加辅料炒法的辅料多为固体,加热炒制时具有中间传热介质的作用,使炒制的药物受热均匀,炒制后色泽均一,外观质量较好。

一、麸炒

将净制或切制后的中药用麦麸熏炒至规定程度的方法,称为麸炒。

麸炒又称"麦麸炒"或"麸皮炒"。麸炒多直接使用干燥的净麦麸,此种麸炒称为"清麸炒"或"净麸炒"。麦麸经蜂蜜或红糖制过者称为蜜麸或糖麸,用其炒制药物则分别称为"蜜麸炒"或"糖麸炒"。麦麸味甘、淡,性平,具有和中补脾作用。明代《本草蒙筌》记载"麦麸皮制抑酷性勿伤上膈";后世又总结出麦麸具有吸附某些药物毒性或副作用成分和具有导热体、指示剂的作用。麸炒常用于炮制健脾和胃或有燥烈之性或有腥味的中药。

（一）麸炒的目的

（1）增强疗效,如山药、白术等。

（2）缓和药性,如枳实、苍术等。

（3）矫臭矫味,如僵蚕。

（4）增味赋色,如山药、僵蚕等。

（二）操作方法

先用中火或武火将炒制容器加热至撒入麦麸即刻烟起时,均匀撒入定量麦麸,随之投入净制或切制后的药物,迅速均匀翻动,炒至饮片表面呈亮黄色或深黄色,麦麸呈黑色时,立即取出,筛去麦麸,放凉。每100 kg 药物,用麦麸 10~15 kg。

（三）注意事项

（1）辅料用量要适当:麦麸量少则烟气不足,达不到熏黄赋色效果;麦麸量多,炒制时饮片受热时间延长,也会影响炒制质量且造成浪费。

（2）炒制火力要适当:麸炒一般用中火或武火,以"麸下烟起"为度。若火力太小或炒制容器未能达到预热的温度,则达不到熏炒要求,成品色泽不够鲜亮。若火力过大则易使饮片焦煳。

（3）注意操作方法:麦麸撒布要均匀,翻炒要快速,达到炒制要求时要迅速出锅,以免造成炮制品发黑。

苍 术

【处方用名】 苍术、麸炒苍术、焦苍术、米泔水制苍术。

【来源】 本品为菊科植物茅苍术 *Atractylodes lancea*（Thunb.）DC. 或北苍术 *Atractylodes chinensis*（DC.）Koidz. 的干燥根茎。

【炮制沿革】 唐代有米汁浸炒、醋煮法;宋代有炒黄、米泔浸后麸炒、米泔浸后醋炒、皂角煮后盐水炒、米泔水浸后葱白罨再炒黄、米泔浸后盐炒、土炒等方法;金、元时代增加了多种辅料制法,如米泔水浸、椒炒、盐炒、醋煮、酒煮、茴香炒、茱萸炒、猪苓炒、童便浸、酒或醋浸炒等方法;清代增加了九蒸九晒、炒焦、土炒炭、烘制等方法。现在主要有炒焦、麸炒等方法。《药典》收载苍术、麸炒苍术。

【炮制方法】

1. 苍术 取原药材,除去杂质,用水浸泡,洗净,润透,切厚片,干燥。

2. 麸炒苍术 先将炒制容器用中火加热至撒入麦麸即刻烟起,均匀撒入麦麸,投入苍术片,炒至苍术表面深黄色时,取出,筛去麦麸,放凉。每100 kg 苍术片,用麦麸 10 kg。

3. 焦苍术 取苍术片置炒制容器内,中火炒至焦褐色时,喷淋少许清水,再用文火炒干,取出,放凉。

【质量要求】

1. 苍术　　呈不规则类圆形或条形厚片。外表皮灰棕色至黄棕色,有皱纹,有时可见根痕。切面黄白色或灰白色,散有多数橙黄色或棕红色油室,有的可析出白色细针状结晶。气香特异,味微甘、辛、苦。水分不得过 11.0%,总灰分不得过 5.0%,含苍术素不得少于 0.30%。

2. 麸炒苍术　　形如苍术片,表面深黄色,散有多数棕褐色油室。有焦香气。水分不得过 10.0%,总灰分同苍术,苍术素不得少于 0.20%。

3. 焦苍术　　形如苍术片,表面焦褐色,有焦香气。

【炮制作用】　苍术性味辛、苦,温。归脾、胃、肝经。具有燥湿健脾、祛风散寒、明目的功效。生苍术温燥而辛烈,燥湿,祛风,散寒力强。用于风湿痹痛,肌肤麻木不仁,脚膝疼痛,风寒感冒,肢体疼痛,湿温发热,肢节酸痛。如治风湿痹痛的薏苡仁汤(《治裁》)及治湿温发热的白虎加苍术汤(《活人书》);治风寒挟湿之感冒的九味羌活汤(《此事》)。

苍术经麸炒后辛味减弱,燥性缓和,气变芳香,增强了健脾和胃的作用,用于脾胃不和,痰饮停滞,脘腹痞满,青盲,雀目。如治脾胃不和的平胃散和治痰饮内停的不换金正气散(《局方》);治青盲、雀盲眼目昏涩的二术散(《准绳》)。

焦苍术辛燥之性大减,以固肠止泻为主。用于脾虚泄泻,久痢,或妇女的淋带白浊。如治脾虚泄泻的椒术丸(《保命》)。

【炮制研究】　苍术主含挥发油,油中主要成分为苍术酮、苍术素、茅术醇及 β-桉油醇等。苍术经麸炒后,总挥发油含量降低;挥发油组分无明显改变,但相对含量发生了变化,低沸点成分含量降低,高沸点成分含量上升。苍术麸炒后苍术素、苍术醇、苍术酮、β-桉叶醇含量降低,而白术内酯和苍术苷 A 含量升高。

苍术各炮制品(麸炒、米泔水制)能明显增强脾虚小鼠体重,延长游泳时间,改善小鼠脾虚症状,抑制脾虚小鼠的小肠推进运动,减轻泄泻程度,而生品作用不明显,说明苍术麸炒与米泔润炒品有较强的健脾作用。研究发现,苍术提取物也可改善脾虚大鼠胃肠动力,调节胃肠激素的分泌及免疫功能,且麸炒苍术作用优于生苍术。

苍术正丁醇提取物的 50% 乙醇部位为健脾有效部位,麸炒后健脾作用增强,且具有一定的燥湿作用,麸炒前后该部位量变显著的两种成分分别为苍术苷 A 及 β-胡萝卜苷,可能为苍术麸炒前后药效变化的物质基础。

【贮存】　贮干燥容器内,密闭,置阴凉干燥处。

枳　壳

【处方用名】　枳壳、麸炒枳壳。

【来源】　本品为芸香科植物酸橙 *Citrus aurantium* L. 及其栽培变种的干燥未成熟果实。

【炮制沿革】　南北朝有麸炒法;唐代有炒焦炙、麸炒等法;宋代有麸炒醋熬、米泔浸后麸炒、制炭、面炒等法;金元时期有炒制、麸炒、火炮、煨等法;明代增加了米炒、萝卜制、米泔水浸等;清代有麸炒、酒炒、醋炒、蜜水炒等法。现在主要有麸炒等方法。《药典》收载枳壳、麸炒枳壳。

【炮制方法】

1. 枳壳　　取原药材,除去杂质,洗净,润透,去瓤,切薄片,干燥,筛去碎落的瓤核。

2. 麸炒枳壳　　先将炒制容器用中火加热至撒入麦麸即刻烟起,均匀撒入麦麸,投入枳壳片,炒至枳壳表面淡黄色时,取出,筛去麦麸,放凉。每 100 kg 枳壳片,用麦麸 10 kg。

【质量要求】

1. 枳壳　　呈不规则弧状条形薄片。气清香,味苦微酸。水分不得过 12.0%,总灰分不得过 7.0%,柚皮苷不得少于 4.0%,新橙皮苷不得少于 3.0%。

2. 麸炒枳壳　　形如枳壳片,表面色较深,偶有焦斑。水分、总灰分、柚皮苷与新橙皮苷含量要求同枳壳。

【炮制作用】　　枳壳性味苦、辛、酸,性微寒。归脾、胃经。具有理气宽中、行滞消胀的功效。枳壳生用辛燥作用较强,偏于行气宽中除胀。用于气实壅满所致脘腹胀痛,或胁肋胀痛,瘀滞疼痛;子宫下垂,脱肛,胃下垂。如治胁肋胀痛的枳壳散(《普本》)。

麸炒枳壳可缓和其峻烈之性,偏于理气健胃消食。用于宿食停滞,呕逆嗳气,风疹瘙痒。如治积滞内停,胃脘痞满的木香槟榔丸(《局方》);麸炒枳壳因其作用缓和,适宜于年老体弱而气滞者。

【炮制研究】　　枳壳及其果瓤和中心柱部位均含挥发油、柚皮苷及具有升压作用的辛弗林和N-甲基酪胺。但果瓤和中心柱中前两种成分含量甚少;枳壳瓤约占整个药材重量的20%,并极易发霉变质和虫蛀,水煎液味极苦酸涩,不堪入口,传统炮制中将枳壳瓤作为质次部分和非药用部位除去具有科学依据。枳壳经麸炒或蜜麸炒后柚皮苷、橙皮苷含量降低,而新橙皮苷含量变化不明显。

枳壳和麸炒枳壳水煎液对兔离体肠管、兔离体子宫及小白鼠胃肠运动均有影响,但麸炒品水煎液作用较生品缓和,从而减缓了枳壳对肠道平滑肌的刺激。观察枳壳生品、麸炒品、蜜麸炒品对健康大鼠水液代谢的影响,比较枳壳不同炮制品的燥性,结果表明,枳壳的燥性主要表现为对机体津液的损伤,炮制后可在一定程度上缓和伤津之弊,且以蜜麸品缓和作用最佳;枳壳生品和炮制品均可促进功能性消化不良大鼠胃肠功能的恢复,麸炒品治疗作用优于生品与蜜麸制品。符合古人"麸皮制其燥性而和胃"的理论及有关文献中"枳壳生用峻烈,麸炒略缓"的记载。

【贮存】　　贮干燥容器内,密闭,置阴凉干燥处。防蛀。

枳　实

【处方用名】　　枳实、麸炒枳实。

【来源】　　本品为芸香科植物酸橙 *Citrus aurantium* L. 及其栽培变种或甜橙 *Citrus sinensis* Osbeck 的干燥幼果。5~6 月收集自落的果实,除去杂质,自中部横切为两半,晒干或低温干燥,较小者直接晒干或低温干燥。

【炮制沿革】　　汉代有去瓤炒、制炭、炙等方法;唐代有熬制、炒黄、炒令黑等法;宋代有麸炒、面炒、醋炒等方法;元代有炙用等法;明代增加了米泔浸后麸炒、蜜炙、面炒、姜汁炒、饭上蒸等方法;清代有酒炒、土炒等方法。现在主要有麸炒等方法。《药典》收载枳实、麸炒枳实。

【炮制方法】

1. 枳实　　取原药材,除去杂质,洗净,润透,切薄片,干燥。

2. 麸炒枳实　　先将炒制容器用中火加热至撒入麦麸即刻烟起,均匀撒入麦麸,投入枳实片,炒至表面淡黄色时,取出,筛去麦麸,放凉。每 100 kg 枳实片,用麦麸 10 kg。

【质量要求】

1. 枳实　　为不规则弧状条形或圆形薄片。质坚硬。气清香,味苦,微酸。水分不得过 15.0%,总灰分不得过 7.0%,醇溶性浸出物不得少于 12.0%,辛弗林不得少于 0.30%。

2. 麸炒枳实　　形如枳实片,颜色较深,有的有焦斑。气焦香,味微苦,微酸。水分不得过 10.0%,总灰分、辛弗林含量同枳实。

【炮制作用】　　枳实性味苦、辛、酸,性微寒。归脾、胃经。具有破气消积、化痰散痞的功效。生枳实性较峻烈,长于破气化痰,有损伤正气之虑,适宜气壮邪实者。用于胸痹,痰饮;近年亦用于胃下垂。如治痰热阻肺所致咳嗽痰多、胸腹满闷的清气化痰丸(《药典》)。

麸炒枳实缓和其峻烈之性,免伤正气,以散积消痞力胜。用于食积胃脘痞满,积滞便秘,湿热泻痢。如治食积不化而致脘腹痞满的枳术丸和治下痢泄泻的枳实导滞丸(《内外伤辨惑论》);用于湿热蕴毒、腑气不通所致胁痛、胆胀的利胆排石颗粒(《药典》)。

【炮制研究】　枳实主含挥发油(主要为柠檬烯)、黄酮类、生物碱类成分等。枳实经麸炒后,挥发油含量降低,其组分也发生明显改变。枳实麸炒品中柠檬烯、橙皮苷、新橙皮苷含量明显低于生品,而柚皮苷含量明显高于生品。

枳实挥发油能刺激离体肠管平滑肌,使其处于痉挛状态。枳实经麸炒后,可以降低挥发油含量,从而缓解该刺激作用。

【贮存】　贮干燥容器内,密闭,置阴凉干燥处。防蛀。

僵　蚕

【处方用名】　僵蚕、麸炒僵蚕。

【来源】　本品为蚕蛾科昆虫家蚕 *Bombyx mori* Linnaeus 4～5 龄的幼虫感染(或人工接种)白僵菌 *Beauveria bassiana* (Bals.) Vuillant 而致死的干燥体。

【炮制沿革】　南北朝有米泔制;唐代有炒制、熬制等法;宋代增加了姜汁制、面炒制、酒炒、灰炮、麸炒、蜜制、盐制、油制等方法;明代有醋制法;清代增加了糯米炒、制炭、红枣制等法。现在主要有麸炒等方法。《药典》收载僵蚕、麸炒僵蚕。

【炮制方法】

1. 僵蚕　　取原药材,除去杂质及残丝,洗净,晒干。

2. 麸炒僵蚕　　先将炒制容器用中火加热至撒入麦麸即刻烟起,均匀撒入麦麸,投入僵蚕,炒至表面黄色时,取出,筛去麦麸,放凉。每 100 kg 净僵蚕,用麦麸 10 kg。

【质量要求】

1. 僵蚕　　呈圆柱形,多弯曲皱缩,表面灰黄色。被有白色粉霜,质硬而脆,易折断。气微腥,味微咸。醇溶性浸出物不得少于 20.0%。

2. 麸炒僵蚕　　形如僵蚕,表面黄色,偶有焦黄斑,腥气减弱。水分不得过 13.0%,总灰分不得过 7.0%,酸不溶性灰分不得过 2.0%。

【炮制作用】　僵蚕性味咸、辛,性平。归肝、肺、胃经。具有息风止痉、祛风止痛、化痰散结的功效。僵蚕生用辛散之力较强,药力较猛。用于惊痫抽搐,风疹瘙痒,肝风头痛。如治惊痫抽搐、口眼㖞斜的牵正散(《杨氏》)。

麸炒僵蚕长于化痰散结。同时有助于除去生僵蚕虫体上的菌丝和分泌物,赋色矫味,便于粉碎和服用。用于瘰疬痰核,中风失音。如治中风失音或喉中痰声作响的通关散(《准绳》)。

【炮制研究】　僵蚕生品、清炒品和麸炒品三种炮制品的水溶性浸出物含量有显著差异,以清炒品含量最高,麸炒品次之,生品最低。采用聚丙烯酰胺凝胶电泳测定僵蚕生品与炮制品的蛋白质区带图谱,生僵蚕有 3 条谱带,麸炒品有 1 条谱带,说明僵蚕麸炒对蛋白质有明显影响。僵蚕麸炒后蛋白质含量下降。

草酸铵是僵蚕息风止痉、抗惊厥的有效成分。生品中过多的草酸铵容易引起人体血氮升高,从而导致患者昏迷和抽搐,僵蚕经清炒、蜜麸炒后体内游离氨基酸和草酸铵的含量都有不同程度的降低,从而减少其副作用。

【贮存】　贮干燥容器内,置通风干燥处。防蛀。

芡　实

【处方用名】　芡实、炒芡实、麸炒芡实。

芡实饮片实物图

【来源】 本品为睡莲科植物芡 *Euryale ferox* Salisb. 的干燥成熟种仁。秋末冬初采收成熟果实,除去果皮,取出种子,洗净,再除去硬壳(外种皮),晒干。

【炮制沿革】 唐代有"蒸后晒干,去皮取仁"的记载(《食疗》);明代增加炒黄、防风汤浸等法。现在主要有麸炒等方法。《药典》收载芡实、麸炒芡实。

【炮制方法】

1. 芡实 取原药材,除去硬壳及杂质。用时捣碎。

2. 麸炒芡实 先将炒制容器用中火加热至撒入麦麸即刻烟起,均匀撒入麦麸,投入芡实,炒至芡实表面亮黄色时,取出,筛去麦麸,放凉。每 100 kg 净芡实,用麦麸 10 kg。

3. 炒芡实 取净芡实,置预热的炒制容器内,用文火加热,炒至表面微黄色,取出,放凉。用时捣碎。

【质量要求】

1. 芡实 为类球形,多为破粒。表面有棕红色或红褐色内种皮。质较硬,断面白色,粉性。气微,味淡。水分不得过 14.0%,总灰分不得过 1.0%,水溶性浸出物不得少于 8.0%。

2. 麸炒芡实 形如芡实,表面黄色或微黄色,味淡,微酸。水分不得过 10.0%,总灰分、水溶性浸出物同芡实。

3. 炒芡实 形如芡实,表面淡黄色至黄色,偶有焦斑。

【炮制作用】 芡实性味甘、涩,性平。归脾、肾经。具有益肾固精、补脾止泻、除湿止带的功效。生芡实涩而不滞,补脾肾兼能祛湿。用于遗精,带下,白浊,小便不禁,兼有湿浊者尤宜。如治遗精、带下的水陆二仙丹(《洪氏》)。

麸炒芡实和炒芡实性偏温,涩性增强,产生香气,芳香健脾、固涩止泻的作用增强。适用于脾虚证和虚多实少者。如治崩漏带下的乌鸡白凤丸、治肾虚精关不固的锁阳固精丸(《药典》)。

【贮存】 贮干燥容器内,密闭,置通风干燥处。防蛀。

薏苡仁

【处方用名】 薏苡仁、炒薏苡仁、麸炒薏苡仁。

【来源】 本品为禾本科植物薏米 *Coix lacryma-jobi* L. var. *ma-yuen* (Roman.) Stapf 的干燥成熟种仁。秋季果实成熟时采割植株,晒干,打下果实,再晒干,除去外壳、黄褐色种皮和杂质,收集种仁。

【炮制沿革】 南北朝有糯米炒盐汤煮的方法;宋代有微炒黄等法;明代有盐炒等法;清代有土炒、姜汁炒、蒸、盐水煮等法。现在主要有麸炒、炒黄等方法。《药典》收载薏苡仁、麸炒薏苡仁。

【炮制方法】

1. 薏苡仁 取原药材,除去杂质,筛去灰屑。

2. 麸炒薏苡仁 先将炒制容器用中火加热至撒入麦麸即刻烟起,均匀撒入麦麸,投入薏苡仁,炒至薏苡仁表面淡黄色,略鼓起时,取出,筛去麦麸,放凉。每 100 kg 净薏苡仁,用麦麸 10 kg。

3. 炒薏苡仁 取薏苡仁,置预热的炒制容器内,炒至表面黄色,略鼓起,有突起时,取出,放凉。

【质量要求】

1. 薏苡仁 呈宽卵圆形或长椭圆形,表面乳白色。质坚实,断面白色,粉性。气微,味微甜。杂质不得过 1%,水分不得过 15.0%,总灰分不得过 2.0%;每 1 000 g 含黄曲霉毒素 B_1 不得过 5 μg,含黄曲霉毒素 G_2、黄曲霉毒素 G_1、黄曲霉毒素 B_2 和黄曲霉毒素 B_1 的总量不得过

10 μg;每 1 000 g 含玉米赤霉烯酮不得过 500 μg;醇溶性浸出物不得少于 5.5%;甘油三油酸酯不得少于 0.50%。

2. 麸炒薏苡仁　　形如薏苡仁,表面黄色,微鼓起。水分不得过 12.0%,总灰分、醇溶性浸出物同薏苡仁,甘油三油酸酯不得少于 0.40%。

3. 炒薏苡仁　　形如薏苡仁,表面黄色,微鼓起,有突起。

【炮制作用】　薏苡仁性味甘、淡,性凉。归脾、胃、肺经。具有利水渗湿、健脾止泻、除痹、排脓、解毒散结的功效。生薏苡仁长于清热利水除湿。用于小便不利,肠痈,肺痈。如治湿热痹证的湿热痹颗粒(《中药成方制剂》)。

麸炒薏苡仁和炒薏苡仁产生香气,利于煎出,作用相近,增强健脾止泻作用,用于脾虚泄泻。如治脾胃虚弱,食少便溏的参苓白术散(《药典》);治脾虚厌食症的健儿散(《中药成方制剂》)。

【贮存】　贮干燥容器内,密闭,置通风干燥处。防蛀。

二、米炒

将净制或切制后的中药与定量的米共同加热,并不断翻炒至规定程度的方法,称为米炒。

米炒中药所用的米为符合食用卫生标准的稻米。古代多用糯米,也有用粳米的,现代多用粳米或籼米。

稻米味甘,性平。入脾、胃经。具有补中益气,健脾和胃,除烦止渴,止泻痢的功效。清代《修事指南》记载:"米制润燥而泽。"米炒法常用于炮制某些补中益气的药物及某些具有毒性的昆虫类药物。

（一）米炒的目的

（1）增强健脾止泻作用,如党参。

（2）降低毒性和刺激性,如斑蝥、红娘子。

（3）矫臭矫味,指示炮制程度,如斑蝥、红娘子。

（二）操作方法

（1）米拌炒法:先将定量的米,置预热的炒制容器内,用中火炒至冒烟时,投入净制或切制后的药物,拌炒至药物表面呈黄色或颜色加深,米呈焦黄或焦褐色时,取出,筛去焦米,放凉。

（2）米上炒法:取米用清水浸湿,将湿米置炒制容器内,使其均匀地平铺一层,用中火加热至米粘住锅底时,投入净制或切制过的药物,在米上轻轻翻动,炒至药物颜色加深、表面的米呈焦黄色时,取出,筛去焦米,放凉。

米的用量一般为:每 100 kg 药物,用米 20 kg。

（三）注意事项

（1）炮制昆虫类中药时,一般以米的色泽观察火候,炒至米变焦黄或焦褐色为度。

（2）炒过毒性中药的米要妥善处理,不能随意丢弃。

米炒法授课视频

党 参

【处方用名】　党参、米炒党参、蜜党参。

【来源】　本品为桔梗科植物党参 *Codonopsis pilosula* (Franch.) Nannf.、素花党参 *Codonopsis pilosula* Nannf. var. *modesta* (Nannf.) L. T. Shen 或川党参 *Codonopsis tangshen* Oliv. 的干燥根。

【炮制沿革】　清代始见"补肺,蜜拌蒸熟"(《得配》)、"米炒,治脾土虚寒泄泻"(《时病》)及蜜炙等方法。现在主要有米炒、蜜炙等方法。《药典》收载党参、米炒党参。

党参饮片实物图

【炮制方法】

1. 党参　　取原药材,除去杂质,洗净,润透,切厚片,干燥。

2. 米炒党参　　将米置预热的炒制容器内,中火炒至冒烟时,投入党参片拌炒,至药物表面呈黄色,米呈焦黄或焦褐色时,取出,筛去米,放凉。每 100 kg 党参片,用米 20 kg。

3. 蜜党参　　取炼蜜用适量开水稀释后,与党参片拌匀,闷透,置预热的炒制容器内,文火炒至表面黄棕色,不粘手时取出,放凉。每 100 kg 党参片,用炼蜜 20 kg。

【质量要求】

1. 党参　　呈类圆形的厚片,外表皮灰黄色、黄棕色至灰棕色,切面皮部淡黄色至淡棕色,木部淡黄色至黄色,有裂隙或放射状纹理。有特殊香气,味微甜。水分不得过 16.0%,总灰分不得过 5.0%,二氧化硫残留量不得过 400 mg/kg,醇溶性浸出物不得少于 55.0%。

2. 米炒党参　　形如党参,表面深黄色,偶有焦斑。水分不得过 10.0%,总灰分、二氧化硫残留量、醇溶性浸出物同党参。

3. 蜜党参　　形如党参,表面黄棕色,显光泽,略有黏性,味甜。

【炮制作用】　党参味甘,性平。归脾、肺经。具有健脾益肺、养血生津的功效。党参生用擅长益气生津。常用于气津两伤或气血两亏。如治气阴两亏的上党参膏(《得配》);治气血两亏的两仪膏(《中药成方集》)。

米炒党参气变清香,能增强和胃、健脾止泻的作用。多用于脾胃虚弱,食少,便溏。如治脾虚泄泻的补脾益肠丸(《药典》)。

蜜党参增强了补中益气、润燥养阴的作用。用于气血两虚证。如治中气下陷,内脏下垂的参芪白术汤(《不知医必要》)。

【炮制研究】

1. 炮制原理研究　　党参米炒后醇溶性浸出物含量明显降低,而党参炔苷含量无明显变化。党参蜜炙品中多糖含量高于生品。党参米炒前后均能明显升高番泻叶致脾虚泄泻小鼠和番泻叶加劳倦过度致脾虚泄泻小鼠的体重、血清淀粉酶、乳酸脱氢酶 A、脾脏和胸腺指数水平,以米炒后作用更明显,说明党参米炒后可增强健脾止泻的作用。在提高小鼠巨噬细胞吞噬能力和抗疲劳能力方面,蜜炙党参强于生党参和米炒党参,而米炒党参又弱于生党参,因此,蜜炙能增强党参的补中作用。

2. 炮制工艺研究　　党参饮片水溶性成分的煎出效果与其饮片规格有关。片型规格以厚度 0.8~1.0 mm 为宜,利于药效成分煎出。

【贮存】　贮干燥容器内,置通风干燥处,防蛀。蜜炙品应密闭,防尘。

斑 蝥

【处方用名】　斑蝥(生斑蝥)、米炒斑蝥(米斑蝥)。

【来源】　本品为芫菁科昆虫南方大斑蝥 *Mylabris phalerata* Pallas 或黄黑小斑蝥 *Mylabris cichorii* Linnaeus 的干燥体。

【炮制沿革】　晋代有炙、炒、烧令烟尽等制法;南北朝刘宋时代有糯米、小麻子同炒法,并要求"待米黄黑出,去两翅足并头"(《雷公》);宋代记有麸慢火炒令黄色、酒浸炒、醋煮、米炒焦等法,并提出"当以糯米同炒,看米黄色即为熟,便出之,去头、足及翅翼,便以乱发裹之挂一宿然后用之,则去毒矣"(《证类》);明代增加了醋煮焙干、牡蛎炒、麸炒醋煮等法;清代又有蒸制、米泔制、土炒等方法。现在主要有米炒等方法。《药典》收载生斑蝥、米炒斑蝥。

【炮制方法】

1. 生斑蝥　　取原药材,除去杂质;或取原药材,除去头、足、翅及杂质。

2. 米炒斑蝥　　将米置预热的炒制容器内,用中火加热至冒烟,投入斑蝥拌炒,至米呈黄棕色,取出,筛去米,除去头、足、翅,摊开放凉。或者投入去头、足、翅的斑蝥拌炒,至米呈黄棕色,取出,筛去米,摊开放凉。每 100 kg 净斑蝥,用米 20 kg。

注意事项:斑蝥在炮制和研粉加工时,操作人员需戴眼罩或防毒面具进行操作,以保护眼、鼻黏膜免受损伤,炒制后的米要妥善处理,以免伤害人畜,发生意外事故。

【质量要求】

1. 生斑蝥 为干燥虫体(或为去除头、足、翅的干燥躯体),略呈长圆形。背部具革质鞘翅 1 对,黑色,有 3 条黄色或棕黄色的横纹;鞘翅下面有棕褐色薄膜状透明的内翅 2 片。胸腹部乌黑色,胸部有足 3 对。有特殊的臭气。南方大斑蝥体型较大,黄黑小斑蝥体型较小。含斑蝥素不得少于 0.35%。

2. 米炒斑蝥 形如斑蝥,表面微挂火色,显光泽,臭味轻微,有焦香气。含斑蝥素应为 0.25%~0.65%。

【炮制作用】 斑蝥味辛,性热;有大毒。归肝、胃、肾经。具有破血逐瘀、散结消癥、攻毒蚀疮的功效。生斑蝥毒性大,气味奇臭,多外用,以攻毒蚀疮为主。用于瘰疬瘘疮,痈疽不溃,恶疮死肌,积年顽癣等症。如治瘰疬结核、疮瘘流脓、久不敛口的生肌干脓散(《验方》)。

米炒斑蝥可降低其毒性,矫臭矫味,供内服。以通经、破癥散结为主。用于经闭癥瘕,狂犬咬伤,瘰疬,肝癌,胃癌等症。如治瘀血阻滞,月经闭塞的斑蝥通经丸(《济阴》);治狂犬咬伤,可与百草霜同用(民间验方)。

【炮制研究】

1. 炮制原理研究 斑蝥素为斑蝥的主要毒性成分和活性成分,安全性极低,对皮肤、黏膜有强烈的刺激性,能引起充血、发赤和起泡。口服毒性很大,可引起口咽部灼烧感、恶心、呕吐、腹部绞痛、血尿及中毒性肾炎等症。往往引起肾功能衰竭或循环衰竭而致死亡。故斑蝥生品不内服,只能作外用,口服必须经过炮制。

斑蝥素在 84℃ 开始升华,其升华点为 110℃,米炒时锅温适合斑蝥素的升华,又不至于温度太高致使斑蝥焦化。当斑蝥与糯米同炒时,由于斑蝥均匀受热,使斑蝥素部分升华,部分被米吸附,从而含量降低,使其毒性降低。通过米炒和其他加热处理,可使斑蝥的 LD_{50} 值升高,毒性降低,包括对大鼠的肾脏毒性降低。其次,斑蝥呈乌黑色,单炒难以判断炮制火候,而米炒可用米的颜色变化指示炮制程度。

斑蝥素主要集中在虫体的腹部,头、足、翅总重占全虫约 20%,故去头、足、翅后斑蝥素含量相对升高。斑蝥不同部位中微量元素 Mg、Zn、Cu 等含量,去头翅者与未去者及头、翅部位比较依次升高,而有害元素 Pb 却依次降低。

2. 炮制工艺研究 采用低浓度碱液处理斑蝥,促使虫体内的斑蝥素向抗癌疗效更优、且毒性更小的斑蝥酸钠转化(图 9-5)。对碱处理斑蝥的工艺进行优化,确定最佳工艺为:1% NaOH 水溶液,70~80℃ 的条件下,浸泡 12 小时。另外,可用烘法炮制斑蝥,其工艺为:取净斑蝥,置恒温干燥箱内,120℃ 加热 35 分钟。

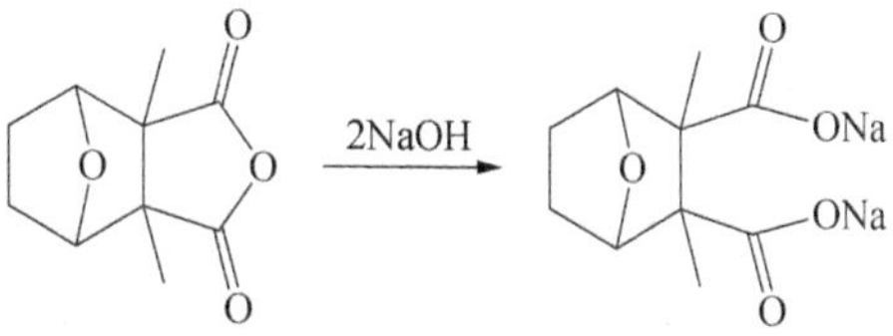

【贮存】 贮干燥容器内,置通风干燥处。防蛀。按毒性中药管理。

图 9-5 斑蝥碱制过程中斑蝥素的转化

红娘子

【处方用名】 生红娘子(红娘子)、米炒红娘子。

【来源】 本品为蝉科昆虫黑翅红娘 *Huechys sanguinea* De Geer 的干燥虫体。夏季,早起露水未干时,带好手套及口罩,进行捕捉。捉后投入沸水中烫死,捞出,干燥。

【炮制沿革】 宋代有糯米炒;元代要求去头、足、翅;明代有粳米炒、面炒及去头足,水略润,同糯米微火炒透熟,去米另研等法。现在主要有米炒等方法。《药典》未收载红娘子。

【炮制方法】

1. 生红娘子　取原药材,除去头、足、翅及杂质。

2. 米炒红娘子　将米置热锅内,用文火加热炒至冒烟时,投入净红娘子拌炒,至米呈焦黄色为度,取出,筛去米,摊晾。每 100 kg 红娘子,用米 20 kg。

注意事项:红娘子能分泌毒液,刺激皮肤发泡,故在捕捉或炮制时宜戴防护用品;同时炮制后的米宜妥善处理,避免人畜中毒。

【成品性状】

1. 生红娘子　为去除头、足、翅的干燥躯体,形似蝉而较小。前胸背板前窄后宽,黑色;中胸背板黑色,左右两侧有 2 个大形斑块,呈朱红色;可见鞘翅残痕。体轻,质脆,有特殊臭气。味辛。

2. 米炒红娘子　形如红娘子,表面老黄色,臭气轻微。

【炮制作用】 红娘子味苦、辛,性平;有毒。归肝经。具有攻毒、通瘀破积的功效。生红娘子毒性较大,有腥臭味,多作外用,可解毒蚀疮。用于瘰疬结核,疥癣恶疮。

米炒红娘子毒性降低,除去了腥臭气味,可供内服,以破瘀通经为主。用于月经闭塞,狂犬咬伤。红娘子在《中华人民共和国药品管理法》中收载为二类毒性中药,一般不生用,要用米制降低毒性。

【贮存】 贮干燥容器内,置通风干燥处。防蛀。按毒性中药管理。

三、土炒

将净制或切制后的中药与灶心土(伏龙肝)共同加热拌炒的方法,称为土炒法。亦有用黄土、赤石脂炒者。

灶心土为久经柴草熏烧的灶底中心的土块,又称伏龙肝。成品为红褐色、质细软的粉末,有烟熏气。其性温,味辛,有温中和胃,止血,止呕,涩肠止泻的功效。明代《本草蒙筌》载:"陈壁土制,窃真气骤补中焦。"土炒多用于炮制补脾止泻或具刺激性的药物。

（一）土炒的目的

(1) 增强药物的补脾止泻作用,如山药。

(2) 缓和药物的性能,如当归。

(3) 减少药物的刺激性,如白术。

（二）操作方法

将灶心土粉研成细粉,置锅内,中火加热翻炒至土呈灵活状态时,投入净制或切制后的药物,共同翻炒至饮片表面均匀挂上一层土粉,并透出香气时取出,筛去土粉,放凉。每 100 kg 药物,用灶心土 25~30 kg。

（三）注意事项

(1) 灶心土在使用前需碾细过筛,土块过大则传热不均匀。

(2) 灶心土呈灵活状态时投入药物后,要适当调小火力,维持土温,防止烫焦。

(3) 用土炒制同种药物时,灶心土可连续使用,若土色变深时,应及时更换新土。

山 药

【处方用名】 山药、麸炒山药、土炒山药。

【来源】 本品为薯蓣科植物薯蓣 *Dioscorea opposita* Thunb. 的干燥根茎。冬季茎叶枯萎后采挖,切去根头,洗净,除去外皮和须根,干燥,习称"毛山药";或除去外皮,趁鲜切厚片,干燥,称为"山药片";也有选择肥大顺直的干燥山药,置清水中,浸至无干心,闷透,切齐两端,用木板搓成圆柱状,晒干,打光,习称"光山药"。

【炮制沿革】　南北朝有蒸法;宋代有微炒、姜炙、炒黄、酒浸、酒蒸等;金元时期有白矾水浸焙、火炮、五味子炒等方法;明、清又增加了乳汁浸、姜汁拌蒸、乳汁拌微焙、醋炒、炒焦、土炒、盐水炒等。现在主要有土炒、麸炒等方法。《药典》收载山药、麸炒山药。

【炮制方法】

1. 山药　　取毛山药或光山药,除去杂质,大小分开,泡润至透,切厚片,干燥。或取趁鲜切片后干燥的山药片,除去杂质。

2. 麸炒山药　　将炒制容器用中火加热至撒入麦麸即刻烟气,均匀撒入麦麸,投入净毛山药片或光山药片,不断翻动,炒至表面黄色时,取出,筛去麦麸,放凉。每100 kg 山药片,用麦麸10 kg。

3. 土炒山药　　将灶心土粉置炒制容器内,用中火加热至灵活状态,投入净毛山药片或光山药片拌炒,至表面黄色,并均匀挂土粉时,取出,筛去土粉,放凉。每100 kg 山药片,用灶心土30 kg。

【质量要求】

1. 山药　　为类圆形的厚片。表面类白色或淡黄白色,易折断,切面类白色,富粉性。气微,味淡、微酸。水分不得过 16.0%,总灰分不得过 4.0%,二氧化硫残留量不得过 400 mg/kg,水溶性浸出物不得少于 4.0%。

趁鲜切片的山药片为不规则的厚片,皱缩不平。切面白色或黄白色,质坚脆,粉性。气微,味淡、微酸。水分不得过 12.0%,总灰分不得过 5.0%,二氧化硫残留量不得过 10 mg/kg,水溶性浸出物不得少于 10.0%。

2. 麸炒山药　　形如山药片,表面黄白色或微黄色,偶见焦斑,略有焦香气。水分不得过 12.0%,总灰分、二氧化硫残留量、水溶性浸出物同山药。

3. 土炒山药　　形如山药片,表面土黄色,粘有土粉,略具焦香气。

【炮制作用】　山药味甘,性平。归脾、胃、肾经。具有补脾养胃、生津益肺、补肾涩精的功效。山药生用以补肾生精、益肺阴为主。用于肾虚遗精,尿频,肺虚喘咳,阴虚消渴。如治肺虚喘咳的薯蓣丸(《金匮》);治肝肾阴虚的六味地黄丸(《药典》)。

麸炒山药增强了健脾和胃作用。用于脾虚食少,泄泻便溏,白带过多。如治小儿脾胃虚弱,消化不良,面黄肌瘦的小儿参术健脾丸(《中药成方制剂》);治脾虚带下的完带汤(《傅青主》)。

土炒山药增强补脾止泻作用,多用于脾虚久泻,纳呆食少,或大便泄泻。如治脾虚久泻,身体羸弱的扶中汤(《参西录》)。

【炮制研究】　比较山药与麸炒山药的拉曼指纹图谱差异,结果表明,生山药显示出了可溶性淀粉的拉曼指纹特征,山药麸炒后,478 cm^{-1} 处的特征峰强度显著降低;并在 468 cm^{-1} 处和 491 cm^{-1} 处出现 2 个新的拉曼峰。山药麸炒后提高了山药多糖的含量,主成分淀粉有所变化。山药经麸炒或土炒后尿囊素、腺苷和苯丙氨酸的含量明显升高。

【贮存】　贮干燥容器内,密闭,置通风干燥处。防蛀。

白　术

【处方用名】　白术、土炒白术、麸炒白术。

【来源】　本品为菊科植物白术 *Atractylodes macrocephala* Koidz. 的干燥根茎。冬季下部叶枯黄、上部叶变脆时采挖,除去泥沙,烘干或晒干,再除去须根。

【炮制沿革】　唐代有熬黄、土炒;宋代增加了炮、炒黄、米泔水浸、米泔水浸后麸炒、醋浸炒、煨制、焙制等;明代增加了蜜炒、水煮、绿豆炒、酒制、生姜煮、乳汁制、米泔浸后黄土拌九蒸九晒、盐水炒、面炒、炒焦、姜汁炒等;清代又增加了枳实煎水渍炒、香附煎水渍炒、酒浸九蒸九晒、蜜水拌蒸等。现在主要有土炒、麸炒等方法。《药典》收载白术、麸炒白术。

【炮制方法】

1. 白术 取原药材,除去杂质,洗净,润透,切厚片,干燥。

2. 土炒白术 取灶心土粉,置炒制容器内,用中火加热至呈灵活状态时,投入白术片拌炒,至表面均匀挂上土粉时,取出,筛去土粉,放凉。每 100 kg 白术片,用灶心土粉 25 kg。

3. 麸炒白术 将炒制容器用中火加热至撒入麦麸即刻烟气,均匀撒入蜜炙麸皮,投入白术片,炒至黄棕色,透出焦香气,取出,筛去蜜炙麸皮,放凉。每 100 kg 白术片,用蜜炙麸皮 10 kg。

【质量要求】

1. 白术 为不规则厚片,外表皮灰黄色或灰棕色。切面黄白色至淡棕色,散生棕黄色的点状油室,木部具放射状纹理;烘干者切面角质样,色较深或有裂隙。气清香,味甘、微辛,嚼之略带黏性。水分不得过 15.0%,总灰分不得过 5.0%,二氧化硫残留量不得过 400 mg/kg,60%乙醇浸出物不得少于 35.0%。

2. 土炒白术 形如白术片,表面黄土色,粘有土粉,有土香气。

3. 麸炒白术 形如白术片,表面黄棕色,偶见焦斑,略有焦香气。水分、总灰分、二氧化硫残留量、浸出物同白术。

【炮制作用】 白术味苦、甘,性温。归脾、胃经。具有健脾益气、燥湿利水、止汗、安胎的功效。生白术以健脾燥湿,利水消肿为主。用于痰饮,水肿,以及风湿痹痛。如治四肢水肿、小便不利的五苓散;治痰饮内停、脾失健运、心悸的苓桂术甘汤(《伤寒》);治风湿痹痛的白术附子汤(《金匮》)。

土炒白术补脾止泻力胜。用于脾虚食少,泄泻便溏,胎动不安。如治脾虚泄泻的理中丸(《脾胃论》)和附子理中丸(《局方》);治脾虚食少的大健脾丸(《古今医统》);治胎动不安的千金保胎丸(《玉尺》)。

麸炒白术能缓和燥性,增强健脾、消胀作用。用于脾胃不和,运化失常,食少胀满,倦怠乏力,表虚自汗。如治脾虚气滞,脘腹胀满的枳术丸及脾气不足,中气下陷的补中益气汤(《脾胃论》)。

【炮制研究】 白术主要含有挥发油,油中主要成分为苍术酮,苍术酮占挥发油量的 45.53%;尚含内酯类等成分。苍术酮可明显抑制家兔唾液分泌,增加小鼠饮水量,符合中医燥性则干的理论,提示苍术酮可能是白术的燥性成分之一。而白术内酯类成分具有抑菌、消炎、调节胃肠道和促进营养物质吸收等作用,与中医健脾作用相吻合。

白术炒黄、麸炒后总挥发油含量降低,挥发油中的组分比例也发生变化。白术炒黄、麸炒后苍术酮含量降低,白术内酯Ⅰ、白术内酯Ⅱ、白术内酯Ⅲ含量均明显升高,但温度过高时白术内酯Ⅲ的含量有所下降。进一步研究证实,苍术酮性质不稳定,白术在炮制过程中,能促进苍术酮发生氧化反应生成白术内酯类成分;苍术酮氧化后,生成白术内酯Ⅰ、白术内酯Ⅲ和双白术内酯;白术内酯Ⅲ在加热的情况下,可脱水生成白术内酯Ⅱ(图 9-6)。

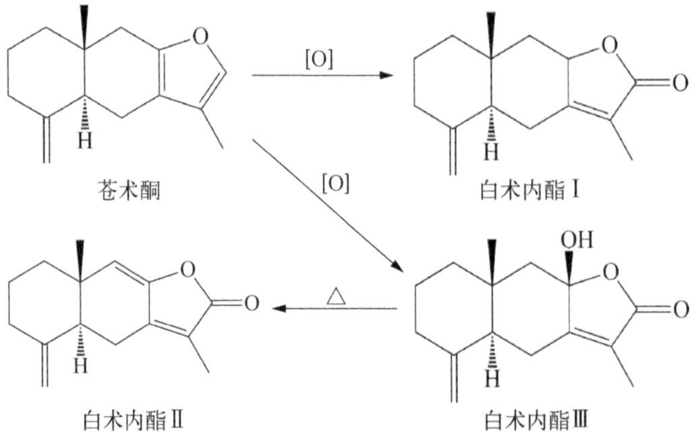

图 9-6 白术炒制过程中苍术酮的转化

药理研究表明,白术生品与麸炒品均有抗炎作用,麸炒后作用增强。生白术与麸炒白术均可调节脾虚大鼠的胃肠激素水平,促进胃肠运动,但麸炒品的作用强于生品。白术内酯具有与白术健脾运脾相一致的功效。白术炮制后健脾作用增强与在加热炒制过程中苍术酮氧化生成白术内酯有关。

关于麸炒白术的炮制机理,有专家总结为"减酮减燥,增酯增效"。

【贮存】 贮干燥容器内,密闭,置阴凉干燥处。防蛀。

砂炒法授课视频

四、砂炒

将净制或切制后的中药与热砂共同拌炒的方法,称为砂炒,亦称砂烫。

炮制用砂一般选河砂。作为中间传热体,河砂质地坚硬,传热较快,与药材接触面积较大,故用砂炒药物可使其受热均匀。砂炒火力强,温度高,适宜于炒制质地坚硬的中药。

(一)砂炒的目的

(1)增强疗效,便于调剂和制剂,如狗脊、穿山甲。

(2)降低毒性,如马钱子。

(3)便于去毛,如骨碎补、狗脊。

(4)矫臭矫味,如鸡内金。

(二)操作方法

取制过的砂,置炒制容器内,用武火加热至呈灵活状态、易翻动时,投入药物,不断用砂掩埋并翻动,至药物外表呈黄色或较原色加深,形体鼓起、质地酥脆或至规定的程度时,取出,筛去砂,放凉。或趁热投入醋中略浸,取出,干燥。砂的用量以能掩盖所加药物为宜。

炮制用砂可分为普通净砂和油砂。制备方法如下。

(1)净砂:一般选用颗粒均匀、中等粗细的洁净河砂。取河砂,先筛去粗、细砂粒及杂质,再置锅内用武火加热翻炒,以除净其中夹杂的有机物及水分等,取出晾干。

(2)油砂:取筛去粗砂和细砂的中间河砂,用清水洗净泥土,干燥后置锅内加热,加入1%~2%的食用植物油拌炒至油尽烟散,砂的色泽均匀加深时,取出,放凉备用。用油砂拌炒的药物成品色泽比较鲜亮。

(三)注意事项

(1)砂的用量以能掩盖所加药物为度,以保证受热均匀。如药物较多,可分多次投入。砂量过大易产生积热使砂温过高,反之砂量过少,药物受热不均匀,易烫焦,影响炮制品质量。

(2)砂炒温度要适中。温度过高时可通过添加冷砂或减小火力等方法调节。

(3)砂炒时一般都用武火,温度较高,操作时翻动要勤,且不断用砂掩埋药物,成品出锅要快,并立即将砂筛去。有需醋浸淬的药物,砂炒后应趁热浸淬,干燥。

(4)用过的河砂可反复使用,但炒过毒性药物的砂不能再炒其他药物。

(5)若反复使用油砂时,每次用前均需添加适量油拌炒后再用。

(6)砂炒温度较高,操作时注意避免烫伤。

马钱子

【处方用名】 生马钱子(马钱子)、制马钱子、马钱子粉。

【来源】 本品为马钱科植物马钱 *Strychnos nux-vomica* L. 的干燥成熟种子。冬季采收成熟果实,取出种子,晒干。

【炮制沿革】 明代有豆腐制、牛油炸、炒黑等法;清代有炒焦、香油炸、炮去毛、水浸油炸后土粉反复制、油煮、炙炭存性、土炒、甘草水煮后麻油炸、切片炒研等炮制方法。现在主要有砂炒、油炸、制马钱子粉等方法。《药典》收载生马钱子、制马钱子、马钱子粉。

【炮制方法】

1. 生马钱子　　取原药材,除去杂质。

2. 制马钱子　　将砂置炒制容器内,用武火加热至灵活状态,容易翻动时,投入马钱子,拌炒至鼓起并显棕褐色或深棕色,内部红褐色,并起小泡时,取出,筛去砂子,放凉。

3. 马钱子粉　　取制马钱子,粉碎成细粉,测定士的宁含量后,加适量淀粉,使含量符合规定,混匀,即得。

【质量要求】

1. 生马钱子　　呈纽扣状圆板形,常一面隆起,一面稍凹下,表面密被灰棕色或灰绿色绢状茸毛,自中间向四周呈辐射状排列,有丝样光泽。边缘稍隆起,较厚,有突起的珠孔,底面中心有突起的圆点状种脐;质坚硬;种仁淡黄白色,角质样。气微,味极苦。水分不得过 13.0%,总灰分不得过 2.0%;每 1 000 g 含黄曲霉毒素 B_1 不得过 5 μg,含黄曲霉毒素 G_2、黄曲霉毒素 G_1、黄曲霉毒素 B_2 和黄曲霉毒素 B_1 的总量不得过 10 μg;含士的宁应为 1.20%~2.20%,马钱子碱不得少于 0.80%。

2. 制马钱子　　形如马钱子,两面均膨胀鼓起,边缘较厚。表面棕褐色或深棕色,质坚脆,断面棕褐色或深棕色。微有香气,味极苦。水分不得过 12.0%;总灰分、士的宁、马钱子碱含量同生马钱子。

3. 马钱子粉　　为黄褐色粉末。气微香,味极苦。水分不得过 14.0%,总灰分不得过 1.6%,含士的宁应为 0.78%~0.82%,马钱子碱不得少于 0.50%。

【炮制作用】　　马钱子味苦,性温;有大毒。归肝、脾经。具有通络止痛、散结消肿的功效。生马钱子毒性剧烈,而且质地坚硬,仅供外用。常用于局部肿痛或痈疽初起。如伤湿止痛膏(《药典》)。

制马钱子毒性降低,可供内服;且质地酥脆,易于粉碎。常制成丸散应用。用于风湿顽痹,麻木瘫痪,跌打损伤,骨折瘀痛,痈疽疮毒,痰核。如治风湿疼痛的疏风定痛丸(《御药院方》);治跌打损伤、疔疮肿痛的马前散(《救生苦海》);治麻木瘫痪的振颓丸(《参西录》)。

【炮制研究】

1. 炮制原理研究　　马钱子主要含有生物碱,其中以士的宁和马钱子碱为多,还有伪士的宁、伪马钱子碱、异士的宁、异马钱子碱等。此外,尚含马钱子苷等成分。士的宁和马钱子碱是马钱子中的主要有效成分和有毒成分。马钱子经炮制后,士的宁和马钱子碱在加热过程中醚键断裂开环,转变成相应的异型结构和氮氧化合物。士的宁及马钱子碱的毒性分别比其氮氧化物大 10 倍和 15.3 倍,其药理作用与氮氧化物相似(图 9-7,图 9-8)。马钱子碱氮氧化物的镇痛、化痰和止咳作用优于马钱子碱,且具药效发挥迟而药力持久的特点。异马钱子碱和异马钱子碱

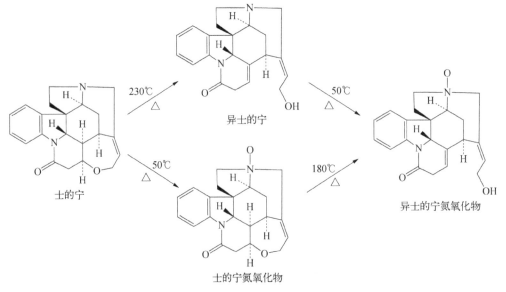

图 9-7　士的宁受热后的结构变化

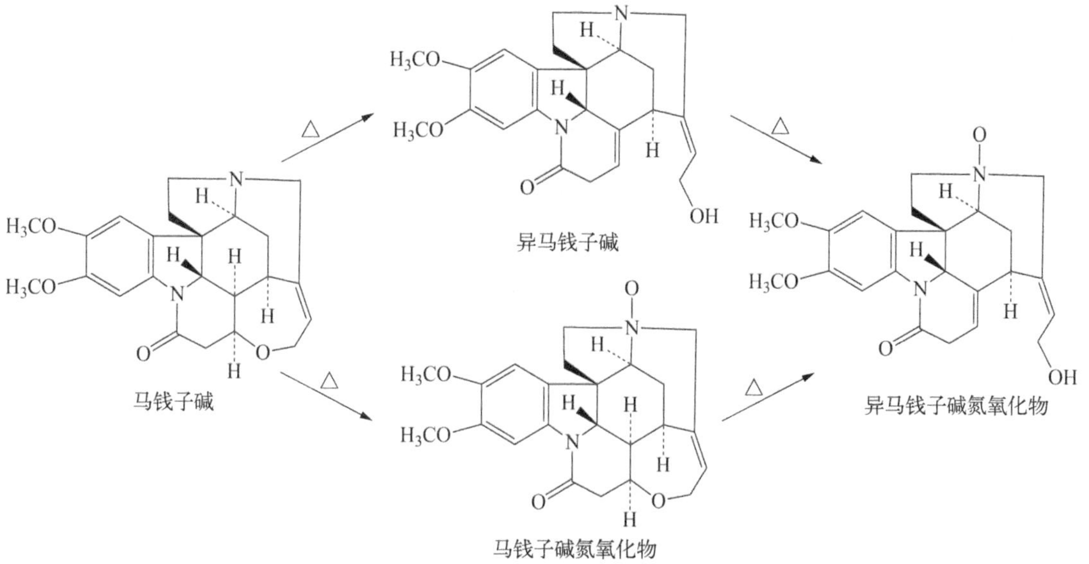

图 9 - 8　马钱子碱受热后的结构变化

氮氧化物对心肌细胞有保护作用,而马钱子碱则无此作用。马钱子类生物碱能抑制肿瘤细胞,以异士的宁氮氧化物和异马钱子碱氮氧化物作用最强。马钱子经炮制后生物碱类成分转化为毒性更低、生物活性更强的化合物,从而达到减毒增效的目的。

　　马钱子炮制过程中,当温度在 230~240℃,受热 3~4 分钟时,士的宁转化了 10%~15%,马钱子碱转化了 30%~35%,而此时士的宁和马钱子碱的异型和氮氧化合物含量最高。如果低于该炮制温度和小于该炮制时间,士的宁则不易转化成异型和氮氧化物,士的宁减少甚微;如果高于该炮制温度和延长该炮制时间,士的宁、马钱子碱,连同生物碱的异型和氮氧化合物等马钱子中大部分成分将一同被破坏成紊乱无章、无定型的产物。士的宁的熔点为 280~282℃,马钱子碱的熔点为 180~182℃,通常炮制马钱子的温度为 230~240℃,该温度看似不足以破坏士的宁的结构,而只能破坏马钱子碱的结构。实际上,马钱子经炮制后士的宁和马钱子碱的含量均明显减少,只是前者减得少一些,而异士的宁、异马钱子碱等有明显增加。经精密的方法测定,士的宁单独加热到 230~240℃还相当稳定,若将士的宁和马钱子碱的单体混合加热,则士的宁形成氮氧化物和异型生物碱的速度大大加快,并且在 230~240℃达到高峰。即两种单体混合后,降解士的宁的温度降低了,这可能是产生了共熔现象,士的宁在马钱子中与另外 10 多种生物碱及其他成分共存,也会产生此现象。

　　2. 炮制工艺研究　　传统认为马钱子的毒在皮毛,净制须去除皮毛。研究证明,马钱子皮毛中未检出与种仁不同的生物碱成分,两者成分仅在含量上有所不同。毒性实验结果显示,去毛与不去毛的马钱子两者无显著差异。因此,现已不做去毛的法定要求。

　　传统上及目前全国各地仍然保留各种用液体辅料浸泡马钱子的炮制方法,但从生物碱的得率、药材利用率、经济效益等方面综合考虑,用液体辅料浸泡马钱子,成分流失较多,故总生物碱得率低,且费时、费辅料,操作繁杂。而砂烫和油炸炮制方法既能降低毒性,并且内在成分损失少,炮制时间短,其中尤以砂烫法更佳。

　　马钱子砂烫因受热的程度不同,其士的宁和马钱子碱含量也不同。实验证实,随着炮制时间的延长,士的宁和马钱子碱的含量越来越低,马钱子炮制减毒是有科学道理的。但是,为保证疗效,防止成分被过度分解破坏,炮制温度和时间应严格掌握。一般认为砂炒时砂温以 230~240℃,油炸时油温以 220~250℃为宜。

　　有报道用烘法改革马钱子的炮制工艺,结果表明,温度和时间两个因素对马钱子中士的宁含量均有影响,又以时间因素影响较大。亦有报道用爆米机爆压法炮制马钱子。

　　【贮存】　贮干燥容器内,密闭,置干燥处。按毒性中药管理。

案 例

士的宁和马钱子碱既是马钱子的有效成分又是其有毒成分,马钱子砂烫后士的宁和马钱子碱含量均显著降低,因此,有人提出"欲降低马钱子的毒性,其实无须炮制,只需减量应用"的说法。

问题:

请分析上述说法是否合理,并说出其理由。

骨碎补饮片实物图

骨碎补

【处方用名】 骨碎补(申姜)、烫骨碎补。

【来源】 本品为水龙骨科植物槲蕨 *Drynaria fortunei* (Kunze) J. Sm. 的干燥根茎。全年均可采挖,除去泥沙,干燥,或再燎去茸毛(鳞片)。

【炮制沿革】 南北朝刘宋时代有蜜拌润后蒸的方法;唐代有炒制、姜制;宋代有火炮、盐炒、去毛、酒拌蒸、酒浸炒等方法;明代有炒黑、炙制等法;清代有蒸焙、蜜水焙、酒炒等方法。现在主要有砂炒等方法。《药典》收载骨碎补、烫骨碎补。

【炮制方法】

1. 骨碎补 取原药材,除去杂质,洗净,润透,切厚片,干燥。

2. 烫骨碎补 将砂置炒制容器内,用武火加热至灵活状态,容易翻动时,投入骨碎补片,翻炒至鼓起,取出,筛去砂,放凉,撞去毛。

【质量要求】

1. 骨碎补 为不规则厚片。表面深棕色至棕褐色,常残留细小棕色的鳞片,有的可见圆形的叶痕。切面红棕色,黄色的维管束点状排列成环。气微,味淡、微涩。水分不得过 14.0%,总灰分不得过 7.0%,醇溶性浸出物不得少于 16.0%,含柚皮苷不得少于 0.50%。

2. 烫骨碎补 形体膨大鼓起,表面黄棕色至深棕色。质轻、酥松。水分不得过 13.0%,总灰分不得过 10.0%,醇溶性浸出物不得少于 16.0%,含柚皮苷不得少于 0.40%。

【炮制作用】 骨碎补味苦,性温。归肝、肾经。具有疗伤止痛、补肾强骨的功效,外用可消风祛斑。骨碎补密被鳞片,不易除净;且质地坚硬而韧,不利于粉碎和煎煮出有效成分。

砂炒骨碎补,质地松脆,易于除去鳞片,便于调剂和制剂,有利于煎出有效成分。临床多用其炮制品。如治跌打损伤、腰脚疼痛的骨碎补散(《妇人》);治肾虚耳鸣、泄泻的加味地黄汤(《本草汇言》)。

【炮制研究】

1. 炮制原理研究 骨碎补主含黄酮类柚皮苷、橙皮苷等成分。骨碎补经去毛净制后可提高总黄酮及柚皮苷的含量,经炮制去毛后可以提高总黄酮及浸出物的含量。骨碎补烫制前后二氢黄酮苷含量变化不大,但烫制后明显提高其溶出率。砂烫对总黄酮、二氢黄酮苷及柚皮苷的含量无影响,但有利于有效成分的溶出。

2. 炮制工艺研究 以总黄酮含量、煎出物含量、膨胀率等指标,结合收率、去毛、形态与色泽等传统指示,优选的砂烫骨碎补炮制工艺为:用 6 倍油砂,210℃加热炮制 3 分钟。

将骨碎补放烘箱烘烤至全部鼓起,撞去毛或将砂烫后的骨碎补放入滚筒式炒药机中摩擦撞断绒毛,再取出筛净,可提高饮片质量及工作效率。比较膨化、炒烫、生品中水浸出物及柚皮苷含量,结果,膨化最高,砂烫其次,生品最低。以浸出物及总黄酮含量为考察指标,砂烫、恒温烘烤及微波法炮制均有利于除去鳞片和粉碎并有利于成分溶出;且微波法优于其他方法,发泡、鼓起,膨胀效果好,色泽均匀,质地酥脆,操作简便。

【贮存】 贮干燥容器内,置通风干燥处。

狗 脊

【处方用名】 狗脊(金毛狗脊)、烫狗脊、蒸狗脊、酒狗脊(炙狗脊)。

【来源】 本品为蚌壳蕨科植物金毛狗脊 *Cibotium barometz* (L.) J. Sm. 的干燥根茎。秋、冬二季采挖,除去泥沙,干燥;或去硬根、叶柄及金黄色绒毛,切厚片,干燥,为"生狗脊片";蒸后,晒至六七成干,切厚片,干燥,为"熟狗脊片"。

【炮制沿革】 南北朝刘宋时代有酒拌蒸;宋代有火燎去毛、去毛醋炙、酥炙去毛、炙去毛后焙制、火燎去毛、酒浸蒸焙干、火炮等;明、清时期有去毛净后米醋煮、炒去毛净、火煅后去毛用净肉、炙制、酒浸、酒浸炒去毛等,并提出"去毛切,酒拌蒸,熬膏良"(《入门》)。现在主要有砂炒、蒸、酒蒸等方法。《药典》收载狗脊、烫狗脊。

【炮制方法】

1. 狗脊 取原药材,除去杂质。未切片者,除去绒毛,略泡,润透,切厚片(或蒸软后切片),干燥。

2. 烫狗脊 将砂置炒制容器内,用武火加热至灵活状态,容易翻动时,投入狗脊片,拌炒至鼓起,取出,筛去砂,放凉,除去残存绒毛。

3. 蒸狗脊 取净狗脊片置蒸笼内,武火蒸 4~6 小时,停火,闷 6~8 小时,取出干燥。

4. 酒狗脊 取净狗脊片,加黄酒拌匀,闷透后,置蒸制容器内,武火蒸 4~6 小时,停火,闷 6~8 小时,取出干燥。每 100 kg 狗脊片,用黄酒 15 kg。

【质量要求】

1. 狗脊 呈不规则长条形或圆形,切面浅棕色,较平滑,边缘不整齐,偶有金黄色绒毛残留;质脆,易折断,有粉性,味微涩。水分不得过 13.0%,总灰分不得过 3.0%,稀乙醇浸出物不得少于 20.0%。

2. 烫狗脊 表面略鼓起,质松脆,表面棕褐色,无绒毛。气微,味淡、微涩。水分、总灰分、稀乙醇浸出物同狗脊,含原儿茶酸不得少于 0.020%。

3. 蒸狗脊 表面暗褐色,质坚硬,角质,味微甘,微有香气。

4. 酒狗脊 表面暗褐色,质坚硬,角质,微有酒香气。

【炮制作用】 狗脊味苦、甘,性温。归肝、肾经。具有补肝肾、强腰膝、祛风湿的功效。生狗脊以祛风湿,利关节为主,用于风寒湿痹,关节疼痛,屈伸不利,下肢无力,风湿痹痛。如治风湿痹痛的狗脊散(《圣惠方》)及肾虚腰痛的肾气丸(《古今录验方》)。

砂炒狗脊质变酥脆,便于粉碎和煎出有效成分,也便于除去残存绒毛。烫狗脊以补肝肾,强筋骨为主。用于肝肾不足或冲任虚寒的腰痛脚软,遗精,遗尿,妇女带下等。如治腰痛脚软的狗脊饮和遗精,遗尿,及女子带下的白蔹丸(《圣惠方》)。

蒸狗脊或酒蒸狗脊,补肝肾、强腰膝作用增强。

【炮制研究】

1. 炮制原理研究 狗脊经炮制后柚皮苷含量变化不大,1-咖啡酰葡萄糖苷、表没食子儿茶素和新北美圣草苷均显著降低,而圣草次苷含量显著升高,原因可能是在高温条件下发生降解所致。比较狗脊生品及单蒸、酒蒸、砂烫、盐炙不同炮制品总糖、氨基酸和鞣质含量,结果表明,炮制可使这 3 种成分含量降低。

狗脊能够改善佐剂性关节炎大鼠及肾阳虚佐剂性关节炎大鼠血液流变性,通过活血化瘀起到一定的治疗作用,砂烫炮制后作用增强。镇痛作用研究表明,狗脊毛镇痛作用不明显,低剂量生狗脊、砂烫狗脊未表现显著镇痛作用,高剂量生狗脊、砂烫狗脊具有显著镇痛作用。

2. 炮制工艺研究　　以《中国药典》2015年版烫狗脊检测指标成分含量和成品外观性状为标准,优化烫狗脊生产工艺为:待锅温达180～190℃,河砂8倍物料量炒至滑利状态,投入物料,炒制4～5分钟,快速出锅过筛。成品外观性状较好,且含量符合药典要求,工艺较为稳定。

【贮存】　贮干燥容器内,密闭,置通风干燥处。防潮。

鸡内金

【处方用名】　鸡内金、炒鸡内金、醋鸡内金。

【来源】　本品为雉科动物家鸡 *Callus gallus domesticus* Brisson 的干燥砂囊内壁。杀鸡后,取出鸡肫,立即剥下内壁,洗净,干燥。

【炮制沿革】　宋代有焙、炙制、蜜炙、麸炒、煅制等法;明代有酒制、炒制等法,清代有猪胆汁制等法。现在主要有清炒、砂炒、醋炙等方法。《药典》收载鸡内金、炒鸡内金、醋鸡内金。

【炮制方法】

1. 鸡内金　　取原药材,除去杂质,干燥。

2. 炒鸡内金

（1）取砂子置炒制容器内,用中火加热至灵活状态,容易翻动时,投入鸡内金,拌炒至鼓起、酥脆、呈深黄色时取出,筛去砂子,放凉。

（2）将净鸡内金置预热适度的炒制容器内,中火炒至表面黄色或焦黄色,取出,放凉。

3. 醋鸡内金　　将鸡内金压碎,置预热适度的炒制容器内,文火炒至鼓起,喷醋,取出,干燥。每100 kg 鸡内金,用米醋15 kg。

【质量要求】

1. 鸡内金　　呈不规则的卷状片,表面黄色、黄褐色或黄绿色,片薄而半透明,具明显的条状皱纹。质脆、易碎,断面角质样有光泽。气微腥,味微苦。

2. 炒鸡内金　　表面暗黄褐色或焦黄色,鼓起,质松脆,易碎。

3. 醋鸡内金　　表面褐黄色,鼓起,略有醋气。

【炮制作用】　鸡内金味甘,性平。归脾、胃、小肠、膀胱经。具有健胃消食、涩精止遗的功效。鸡内金生品长于攻积,通淋化石。用于泌尿系结石和胆道结石。如治砂石淋证的砂淋丸（《参西录》）。

炒鸡内金质地酥脆,便于粉碎,并能增强健脾消积作用。用于消化不良,食积不化,肝虚泄泻及小儿疳积。如治饮食停滞,食积不化的反胃吐食方（《千金方》）;治脾虚泄泻的益脾饼（《参西录》）。

醋鸡内金质酥易碎,且矫正了不良气味。有疏肝助脾的作用,用于脾胃虚弱,脘腹胀满。如治肝脾失调,消化失常,腹满膨胀的鸡胵汤（《参西录》）。

【炮制研究】

1. 炮制原理研究　　鸡内金主含胃激素、角蛋白、氨基酸、微量元素及微量胃蛋白酶、淀粉酶等。经砂烫后,鸡内金游离氮含量比其他炮制品显著升高;5 种微量元素含量和18 种氨基酸总含量提高。鸡内金经清炒、砂烫、醋制、烘制后,水和乙醇浸出物含量均较生品有所增加;氯仿浸出物,清炒和烘制品也高于生品。

用聚丙烯酰胺凝胶电泳测定鸡内金的蛋白质区带图谱,结果鸡内金生品中的8 条谱带在砂炒后完全消失,说明砂炒对鸡内金蛋白质影响较大。

鸡内金生品及不同炮制品的混悬剂,给小鼠灌胃30 分钟内,小鼠胃中游离酸、总酸、胃蛋白酶基本无变化,而灌胃60 分钟后,各项指标显著增高,其中砂烫、烘制品优于其他炮制品。以上实验结果表明,鸡内金的消食作用出现缓慢,但较持久,可能是药物消化后进入血液循环刺激胃腺分泌增加而引起间接助消化作用。

2. 炮制工艺研究　　有研究以可溶性蛋白的提取率为指标,优选炒药机炮制鸡内金最佳工艺为:炒制时间 120 秒,炒制温度 215℃,翻炒速度 60 转/分钟。与传统炮制方法比,炒药机炮制工艺提高了鸡内金的外在品相与可溶性蛋白的提取率。另有报道,用远红外烘烤法及微波炉加热法炮制鸡内金。

以淀粉酶活力、蛋白酶活力及氨基酸含量为指标,比较鸡内金生品、砂烫品及先切制成小方块(0.5 cm×1 cm)再砂烫品,结果表明两种炮制品的酶活力相等,氨基酸含量也与生品基本相同。先切后砂烫可避免因大小不等产生的受热不及或太过。

【贮存】　贮干燥容器内,密闭,置阴凉干燥处。防蛀。

鳖　甲

鳖甲饮片实物图

【处方用名】　鳖甲、醋鳖甲(制鳖甲、酥鳖甲)。

【来源】　本品为鳖科动物鳖 Trionyx sinensis Wiegmann 的背甲。全年均可捕捉,以秋、冬二季为多,捕捉后杀死,置沸水中烫至背甲上的硬皮能剥落时,取出,剥取背甲,除去残肉,干燥。

【炮制沿革】　汉代有炙法;南北朝有醋煮、童便制;唐代有制炭,烧灰捣筛为散等法;宋代有蛤粉炒、童便浸炙、醋反复炙等法;明代有童便酒醋炙、酒洗醋炒、桃仁酒醋反复制;清代有酥炙法,并提出"消积醋炙,治骨蒸痨热童便炙,治热邪酒炙"(《得配》)。现在主要有砂炒醋淬等方法。《药典》收载鳖甲、醋鳖甲。

【炮制方法】

1. 鳖甲　　取原药材,置蒸锅内,沸水蒸 45 分钟,取出,放入热水中,立即用硬刷除去皮肉,洗净,干燥。

2. 醋鳖甲　　将砂置炒制容器内,武火加热至灵活状态,容易翻动时,投入鳖甲,拌炒至表面呈淡黄色时,取出筛去砂,醋淬,干燥。用时捣碎。每 100 kg 鳖甲,用米醋 20 kg。

【质量要求】

1. 鳖甲　　呈不规则的碎片,外表面黑褐色或墨绿色,内表面类白色。质坚硬。气腥,味淡。

2. 醋鳖甲　　呈深黄色,质酥脆,略具醋气。

【炮制作用】　鳖甲味咸,性微寒。归肝、肾经。具有滋阴潜阳、软坚散结、退热除蒸的功效。鳖甲生用养阴清热、潜阳息风之力较强,多用于热病伤阴或内伤虚热,虚风内动。如治外邪传里伤阴、骨蒸潮热的秦艽鳖甲散(《宝鉴》);虚风内动的三甲复脉汤(《条辨》)。

砂炒醋淬鳖甲质变酥脆,易于粉碎及煎出有效成分,并能矫臭矫味。醋制还能增强入肝消积、软坚散结的作用,常用于症瘕积聚,月经停闭。如治癥瘕、疟疾的鳖甲饮(《济生方》);妇人月水不通而成癥块的鳖甲丸(《圣惠方》)。

【炮制研究】

1. 炮制原理研究　　鳖甲主含动物胶、角蛋白、氨基酸,微量元素等成分。鳖甲炮制前后蛋白质含量基本相近,但炮制后煎出率显著提高。运用双缩脲反应、紫外分光光度法对鳖甲与醋鳖甲活性部位的化学成分进行比较,并对醋鳖甲进行氨基酸分析。结果发现,鳖甲和醋鳖甲活性部位均含多肽,但吸收光谱有一定的差异。毛细管电泳结果表明,醋鳖甲所含成分比鳖甲多。

2. 炮制工艺研究　　鳖甲的净制方法很多,药典收载的是蒸法和浸泡法。采用酶解法净制的产品色泽好,清洁卫生且不受季节的限制,操作更加简便。另有采用食用菌法操作,净制品中游离氨基酸、醇溶性浸出物均高于传统炮制品。微量元素 Cr、Cu、Fe、Ca 含量也均高于传统炮制品,而有毒的 As、Pb 含量低于传统炮制品。

有研究认为恒温烘烤醋淬法比砂烫醋淬法更能提高炮制质量,降低耗损,以及减轻劳动强度、缩短工时等。近有研究发现,由于鳖甲药材质地厚薄不均及密闭不翻动受热不均匀等原因,造成了烘烤法炮制的成品外观色泽深浅不一,说明了传统砂烫法的合理性。

【贮存】 置干燥处。防蛀。

龟 甲

【处方用名】 龟甲、醋龟甲(制龟甲、酥龟甲)。

【来源】 本品为龟科动物乌龟 *Chinemys reevesii* (Gray)的背甲及腹甲。全年均可捕捉,以秋、冬二季为多,捕捉后杀死,或用沸水烫死,剥取背甲及腹甲,除去残肉,干燥。

【炮制沿革】 唐代有炙法;宋代有酥炙、醋炙捣为末、酒制、酒醋炙、煅制、童便制;元代有酒浸;明代有猪脂炙、灰火炮后酥炙,酒炙、猪脂炙后烧灰;清代有油制、熬胶等法。现在主要有砂炒醋淬等方法。《药典》收载龟甲、醋龟甲。

【炮制方法】

1. 龟甲 取原药材,浸泡,置蒸锅内蒸 45 分钟,取出,放入热水中,立即用硬刷除净皮肉,洗净,干燥,砸成碎块。

2. 醋龟甲 将砂置炒制容器内,武火加热至灵活状态,容易翻动时,投入龟甲,拌炒至表面淡黄色、质酥脆时,取出,筛去砂子,醋淬,干燥。用时捣碎。每 100 kg 龟甲,用米醋 20 kg。

【质量要求】

1. 龟甲 为不规则的小碎块。表面淡黄色或黄白色,有放射状纹理。内面黄白色,边缘呈锯齿状。质坚硬,可自骨板缝处断裂。气微腥,味微咸。水溶性浸出物不得少于 4.5%。

2. 醋龟甲 呈不规则的块状。表面黄色或棕褐色,有的可见深棕褐色斑点,有不规则纹理。内表面棕黄色或棕褐色,边缘有的呈锯齿状。断面不平整,有的有蜂窝状小孔。质松脆。气微腥,味微咸,微有醋香气。水溶性浸出物不得少于 8.0%。

【炮制作用】 龟甲味咸、甘,性微寒。归肝、肾、心经。具有滋阴潜阳、益肾强骨、养血补心、固经止崩的功效。龟甲生用善于滋阴潜阳,用于肝风内动,肝阳上亢。如治肝肾阴虚、肝阳上亢之镇肝息风汤(《参西录》);治虚风内动之大定风珠(《条辨》)。

砂炒醋淬龟甲,质变酥脆,易于粉碎,利于煎出有效成分,并能矫臭矫味。制龟甲以补肾健骨,滋阴止血力胜,常用于劳热咯血,脚膝痿弱,潮热盗汗,痔疮肿痛。如治阴虚发热,骨蒸盗汗的大补阴丸(《药典》);治经行不止或崩中漏下的固经丸(《入门》)。

【炮制研究】

1. 炮制原理研究 龟甲主含骨胶原,多种氨基酸、无机元素等成分。龟甲的砂炒品、砂炒醋淬品的煎出量高于生品将近 1 倍,总氨基酸含量、总含氮量顺序均是砂炒醋淬品>砂炒品>生品,说明砂炒醋淬龟甲有助于其成分的溶出。

2. 炮制工艺研究 在净制工艺方面,传统采用水浸泡法,受季节影响很大。夏季约 20 天即可出池,冬季约 30 天出池。由于药物在浸泡过程中,大量细菌生长繁殖,导致药物腐烂发臭,影响疗效,因此现代主要采用热解法和酶解法。热解法主要采用蒸法、高压蒸法、水煮法、水煮闷法和砂炒法,酶解法则采用蛋白酶法、酵母菌法和猪胰脏法处理。改进后的工艺具有缩短加工时间,不受季节、气候、场地所限,清洁卫生,不污染环境,不影响药效等优点。

【贮存】 贮干燥容器内,密闭,置干燥处,防蛀。

穿山甲

【处方用名】 穿山甲(山甲)、炮山甲(炮甲珠、山甲珠)、醋山甲。

【来源】 本品为鲮鲤科动物穿山甲 *Manis pentadactyla* Linnaeus 的鳞甲。收集鳞甲,洗净,晒干。

【炮制沿革】 唐代有烧灰、炒黄;宋代有炙黄、童便浸炙、炙焦、醋浸炒、蚌粉炒、蛤粉炒、酒制、土炒等;元代有石灰炒制、酥制、火炮等;明代有桑灰制、热灰炮焦、谷芽灰炒、醋炙、麸炒、皂角灰制、油煎、砂土炒等;清代有乳制等。现在主要有砂炒、砂炒醋淬等方法。《药典》未收载穿山甲。

【炮制方法】

1. 穿山甲 取原药材,除去杂质,洗净,干燥。

2. 炮山甲 将砂置炒制容器内,武火加热至灵活状态,容易翻动时,投入穿山甲片,拌炒至鼓起,呈金黄色时,取出,筛去砂子,放凉。

3. 醋山甲 将炮山甲趁热醋淬,干燥。每 100 kg 穿山甲,用米醋 30 kg。

【质量要求】

1. 穿山甲 呈扇面形、三角形、菱形或盾形,中间较厚,边缘较薄。外表黑褐色或黄褐色,有光泽,有纵纹多条,底部边缘有数条横纹线。内表面色浅较润滑,中部有一条弓形的横向棱线。角质,微透明,坚韧有弹性,不易折断。气微腥,微咸。

2. 炮山甲 全体膨胀呈卷曲状,金黄色,质酥脆,易碎,气微腥,味咸。

3. 醋山甲 形如炮山甲,黄色,质松脆,易碎,有醋气。

【炮制作用】 穿山甲味咸,性微寒。归肝、胃经。具有通经下乳、消肿排脓、搜风通络的功效。

穿山甲质地坚硬,不易煎煮和粉碎,并有腥臭气,多不直接入药。砂炒或砂炒醋淬后质变酥脆,易于粉碎及煎出有效成分,并矫正其腥臭之气。

炮山甲擅于消肿排脓,搜风通络,用于痈疽肿毒,风湿痹痛。如治痈毒初起、赤肿焮痛的仙方活命饮(《外科发挥》)及风湿痹痛、筋脉拘挛的透痉解挛汤(《治裁》)。

醋山甲通经下乳力强,用于经闭不通,乳汁不下。如治经闭不通的穿山甲散(《妇科全》)及产妇乳汁不下的涌泉散(《宝鉴》);还可治跌打损伤,瘀血肿痛,如复元活血汤(《医学发明》)。

【炮制研究】

1. 炮制原理研究 穿山甲主要含有蛋白质、氨基酸、无机元素等成分。研究表明,穿山甲经砂炒、砂炒醋淬后不仅易于粉碎,且总浸出物、总蛋白质和 Ca 的煎出量及体外溶出量均明显增加,并以醋淬品较好。穿山甲炮制前后化学成分基本相同,炮制后 L -丝- L -酪环二肽和 D -丝- L -酪环二肽含量显著增高。环二肽增加是穿山甲高温炮制的共性规律。L -丝- L -酪氨酸具有显著延长凝血时间,促进乳腺上皮细胞增殖及镇痛活性。因此穿山甲需炮制后入药是合理的。

2. 炮制工艺研究 现代研究显示,炮制穿山甲的砂温以 230~250℃ 为好,其成品外观性状较好,煎出率及蛋白质含量较高。用爆米机炮制穿山甲,饮片质地均匀,体积膨胀增大,更加疏松易碎,并提高了生产效率,炮制品煎液中水溶性浸出物含量明显高于砂烫法,而重金属含量却不比砂烫法高。采用卧式炒药机相比传统人工炮制法耗时短、产出快、质量好。另有用微波法制穿山甲,所得成品有效成分溶出率和成品率都比传统方法要高,且操作简便、安全高效。

【贮存】 贮干燥容器内,密闭,置通风干燥处。

五、蛤粉炒

将净制或切制后的中药与蛤粉共同拌炒的方法,称为蛤粉炒,亦称蛤粉烫。

蛤粉为软体动物文蛤或青蛤的贝壳,经洗净、晒干研粉或煅后粉碎而成。蛤粉味咸、性寒,有清热利湿、软坚化痰的功效。并且,蛤粉颗粒细小,传热作用较砂缓慢,故能使药物缓慢受热。蛤粉炒常用于炒制胶类药物。

蛤粉炒法授课视频

（一）蛤粉炒的目的

（1）使药物质地酥脆,便于制剂和调剂,如鹿角胶等。

（2）降低药物的滋腻之性,矫正不良气味,如阿胶、鹿角胶等。

（3）增强药物疗效,如阿胶经蛤粉炒后可增强益肺润燥的功效。

（二）操作方法

将研细过筛后的蛤粉置炒制容器内,用中火加热至灵活状态,投入药物,翻炒至药物膨胀鼓起或成珠状,内部疏松时,取出,筛去蛤粉,放凉。

除另有规定外,每 100 kg 药物,用蛤粉 30~50 kg。

（三）注意事项

（1）先胶块切成大小适合的立方丁,大小分档后,分别炒制。

（2）动物胶类多为贵重、细料药物,在大批量炒制前,宜采取少量试投的方法,以便掌握火力,保证成品质量。

（3）炒制时火力应适当。以防药物鼓起不好或焦煳。温度过高可添加适量冷蛤粉调节温度。

（4）炒制时,翻炒速度要快而均匀,否则会引起互相粘连,造成不圆整而影响外观。

（5）烫炒同种药物的蛤粉,可连续使用,但颜色加深后需及时更换。

阿 胶

阿胶饮片实物图

【处方用名】 阿胶、阿胶珠（胶珠）、蒲黄炒阿胶。

【来源】 本品为马科动物驴 Equus asinus L. 的干燥皮或鲜皮经煎煮、浓缩制成的固体胶。

【炮制沿革】 汉代有炙令尽沸;唐代出现了炒制,熬制法;宋代增加了蛤粉拌炒、炒焦如珠、米炒、麸炒、水浸蒸等方法;明、清增加了草灰炒、面炒、蒲黄炒、牡蛎粉炒、酒蒸等方法,并有“蛤粉炒,去痰;蒲黄炒,止血”的论述（《备要》）。现在主要有蛤粉炒、蒲黄炒等方法。《药典》收载阿胶、阿胶珠。

【炮制方法】

1. 阿胶 取阿胶捣成碎块;或文火烘软后,切成小立方块。

2. 阿胶珠 取蛤粉适量,置炒制容器内,中火炒至灵活状态时,投入大小均匀的阿胶丁,不断翻动,炒至鼓起呈类圆球形,内无溏心时,取出,筛去蛤粉,放凉。每 100 kg 阿胶丁,用蛤粉 30~50 kg。

3. 蒲黄炒阿胶 取蒲黄适量,置炒制容器内,中火炒至稍微变色时,投入大小均匀的阿胶丁,不断翻动,炒至鼓起呈类圆球形,内无溏心时,取出,筛去蒲黄,放凉。蒲黄用量以能将阿胶丁掩埋为度。

【质量要求】

1. 阿胶 呈不规则块状。棕色至黑褐色,有光泽。质硬而脆,断面光亮,碎片对光照视呈棕色半透明状。气微,味微甘。水分不得过 15.0%,水不溶物不得过 2.0%。

2. 阿胶珠 呈类球形,表面棕黄色或灰白色,附有白色粉末。体轻,质酥,易碎。断面中空或多孔状,淡黄色至棕色。气微,味微甜。水分不得过 10.0%,总灰分不得过 4.0%,羟脯氨酸不得少于 8.0%,甘氨酸不得少于 18.0%,丙氨酸不得少于 7.0%, L-脯氨酸不得少于 10.0%。

3. 蒲黄炒阿胶 呈类球形,表面棕褐色。体轻,质酥,易碎。断面中空或多孔状,淡黄色至棕色。气微,味微甜。

【炮制作用】 阿胶味甘,性平。归肺、肝、肾经。具有补血滋阴、润燥、止血的功效。用于血虚萎黄,眩晕心悸,肌痿无力,心烦不眠,虚风内动,肺燥咳嗽,劳嗽咯血,吐血尿血,便血崩漏,妊娠胎漏。如治阴虚火旺、心肾不交所致的心中烦热、失眠的黄连阿胶汤（《伤寒》）;治疗温燥伤肺重证,有身热、干咳无痰、气逆而喘、舌干少苔等症的清燥救肺汤（《法律》）。

蛤粉炒阿胶降低了滋腻之性,质变酥脆,利于粉碎,同时也矫正了阿胶的不良气味,增强益肺润燥的功用。如治疗胎动不安,且口干舌燥,咽喉微痛的润燥安胎汤（《傅青主》）;治疗阴虚火动,肺气失敛所致咯血,咳嗽痰涎喘急的嚵化太平丸（《保元》）。

蒲黄炒阿胶以止血安络力强。如清代的《柳选四家医案》中,多处用到了蒲黄炒阿胶,用于咳血,呕血崩漏,便血、尿血等症。

【炮制研究】 阿胶的主要化学成分为胶原蛋白、多肽、氨基酸、不饱和脂肪酸及多种微量金属元素等,以蛋白质的含量为最高。阿胶经蛤粉炒制后,会导致肽键的断裂,生成了更多的小分子寡肽类成分,进而可以发挥更强活性。阿胶经蛤粉、蒲黄等辅料炮制后,总氨基酸含量要高于阿胶丁,人体必需氨基酸都有所升高。蒲黄和蛤粉炮制过的阿胶中,人体必需微量元素相对生品也有所增加。

实验证明,蛤粉温度为145~160℃,烫制时间在3~5分钟时,炮制品质量较好。另有报道,将阿胶块在80℃烘箱内烘10分钟,取出切"阿胶丁"。

【贮存】 贮干燥容器内,密闭,置阴凉干燥处。防热,防潮。

 案例

阿胶常用的炮制方法有蛤粉炒和蒲黄炒,用滑石粉炒阿胶也可以将阿胶丁炒成珠,但关于滑石粉炒阿胶是否合理,一直都存有争议。

问题:
请根据辅料作用理论及中药学的相关知识,谈谈你的观点。

鹿角胶

【处方用名】 鹿角胶、鹿角胶珠。

【来源】 本品为鹿科动物马鹿 *Cervus elaphus* Linnaeus 或梅花鹿 *Ceruus nippon* Temminck 已骨化的角或锯茸后翌年春季脱落的角基,经水煎煮、浓缩制成的固体胶。

【炮制沿革】 唐代有炙末、熬令色黄的方法;宋代有蛤粉炒、螺粉炒、麸炒;明代增加了炒如珠子、鹿角霜拌炒成珠、红曲炒珠。现在主要有捣碎、切块、蛤粉炒等方法。《药典》收载鹿角胶。

【炮制方法】
1. 鹿角胶 取鹿角胶,捣成碎块;或文火烘软后,切成小立方块。
2. 鹿角胶珠 取蛤粉适量,置炒制容器内,中火炒至灵活状态时,投入鹿角胶丁,不断翻动,炒至鼓起呈类圆球形,内无溏心时,取出,筛去蛤粉,放凉。每100 kg 鹿角胶丁,用蛤粉30~50 kg。

【质量要求】
1. 鹿角胶 呈不规则块状,大小不一。黄棕色或红棕色,半透明,有的上部有黄白色泡沫层。质脆,易碎,断面光亮。气微,味微甜。
2. 鹿角胶珠 呈类球形。表面黄白色或淡黄色,附有白色粉末。体轻,质松泡,易碎。断面中空或多孔状,淡黄色至棕色。气微,味微甜。

【炮制作用】 鹿角胶味甘、咸,性温。归肾、肝经。具有温补肝肾、益精养血的功效。用于肝肾不足所致的腰膝酸冷,阳痿遗精,虚劳羸瘦,崩漏下血,便血尿血,阴疽肿痛。如治妊娠胎动、漏血不止的鹿角胶汤(《总录》);治五劳七伤、腰脊疼痛的鹿角胶煎方(《圣惠方》)。

蛤粉炒鹿角胶,可降低其黏腻之性,矫正其不良气味,便于服用,并使之质地酥脆,利于粉碎,可入丸、散剂。如治疗跌打损伤、气血虚衰、腰膝酸软无力的加味健步虎潜丸(《金鉴》)。

【贮存】 贮干燥容器内,密闭置阴凉干燥处。防潮。

六、滑石粉炒

将净制或切制后的中药与滑石粉共同拌炒的方法,称为滑石粉炒,亦称滑石粉烫。

味甘、性寒,具清热利尿作用。滑石粉质地细腻而滑利,传热较慢,由于其滑利细腻,与药物接触面积大,使药物受热均匀。滑石粉炒适用于韧性较大的动物类药物。

（一）滑石粉炒的目的

（1）使药物质地酥脆,便于粉碎和煎煮,如鱼鳔胶、黄狗肾。

（2）降低药物毒性,矫正不良气味,如水蛭、刺猬皮。

（二）操作方法

将滑石粉置炒制容器内,用中火加热至灵活状态时,投入药物,不断翻炒,至药物质地酥脆或膨胀鼓起或颜色加深时,取出,筛去滑石粉,放凉。除另有规定外,每100 kg 药物,用滑石粉40~50 kg。

（三）注意事项

（1）炒制前,应将药物大小分档,分别炒制。

（2）滑石粉炒一般用中火,炒制时应适当调节火力,防止药物生熟不均或焦化。如温度过高时,可酌加冷滑石粉调节。

（3）滑石粉可反复使用,色泽变灰暗时应及时更换,以免影响成品外观色泽。

鱼　鳔

鱼鳔饮片实物图

【处方用名】　鱼鳔(鱼鳔胶)、烫鱼鳔(炒鱼鳔、炒鱼鳔胶)。

【来源】　本品为石首鱼科动物大黄鱼 Pseudosciaena crocea (Richardson)、小黄鱼 Pseudosciaena polyactis Bleeker 或鲟科动物中华鲟 Acipenser sinensis Gray、鳇鱼 Huso dauricus (Georgi)等的干燥鱼鳔。取得鱼鳔后,剖开,压扁或制成一定形状,干燥。

【炮制沿革】　宋代有炙令焦黄、制炭、炒制;明代有炮存性、微焙、蛤粉炒成珠的方法;清代增加了螺粉炒、香油炸黄、麸炒成泡、牡蛎粉炒成珠等方法。现在主要有滑石粉炒、蛤粉炒等方法。《药典》未收载鱼鳔。

【炮制方法】

1. 鱼鳔　　取原药材,除去杂质,文火烘软后,切成小方块或丝。

2. 烫鱼鳔　　取滑石粉适量,置炒制容器内,中火炒至灵活状态时,投入鱼鳔块或丝,不断翻动,炒至形体鼓起、松泡时,取出,筛去滑石粉,放凉。每100 kg 鱼鳔,用滑石粉40 kg。

【质量要求】

1. 鱼鳔　　呈小方块或不规则条状。黄白色或淡黄色,半透明,角质样,质坚韧,气微腥,味淡。

2. 烫鱼鳔　　膨胀鼓起,淡黄色或黄色,体轻,质地酥脆,气微香。

【炮制作用】　鱼鳔味甘,性平。归肾经。具有补肾益精、滋养筋脉、止血、散瘀的功效。

滑石粉炒鱼鳔,可降低滋腻之性,矫正腥臭气味,还可使其质地酥脆,便于粉碎和制剂。临床多用其制品,用于肾虚滑精,吐血,血崩。如治肾阳不足、精血亏虚所致的阳痿滑精、腰腿酸痛、气短神疲的三肾丸(《处方集》)。

【炮制研究】　鱼鳔主要含有蛋白质。有研究通过对酥、脆的定量评价,以粉碎率、蛋白质含量、膨胀率、醇溶性浸出物为指标,结果选择2 倍于药物的200 目滑石粉,190℃,翻炒3 分钟为滑石粉炒鱼鳔最佳工艺。

【贮存】　贮干燥容器内,密闭,置干燥处。防霉、防蛀。

黄狗肾

【处方用名】　黄狗肾、烫黄狗肾(制黄狗肾)。

【来源】 本品为犬科动物黄狗 *Canis familiaris* Linnaeus 的干燥阴茎和睾丸。捕获后,割取生殖器(阴茎及睾丸),置阴凉处风干。

【炮制沿革】 宋代有炙令黄、酒煮焙干;明代有酒煮烂、切片,酥拌炒等方法;清代有酥炙的记载。现在主要有滑石粉炒等方法。《药典》未收载黄狗肾。

【炮制方法】

1. 黄狗肾 取原药材,洗净,润软或蒸软后,切成小段或片,干燥。

2. 烫黄狗肾 取滑石粉适量,置炒制容器内,中火炒至灵活状态时,投入黄狗肾段或片,炒至鼓起、质地松脆,呈焦黄色时,取出,筛去滑石粉,放凉。每 100 kg 黄狗肾,用滑石粉 40 kg。

【质量要求】

1. 黄狗肾 呈圆柱状小段或圆形片状,黄棕色,有少许毛黏附,质地坚韧,有腥臭味。

2. 烫黄狗肾 呈黄褐色,质地松泡,腥臭味减弱。

【炮制作用】 黄狗肾味咸,性温。归肾经。具有暖肾、壮阳、益精的功效。黄狗肾因气腥,质坚韧,一般不生用。

滑石粉炒黄狗肾,质地松泡酥脆,利于粉碎和煎煮,同时可矫正其腥臭味,便于服用。临床多用其制品。主要用于肾虚阳衰所致的阳痿、阴冷、畏寒肢冷,腰酸尿频等。

【贮存】 置干燥处,防霉、防蛀。

刺猬皮

【处方用名】 刺猬皮、烫刺猬皮(炒刺猬皮)。

【来源】 本品为刺猬科动物刺猬 *Erinaceus europaeus* Linnaeus 或短刺猬 *Hemiechinus dauricus* Sundevall 的干燥外皮。捕获后,将皮剥下,除去肉脂,撒上一层石灰,于通风处阴干。

【炮制沿革】 汉代有酒煮的方法;晋代有烧末;唐代有炙、炙令焦、细剉、炒令黑;宋代有烧存性、酒浸炙、煅黑存性、炒黄等法;明代增加了加辅料炮制,如麸炒、酥炙、蛤粉炒等法;清代又有土炒,酒、醋、童便浸炙等方法。现在主要有滑石粉炒、砂炒等方法。《药典》未收载刺猬皮。

【炮制方法】

1. 刺猬皮 取原药材,除去杂质,洗净,润透,切成小方块,干燥。

2. 烫刺猬皮

(1)滑石粉烫:取滑石粉置炒制容器内,中火炒至灵活状态时,投入刺猬皮块,拌炒至焦黄色、鼓起、皮卷曲、刺尖秃时,取出,筛去滑石粉,放凉。每 100 kg 刺猬皮,用滑石粉 40 kg。

(2)砂烫:取砂适量置炒制容器内,武火炒至滑利状态时,投入刺猬皮块,不断翻埋,至刺尖卷曲焦黄,质地发泡时,取出,筛去砂,放凉。

【质量要求】

1. 刺猬皮 为不规则小块,密生硬刺,外表面灰白色、黄色或灰褐色,皮内面灰白色,边缘有毛,质坚韧,有特殊腥臭气。

2. 烫刺猬皮 呈焦黄色,质地发泡,刺体膨胀,刺尖秃,易折断,边缘皮毛脱落,皮部边缘向内卷曲,微有腥臭气味。

【炮制作用】 刺猬皮味苦,性平。归胃、大肠、肾经。具有化瘀止痛、收敛止血、固精缩尿的功效。因腥臭气味较浓,很少生用。

烫刺猬皮质地松泡、酥脆,便于煎煮和粉碎,并能矫臭矫味,利于服用。临床多用其炮制品。

【炮制研究】 刺猬皮含蛋白质、氨基酸、钙盐等。经炒后,由于高温的作用,使钙盐生成氧化钙,收涩之性大增。内服后在胃酸作用下形成可溶性钙盐,易于吸收,从而增加人体内钙的含量,促进血凝,增强收敛止血的作用。

以粉碎率和醇溶性浸出物为评价指标,优化滑石粉炒刺猬皮的最佳工艺为:100 kg 刺猬皮加 40 kg 滑石粉,烫制温度为 210~220℃,翻炒 4 分钟。

【贮存】 贮干燥容器内,密闭,置通风干燥处。防霉,防虫。

水 蛭

【处方用名】 水蛭、烫水蛭(制水蛭)。

【来源】 本品为水蛭科动物蚂蟥 *Whitmania pigra* Whitman、水蛭 *Hirudo nipponica* Whitman 或柳叶蚂蟥 *Whitmania acranulata* Whitman 的干燥全体。夏、秋二季捕捉,用沸水烫死,晒干或低温干燥。

【炮制沿革】 汉代有暖水洗去腥、熬去子杵碎等法;宋代有微炒、炒焦、微煨令黄、米炒黄、石灰炒及"米泔浸后,猪脂煎令焦黄、瓦上焙干"等法(《证类》);元代有盐炒;清代增加了油炙法。现在主要有滑石粉炒等方法。《药典》收载水蛭、烫水蛭。

【炮制方法】

1. 水蛭 取原药材,除去杂质,洗净,闷软,切段,干燥。

2. 烫水蛭 取滑石粉适量,置炒制容器内,中火炒至灵活状态时,投入水蛭段,不断翻动,炒至鼓起,有腥臭气逸出,呈黄棕色时,取出,筛去滑石粉,放凉。每 100 kg 水蛭,用滑石粉 40 kg。

【质量要求】

1. 水蛭 呈不规则的段状、扁块状或扁圆柱状。背部表面黑褐色,稍隆起,腹面棕褐色,均可见细密横环纹。切面灰白色至棕黄色,胶质状。质脆,气微腥。

2. 烫水蛭 呈不规则段状、扁块状或扁圆柱状,略鼓起。表面棕黄色至棕褐色,附有少量白色滑石粉。断面松泡,灰白色至焦黄色。气微腥。水分不得过 14.0%,总灰分不得过 10.0%,酸不溶性灰分不得过 3.0%,酸碱度 pH 应为 5.0~7.5,铅不得过 10 mg/kg,镉不得过 1 mg/kg,砷不得过 5 mg/kg,汞不得过 1 mg/kg;每 1 000 g 含黄曲霉毒素 B_1 不得过 5 μg,黄曲霉毒素 G_2、黄曲霉毒素 G_1、黄曲霉毒素 B_2 和黄曲霉毒素 B_1 的总量不得过 10 μg。

【炮制作用】 水蛭味咸、苦,性平;有小毒。归肝经。具有破血通经、逐瘀消癥的功效。生品有毒,多入煎剂,以破血逐瘀为主。如治瘀血内阻所致的癥积、经闭、产后血瘀、少腹疼痛的化癥回生丹(《条辨》)。

烫水蛭能降低毒性,质地酥脆,利于粉碎,多入丸散。如治瘀血阻窍,脉络失养所致中风或中风后遗症,有手足麻木、瘫痪、口眼㖞斜等症状的抗栓再造丸(《药典》)。

【炮制研究】

1. 炮制原理研究 水蛭主要含蛋白质、多肽、氨基酸等成分。水蛭在加热炮制过程中,蛋白质空间构象被破坏,导致蛋白质变性。高温炮制可导致水蛭中蛋白含量降低。利用十二烷基硫酸钠-聚丙酰胺凝胶电泳(SDS-PAGE)技术比较了水蛭不同炮制品中的水溶性蛋白的差异,冻干水蛭在 175 kDa 附近的蛋白含量高于生水蛭,滑石粉烫水蛭和酒水蛭在 175 kDa 附近无蛋白,而 10~20 kDa 的蛋白含量顺序为滑石粉烫水蛭>酒水蛭>生水蛭>冻干水蛭,说明随着炮制温度的升高,蛋白质组分发生降解。

生水蛭、冻干水蛭、滑石粉烫水蛭与酒水蛭的抗凝血酶活性均符合中国药典标准,其中,生水蛭和冻干水蛭抗凝活性相近,高于经加热炮制的酒水蛭和滑石粉烫水蛭。另有研究发现,水蛭冻干品、滑石粉烫制品、酒润麸制品均能够有效改善急性血瘀模型大鼠的血液流变学指标、延长凝血时间。采用仿生提取法提取水蛭不同炮制品,考察其体外溶栓活性,发现滑石粉烫制和酒制后,纤溶活性升高,体外溶栓活性增强。

2. 炮制工艺研究 有研究以粉碎率、醇溶性浸出物、抗凝血酶活性等为评价指标,优化水蛭滑石粉烫制工艺为:100 kg 水蛭加 30 kg 滑石粉,烫制温度为 195℃,12 转/分钟翻炒 3.5 分钟。

【贮存】 贮干燥容器内,密闭,置干燥处。防蛀。

【小结】

笔记栏

第九章习题

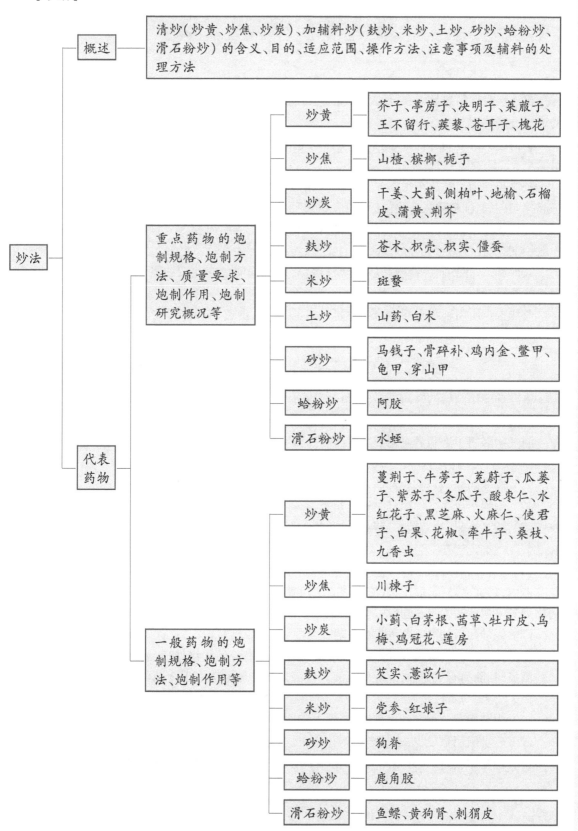

炒法
- 概述 —— 清炒(炒黄、炒焦、炒炭)、加辅料炒(麸炒、米炒、土炒、砂炒、蛤粉炒、滑石粉炒)的含义、目的、适应范围、操作方法、注意事项及辅料的处理方法
- 代表药物
  - 重点药物的炮制规格、炮制方法、质量要求、炮制作用、炮制研究概况等
    - 炒黄 —— 芥子、葶苈子、决明子、莱菔子、王不留行、蒺藜、苍耳子、槐花
    - 炒焦 —— 山楂、槟榔、栀子
    - 炒炭 —— 干姜、大蓟、侧柏叶、地榆、石榴皮、蒲黄、荆芥
    - 麸炒 —— 苍术、枳壳、枳实、僵蚕
    - 米炒 —— 斑蝥
    - 土炒 —— 山药、白术
    - 砂炒 —— 马钱子、骨碎补、鸡内金、鳖甲、龟甲、穿山甲
    - 蛤粉炒 —— 阿胶
    - 滑石粉炒 —— 水蛭
  - 一般药物的炮制规格、炮制方法、炮制作用等
    - 炒黄 —— 蔓荆子、牛蒡子、芜蔚子、瓜蒌子、紫苏子、冬瓜子、酸枣仁、水红花子、黑芝麻、火麻仁、使君子、白果、花椒、牵牛子、桑枝、九香虫
    - 炒焦 —— 川楝子
    - 炒炭 —— 小蓟、白茅根、茜草、牡丹皮、乌梅、鸡冠花、莲房
    - 麸炒 —— 芡实、薏苡仁
    - 米炒 —— 党参、红娘子
    - 砂炒 —— 狗脊
    - 蛤粉炒 —— 鹿角胶
    - 滑石粉炒 —— 鱼鳔、黄狗肾、刺猬皮

第十章 炙 法

—·笔记栏·—

炙法总论授课
视频

将净选或切制后的中药,加入定量的液体辅料,用文火拌炒,使辅料逐渐渗入药物组织内部的炮制方法称为炙法。

中药经炙法炮制后,可以达到改变作用趋向,抑制偏性,增强疗效,降低毒性,矫臭矫味等目的。

炙法与加辅料炒法在操作方法上基本相似,但二者又有区别。炙法使用液体辅料,与药物一起拌匀闷润,辅料渗入药物内部,多被药物吸尽;而加辅料炒法则使用固体辅料,辅料与药物一起翻炒或掩埋,辅料多具有传热介质的作用,炒制完成后需要筛去辅料;炙法所用温度较低,一般用文火,在炒制容器内翻炒时间稍长,以药物炒干为宜;而加辅料炒需要的温度较高,一般用中火或武火,在炒制容器内翻炒时间较短,药物表面颜色变化较明显,有的还伴有形体鼓起、质地酥脆等变化。

炙法根据所用辅料不同,可分为酒炙、醋炙、盐炙、蜜炙、姜炙、油炙等方法。

第一节 酒 炙 法

酒炙法授课视
频

将净选或切制后的中药,加入定量黄酒拌炒至规定程度的方法,称为酒炙法。

黄酒,性大热,味甘辛,气味芳香,能升能散,具活血通络,祛风散寒,行药势,矫味矫臭的功效。酒炙法多用于炮制活血化瘀药、祛风通络药、动物类药和性味苦寒药。

（一）酒炙的目的

（1）改变药性,引药上行,如大黄、黄连、黄柏等。

（2）增强活血通络作用,如当归、川芎、蕲蛇等。

（3）矫臭矫味,如乌梢蛇、蕲蛇、地龙等。

（二）操作方法

（1）先拌酒后炒药:将净选或切制后的中药与定量黄酒拌匀,稍闷润,待酒被吸尽后,置炒制容器内,用文火炒干,取出,放凉。该方法可使酒更易渗入药物内部,发挥作用。因此,大多数药物酒炙采用此法炮制,尤其适用于质地坚实的根及根茎类药物,如黄连、川芎等。

（2）先炒药后加酒:将净选或切制后的中药,置炒制容器内,文火炒至一定程度,再边炒边喷洒定量黄酒,炒干,取出,放凉。适用于质地疏松和易碎的药物,如五灵脂。

酒炙时,除另有规定外,一般用黄酒。黄酒用量一般为每100 kg药物,用黄酒10~20 kg。

（三）注意事项

（1）中药用黄酒拌润的过程中,容器上面应加盖,以免黄酒迅速挥发。

（2）若黄酒用量较少,不宜与药物拌匀时,可先将黄酒加适量水稀释后,再与药物拌润。

（3）药物酒炙时,火力多用文火,勤加翻动,将药物炒干,颜色加深即可。

黄 连

【处方用名】 黄连、酒黄连、姜黄连、萸黄连。

【来源】 本品为毛茛科植物黄连 *Coptis chinensis* Franch.、三角叶黄连 *Coptis deltoidea* C. Y. Cheng et Hsiao 或云连 *Coptis teeta* Wall. 的干燥根茎。以上三种分别习称"味连""雅连""云

连"。秋季采挖,除去须根和泥沙,干燥,撞去残留须根。

【炮制沿革】　唐代有炒法;宋代有酒炒、酒蒸、姜炒、蜜制、米泔制、麸炒、制炭、吴茱萸制等法;元代有土炒、童便制等法;明、清时期增加了醋制、盐制、乳制、胆汁制、酒萸制等法,并有"酒炒去头目之火,姜汁炒去痰火胃火,不伤脾胃"的论述(《粹言》)。现在主要有酒炙、姜炙、吴茱萸炙、炒炭等方法。《药典》收载黄连、酒黄连、姜黄连、萸黄连。

【炮制方法】

1. 黄连　取原药材,除去杂质,抢水洗净,润透,切薄片,干燥,筛去碎屑;或用时捣碎。

2. 酒黄连　取黄连片,加入黄酒拌匀,稍闷润,待酒被吸尽后,置炒制容器内,用文火加热,炒干,取出放凉,筛去碎屑。每 100 kg 黄连片,用黄酒 12.5 kg。

3. 姜黄连　取黄连片,用姜汁拌匀,稍闷润,待姜汁被吸尽后,置炒制容器内,用文火加热,炒干,取出放凉,筛去碎屑。每 100 kg 黄连片,用生姜 12.5 kg,绞汁。

4. 萸黄连　取吴茱萸加适量水煎煮,取汁去渣,煎液与黄连片拌匀,稍闷润,待药液被吸尽后,置炒制容器内,用文火加热,炒干,取出放凉,筛去碎屑。每 100 kg 黄连片,用吴茱萸 10 kg。

【质量要求】

1. 黄连　呈不规则的薄片。外表皮灰黄色或黄褐色,粗糙,有细小的须根。切面或碎断面鲜黄色或红黄色,具放射状纹理,气微,味极苦。水分不得过 12.0%,总灰分不得过 3.5%,醇溶性浸出物不得少于 15.0%,含小檗碱以盐酸小檗碱计不得少于 5.0%,含表小檗碱、黄连碱和巴马汀的总量不得少于 3.3%。

2. 酒黄连　形如黄连片,色泽加深,略有酒香气。水分、总灰分、醇溶性浸出物、小檗碱含量及表小檗碱、黄连碱和巴马汀的总量同黄连。

3. 姜黄连　形如黄连片,表面棕黄色,有姜的辛辣味。水分、总灰分、醇溶性浸出物、小檗碱含量及表小檗碱、黄连碱和巴马汀的总量同黄连。

4. 萸黄连　形如黄连片,表面棕黄色,有吴茱萸的辛辣香气。水分、总灰分、醇溶性浸出物、小檗碱含量及表小檗碱、黄连碱和巴马汀的总量同黄连。

【炮制作用】　黄连味苦,性寒。归心、脾、胃、肝、胆、大肠经。具有清热燥湿、泻火解毒的功效。黄连生用苦寒性较强,长于泻火解毒,清热燥湿。用于肠胃湿热所致的腹泻、痢疾、呕吐、热病,热盛火炽,壮热烦躁,神昏谵语,血热吐衄,疔疮肿毒。如治三焦火毒热盛证的黄连解毒汤(《正宗》);治热痢泄泻的白头翁汤(《伤寒论》)。

酒炙黄连能引药上行,缓其寒性,善清头目之火。如治目赤肿痛、口舌生疮的黄连天花粉丸(《准绳》)。

姜炙黄连其苦寒之性缓和,止呕作用增强,以治胃热呕吐为主。如治胃热、烦渴呕吐的黄连竹茹汤(《回春》);治疗大肠湿热所致的痢疾的加味香连丸(《药典》)。

吴茱萸制黄连抑制其苦寒之性,使黄连寒而不滞,以清气分湿热,散肝胆郁火,疏肝和胃为主。用于治湿热瘀滞肝胆、肝胃不和所致的嘈杂吞酸、恶心呕吐、积滞内阻、胸脘痞满。如治积滞内阻、胸膈痞闷、胁肋胀满的大香连丸(《局方》)。

【炮制研究】

1. 炮制原理研究　生物碱类成分为黄连的主要有效成分,具有抗炎、抗菌等作用。研究表明,黄连不同炮制品中小檗碱、巴马汀、药根碱的溶出率较生品增加,总含量从高至低依次为酒黄连>醋黄连>姜黄连>盐制黄连>胆汁黄连>生黄连。黄连经吴茱萸制后水煎液中总生物碱、小檗碱、巴马汀含量均降低,认为与吴茱萸制后降低黄连寒性的传统认识相吻合。黄连炒炭后小檗碱含量也显著降低。黄连在加热过程中,小檗碱可转化为小檗红碱,且随着炮制温度的升高和时间的延长含量增加,饮片的红色加重,同时小檗碱相应减少。加热也能使掌叶防己碱、药根碱等发生结构变化。

黄连经酒、姜汁、吴茱萸汁炮制后,仍有不同程度的抗菌活性,且均出现了炮制前未有的对铜绿假单胞菌的抑制作用。此外,黄连经姜汁制后对变形杆菌的抑制作用增强,并优于其他炮制品。以辣椒酒和无水乙醇造大鼠实验性胃溃疡模型,比较黄连和萸黄连对胃溃疡模型大鼠胃黏膜损伤的抑制作用,结果表明,萸黄连对实验性胃溃疡的抑制作用优于生黄连。

2. 炮制工艺研究　　黄连中小檗碱易溶于水,在热水中溶解度更高。为避免在切制过程中有效成分的流失,目前实际应用中,黄连多在用前捣碎。切制时宜在低温条件下进行,并减少浸润时间,防止药效降低。

【贮存】　贮干燥容器内,密闭,置通风干燥处。

《中国药典》(2020 年版)收载黄连的炮制品有黄连、酒黄连、姜黄连、萸黄连,《上海市中药饮片炮制规范》(2018 年版)还收载了猪胆汁炒黄连。经炮制后,黄连的药性及功能主治发生不同程度的变化。

问题:
请根据黄连不同炮制品的炮制作用,分析各炮制品属于从制还是反制。

大 黄

【处方用名】　大黄、酒大黄、醋大黄、熟大黄、大黄炭、清宁片。

【来源】　本品为蓼科植物掌叶大黄 *Rheum palmatum* L.、唐古特大黄 *Rheum tanguticum* Maxim. ex Balf. 或药用大黄 *Rheum officinale* Baill. 的干燥根和根茎。秋末茎叶枯萎或次春发芽前采挖,除去细根,刮去外皮,切瓣或段,绳穿成串干燥或直接干燥。

【炮制沿革】　汉代有炮熟、酒浸、蒸制等法;唐代有炒、制炭、醋煎等法;宋代增加了九蒸九暴、酒浸炒、醋炒、姜制、酒蒸、醋蒸、麸煨蒸、童便制等法;明、清增加了酒煮、黄连吴萸制等法,并有"欲使上行须资酒制,酒浸过巅顶上,酒洗至胃脘中……如欲下行务分缓速,欲速生使,投滚汤一泡便吞,欲缓熟宜同诸药入煎方服"的论述(《蒙筌》)。现在主要有酒炙、酒蒸、清蒸、醋炙、炒炭、酒蜜制等方法。《药典》收载大黄、酒大黄、熟大黄、大黄炭。

【炮制方法】

1. 大黄　　取原药材,除去杂质,大小分开,洗净,润透,切厚片或小方块,晾干或低温干燥。

2. 酒大黄　　取大黄片,用黄酒拌匀,闷润,待酒被吸尽后,置炒制容器内,用文火炒干,取出放凉,筛去碎屑。每 100 kg 大黄片,用黄酒 10 kg。

3. 熟大黄　　取大黄片或块,用黄酒拌匀,闷润至酒被吸尽,装入蒸制容器内,密闭,隔水或用蒸汽加热炖约 24～32 小时;或不加酒清蒸,至大黄内外均呈黑色时,取出,干燥。每 100 kg 大黄片或块,用黄酒 30 kg。

4. 大黄炭　　取大黄片,置炒制容器内,用武火加热,炒至外表呈焦黑色,取出放凉,筛去碎屑。

5. 醋大黄　　取大黄片,用米醋拌匀,闷润,待醋被吸尽后,置炒制容器内,用文火加热,炒干,取出放凉,筛去碎屑。每 100 kg 大黄片或块,用米醋 15 kg。

6. 清宁片　　取大黄片或块加水煮烂后,加入黄酒(100∶30)搅拌,再煮成泥状,取出晒干后粉碎,过 100 目筛后再与黄酒、炼蜜混合成团块状,置蒸制容器内蒸透,取出揉搓成直径为 14 mm 圆条,50～55℃低温烘至七成干时,装入容器内,闷约 10 天至内外湿度一致,手摸有挺劲,切厚片,晾干。每 100 kg 大黄片或块,用黄酒 75 kg,炼蜜 40 kg。

【质量要求】

1. 大黄　　为不规则圆形厚片或块。外表皮黄棕色或棕褐色,有纵皱纹及疙瘩状隆起。切面黄棕色至淡红棕色,较平坦,有明显散在或排列成环的星点,有空隙。气清香,味苦而微涩。水分不得过 13.0%,总灰分不得过 10.0%,水溶性浸出物不得少于 25.0%,含总蒽醌以芦荟大黄素、大黄酸、大黄素、大黄酚和大黄素甲醚总量计不得少于 1.5%,含游离蒽醌以芦荟大黄素、大黄酸、大黄素、大黄酚和大黄素甲醚总量计不得少于 0.35%。

2. 酒大黄　　形如大黄片,表面深棕黄色,有的可见焦斑。微有酒香气。水分不得过 13.0%,总灰分、水溶性浸出物、总蒽醌含量同大黄,游离蒽醌不得少于 0.50%。

3. 熟大黄　　呈不规则的块片,表面黑色,断面中间隐约可见放射状纹理,质坚硬,气微香。水分、总灰分、水溶性浸出物、总蒽醌含量、游离蒽醌总量同酒大黄。

4. 大黄炭　　形如大黄片,表面焦黑色,内部深棕色或焦褐色,具焦香气。水分、总灰分、水溶性浸出物同大黄,总蒽醌不得少于 0.90%,游离蒽醌含量同酒大黄。

5. 醋大黄　　形如大黄片,表面深棕色或棕褐色,内部浅棕色,略具醋气。

6. 清宁片　　为圆形厚片,乌黑色,有香气,味微苦甘。

【炮制作用】　　大黄味苦,性寒。归脾、胃、大肠、肝、心包经。具有泻下攻积、清热泻火、凉血解毒、逐瘀通经、利胆退黄的功效。生大黄苦寒沉降,气味重浊,走而不守,直达下焦,泻下作用峻烈,长于攻积导滞,泻火解毒。用于实热积滞便秘,血热吐衄,目赤咽肿,痈肿疔疮,肠痈腹痛,瘀血经闭,产后瘀阻,跌扑损伤,湿热痢疾,黄疸尿赤,淋证,水肿;外治烧烫伤。如治热结便秘,潮热谵语的大承气汤(《伤寒》);治胃火炽盛所致的口燥舌干、大便燥结的大黄清胃丸(《药典》)。

酒炙大黄苦寒泻下作用稍缓,并借酒升提之性,引药上行,善清上焦血分热毒。用于目赤咽肿,齿龈肿痛。如治肝火上炎所致耳鸣耳聋,口苦头晕,两胁疼痛的泻青丸(《药典》)。

熟大黄泻下力缓,减轻了腹痛的副作用,并增强活血祛瘀的功效。用于治疗瘀血内停,腹部肿块,月经停闭。如治血瘀气滞所致腰痛的腰痹通胶囊(《药典》)。

大黄炭泻下作用极微,长于凉血化瘀止血。用于血热有瘀出血症。如治各种内出血的十灰散(《十药》)。

醋大黄泻下作用减弱,以消积化瘀为主。用于食积痞满,产后瘀停,癥瘕癖积。如治小儿食积痞闷疼痛或妇人气滞经闭不通的三棱煎丸(《宝鉴》)。

清宁片泻下作用缓和,具缓泻而不伤气,逐瘀而不败正之功。用于饮食停滞,口燥舌干,大便秘结之年老、体弱、久病患者,可单用。

【炮制研究】

1. 炮制原理研究　　大黄主要含有蒽醌苷类、游离蒽醌和蒽酮类(番泻苷 A、番泻苷 B 等)、鞣质等成分。蒽醌苷类和番泻苷类成分为大黄泻下主要成分。大黄酚、大黄素-6-甲醚具有止血作用。

大黄炮制后番泻苷和结合型蒽醌成分含量降低,泻下作用缓和。研究表明,大黄经酒炒二者含量略有降低;大黄经蒸、炖后结合型蒽醌显著减少,番泻苷仅余微量;大黄炒炭后,结合型蒽醌大量破坏,仅保留少量的各型蒽醌类衍生物,番泻苷已不存在。熟大黄和大黄炭中芦荟大黄素-3-羟甲基-O-β-D-吡喃葡萄糖苷、大黄素-8-O-β-D-吡喃葡萄糖苷较生大黄下降明显。炒大黄中芦荟大黄素和大黄素的含量分别为生大黄的 2.7 倍和 3.4 倍;大黄炭则分别为生大黄的 1.9 倍和 2.8 倍左右。大黄炒炭后止血作用增强,与大黄炭中止血有效成分大黄酚和大黄素甲醚含量增加有关,二者含量分别约为生大黄的 2.7 倍和 4.1 倍。大黄鞣质类成分含量为 10%~30%,酒炒大黄下降约 18%,熟大黄降低 50%,大黄炭减少近 80%。酒炒大黄泻下效力比生品降低 30%,熟大黄(酒炖)、清宁片降低 95%,大黄炭无泻下作用。

炮制对大黄解热作用无明显影响,生大黄、酒大黄、熟大黄和大黄炭均有不同程度的解热作用。体外抑菌实验表明,大黄生品、制品煎剂对金黄色葡萄球菌、铜绿假单胞菌、痢疾杆菌、伤寒杆菌、大肠杆菌等菌种均有一定抑制作用,其中酒炒与酒炖大黄对金黄色葡萄球菌、痢疾杆菌、伤寒杆菌等有较好抑制作用,醋炒大黄、石灰炒大黄和大黄炭对铜绿假单胞菌、金黄色葡萄球菌有较好抑制作用。

对巴豆油诱发小鼠耳部炎症及棉球肉芽肿等模型,酒炒大黄消炎作用与生大黄近似,熟大黄、大黄炭消炎作用减弱,但熟大黄在治疗成人和儿童化脓性扁桃体炎时,有较好的解热和消炎作用。除大黄炭外,大黄、酒大黄、熟大黄对血瘀大鼠均有一定的活血作用,但对活血化瘀各指标的作用各有不同。

熟大黄可消除生大黄引起的腹痛、恶心、呕吐等胃肠道反应,减弱生大黄抑制胃酸分泌和消化酶活性的作用,熟大黄、大黄炭、清宁片"苦寒败胃"的副作用消失或缓和。近年来有大黄成分对机体肝肾功能有不良影响的报道,认为长期应用可能引起肝肾损伤。研究表明,大黄中所含大类成分与肝肾毒性的相关性顺序为:总结合蒽醌>总鞣质>总游离蒽醌;提示炮制可降低大黄肝肾毒性。

2. 炮制工艺研究　　有人将大黄与黄酒拌润后加压蒸制来制备熟大黄。另外,大黄经酒精酵母、面包酵母分别发酵后,能使大黄结合型蒽醌转化为游离型蒽醌,发酵法可作为炮制大黄的新法。

【贮存】　贮干燥容器内,密闭,置通风干燥处。防蛀。

龙　胆

【处方用名】　龙胆、酒龙胆。

【来源】　本品为龙胆科植物条叶龙胆 *Gentiana manshurica* Kitag. 、龙胆 *Gentiana scabra* Bge. 、三花龙胆 *Gentiana triflora* Pall. 或坚龙胆 *Gentiana rigescens* Franch. 的干燥根和根茎。前三种习称"龙胆",后一种习称"坚龙胆"。春、秋二季采挖,洗净,干燥。

【炮制沿革】　晋代有酒煮法;宋代有酒炒、炒制、制炭、煅制等法,并用甘草、姜作辅料;明、清时期增加了酒洗、焙制、柴胡制、蜜炒、胆汁制等法,并有"生用下行,酒炒上行,姜炒中行,猪胆汁拌炒,降火愈速"的论述(《得配》)。现在主要有酒炙等方法。《药典》收载龙胆。

【炮制方法】

1. 龙胆　　取原药材,除去杂质,洗净,润透,切段,干燥。

2. 酒龙胆　　取净龙胆段,用黄酒拌匀,闷润,待酒被吸尽后,置炒制容器内,用文火加热,炒干,取出晾凉,筛去碎屑。每 100 kg 龙胆段,用黄酒 10 kg。

【质量要求】

1. 龙胆　　龙胆呈不规则形的段;根茎呈不规则块片,表面暗灰棕色或深棕色;根圆柱形,表面淡黄色至黄棕色,有的有横皱纹,具纵皱纹;切面皮部黄白色至棕黄色,木部色较浅;气微,味甚苦。坚龙胆呈不规则形的段;根表面无横皱纹,膜质外皮已脱落,表面黄棕色至深棕色;切面皮部黄棕色,木部色较浅。水分不得过 9.0%,总灰分不得过 7.0%,酸不溶性灰分不得过3.0%,水溶性浸出物不得少于 36.0%,龙胆含龙胆苦苷不得少于 2.0%,坚龙胆含龙胆苦苷不得少于 1.0%。

2. 酒龙胆　　形同龙胆,颜色加深,略具酒气。

【炮制作用】　龙胆味苦,性寒。归肝、胆经。具有清热燥湿、泻肝胆火的功效。龙胆生用苦寒性较强,用于湿热黄疸,阴肿阴痒,带下,湿疹瘙痒,目赤,耳鸣耳聋,胁痛口苦,强中,惊风抽搐。如治阴黄的龙胆汤(《总录》);治肝胆湿热、胁痛口苦、湿热带下的龙胆泻肝丸(《药典》)。

酒炙龙胆可引药上行,并缓和其苦寒之性。多用于肝胆实火所致的头胀头痛、耳鸣耳聋、风热目赤肿痛。如治肝胆火旺、心烦不宁、头晕目眩、耳鸣的当归龙荟丸(《药典》)。

【炮制研究】 龙胆含环烯醚萜苷类等成分。龙胆经酒炙、醋炙、盐炙后,当药苷、龙胆苦苷、獐牙菜苦苷、马钱苷酸含量均呈降低趋势。龙胆切制软化过程中,不宜用水泡,应采用润软的方法,切制后应尽快干燥,避免龙胆苷类成分水解。

【贮存】 贮干燥容器内,密闭,置通风干燥处。防潮。

当 归

【处方用名】 当归、酒当归、土炒当归、当归炭。

【来源】 本品为伞形科植物当归 *Angelica sinensis* (Oliv.) Diels 的干燥根。秋末采挖,除去须根和泥沙,待水分稍蒸发后,捆成小把,上棚,用烟火慢慢熏干。

【炮制沿革】 南齐有炒法;唐代有酒浸等法;宋代有酒洗、酒润、米拌炒、酒炒、醋炒等法;明、清增加了酒蒸、酒煮、童便制、盐水炒、姜汁浸、姜汁炒、米泔浸炒、土炒、制炭、黑豆汁制、吴茱萸制、芍药汁制等法。现在主要有酒炙、土炒、炒炭等方法。《药典》收载当归、酒当归。

【炮制方法】

1. 当归 取原药材,除去杂质,洗净,稍润,切薄片,晒干或低温干燥。

2. 酒当归 取净当归片,用黄酒拌匀,闷润,待酒被吸尽后,置炒制容器内,用文火加热,炒至深黄色,取出晾凉,筛去碎屑。每100 kg当归片,用黄酒10 kg。

3. 土炒当归 将灶心土粉置炒制容器内,用中火加热至土呈灵活状态时,投入净当归片,炒至当归片上粘满细土时,取出,筛去土,晾凉。每100 kg当归片,用灶心土粉30 kg。

4. 当归炭 取净当归片,置炒制容器内,用中火加热,炒至微黑色,取出晾凉,筛去碎屑。

【质量要求】

1. 当归 为类圆形、椭圆形或不规则薄片。外表皮浅棕色至棕褐色。切面浅棕黄色或黄白色,平坦,有裂隙,中间有浅棕色的形成层环,并有多数棕色的油点,香气浓郁,味甘、辛、微苦。水分不得过15.0%,总灰分不得过7.0%,酸不溶性灰分不得过2.0%,铅不得过5 mg/kg,镉不得过1 mg/kg,砷不得过2 mg/kg,汞不得过0.2 mg/kg,铜不得过20 mg/kg,醇溶性浸出物不得少于45.0%。

2. 酒当归 形如当归片。切面深黄色或浅棕黄色,略有焦斑。香气浓郁,略有酒香气。水分不得过10.0%,总灰分不得过7.0%,酸不溶性灰分不得过2.0%,醇溶性浸出物不得少于50.0%。

3. 土炒当归 形同当归片,表面棕黄色或土黄色,附有土粉,具土香气。

4. 当归炭 表面黑褐色,内部灰棕色,质枯脆,气味减弱,味涩。

【炮制作用】 当归味甘、辛,性温。归肝、心、脾经。具有补血活血、调经止痛、润肠通便的功效。生当归质润,长于补血润肠,多用于血虚萎黄,眩晕心悸,肠燥便秘。如治血虚烦躁的当归补血汤(《兰室》),治血虚肠燥便秘的润肠丸(《沈氏尊生书》)。

酒炙当归增强活血通经的作用。用于经闭痛经,风湿痹痛,跌打损伤。如治痰瘀阻络所致的中风回春丸(《药典》)。

土炒当归增强入脾补血作用,又不致滑肠。多用于血虚便溏,腹中时痛的患者。如治产后虚赢不足,腹中隐痛的当归建中汤(《千金翼》)。

当归炭以止血和血为主。用于崩中漏下,月经过多。如治妇女胎动不安,月经过多或崩中漏下的当归散(《儒门》)。

【炮制研究】 当归头、身、尾挥发油、糖含量无明显差别,但在微量元素的含量方面,归头中钙、铜、锌含量高,归身中铜含量高,归尾中钾、铁含量高;挥发油中藁本内酯含量,归尾中最低;具有抗血栓作用的阿魏酸含量以归尾最高,归身次之,归头最低,这与传统经验认为归尾破血的观点似相吻合。

当归中阿魏酸含量随炮制温度升高而降低。酒炙当归阿魏酸几乎无降低,水溶物含量增加,铜、镍含量增加与其他炮制品比较鞣质含量最少。土炒当归鞣质含量为生品的1.4倍,水、醇浸出物及阿魏酸稍有降低,铁、镍、铜、锰、锌含量显著升高。当归炭中鞣质含量升高为生品的2倍,阿魏酸含量显著降低,钙、镍含量增加。当归及炮制品中的还原糖和水溶性糖的含量依次为:酒炒当归>生当归>清炒当归>土炒当归>当归炭。水溶性粗多糖含量依次为:酒炒当归>生当归>土炒当归>清炒当归>当归炭。

当归对子宫有"双向性"调节作用,归头、身、尾三种煎剂均有明显兴奋家兔子宫平滑肌的作用,其所含水溶性和醇溶性成分能兴奋子宫,但高沸点挥发油能抑制子宫。

【备注】 当归的头、身、尾可分别入药,古人认为"头"止血而上行,"梢"破血而下行,"身"养血而中守,"全"活血而不走。

【贮存】 贮干燥容器内,密闭,置阴凉干燥处。防潮,防蛀。

川 芎

【处方用名】 川芎、酒川芎。

【来源】 本品为伞形科植物川芎 *Ligusticum chuanxiong* Hort. 的干燥根茎。夏季当茎上的节盘显著突出,并略带紫色时采挖,除去泥沙,晒后烘干,再去须根。

【炮制沿革】 唐代有熬制法;宋代有微炒、醋炒、米泔水浸、焙制、煅制、酒炒等法;元代增加了米水炒、茶水炒、童便浸等法;明、清增加了清蒸、盐水煮、盐酒炙、煅炭、蜜炙、白芷制等法。现在主要有酒炙等方法。《药典》收载川芎。

【炮制方法】

1. 川芎 取原药材,除去杂质,大小分开,洗净,润透,切薄片,干燥。

2. 酒川芎 取净川芎片,用黄酒拌匀,闷润,待酒被吸尽后,置炒制容器内,用文火加热,炒至棕黄色,取出晾凉,筛去碎屑。每100 kg川芎片,用黄酒10 kg。

【质量要求】

1. 川芎 为不规则厚片,外表皮灰褐色或褐色,有皱缩纹。切面黄白色或灰黄色,具有明显波状环纹或多角形纹理,散生黄棕色油点。质坚实。气浓香,味苦、辛,微甜。水分不得过12.0%,总灰分不得过6.0%,酸不溶性灰分不得过2.0%,醇溶性浸出物不得少于12.0%,含阿魏酸不得少于0.10%。

2. 酒川芎 形如川芎片,表面棕黄色,偶见焦斑,质坚脆,略具酒气。

【炮制作用】 川芎味辛,性温。归肝、胆、心包经。具有活血行气、祛风止痛的功效。川芎临床多生用,用于胸痹心痛,胸胁刺痛,跌扑肿痛,月经不调,经闭痛经,癥瘕腹痛,头痛,风湿痹痛。如治冲任虚寒、月经不调的温经汤(《金匮》);治风邪头痛的川芎茶调散(《局方》);治冠心病稳定型心绞痛属心血瘀阻证的复方川芎片(《药典》)。

酒炙川芎能引药上行,增强活血行气止痛作用。用于血瘀头痛,偏头痛,风寒湿痛,产后瘀阻腹痛等。如治痰瘀阻络所致中风的中风回春丸(《药典》)。如治血瘀头痛的通窍活血汤(《医林改错》);治风寒湿痹,肢体关节疼痛的蠲痹汤(《医学心悟》);治产后恶露不下,瘀阻腹痛的生化汤(《傅青主》)。

【炮制研究】 川芎主要含有挥发油、生物碱、有机酸类等成分。川芎嗪是川芎主要的生物碱成分,具有抗血小板聚集,改善微循环和活血化瘀作用。阿魏酸具有抗血小板聚集,抑制血小板5-羟色胺释放,抑制血小板血栓素A2生成,镇痛等作用。

川芎酒炙后总生物碱、川芎嗪、挥发油含量均降低,但水煎液中阿魏酸含量酒炙品高于生品。川芎嗪的熔点为80~82℃,受热易升华散失,因此酒炙品中川芎嗪含量较生品低。川芎酒炙后,醇溶性浸出物含量明显增加,绿原酸、洋川芎内酯Ⅰ、阿魏酸松柏酯、洋川芎内酯A、藁本内酯的含量降低,浸出物含量增加与黄酒的加入有关。

黄酒炙、白酒炙川芎水煎液和生川芎醇提液有明显降低全血黏度、血浆黏度、RBC压积、血沉RBC聚集指数作用,酒炙均有增强趋势,说明川芎酒炙可增强活血作用。

【贮存】 贮干燥容器内,密闭,置阴凉干燥处。防蛀。

白 芍

【处方用名】 白芍、炒白芍、酒白芍、醋白芍、土炒白芍。

【来源】 本品为毛茛科植物芍药 *Paeonia lactiflora* Pall. 的干燥根。夏、秋二季采挖,洗净,除去头尾和细根,置沸水中煮后除去外皮或去皮后再煮,晒干。

【炮制沿革】 南北朝有蜜水拌蒸;唐代有熬令黄等法;宋代增加了微炒、炒焦、焙制、煮制、酒炒等法;元代增加了酒浸、酒制、炒炭、米水浸炒等法;明、清增加了酒蒸、米炒、土炒、煨制、煅炭、醋炒等法,并有"今人多生用,惟避中寒者以酒炒用,入女人血药以醋炒耳"(《纲目》)及"生则伐肝,炒则入脾肺"(《辨义》)的论述。现在主要有炒黄、酒炙、醋炙、土炒等方法。《药典》收载白芍、炒白芍、酒白芍。

【炮制方法】

1. 白芍 取原药材,除去杂质,大小条分开,洗净,润透,切薄片,干燥。

2. 炒白芍 取净白芍片,置炒制容器内,用文火加热,炒至微黄色,取出晾凉,筛去碎屑。

3. 酒白芍 取净白芍片,用黄酒拌匀,闷润,待酒被吸尽后,置炒制容器内,用文火加热,炒干,取出晾凉,筛去碎屑。每100 kg白芍片,用黄酒10 kg。

4. 醋白芍 取净白芍片,加入米醋拌匀,稍闷润,待醋被吸尽后,置炒制容器内,用文火加热,炒干,取出晾凉,筛去碎屑。每100 kg白芍片,用米醋15 kg。

5. 土炒白芍 取灶心土(伏龙肝)细粉,置炒制容器内,用中火加热,炒至灶心土呈滑利状态,加入净白芍片,炒至表面挂土色,微显焦黄色时,取出,筛去土粉,摊开晾凉。每100 kg白芍片,用灶心土20 kg。

【质量要求】

1. 白芍 呈类圆形薄片。表面淡棕红色或类白色,平滑。切面类白色或微带棕红色,形成层环明显,可见稍隆起的筋脉纹呈放射状排列。气微,味微苦、酸。水分不得过14.0%,总灰分不得过4.0%,二氧化硫残留量不得过400 mg/kg,水溶性浸出物不得少于22.0%,含芍药苷不得少于1.20%。

2. 炒白芍 形如白芍片,表面微黄色或淡棕黄色,有的可见焦斑。气微香。水分不得过10.0%,总灰分、二氧化硫残留量、水溶性浸出物和芍药苷含量同白芍。

3. 酒白芍 表面微黄色或淡棕黄色,有的可见焦斑。微有酒香气。水分、总灰分、二氧化硫残留量、芍药苷含量同白芍,水溶性浸出物不得少于20.5%。

4. 醋白芍 形如白芍片,表面为黄色,微有醋气。

5. 土炒白芍 形如白芍片,表面土黄色,微有焦土气。

【炮制作用】 白芍味苦、酸,性微寒。归肝、脾经。具有养血调经、敛阴止汗、柔肝止痛、平抑肝阳的功效。白芍生品用于头痛眩晕,胁痛,腹痛,四肢挛痛,血虚萎黄,月经不调,自汗,盗汗。如治积热不散、目赤肿痛的泻肝汤(《总录》);治气滞血瘀所致的月经不调、痛经的得生丸(《药典》)。

炒白芍寒性缓和,以养血和营,敛阴止汗为主。用于血虚萎黄,腹痛泄泻,自汗盗汗。如治肝旺脾虚之肠鸣腹痛,泄泻的痛泻要方(《景岳》);治气血两虚,面色萎黄,食欲不振的八珍颗粒(《药典》)。

酒炙白芍降低酸寒伐肝之性,入血分,善于调经止血,柔肝止痛。用于肝郁血虚,胁痛腹痛,月经不调,四肢挛痛。产后腹痛尤须酒炙。如用于妇女体弱血虚,月经不调的妇科白凤片(《中药成方制剂》)。

醋炙白芍可引药入肝,增强养血和脾、疏肝解郁的作用。用于肝郁乳汁不通,尿血等。如治产后郁结,乳汁不通的通肝生乳汤(《傅青主》)。

土炒白芍借土气入脾,增强养血和脾、止泻作用,适用于肝旺脾虚,腹痛腹泻。如配伍西洋参、米炒黄芪、土炒白术等治气虚下陷,谷道不合,肛门下脱(《时病论》)。

【炮制研究】

1. 炮制原理研究 白芍含芍药苷、氧化芍药苷、没食子酰芍药苷、芍药内酯等成分。白芍经不同方法炮制后芍药苷、丹皮酚、总氨基酸、苯甲酸含量均有不同程度降低。芍药苷含量从高至低依次为:生白芍>焦白芍>醋炒白芍>酒炒白芍>土炒白芍;苯甲酸含量以酒炒白芍最低。

白芍不同炮制品水煎液均能使离体兔肠自发性收缩活动的振幅加大,以醋炙品作用最强;生品对氯化钡引起的兔肠收缩加强有明显的拮抗作用,而炮制品作用不明显;清炒品、酒炒品、醋炒品对肾上腺素引起的肠管活动抑制均有不同程度的拮抗作用,以醋炙品拮抗作用最为明显,生品和麸炒品作用不明显;白芍炮制品镇痛作用较生品明显。

2. 炮制工艺研究 白芍切片时,水洗后闷润至软切片,芍药苷含量最高,与生品无显著差异;水浸泡软化或水蒸气软化及水煮处理后的白芍,其芍药苷、苯甲酸含量最低,丹皮酚含量几乎为零。故白芍加工以水洗闷润切片为佳。以芍药苷含量为指标,对常水常压浸润、常水减压浸润、常水减压冷浸、温水减压温浸软化进行比较,结果加压冷浸、减压冷浸和减压温浸均较传统自然浸润好,芍药苷含量高,而且省工省时,其中减压温浸效果最佳。

【贮存】 贮干燥容器内,密闭,置阴凉干燥处。防蛀。

丹 参

丹参饮片实物图

【处方用名】 丹参、酒丹参。

【来源】 本品为唇形科植物丹参 *Salvia miltiorrhiza* Bge. 的干燥根和根茎。春、秋二季采挖,除去泥沙,干燥。

【炮制沿革】 唐代有熬令紫色;宋代有炒制、炙制、焙制等法;明、清增加了酒洗、酒浸、酒炒、酒蒸、猪心拌炒等法;现在主要有酒炙等方法。《药典》收载丹参、酒丹参。

【炮制方法】

1. 丹参 取原药材,除去杂质及残茎,洗净,润透,切厚片,干燥。

2. 酒丹参 取净丹参片,用黄酒拌匀,稍润,待酒被吸尽后,置炒制容器内,用文火加热,炒干,取出晾凉,筛去碎屑。每100 kg丹参片,用黄酒10 kg。

【质量要求】

1. 丹参 呈类圆形或椭圆形的厚片。外表皮棕红色或暗棕红色,粗糙,具纵皱纹。切面有裂隙或略平整而致密,有的呈角质样,皮部棕红色,木部灰黄色或紫褐色,有黄白色放射状纹理。气微,味微苦涩。水分不得过13.0%,总灰分不得过10.0%,酸不溶性灰分不得过2.0%,水溶性浸出物不得少于35.0%,醇溶性浸出物不得少于11.0%。

2. 酒丹参 形如丹参片,表面红褐色,略具酒香气。水分不得过10.0%,总灰分、水溶性浸出物、醇溶性浸出物同丹参。

【炮制作用】 丹参味苦,性微寒。归心、肝经。具有活血祛瘀、通经止痛、清心除烦、凉血消痛的功效。用于月经不调,经闭痛经,癥瘕积聚,胸腹刺痛,热痹疼痛,疮疡肿痛,心烦不眠,肝脾肿大,心绞痛。如治气滞血瘀所致胸痹的复方丹参颗粒(《药典》)。

酒丹参可缓和寒凉之性,增强活血祛瘀、调经止痛之功。多用于月经不调,血滞经闭,恶露
不下,心胸疼痛,癥瘕积聚,风湿痹痛。如治气血凝滞、心胸疼痛的活络效灵丹(《参西录》)。

【炮制研究】

1. 炮制原理研究　　丹参酮类和丹酚酸类成分为丹参的主要有效成分。丹参酒炙过程中,随着炮制程度加重,迷迭香酸、丹参酮 A、丹参酮 I、总丹参酮含量先升高再降低,丹酚酸 B、紫草酸、隐丹参酮含量降低。水浸泡和闷润过程都易造成丹参中总酚类和原儿茶醛损失。经酒、醋等辅料炮制后,均能提高丹参水溶性总酚浸出量,但原儿茶醛含量均有不同程度下降。

黄酒与白酒炙丹参及丹参均可显著降低血小板黏附与聚集,延长凝血酶原时间、凝血酶时间、凝血活酶时间,酒炙后作用显著增强,且白酒炙优于黄酒炙。丹参不同炮制品水提物对小鼠耳郭微循环作用强弱依次为白酒炙丹参>黄酒炙丹参>生丹参。

2. 炮制工艺研究　　比较不同炮制工艺酒丹参对新西兰白兔的体外抗凝血活性,酒丹参最佳工艺为:加 10%黄酒润透,200℃炒制 20 分钟,断面呈红褐色,体外抗凝血活性最佳。

【贮存】　贮干燥容器内,密闭,置通风干燥处。

益母草

【处方用名】　鲜益母草、干益母草(益母草)、酒益母草。

【来源】　本品为唇形科植物益母草 *Leonurus japonicus* Houtt. 的新鲜或干燥地上部分。鲜品春季幼苗期至初夏花前期采割;干品夏季茎叶茂盛、花未开或初开时采割,晒干,或切段晒干。

【炮制沿革】　宋代有烧灰存性法;明、清增加了醋制、炒制、炒炭、蜜炙、酒蒸等法。现在主要有酒炙等方法。《药典》收载鲜益母草、干益母草。

【炮制方法】

1. 鲜益母草　　取新鲜药材,除去杂质,迅速洗净。

2. 干益母草　　取干药材,除去杂质,迅速洗净,略润,切段,干燥。

3. 酒益母草　　取净干益母草段,用黄酒拌匀,闷润,待酒被吸尽后,置炒制容器内,用文火加热,炒干,取出晾凉,筛去碎屑。每 100 kg 益母草段,用黄酒 15 kg。

【质量要求】

1. 干益母草　　呈不规则的段。茎方形,四面凹下成纵沟,灰绿色或黄绿色。切面中部有白髓。叶片灰绿色,多皱缩、破碎。轮伞花序腋生,花黄棕色,花萼筒状,花冠二唇形。气微,味微苦。水分不得过 13.0%,总灰分不得过 11.0%,水溶性浸出物不得少于 12.0%,盐酸水苏碱不得少于 0.40%,盐酸益母草碱不得少于 0.040%。

2. 酒益母草　　形如干益母草,颜色加深,偶见焦斑,略具酒气。

【炮制作用】　益母草味苦、辛,性微寒。归肝、心包、膀胱经。具有活血调经、利尿消肿的功效。临床多生用。用于月经不调,痛经,经闭,恶露不尽,水肿尿少;急性肾炎水肿。如治血瘀所致的月经不调、产后恶露不绝的益母草颗粒(《药典》)。

酒炙益母草可缓和其寒性,增强活血祛瘀、调经止痛的作用。多用于月经不调,恶露癥瘕,瘀滞作痛及跌打伤痛等。如治月经不调、腹有癥瘕积聚的益母丸(《入门》)。

【炮制研究】　生物碱类成分是益母草主要有效成分,具有收缩子宫的作用。益母草生物碱类成分碱主要存在于叶部,根部较少,茎部全无,因此益母草采收加工时应尽量保存其叶。

益母草经醋炙或酒炙后,益母草碱、芦丁和金丝桃苷含量均显著降低。益母草炒炭总生物碱明显损失。

【贮存】　鲜益母草置阴凉潮湿处;干益母草置干燥处。

续 断

【处方用名】 续断(川断)、酒续断、盐续断。

【来源】 本品为川续断科植物川续断 Dipsacus asper Wall. ex Henry 的干燥根。秋季采挖，除去根头和须根，用微火烘至半干，堆置"发汗"至内部变绿色时，再烘干。

【炮制沿革】 南北朝有酒浸法；唐代有米泔制等法；宋代有酒浸炒、焙制等法；元代增加了面制等法；明、清又增加了酒拌、酒蒸、酒煎、炒制等法；现在主要有酒炙、盐炙等方法。《药典》收载续断、酒续断、盐续断。

【炮制方法】

1. 续断 取原药材，除去杂质，洗净，润透，切厚片，干燥。

2. 酒续断 取净续断片，用黄酒拌匀，闷润，待酒被吸尽后，置炒制容器内，用文火加热，炒至微带黑色，取出晾凉，筛去碎屑。每 100 kg 续断片，用黄酒 10 kg。

3. 盐续断 取净续断片，用盐水拌匀，闷润，待盐水被吸尽后，置炒制容器内，用文火加热，炒干，取出晾凉，筛去碎屑。每 100 kg 续断片，用食盐 2 kg。

【质量要求】

1. 续断 呈类圆形或椭圆形的厚片。外表皮灰褐色至黄褐色，有纵皱。切面皮部墨绿色或棕褐色，木部灰黄色或黄褐色，可见放射状排列的导管束纹，形成层部位多有深色环。气微，味苦、微甜而涩。水分不得过 10.0%，总灰分不得过 12.0%，酸不溶性灰分不得过 3.0%，水溶性浸出物不得少于 45.0%，含川续断皂苷Ⅵ不得少于 1.5%。

2. 酒续断 形如续断片，微黑色，略具酒气。水分、总灰分、酸不溶性灰分、水溶性浸出物、川续断皂苷Ⅵ含量同续断。

3. 盐续断 形如续断片，黑褐色，味微咸。水分、总灰分、酸不溶性灰分、水溶性浸出物、川续断皂苷Ⅵ含量同续断。

【炮制作用】 续断味苦、辛，性微温。归肝、肾经。具有补肝肾、强筋骨、续折伤、止崩漏的功效。用于腰膝酸软，风湿痹痛，崩漏，胎漏，跌打损伤。如治风寒湿邪闭阻、肝肾亏虚所致的痹病的祛风止痛片(《药典》)。

酒续断可增强通血脉、续筋骨、止崩漏作用。多用于风湿痹痛，跌打损伤，崩漏。如用于气血不足，月经不调，经期腹痛，经漏早产的参茸白凤丸(《药典》)。

盐续断可引药下行，增强补肝肾、强筋骨作用。用于腰膝酸软。如用于肾虚夹瘀所致的腰酸腿软、小腹胀痛的妇宝颗粒(《药典》)。

【炮制研究】 续断主要含有皂苷、生物碱、挥发油等成分。川续断皂苷Ⅵ具有促进骨髓间充质干细胞增殖及向成骨细胞分化的作用，能促进骨伤愈合、抗骨质疏松。续断产地加工"发汗"可使其水溶性浸出物、醇溶性浸出物、总皂苷有不同程度降低，但川续断皂苷Ⅵ的含量升高，提示"发汗"操作具有一定合理性。续断经酒炙、盐炙后川续断皂苷Ⅵ含量增加，川续断皂苷Ⅹ含量降低。

【贮存】 贮干燥容器内，密闭，置阴凉干燥处。防蛀。

牛 膝

【处方用名】 牛膝(怀牛膝)、酒牛膝、盐牛膝。

【来源】 本品为苋科植物牛膝 Achyranthes bidentata Bl. 的干燥根。冬季茎叶枯萎时采挖，除去须根和泥沙，捆成小把，晒至干皱后，将顶端切齐，晒干。

【炮制沿革】 晋代有酒渍法；南北朝有黄精汁制；唐代有酒浸等法；宋代增加了酒煮、酒熬

膏、酒炒、酒洗、盐水炒、制炭、炙制、炒制、生地作辅料制等法;明、清又增加了酒拌、酒蒸、炒炭、盐酒制等法。现在主要有酒炙、盐炙等方法。《药典》收载牛膝、酒牛膝。

【炮制方法】

1. 牛膝　　取原药材,除去杂质,洗净,润透,除去残留芦头,切段,干燥。

2. 酒牛膝　　取净牛膝段,用黄酒拌匀,闷润,待酒被吸尽后,置炒制容器内,用文火加热,炒干,取出晾凉,筛去碎屑。每100 kg牛膝段,用黄酒10 kg。

3. 盐牛膝　　取净牛膝段,用食盐水拌匀,闷润,待盐水被吸尽后,置炒制容器内,用文火加热,炒干,取出晾凉,筛去碎屑。每100 kg牛膝段,用食盐2 kg。

【质量要求】

1. 牛膝　　呈圆柱形的段。外表皮灰黄色或淡棕色,有微细的纵皱纹及横长皮孔。质硬脆,易折断,受潮变软。切面平坦,淡棕色或棕色,略呈角质样而油润,中心维管束木部较大,黄白色,其外围散有多数黄白色点状维管束。气微,味微甜而稍苦涩。水分不得过15.0%,总灰分不得过9.0%,二氧化硫残留量不得过400 mg/kg,醇溶性浸出物不得少于5.0%,含β-蜕皮甾酮不得少于0.030%。

2. 酒牛膝　　形如牛膝段,表面色略深,偶见焦斑,略有酒香气。醇溶性浸出物不得少于4.0%,水分、总灰分、二氧化硫残留量、β-蜕皮甾酮含量同牛膝。

3. 盐牛膝　　形如牛膝段,表面色略深,偶见焦斑,微有咸味。

【炮制作用】　牛膝味苦、酸,性平。归肝、肾经。具有逐瘀通经、补肝肾、强筋骨、利尿通淋、引血下行的功效。常用于经闭,通经,腰膝酸痛,筋骨无力,淋证、水肿、头痛眩晕等。如治血瘀气滞、脉络闭阻所致腰痛的腰痹通胶囊(《药典》)。

酒炙牛膝增强补肝肾、强筋骨、祛瘀止痛作用。用于腰膝酸痛,筋骨无力,经闭癥瘕。如治肝肾两虚,头晕目花,耳鸣,须发早白的首乌丸(《药典》)。

盐炙牛膝引药下行走肾经,增强通淋行瘀作用。用于小便淋沥涩痛,尿血,小便不利。如治淋浊涩痛的石韦散(《普本》)。

【炮制研究】　牛膝经酒炙后,蜕皮甾酮含量升高。牛膝不同炮制品中齐墩果酸含量:生牛膝>酒牛膝>清炒牛膝>牛膝炭>盐牛膝。

牛膝不同炮制品均有一定的镇痛、抗炎作用,以酒牛膝镇痛作用强而持久,抗炎作用最显著。牛膝酒炙后活血化瘀作用增强,生牛膝与酒牛膝均可改善急性血瘀模型大鼠血液流变学指标,但酒牛膝作用优于生牛膝。

【贮存】　贮干燥容器内,密闭,置阴凉干燥处。防潮。

仙　茅

【处方用名】　仙茅、酒仙茅。

【来源】　本品为石蒜科植物仙茅 *Curculigo orchioides* Gaertn. 的干燥根茎。秋、冬二季采挖,除去根头和须根,洗净,干燥。

【炮制沿革】　南北朝有乌豆水浸后加酒拌蒸法;宋代增加了酒浸、米泔水浸等法;明、清又增加了米泔水浸后用酒拌蒸、蒸制、酒浸焙干等法。现在主要有酒炙等方法。《药典》收载仙茅。

【炮制方法】

1. 仙茅　　取原药材,除去杂质,洗净,切段,干燥。

2. 酒仙茅　　取净仙茅段,用黄酒拌匀,闷润,待酒被吸尽后,置炒制容器内,用文火加热,炒干,取出晾凉,筛去碎屑。每100 kg仙茅段,用黄酒10 kg。

【质量要求】

1. 仙茅　　为圆柱形小段。外表皮棕色至褐色,粗糙,有的可见纵横皱纹和细孔状的须根痕。切面灰白色至棕褐色,有多数棕色小点,中间有深色环纹。气微香,味微苦、辛。水分不得过 13.0%,总灰分不得过 10.0%,酸不溶性灰分不得过 2.0%,醇溶性浸出物不得少于 7.0%,含仙茅苷不得少于 0.080%。

2. 酒仙茅　　形同仙茅段,颜色加深,略具酒气。

【炮制作用】　仙茅味辛,性热;有毒。归肾、肝、脾经。具有补肾阳、强筋骨、祛寒湿的功效。仙茅生品有毒,以散寒祛湿、消痈肿为主。用于寒湿痹痛,腰膝冷痛,痈肿疮毒。如治痈疽疮毒,可单味煎服或鲜品捣烂外敷。

酒仙茅可降低毒性,增强补肾阳、强筋骨、祛寒湿作用。用于阳痿精冷,筋骨痿软,腰膝冷痹,阳虚冷泻。如治阳痿不举的仙茅酒(《万氏》)。

【炮制研究】　仙茅苷是仙茅中主要的有效成分。酒炙仙茅可增加仙茅苷含量。

仙茅酒炙后热性增强,在缓解肾阳虚寒大鼠的虚寒状态酒炙仙茅比仙茅效果更好,其温肾助阳的作用强于生品。其热性增强的机制与增强机体物质能量代谢、提高中枢神经递质和交感-肾上腺轴、环核苷酸水平及垂体-靶腺轴功能有关,从一定程度上验证了"热者益热"传统炮制理论。小鼠急性毒性试验结果显示,仙茅酒炙后毒性降低。

【贮存】　贮干燥容器内,密闭,置阴凉干燥处。防霉,防蛀。

威灵仙

【处方用名】　威灵仙、酒威灵仙。

【来源】　本品为毛茛科植物威灵仙 *Clematis chinensis* Osbeck、棉团铁线莲 *Clematis hexapetala* Pall. 或东北铁线莲 *Clematis manshurica* Rupr. 的干燥根和根茎。秋季采挖,除去泥沙,晒干。

【炮制沿革】　宋代有酒洗、焙、九蒸九暴、麸炒、米泔浸等法;金元时期增加了酒炒、炒制等法;明、清又增加了醋制、童便制法。现在主要有酒炙等方法。《药典》收载威灵仙。

【炮制方法】
1. 威灵仙　　取原药材,除去杂质,洗净,润透,切段,干燥。
2. 酒威灵仙　　取净威灵仙段,用黄酒拌匀,闷润,待酒被吸尽后,置炒制容器内,用文火加热,炒干,取出晾凉,筛去碎屑。每 100 kg 威灵仙段,用黄酒 10 kg。

【质量要求】
1. 威灵仙　　呈不规则段。表面黑褐色、棕褐色或棕黑色,有细纵纹,有的皮部脱落,露出黄白色木部。切面皮部较广,木部淡黄色,略呈方形或近圆形,皮部与木部间常有裂隙。水分不得过 15.0%,总灰分不得过 10.0%,酸不溶性灰分不得过 4.0%,醇溶性浸出物不得少于 15.0%,含齐墩果酸不得少于 0.30%。
2. 酒威灵仙　　形如威灵仙段,黄色或微黄色,略具酒气。

【炮制作用】　威灵仙味辛、咸,性温。归膀胱经。具有祛风湿、通经络的功效。常用于风湿痹痛,肢体麻木,筋脉拘挛,屈伸不利,骨鲠咽喉。如治瘀血阻络所致痹病的瘀血痹颗粒(《药典》)。

酒炙威灵仙可增强祛风除痹、通络止痛作用。用于风湿痹痛,肢体麻木,筋脉拘挛,屈伸不利。如治腰脚疼痛久不愈的威灵仙散(《圣惠方》)。

【炮制研究】　威灵仙酒炙后三萜皂苷类成分的溶出率增加。威灵仙生品和酒炙品均有镇痛和抗炎作用,以酒炙品作用较强。

【贮存】　贮干燥容器内,密闭,置阴凉干燥处。防潮。

地龙饮片实物图

地 龙

【处方用名】　地龙、酒地龙。

【来源】 本品为钜蚓科动物参环毛蚓 *Pheretima aspergillum*（E. Perrier）、通俗环毛蚓 *Pheretima vulgaris* Chen、威廉环毛蚓 *Pheretima guillelmi*（Michaelsen）或栉盲环毛蚓 *Pheretima pectinifera* Michaelsen 的干燥体。前一种习称"广地龙"，后三种习称"沪地龙"。广地龙春季至秋季捕捉，沪地龙夏季捕捉，及时剖开腹部，出去内脏和泥沙，洗净，晒干或低温干燥。

【炮制沿革】 宋代有炙干为末、熬制、煅炭、微炒、醋炙、焙制等方法；元代增加了酒浸、油炙、酒炒法。明、清代又增加了蛤粉炒、盐制、炒炭等法。现在主要有酒炙、醋炙、炒制等方法。《药典》收载地龙。

【炮制方法】

1. 地龙 取原药材，除去杂质，洗净，切段，干燥。

2. 酒地龙 取净地龙段，用黄酒拌匀，闷润，待酒被吸尽后，置炒制容器内，用文火加热，炒干，取出晾凉，筛去碎屑。每 100 kg 地龙段，用黄酒 12.5 kg。

【质量要求】

1. 地龙 广地龙呈薄片状小段，边缘略卷，具环节，背部棕褐色至紫灰色，腹部浅黄棕色，生殖环较光亮；体轻，略呈革质，质韧不易折断；气腥，味微咸。沪地龙为不规则碎段，棕褐色或黄褐色，多皱缩不平；体轻，质脆易折断，肉薄。每 1 000 g 含黄曲霉毒素 B_1 不得过 5 μg，黄曲霉毒素 G_2、黄曲霉毒素 G_1、黄曲霉毒素 B_2、黄曲霉毒素 B_1 的总量不得过 10 μg。

2. 酒地龙 形如地龙段，棕色，偶见焦斑，略具酒气。

【炮制作用】 地龙味咸，性寒。归肝、脾、膀胱经。具有清热定惊、通络、平喘、利尿的功效。地龙生品长于清热定惊，平喘。但生品有腥气，多入煎剂。常用于高热神昏，惊痫抽搐，喘咳，尿少水肿。如治中风半身不遂的补阳还五汤（《医林改错》）。

酒炙地龙可缓和咸寒之性，利于粉碎和解腥矫味，便于临床应用，又可增强通经活络作用。用于偏正头痛，寒湿痹痛，骨折肿痛。如治风头痛的地龙散（《总录》）；治寒湿痹痛，肢体屈伸不利的小活络丹（《局方》）。

【炮制研究】 琥珀酸、次黄嘌呤为地龙平喘有效成分。地龙酒炙后，次黄嘌呤含量增加，肌苷、琥珀酸含量下降。

地龙酒炙后化痰、止咳、平喘的功效增强。体外抗血栓的溶解作用依次为酒地龙>广地龙>沪地龙>土地龙。

【贮存】 置通风干燥处，防霉，防蛀。

蛇 蜕

【处方用名】 蛇蜕（蛇皮）、酒蛇蜕。

【来源】 本品为游蛇科动物黑眉锦蛇 *Elaphe taeniura* Cope、锦蛇 *Elaphe carinata*（Guenther）或乌梢蛇 *Zaocys dhumnades*（Cantor）等蜕下的干燥表皮膜。春末夏初或冬初收集，除去泥沙，干燥。

【炮制沿革】 汉代有火熬；晋代有烧炭；南北朝有醋炙法；唐宋有烧炭、炙制、炒制、马勃和皂角子制、甘草制等法；明代有焙制、酒浸、酒炒、酒炙、蜜炙、油制、盐制等法。现在主要有酒炙、酒浸、煅炭等方法。《药典》收载蛇蜕、酒蛇蜕。

【炮制方法】

1. 蛇蜕 取原药材，除去杂质，切段。

2. 酒蛇蜕 取净蛇蜕，切段，用黄酒拌匀，闷润，待酒被吸尽后，置炒制容器内，用文火加热，炒至微显黄色，取出晾凉，筛去碎屑。每 100 kg 蛇蜕段，用黄酒 15 kg。

【质量要求】

1. 蛇蜕 呈圆筒形段状，多压扁而皱缩。背部银灰色或淡灰棕色，有光泽，鳞迹菱形或椭圆形,衔接处呈白色,略抽缩或凹下。腹部乳白色或略显黄色,鳞迹长方形,呈覆瓦状排列。体轻,质微韧,手捏有润滑感和弹性,轻轻搓揉,沙沙作响。气微腥,味淡或微咸。酸不溶性灰分不得过3.0%。

2. 酒蛇蜕　　形同蛇蜕,气微腥,略具酒气,味淡或微咸。酸不溶性灰分同蛇蜕。

【炮制作用】　蛇蜕味咸、甘,性平。归肝经。具有祛风、定惊、退翳、解毒的功效。生品有腥气,不利于服用和粉碎,多入煎剂。如以蛇蜕煎液调牛黄顿服,治急慢惊风(《幼幼新书》)。

酒炙蛇蜕可增强祛风定惊、退翳的疗效,并能减少腥气,利于服用和粉碎,多入丸散剂。用于小儿惊风,抽搐痉挛,角膜出翳,喉痹,疔肿,皮肤瘙痒。如治痘疹目翳的蛇蜕散(《痘疹方》);治小儿惊风的蛇蜕汤(《总录》)。

【贮存】　贮干燥容器内,密闭,置通风干燥处。防蛀。

蕲　蛇

【处方用名】　蕲蛇、蕲蛇肉、酒蕲蛇。

【来源】　本品为蝰科动物五步蛇 *Agkistrodon acutus* (Guenther)的干燥体。多于夏、秋二季捕捉,剖开蛇腹,除去内脏,洗净,用竹片撑开腹部,盘成圆盘状,干燥后拆除竹片。

【炮制沿革】　南北朝有苦酒浸后酒煮法;宋代有酒浸炙、酥制、酒浸焙等法;明、清有砂炒、炙制、焙制等法,并有"头尾各有大毒,中段以酒浸过,骨刺须远弃之"(《尊生》)的论述。现在主要有酒浸、酒炙等方法。《药典》收载蕲蛇、蕲蛇肉、酒蕲蛇。

【炮制方法】

1. 蕲蛇　　取原药材,去头、鳞,切成寸段。
2. 蕲蛇肉　　取原药材,去头,用黄酒润透后,除去鳞、骨,干燥。每100 kg蕲蛇,用黄酒20 kg。
3. 酒蕲蛇　　取净蕲蛇段,用黄酒拌匀,稍闷润,待酒被吸尽后,置炒制容器内,用文火加热,炒干,取出晾凉,筛去碎屑。每100 kg蕲蛇段,用黄酒20 kg。

【质量要求】

1. 蕲蛇　　呈段状。背部呈黑褐色,表皮光滑,有明显的鳞斑,可见不完整的方胜纹。腹部可见白色的肋骨,呈黄白色、淡黄色或黄色。断面中间可见白色菱形的脊椎骨,脊椎骨的棘突较高,棘突两侧可见淡黄色的肉块,棘突呈刀片状上突,前后椎体下突基本同形,多为弯刀状。肉质松散,轻捏易碎。气腥,味微咸。水分不得过14.0%,醇溶性浸出物不得少于12.0%。

2. 蕲蛇肉　　呈条状或块状,可见深黄色的肉条及黑褐色的皮。肉条质地较硬,皮块质地较脆。有酒香气,味微咸。水分、醇溶性浸出物同蕲蛇,总灰分不得过4.0%。

3. 酒蕲蛇　　形如蕲蛇段,表面棕褐色或黑色,略有酒气。气腥,味微咸。水分、醇溶性浸出物同蕲蛇。

【炮制作用】　蕲蛇味甘、咸,性温;有毒。归肝经。具有祛风、通络、止痉的功效。蕲蛇毒腺在头部,除去头,以除去毒性。生品有腥气,不利于服用和粉碎,临床较少使用。

蕲蛇酒炙后可增强祛风、通络、止痉的作用,并能矫臭、防腐,便于服用、粉碎和贮存。用于风湿顽痹,麻木拘挛,中风,口眼歪斜,半身不遂,抽搐痉挛,破伤风,麻风疥癣。如用于肝阳上亢所致的头目眩晕、胸中闷热、半身不遂等症的清眩治瘫丸(《药典》)。

【贮存】　贮干燥容器内,密闭,置干燥处。防霉,防蛀。

乌梢蛇

【处方用名】　乌梢蛇(乌蛇)、乌梢蛇肉、酒乌梢蛇。

【来源】　本品为游蛇科动物乌梢蛇 *Zaocys dhumnades* (Cantor)的干燥体。多于夏秋二季捕捉,剖开腹部或先剥皮留头尾,除去内脏,盘成圆盘状,干燥。

【炮制沿革】 唐代有"炙去头尾,取肉炙过"的方法(《外台》);宋代增加了酒炙、醋制、焙、酒焙、酒煨、酥制、药汁制、酒煮、烧制等法;清代又增加了酒蒸、清蒸等法。现在主要有酒浸等方法。《药典》收载乌梢蛇、乌梢蛇肉、酒乌梢蛇。

【炮制方法】

1. 乌梢蛇 取原药材,去头及鳞片,切寸段。

2. 乌梢蛇肉 取原药材,去头及鳞片后,用黄酒闷透,除去皮骨,干燥。每 100 kg 乌梢蛇,用黄酒 20 kg。

3. 酒乌梢蛇 取净乌梢蛇段,用黄酒拌匀,闷润,待酒被吸尽后,置炒制容器内,用文火加热,炒至微黄色,取出晾凉,筛去碎屑。每 100 kg 乌梢蛇段,用黄酒 20 kg。

【质量要求】

1. 乌梢蛇 呈半圆筒状或圆槽状的段。背部黑褐色或灰黑色,腹部黄白色或浅棕色,脊部隆起呈屋脊状,脊部两侧各有 2~3 条黑线,肋骨排列整齐,肉淡黄色或浅棕色。有的可见尾部。质坚硬,气腥,味淡。水分不得过 13.0%,醇溶性浸出物不得少于 12.0%。

2. 乌梢蛇肉 为不规则的片或段。淡黄色至黄褐色。质脆。气腥,略具酒气。水分不得过 11.0%,醇溶性浸出物不得少于 14.0%。

3. 酒乌梢蛇 形如乌梢蛇段。表面棕褐色至黑色,蛇肉浅棕黄色至黄褐色,质坚硬,略有酒气。水分、醇溶性浸出物同乌梢蛇。

【炮制作用】 乌梢蛇味甘,性平。归肝经。具有祛风、通络、止痉的功效。乌梢蛇生品长于祛风止痒。如治风瘙隐疹的乌蛇膏(《圣惠方》)。但生品气腥,不利于服用和粉碎。

乌梢蛇酒炙后增强祛风通络、止痉作用,并能矫臭、防腐,利于服用和贮存。多用于风湿痹痛,麻木拘挛,中风,口眼歪斜,半身不遂,抽搐痉挛,破伤风,麻风疥癣。如治风寒湿闭阻所致痹病的麝香风湿胶囊(《药典》)。

【炮制研究】 乌梢蛇的头与皮是品种鉴别的主要依据,产地加工时应该保留,以供鉴别。乌梢蛇酒炙可使不溶于水的脂类成分容易煎出,提高其抗惊厥作用。

对酒炙乌梢蛇炮制工艺研究,有报道,乌梢蛇段用定量黄酒拌匀,放容器内加盖后烘箱内低温干燥。

【贮存】 贮干燥容器内,密闭,置干燥处。防霉,防蛀。

第二节 醋 炙 法

将净选或切制后的中药,加入定量米醋拌炒至规定程度的方法称为醋炙法。

米醋味酸、苦,性温。主入肝经血分,具有收敛、解毒、散瘀止痛、矫味的作用。故醋炙法多用于炮制具疏肝解郁、散瘀止痛、攻下逐水功效的药物。

醋炙法授课视频

(一) 醋炙的目的

(1) 降低毒性,缓和药性,如甘遂、京大戟、芫花、商陆等。

(2) 引药入肝,增强活血止痛作用,如乳香、没药、三棱、莪术等。

(3) 矫臭矫味,如乳香、没药、五灵脂等。

(二) 操作方法

(1) 先拌醋后炒药:将净制或切制后的药物,加入定量米醋拌匀,闷润,待醋被吸尽后,置炒制容器内,用文火炒至规定程度,取出,晾凉。此法适用于大多数植物类药物,如甘遂、商陆、芫花、柴胡、三棱等。

(2) 先炒药后喷醋:将净选后的药物,置炒制容器内,炒至表面熔化发亮(树脂类)或炒至表面颜色改变,有腥气逸出(动物粪便类)时,喷洒定量米醋,炒至微干,取出摊晾。此法适用于树脂类、动物粪便类药物,如乳香、没药、五灵脂等。

醋炙时用醋量,一般为每 100 kg 药物,用米醋 20～30 kg,最多不超过 50 kg。

（三）注意事项

（1）醋炙前药物应大小分档。

（2）若醋的用量较少,不易与药物拌匀时,可加适量水稀释后,再与药物拌匀。

（3）醋炙时,注意选择合适的火力。一般用文火炒制,勤加翻动,使之受热均匀,炒至规定的程度。

（4）树脂类、动物粪便类药物宜采用先炒药后喷醋的方法,且出锅要快,防熔化粘锅,摊晾时宜勤翻动,以免相互黏结成团块。

甘 遂

醋炙法代表性
药物授课视频

【处方用名】 生甘遂(甘遂)、醋甘遂(炙甘遂)。

【来源】 本品为大戟科植物甘遂 *Euphorbia kansui* T. N. Liou ex T. P. Wang 的干燥块根。春季开花前或秋末茎叶枯萎后采挖,撞去外皮,晒干。

【炮制沿革】 南北朝有用甘草、荠苨浸后,熬令脆的方法;唐代有熬制;宋代有火炮、炒、麸炒、酥制、醋炒、脂麻炒、湿纸裹煨等方法;金元时期增加了水煮、面煮、面煨等方法;明代增加了大麦炒、面包煨。清代增加了糠火煨等方法,并对其炮制作用有所阐述,如"面煨熟用,以去其毒"(《纲目》)。现在主要有醋炙、面煨等方法。《药典》收载生甘遂、醋甘遂。

【炮制方法】

1. 生甘遂 取原药材,除去杂质,洗净,干燥。

2. 醋甘遂 取净甘遂,加入米醋拌匀,闷润至醋被吸尽后,置炒制容器内,用文火加热,炒干,取出,晾凉。用时捣碎。每 100 kg 甘遂,用米醋 30 kg。

【质量要求】

1. 生甘遂 为椭圆形、长圆柱形或连珠形。表面类白色或黄白色,凹陷处有棕色外皮残留。质脆,易折断,断面粉性,白色,木部微显放射状纹理;长圆柱状者纤维性较强。气微,味微甘而辣。水分不得过 12.0%,总灰分不得过 3.0%,醇溶性浸出物不得少于 15.0%,含大戟二烯醇不得少于 0.12%。

2. 醋甘遂 形如生甘遂,表面黄色至棕黄色,偶有焦斑。略有醋香气,味微酸而辣。水分、总灰分、醇溶性浸出物、大戟二烯醇含量同生甘遂。

【炮制作用】 甘遂味苦、性寒;有毒。归肺、肾、大肠经。具有泻水逐饮、消肿散结的功效。生甘遂苦寒有毒,药力峻烈,易伤人正气。可用于水肿胀满,胸腹积水,痰饮积聚,气逆咳喘,二便不利,风痰癫痫,痈肿疮毒。如治胸腹积水的十枣汤(《伤寒论》);治水饮结胸、痰迷心窍的遂心丹(《济生方》)。

醋甘遂毒性减低,峻泻作用缓和。用于腹水胀满,痰饮积聚,气逆喘咳,风痰癫痫,二便不利。如治腹水胀满,小便短少,大便秘结的舟车丸(《景岳》);治痰涎水饮停于胸膈所致的胸胁隐痛、痰不易咳出的控涎丸(《药典》)。

【炮制研究】 甘遂醋炙后,2,6,10,14-四甲基-十五烷等挥发性成分含量降低,正二十七烷等挥发性成分消失,产生油酸乙酯等新成分,醇提液中大戟二烯醇等毒性成分含量下降。

甘遂醋制后肝毒性降低,利尿作用有所缓和。生甘遂和 30% 醋量的醋甘遂祛痰效果最好。甘遂经清炒、醋润和醋炙后均能降低甘遂的致炎毒性,提示在甘遂醋炙过程中加热和醋可能发挥协同减毒作用。

比较生甘遂、醋甘遂、甘草制甘遂的急性毒性,结果显示炮制后毒性明显降低,其中甘草制甘遂的毒性降低约 4/5。对甘遂生品、醋制品、豆腐制品、甘草制品进行半数刺激量测定,结果生甘遂的刺激性比炮制品大6倍左右,生甘遂水煎液的刺激性为炮制品水煎液的2~3倍。

【贮存】 贮干燥容器内,密闭,置阴凉干燥处。防蛀。

芫 花

【处方用名】 生芫花(芫花)、醋芫花(炙芫花)。

【来源】 本品为瑞香科植物芫花 *Daphne genkwa* Sieb. et Zucc. 的干燥花蕾。春季花未开放时采收,除去杂质,干燥。

【炮制沿革】 汉代有熬制法;唐代有炒法;宋代记载了醋炒、酒炒、醋浸炒、醋煮、醋炙、制炭等方法;明、清时期增加了醋煨、醋泡焙、酒浸炒等方法。现在主要有醋炙、醋煮等方法。《药典》收载生芫花、醋芫花。

【炮制方法】

1. 生芫花 取原药材,除去杂质。

2. 醋芫花 取净芫花,加入米醋拌匀,闷润至醋被吸尽,置炒制容器内,用文火加热,炒至微干,取出,晾凉。每100 kg芫花,用米醋30 kg。

【质量要求】

1. 生芫花 为小棒槌状,多弯曲;花被筒表面淡紫色或灰绿色,密被短柔毛,先端4裂,裂片淡紫色或黄棕色。质软。气微,味甘、微辛。醇溶性浸出物不得少于20.0%,芫花素不得少于0.20%。

2. 醋芫花 形如芫花,表面微黄色,微有醋香气。

【炮制作用】 芫花味苦、辛,性温;有毒。归肺、脾、肾经。具有泻水逐饮、杀虫疗疮的功效。生芫花峻泻逐水力较猛,较少内服,多外用。如外敷秃疮,头癣等,以芫花末、猪脂和涂之(《集效方》)。

醋炙芫花能降低毒性,缓和泻下作用和腹痛症状。多用于胸腹积水,水肿胀满,痰饮积聚,气逆喘咳,二便不利。如用于水湿内停的舟车丸(《古今医统》);治湿痰壅滞的十枣汤(《伤寒论》)。

【炮制研究】

1. 炮制原理研究 芫花主要含有二萜原甲酸内酯类、黄酮类、挥发油等成分。其中,二萜原甲酸内酯类成分具有较强的毒性和刺激性,并能直接兴奋子宫平滑肌,具有引产作用。芫花挥发油具有毒性、刺激性和泻下作用。黄酮类成分芫花素、羟基芫花素等具有镇咳、祛痰、平喘作用。

芫花醋炙后,芫花酯甲、芹菜素含量降低,木犀草素、羟基芫花素及芫花素含量升高;挥发油含量降低,化学组分和组分间的相对含量均发生了改变,其中棕榈酸、油酸和亚油酸含量相对增加。不同炮制品挥发油的组分变化较大,尤以醋炙芫花和醋煮芫花产生的未知成分较多。也有报道,芫花经不同方法炮制后芫花素含量降低。

研究芫花醋炙前后毒性和泻下作用变化。结果醋炙芫花 LD_{50} 值比生芫花 LD_{50} 值提高了1倍,说明醋炙芫花能降低其毒性。急性毒性试验结果表明,芫花醇浸剂毒性较大,而水浸剂和水煎剂毒性较小,且3种制剂中生芫花的毒性均较醋芫花大。对兔离体回肠作用,生芫花与醋芫花相似,小剂量兴奋而大剂量抑制;对小白鼠肠蠕动作用,生芫花呈抑制作用而醋芫花似有轻度兴奋作用。生芫花与醋芫花的醇浸剂对小白鼠与大白鼠均无导泻作用,对兔有轻度导泻作用,对犬则产生呕吐和轻度导泻作用,生芫花和醋芫花对兔与犬的作用无明显差别。

刺激性实验表明,生芫花挥发油对兔眼结膜有一定刺激作用,模拟醋炙后可降低其刺激性;芫花酯甲模拟醋制后发生水解,对家兔眼结膜刺激性显著降低,芫花素及其模拟醋炙品对兔眼结膜无明显刺激性。

2. 炮制工艺研究　　以生芫花为对照,采用药效、毒性及其相关化学成分多指标对芫花炮制工艺进行综合考察,结果以醋炙法最佳,即毒性最小(LD_{50}值最高,皮内刺激性降低指数最大,芫花酯甲含量最低,利尿作用最强,芫花素含量与生品相比降低率最小),其次是高压清蒸品、常压清蒸品、醋煮品、水煮品。

【贮存】　贮干燥容器内,密闭,置阴凉干燥处。防霉,防蛀。

《本草纲目》记载:"芫花留数年陈久者良。用时以好醋煮十数沸,去醋,以水浸一宿,晒干用,则毒灭也,或以醋炒者次之。"

问题:
请结合芫花炮制研究成果分析上述论述的科学性。

商　陆

【处方用名】　生商陆、醋商陆。

【来源】　本品为商陆科植物商陆 *Phytolacca acinosa* Roxb. 或垂序商陆 *Phytolacca americana* L. 的干燥根。秋季至次春采挖,除去须根和泥沙,切成块或片,晒干或阴干。

【炮制沿革】　汉代有炒制法;南北朝采用豆叶蒸;唐代有清蒸;明、清记载了绿豆制、豆汤制、黑豆拌蒸、黑豆汁拌蒸、酒制、炒干酒浸、醋制、煮熟、绿豆煮等方法。现在主要有醋炙、醋煮等方法。《药典》收载生商陆、醋商陆。

【炮制方法】

1. 生商陆　　取原药材,除去杂质,洗净,润透,切厚片或块,干燥。

2. 醋商陆　　取净商陆片(块),加入米醋拌匀,闷润至醋被吸尽,置炒制容器内,用文火加热,炒干,取出,晾凉。每100 kg 商陆片,用米醋30 kg。

【质量要求】

1. 生商陆　　呈不规则的厚片或块,外皮灰黄色或灰棕色。横切片弯曲不平,边缘皱缩,切面浅棕黄色或黄白色,纵切片弯曲或卷曲,木部呈平行条状突起。质硬。气微,味稍甜,久嚼麻舌。

2. 醋商陆　　形如生商陆片或块。表面黄棕色,微有醋香气,味稍甜,久嚼麻舌。水分不得过13.0%,酸不溶性灰分不得过2.0%,水溶性浸出物不得少于15.0%,商陆皂苷甲不得少于0.20%。

【炮制作用】　商陆味苦,性寒;有毒。归肺、脾、肾、大肠经。具有逐水消肿、通利二便;外用解毒散结的功效。生品善于消肿解毒,如治痈疽肿毒的商陆膏(《疡医大全》)。

醋商陆毒性降低,峻泻作用缓和,以逐水消肿为主。如治疗水气通身皆肿,二便不利的疏凿饮子(《济生方》);治腹水胀满的商陆丸(《总录》)。

【炮制研究】

1. 炮制原理研究　　商陆主要含有三萜皂苷、组织胺、氨基酸等成分。其中商陆皂苷甲(又称为商陆毒素)为商陆的主要毒性成分和抗炎有效成分。商陆皂苷甲等三萜类化合物可溶于水,遇水易水解。商陆醋炙后商陆皂苷 A 含量升高,而商陆皂苷 C 含量显著下降,提示商陆醋炙过程中,皂苷类成分存在转化现象,有毒的皂苷类成分可能被破坏。也有研究发现,醋煮、醋蒸、水煮及清蒸炮制品中,毒性成分商陆皂苷甲和组织胺的含量均程度不同地低于生品,尤其是水煮和清蒸的商陆皂苷甲含量仅是原药材的 16.29% 和 19.24%。

商陆生品、醋炙品、醋煮品、醋蒸品、水煮品、清蒸品等饮片与商陆原生药比较,毒性均降低,其中局部刺激性降低 16.7%~83.3%，LD_{50} 值提高 1.66~10.47 倍；而祛痰作用提高 1.10~1.57 倍，但利尿作用指数降低 16.0%~45.0%。

2. 炮制工艺研究　以商陆皂苷甲、组织胺、γ-氨基丁酸等 18 种氨基酸及钾、钠等 8 种无机元素含量和刺激性降低指数、LD_{50} 提高指数、祛痰指数及利尿指数等为指标，综合评价商陆的炮制工艺，结果清蒸法最优，其次为醋蒸法，水煮法，醋煮法及醋炙法等。清蒸法与醋煮法两种新工艺经中试验证，其 LD_{50} 值均显著高于原工艺醋炙品，而商陆皂苷甲含量更低。

【贮存】　贮干燥容器内，密闭，置阴凉干燥处。防霉，防蛀。

京大戟

【处方用名】　京大戟、醋京大戟（炙大戟）。

【来源】　本品为大戟科植物大戟 *Euphorbia pekinensis* Rupr. 的干燥根。秋、冬二季采挖，洗净，晒干。

【炮制沿革】　南北朝有海芋叶拌蒸；唐代有炒法；宋代有煨、麸炒、煮、浆水制、米泔水浸制、酒制等；金代增加了醋煮制；明、清又增加了蒸、醋浸炒、盐水炒；现在主要有醋炙、醋煮等方法。《药典》收载京大戟、醋京大戟。

【炮制方法】

1. 京大戟　取原药材，除去杂质，洗净，润透，切厚片，干燥。

2. 醋京大戟

（1）取净京大戟片，加入米醋拌匀，闷润至醋被吸尽后，置炒制容器内，用文火加热，炒干，取出，晾凉，筛去碎屑。每 100 kg 京大戟片，用米醋 30 kg。

（2）取净京大戟药材，置煮制容器内，加入米醋与适量水，浸润 1~2 小时，用文火加热，煮至醋液被吸尽，内无白心时，取出，晾至 6~7 成干时，切厚片，干燥，筛去碎屑。每 100 kg 京大戟片，用米醋 30 kg。

【质量要求】

1. 京大戟　呈不规则的长圆形或圆形厚片。外表面灰棕色或棕褐色，粗糙，有皱纹。质坚硬。切面类白色或棕黄色，纤维性。气微，味微苦涩。

2. 醋京大戟　形如京大戟片，色泽加深。略有醋气。

【炮制作用】　京大戟味苦，性寒；有毒。归肺、脾、肾经。具有泻水逐饮、消肿散结的功效。生品有毒，泻下力猛，多外用。如治疗蛇虫咬伤、热毒痈肿疮毒的紫金锭（《片玉新书》）；治痰涎内伏胸膈上下的控涎丹（《三因》）。

醋京大戟毒性降低，峻泻作用缓和。用于水饮泛溢所致的水肿喘满，胸腹积水及痰饮积聚等证。单用有效，也可与甘遂、芫花同用。如治悬饮，胁下有水气，或肝硬化腹水等证的十枣汤（《伤寒论》）；治水湿中阻，水肿胀满的舟车丸（《丹溪》）。

【炮制研究】　京大戟主要含有萜类、多酚类、有机酸等成分。京大戟的毒性成分为萜类成分，利尿祛腹水成分主要为多酚类成分。醋炙对京大戟中多酚类成分含量和结构无明显影响；京大戟中含有的多种萜类成分在醋制法炮制过程中结构均发生转化，可发生烷烃结构氧化成羟基、羟基消除成双键、羟基氧化成羰基等。

京大戟炮制过程中加入辅料醋是萜类成分结构转化的关键。三萜类成分直接加热结构未发生变化，加水加热三萜类成分结构存在少量转化，加酸加热成分大量转化为羟基消除产物；倍半萜类单加热和加水加热成分含量下降显著，但转化产物含量低，加酸加热后倍半萜类成分通过烷烃氧化成羟基，羟基继续消除转化为新的色谱峰。

京大戟醋制后各萜类成分含量均下降，其中倍半萜类成分下降最多，其次是二萜和三萜。京大戟炮制后三萜 Fupenzic acid 的转化产物、倍半萜 Orobanone 的转化产物 Orobanone－C2 相对含量显著增加。

京大戟中的三萜及倍半萜类成分经过模拟醋制后促炎毒性均显著减弱,未经醋制的萜类成分 Fupenzic acid 和 Peinambucone -(PE)具有显著的促炎作用,说明京大戟中萜类成分经醋制法炮制后毒性减弱。

【贮存】 贮干燥容器内,密闭,置阴凉干燥处。防蛀。

狼 毒

【处方用名】 生狼毒(狼毒)、醋狼毒(炙狼毒)。

【来源】 本品为大戟科植物月腺大戟 *Euphorbia ebracteolata* Hayata 或狼毒大戟 *Euphorbia fischeriana* Steud. 的干燥根。春、秋二季采挖,洗净,切片,晒干。

【炮制沿革】 唐代有炙制、姜制;宋代增加有醋炒、醋煮、醋浸、油麻制、醋熬、火炮制、猪血制、炒制;明代有芫花醋炒、芫花醋煮、焙制、酒制。现在主要有醋炙、醋煮等方法。《药典》收载生狼毒、醋狼毒。

【炮制方法】

1. 生狼毒 取原药材,除去杂质,洗净,润透,切厚片,干燥。

2. 醋狼毒 取净狼毒片,加入米醋拌匀,闷润至醋被吸尽后,置炒制容器内,用文火加热,炒干,取出,晾凉。筛去碎屑。每 100 kg 狼毒片。用米醋 30~50 kg。

【质量要求】

1. 生狼毒 呈不规则块片状。周边外表棕色或棕褐色。片面黄白色,有菊花心。体轻,质脆,易折断,断面有粉性。气微,味微辛。

2. 醋狼毒 形如狼毒片。颜色略深,微有醋香气。

【炮制作用】 狼毒味辛,性平,有毒。归肝、脾经。具有散结、杀虫的功效。生品毒性剧烈,少有内服,多外用杀虫。可用于久年干疥干癣及一切癫疮。如治干癣积年生痂,搔之黄水出,单用狼毒醋磨涂之(《圣惠方》)。

醋狼毒毒性降低,可供内服。如用于治积聚,心腹胀如鼓的狼毒丸(《圣惠方》)。

【炮制研究】 萜类成分为狼毒的毒、效成分。在醋制过程中,狼毒中含有的多种萜类成分结构均发生转化。二萜二聚体类成分醚键水解,生成玫瑰烷型二萜和松香烷型二萜;松香烷型二萜中的环氧结构在醋酸加热下易开环;松香烷型及降二萜内酯型二萜结构中的内酯环开环;当狼毒中上述类型萜类成分结构中存在羟基时,可发生消除形成双键、酯化成酯、氧化形成羰基等。与京大戟类似,辅料醋是萜类成分结构转化的关键。

狼毒萜类成分的多种转化产物均可在狼毒生、醋饮片中检出,醋制品中转化产物的相对含量明显高于生品。狼毒二萜二聚体 Eupractenoid A、松香烷型二萜 JolkinolideB、降二萜内酯型成分 FischeriaA 经模拟醋制后促炎毒性均显著减弱,Eupractenoid A 的毒性明显高于其转化产物 Euphebcteolatin A。狼毒醋制后毒性较大的萜类成分转化为毒性较低的成分,从而达到醋制减毒的目的。

【贮存】 贮干燥容器内,密闭,置通风干燥处,防蛀。

 案 例

大戟科有毒中药京大戟、狼毒经醋炙后均可降低毒性,缓和泻下作用。

问题:
请根据京大戟、狼毒的现代研究结果,分析其醋制减毒的共性规律。

延胡索饮片实物图

延胡索（元胡）

【处方用名】 延胡索、醋延胡索、酒延胡索。

【来源】 本品为罂粟科植物延胡索 *Corydalis yanhusuo* W. T. Wang 的干燥块茎。夏初茎叶枯萎时采挖，除去须根，洗净，置沸水中煮或蒸至恰无白心时，取出，晒干。

【炮制沿革】 宋代记载了炒、醋炒、米炒、熬、粳米炒、拌糯米炒、醋煮、盐炒等法；明、清增加了米醋炙黄、醋纸包煨、醋润蒸、酒煮、酒炒、酒焙等方法，并有"生用破血，炒用调血，酒炒行血"（《说约》）"用醋炒止产后血晕，暴血上冲，胸膈胃气痛，小腹肝气"（《辨义》）的记载。现在主要有醋炙、醋蒸、醋煮、酒炙等方法。《药典》收载延胡索、醋延胡索。

【炮制方法】

1. 延胡索 取原药材，除去杂质，洗净，干燥，切厚片或用时捣碎。

2. 醋延胡索

（1）取净延胡索或延胡索片，加入米醋拌匀，闷润至醋被吸尽后，置炒制容器内，用文火加热，炒干，取出，晾凉。筛去碎屑。每 100 kg 延胡索，用米醋 20 kg。

（2）取净延胡索，加入米醋与适量清水（以平药面为宜），置煮制容器内，用文火加热煮至透心。醋液被吸尽时，取出，晾至 6 成干，切厚片，晒干。筛去碎屑；或干后捣碎。每 100 kg 延胡索，用米醋 20 kg。

3. 酒延胡索 取净延胡索片，加入黄酒拌匀，闷润至酒被吸尽后，置炒制容器内，用文火加热，炒干，取出，晾凉。筛去碎屑。每 100 kg 延胡索片，用黄酒 15 kg。

【质量要求】

1. 延胡索 呈不规则的圆形厚片。外表皮黄色或黄褐色，有不规则细皱纹。切面或断面黄色，角质样，具蜡样光泽。气微，味苦。水分不得过 15.0%，总灰分不得过 4.0%；每 1 000 g 含黄曲霉毒素 B_1 不得过 5 μg，黄曲霉毒素 G_2、黄曲霉毒素 G_1、黄曲霉毒素 B_2 和黄曲霉毒素 B_1 的总量不得过 10 μg；醇溶性浸出物不得少于 13.0%，含延胡索乙素不得少于 0.040%。

2. 醋延胡索 形如延胡索或片，表面和切面黄褐色，质较硬。微具醋香气。水分、总灰分、黄曲霉毒素、醇溶性浸出物、延胡索乙素含量同延胡索。

3. 酒延胡索 形如延胡索片。表面深黄色或黄褐色，光泽不明显。质较硬。气微，味苦，略具酒气。

【炮制作用】 延胡索味辛、苦，性温。归肝、脾经。具有活血、利气、止痛的功效。多用于胸胁、脘腹疼痛，胸痹心痛，经闭痛经，产后瘀阻，跌打肿痛。生品止痛有效成分不易煎出，效果欠佳，故临床多用醋制品。

醋延胡索行气止痛作用增强。广泛用于身体各部位的多种疼痛证候。如治疗肝郁气滞、胁肋疼痛，以及胃气阻滞疼痛、心腹冷痛等的金铃子散（《圣惠方》）；治瘀血阻滞、经闭腹痛的延胡索散（《妇科大全》）；治疗气滞血瘀的胃痛、胁痛、头痛和痛经的元胡止痛片（《药典》）。

酒延胡索以活血，祛瘀，止痛为主。如治心血瘀滞所致的胸痛，胸闷，心悸的瓜蒌薤白汤（《伤寒论》）；也可用于跌打损伤，瘀血疼痛，如治坠落车马筋骨痛不止方（《圣惠方》）。

【炮制研究】 延胡索中主要活性成分为叔胺和季铵型两类生物碱。以延胡索甲素、延胡索乙素、延胡索丙素、延胡索丁素等为代表的叔胺型生物碱具有良好的镇痛、镇静作用，是延胡索止痛的主要活性成分，但其难溶于水，醋制可使生物碱成盐，易溶于水，提高煎出率。研究表明，延胡索经醋炙、酒炙后，其水煎液中生物碱和延胡索乙素煎出量显著增加。

延胡索在抗心肌缺血、减少心肌氧耗等方面的显著作用，主要缘于水溶性较好的季铵碱（如去氢延胡索甲素等），加热醋炒季铵碱含量降低，故治疗冠心病时，以延胡索生品为佳。

延胡索各饮片均具一定的镇痛、抗炎作用，其中以醋煮品镇痛作用较强，酒炙品抗炎作用较强,不同醋炮制品镇痛作用无显著性差异。

【贮存】 贮干燥容器内,密闭,置阴凉干燥处。防蛀。

香 附

【处方用名】 香附、醋香附、四制香附、酒香附、香附炭。

【来源】 本品为莎草科植物莎草 *Cyperus rotundus* L. 的干燥根茎。秋季采挖,燎去毛须,置沸水中略煮或蒸透后晒干,或燎后直接晒干。

【炮制沿革】 唐代有炒制法;宋代有蒸、煮、酒制、胆汁制、童便醋盐水制、制炭;元代有醋煮、童便制、麸炒;明、清时代在辅料制方面增加较多,如有酒、醋、姜、童便制的"四制香附"(《串雅内》),蜜制、醋炒、生姜汁浸炒、童便酒炒等方法;并有"童便炒,欲其下行,醋炒则理气痛"(《景岳》)及"生则上行胸膈,外达皮肤;熟则下走肝肾、外彻腰足。炒黑则止血,得童溲浸炒则入血分而补虚,盐水浸炒则入血分而润燥"(《纲目》)的记载。现在主要有醋炙、醋煮、醋蒸及酒、醋、盐、姜合制和酒炙、炒炭等方法。《药典》收载香附、醋香附。

【炮制方法】

1. 香附 取原药材,除去毛须及杂质,切厚片或碾碎,干燥。

2. 醋香附

(1) 取净香附粒或片,加米醋拌匀,闷润至醋被吸尽后,置炒制容器内,用文火加热炒干,取出,晾凉。筛去碎屑。每 100 kg 香附粒或片,用米醋 20 kg。

(2) 取净香附,加入米醋,再加与米醋等量的水,共煮至醋液基本吸尽,再蒸 5 小时,闷片刻,取出微晾,切厚片,干燥,筛去碎屑;或取出干燥后,碾碎。每 100 kg 香附粒或片,用米醋 20 kg。

3. 四制香附 取净香附粒或片,加入生姜汁、米醋、黄酒、食盐水拌匀,闷润至汁液被吸尽后,用文火加热炒干,取出晾凉。筛去碎屑。每 100 kg 香附粒或片,用生姜 5 kg,米醋、黄酒各 10 kg,食盐 2 kg。

4. 酒香附 取净香附粒或片,加入黄酒拌匀,闷润至黄酒被吸尽,置炒制容器内,用文火加热炒干,取出,晾凉。筛去碎屑。每 100 kg 香附粒或片,用黄酒 20 kg。

5. 香附炭 取净香附粒或片,置炒制容器内,用中火加热,炒至表面焦黑色,内部焦褐色,喷淋清水少许,灭尽火星,取出,晾干,凉透。筛去碎屑。

【质量要求】

1. 香附 呈不规则厚片或颗粒状,外表皮棕褐色或黑褐色,有时可见环节。切面色白或黄棕色,质硬,内皮层环纹明显。气香,味微苦。水分不得过 13.0%,总灰分不得过 4.0%,醇溶性浸出物不得少于 11.5%,挥发油不得少于 1.0%(mL/g)。

2. 醋香附 形如香附粒或片,表面黑褐色。微有醋香气,味微苦。水分、总灰分同生品,醇溶性浸出物不得少于 13.0%,挥发油不得少于 0.8%(mL/g)。

3. 酒香附 形如香附粒或片,表面红紫色,略具酒气。

4. 四制香附 形如香附粒或片,表面深棕褐色,内部呈黄褐色,具有清香气。

5. 香附炭 形如香附粒或片,表面焦黑色,内部焦褐色。质脆,易碎。气焦香,味苦涩。

【炮制作用】 香附味辛、微苦、微甘,性平。归肝、脾、三焦经。具有疏肝解郁、理气宽中、调经止痛的功效。用于肝郁气滞,胸胁胀痛,疝气疼痛,乳房胀痛,脾胃气滞,脘腹痞闷,胀满疼痛,月经不调,经闭痛经。生品多入解表剂中,以理气解郁为主。如治胸膈痞闷、胁肋疼痛的越鞠丸(《丹溪》)。

醋香附专入肝经,疏肝止痛作用增强,并能消积化滞。如治疗伤食腹痛的香砂平胃散(《金鉴》);治血中气滞的香附芎归汤(《沈氏尊生书》)。

酒香附能通经脉,散结滞,多用于治寒疝腹痛。如用于治疝气胀痛,以香附末二钱,海藻一钱,煎酒空心调下(《濒湖集简方》)。

四制香附以行气解郁、调经散结为主,多用于治疗胁痛,痛经,月经不调等症。如治中虚气滞胃痛的香砂六君丸(《重订通俗伤寒论》)。

香附炭味苦、涩,性温,多用于妇女崩漏不止。

【炮制研究】 挥发油是香附的主要有效成分,油中主要成分为α-香附酮、β-香附酮等。香附经醋制后,挥发油含量降低约35%。生香附乙醇提取液中,α-香附酮的含量为0.174 mg/mL,醋炙香附为0.208 mg/mL。香附醋炙后水溶性浸出物含量明显增加,说明醋炙利于香附有效成分的溶出。

醋制香附的解痉、镇痛作用明显优于生品。生香附、制香附均有降低大鼠离体子宫张力,缓解子宫痉挛以及提高小鼠痛阈的作用,但以醋制香附作用较强,且醋蒸法优于醋炙法。通过比较醋香附、酒香附、生香附的水提取液对大鼠痛经模型的影响,发现醋香附对大鼠子宫收缩有较强的抑制作用,子宫肌张力降低,收缩力减弱,痛经缓解,且作用较快,持续时间长。

【贮存】 贮干燥容器内,密闭,置阴凉干燥处。防蛀。

青 皮

【处方用名】 青皮、醋青皮。

【来源】 本品为芸香科植物橘 *Citrus reticulata* Blanco 及其栽培变种的干燥幼果或未成熟果实的果皮。5~6月收集自落的幼果,晒干,习称"个青皮";7~8月采收未成熟的果实,在果皮上纵剖成四瓣至基部,除尽瓤瓣,晒干,习称"四花青皮"。

【炮制沿革】 唐代有去白炒;宋代增加了炒黄、面炒、麸炒、焙制、巴豆制、醋熬、炒令变紫黑色等;元代有水蛭炒、巴豆炒;明、清时期增加了火炮、制炭、醋炒、盐制、醋拌炒黑、酒制、蜜制、蒸制等方法。并有"疏肝气积滞用醋炒燥"(《粹言》)"用醋炒者缓之敛之,制其悍之性,引以入肝也"(《便读》)的记载。现在主要有醋炙等方法。《药典》收载青皮、醋青皮。

【炮制方法】
1. 青皮 取原药材,除去杂质,洗净,闷润,切厚片或丝,晒干。
2. 醋青皮 取净青皮片或丝,加入米醋拌匀,闷润至醋被吸尽后,置炒制容器内,用文火加热,炒至微黄色,取出,晾凉。每100 kg青皮片或丝,用米醋15 kg。

【质量要求】
1. 青皮 呈类圆形厚片或不规则丝状。表面灰绿色或墨绿色,密生多数油室,切面黄白色或淡黄棕色。气香,味苦、辛。水分不得过11.0%,总灰分不得过6.0%,橙皮苷不得少于4.0%。
2. 醋青皮 形如青皮片或丝,色泽加深,略有醋香气,味苦、辛。水分、总灰分同青皮,橙皮苷不得少于3.0%。

【炮制作用】 青皮味苦、辛,性温。归肝、胆、胃经。具有疏肝破气、消积化滞的功效。用于胸胁胀痛,疝气疼痛,乳癖,乳痈,食积气滞,脘腹胀痛。生品性烈,辛散破气力强,疏肝之中兼有发汗作用,以破气消积为主。如治疗食积不化、胃脘痞闷胀痛的青皮丸(《沈氏尊生书》)。

醋青皮能引药入肝,缓和辛烈之性,消除发汗作用,以免伤伐正气,且增强了疏肝止痛,消积化滞的作用。如治肝气郁滞的七味调气汤(《中药临床应用》);治寒疝疼痛的疝气内消丸(《北京市中药成方选集》)。

【炮制研究】 青皮主要含有挥发油、黄酮类等成分。青皮经醋炙、麸炒及炒炭炮制后,挥发油成分构成比例发生变化,含量降低,特别是青皮炭下降80%左右。青皮醋炙后橙皮苷含量降低。

生青皮、醋制青皮均具有显著的止痛作用,醋制后镇痛作用较强且持久。

【贮存】 贮干燥容器内,密闭,置阴凉干燥处。

柴 胡

【处方用名】 柴胡、醋柴胡、鳖血柴胡。

【来源】 本品为伞形科植物柴胡 *Bupleurum chinense* DC. 或狭叶柴胡 *Bupleurum scorzonerifolium* Willd. 的干燥根。按性状不同,分别习称"北柴胡"和"南柴胡"。春秋二季采挖,除去茎叶及泥沙,干燥。

【炮制沿革】 唐代有熬法;宋代有焙制法;元代记载了酒拌制、酒炒制;明、清时期增加了醋炒制、炒制、炙制、蜜制、鳖血制,并有"入解表药生用,清肝炒熟用"(《逢原》)的记载。现在主要有醋炙、鳖血炙、鳖血黄酒炙等方法。《药典》收载柴胡、醋柴胡。

【炮制方法】

1. 北柴胡 取原药材,除去杂质和残茎,洗净,润透,切厚片,干燥。

2. 醋北柴胡 取净北柴胡片,加入米醋拌匀,闷润至醋被吸尽,置炒制容器用文火加热,炒干,取出,晾凉。每 100 kg 柴胡片,用米醋 20 kg。

3. 南柴胡 取原药材,除去杂质,洗净,润透,切厚片,干燥。

4. 醋南柴胡 取净南柴胡片,加入米醋拌匀,闷润至醋被吸尽,置炒制容器内,用文火加热,炒干,取出,晾凉。每 100 kg 柴胡片,用米醋 20 kg。

【质量要求】

1. 北柴胡 呈不规则厚片。外表皮黑褐色或浅棕色,具纵向皱纹及支根痕。切面淡黄白色,纤维性。质硬。气微香,味微苦。水分不得过 10.0%,总灰分不得过 8.0%,酸不溶性灰分不得过 3.0%,醇溶性浸出物不得少于 11.0%,柴胡皂苷 a 和柴胡皂苷 d 的总量不得少于 0.30%。

2. 醋北柴胡 形如北柴胡片,表面淡棕黄色,微有醋香气,味微苦。本品水分、总灰分、酸不溶性灰分同生品,醇溶性浸出物不得少于 12.0%,柴胡皂苷 a 和柴胡皂苷 d 的总量同北柴胡。

3. 南柴胡 呈类圆形或不规则片。外表皮红棕色或黑褐色。有时可见根头处有细密环纹或有细毛状枯叶纤维。切面黄白色,平坦。具败油气。

4. 醋南柴胡 形如南柴胡片,微有醋香气。

【炮制作用】 柴胡味辛、苦,性微寒。归肝胆、肺经。具有疏散退热、疏肝解郁、升举阳气的功效。用于感冒发热,寒热往来,胸胁胀痛,月经不调,子宫脱垂,脱肛。生品升散作用较强,多用于解表退热。如治寒热往来的小柴胡汤(《伤寒论》);治疗疟疾的清脾饮(《妇人》)。

醋柴胡升散之性缓和,疏肝止痛作用增强。多用于肝郁气滞的胁肋胀痛,腹痛及月经不调。如治疗肝气郁结的柴胡疏肝散(《景岳》);治肝郁血虚,月经不调的逍遥散(《处方集》)。

【炮制研究】 柴胡挥发油是柴胡解热镇痛的有效成分,柴胡经醋炙后,挥发油含量下降约 20%,故解表退热宜选生柴胡。柴胡皂苷是柴胡保肝利胆的主要有效成分。柴胡经醋炙后,醋柴胡中柴胡皂苷 a、柴胡皂苷 d 的含量低于生品,其对应降解产物柴胡皂苷 b1、柴胡皂苷 b2 的含量高于生品;酒柴胡中柴胡皂苷 a、柴胡皂苷 b1、柴胡皂苷 b2、柴胡皂苷 d 的含量均比生柴胡和醋柴胡高。

醋炙柴胡能明显增强胆汁的分泌量。醋炙柴胡和醋拌柴胡能显著降低中毒小鼠的血清谷丙转氨酶,各给药组均有轻度保肝作用,可降低肝损伤。柴胡生品、醋炙品、醋拌品均能降低胆碱酯酶活力,其中,醋炙品呈显著性降低,故认为柴胡用来疏肝解郁时以醋炙品为佳。

柴胡与醋柴胡均可使抑郁症小鼠脑内去甲肾上腺素、多巴胺含量明显增加,上调大鼠雌激素水平,抗免疫损伤性肝纤维化,且醋柴胡的作用强于生柴胡。血清代谢组学分析发现,生柴胡经过醋炙以后会引起脂肪代谢、肠道菌群代谢等多条代谢通路的不同,从而产生与生柴胡不同的功效。

【贮存】 贮干燥容器内,密闭,置阴凉干燥处。

莪 术

【处方用名】 莪术、醋莪术。

【来源】 本品为姜科植物蓬莪术 *Curcuma phaeocaulis* Val.、广西莪术 *Curcuma kwangsiensis* S. G. Lee et C. F. Liang 或温郁金 *Curcuma wenyujin* Y. H. Chen et C. Ling 的干燥根茎。后者习称"温莪术"。冬季茎叶枯萎后采挖,洗净,蒸或煮至透心,晒干或低温干燥后除去须根和杂质。

【炮制沿革】 南北朝有醋磨;宋代有煨制、酒磨、酒醋制、火炮、醋炒、酒炒、醋煮、油制等方法;元代记载了酒洗、醋炙、醋浸;明、清有醋煨、纸煨、面煨、虻虫制、羊血或鸡血炙制、蒸制,并有"今人多以醋炒或煮熟入药,取其引入血分也"(《纲目》)的记载。现在主要有醋炙、醋煮等方法。《药典》收载莪术、醋莪术。

【炮制方法】

1. 莪术 取原药材,除去杂质,略泡,洗净,蒸软,切厚片,干燥。

2. 醋莪术 取净莪术,置煮制容器内,加入米醋与适量水浸没药面,煮至透心,取出,稍晾,切厚片,干燥。每 100 kg 莪术,用米醋 20 kg。

【质量要求】

1. 莪术 呈类圆形或椭圆形的厚片。外表皮灰黄色或灰棕色,有时可见环节或须根痕。切面黄绿色、黄棕色或棕褐色,内皮层环纹明显,散在"筋脉"小点。气微香,味微苦而辛。水分不得过 14.0%,总灰分不得过 7.0%,酸不溶性灰分不得过 2.0%,醇溶性浸出物不得少于 7.0%,挥发油含量不得少于 1.0%(mL/g)。

2. 醋莪术 形如莪术片,色泽加深,角质样,微有醋香气。水分、总灰分、酸不溶性灰分、醇溶性浸出物、挥发油含量同莪术。

【炮制作用】 莪术味辛、苦,性温。归肝、脾经。具有行气破血、消积止痛的功效。生品行气止痛,破血祛瘀力强,为气中血药。用于癥瘕痞块,瘀血经闭,胸痹心痛,食积胀痛。如治饮食积滞、胸腹痞满胀痛的蓬术丸(《临床常用中药手册》);治瘀滞经闭、小腹胀痛的莪术散(《准绳》)。

醋莪术主入肝经血分,散瘀止痛作用增强。如用于治胁下块的莪棱逐瘀汤(《中药临床应用》);治心腹疼痛、胁下胀痛的金铃泻肝汤(《临床常用中药手册》)。

【炮制研究】 莪术主要含有挥发油、姜黄素、去氢姜黄二酮等成分。莪术挥发油在醋制过程中部分组分消失,同时产生 2 个新的组分。莪术经炒制、醋制后挥发油含量降低。

醋炙和醋煮莪术对二甲苯所致的耳郭肿胀及醋酸所致的毛细血管通透性增加均有明显的抑制作用,以醋煮莪术作用较强。莪术不同炮制品都有镇痛作用,其中以醋炙莪术镇痛作用强而持久。生莪术和醋莪术均有一定抗血小板聚集、抗凝血及调节血液流变性作用,以醋炙品作用较明显。

【贮存】 贮干燥容器内,密闭,置干燥处。防蛀。

三 棱

【处方用名】 三棱、醋三棱(炙三棱)。

三棱饮片实物图

—•笔记栏•—

【来源】 本品为黑三棱科植物黑三棱 *Sparganium stoloniferum* Buch.-Ham. 的干燥块茎。冬季至次年春采挖,洗净,削去外皮,晒干。

【炮制沿革】 唐代有炮法;宋代有煨制、醋炙、纸煨、制炭、醋煮、醋浸、米煮、煮制;元代有酒炒、酒浸、醋炙;明、清代增加了蒸制、面煨、乌头制、干漆炒、醋纸裹煨、醋煮后炒、煅制、酒洗等方法,并有"入药须炮熟,消积须用醋浸一日,炒或煮熟焙干"(《纲目》),"欲其入血,醋炒"(《得配》)的记载。现在主要有醋炙、醋蒸、醋煮等方法。《药典》收载三棱、醋三棱。

【炮制方法】

1. 三棱 取原药材,除去杂质,浸泡,润透,切薄片,干燥。

2. 醋三棱 取净三棱片,加入醋拌匀,闷润至醋被吸尽,置炒制容器内,用文火加热,炒至颜色加深,取出,晾凉。每 100 kg 三棱片,用醋 15 kg。

【质量要求】

1. 三棱 呈类圆形的薄片。外表皮灰棕色,切面灰白色或黄白色,粗糙,有多数明显的细筋脉点。气微,味淡,嚼之微有麻辣感。水分不得过 15.0%,总灰分不得过 6.0%,醇溶性浸出物含量不得少于 7.5%。

2. 醋三棱 形如三棱片,切面黄色至黄棕色,偶见焦黄斑,微有醋香气。水分不得过 13.0%,总灰分不得过 5.0%,醇溶性浸出物同三棱。

【炮制作用】 三棱味辛、苦,性平。归肝、脾经。具有破血行气、消积止痛的功效。用于癥瘕痞块,痛经,瘀血经闭,胸痹心痛,食积胀痛。生品为血中气药,破血行气之力较强(体质虚弱者不宜使用),用于血滞经闭,产后瘀滞腹痛,癥瘕积聚,食积痰滞,脘腹胀痛,慢性肝炎或迁延性肝炎等。如治疗食积痰滞的三棱煎(《选奇方》);治乳汁不下,可单味使用,如乳汁不下方(《外台》)。

醋三棱主入血分,破瘀散结、止痛的作用增强。用于瘀滞经闭腹痛,癥瘕积聚,心腹疼痛,胁下胀痛等症。如治瘀滞经闭的活血通经汤(《宝鉴》);治癥瘕积聚的三棱丸(《医学切问》)。

【炮制研究】

1. 炮制原理研究 三棱经醋煮、醋蒸、醋炙、清蒸后总黄酮含量较生品有不同程度增加,其中醋炙后总黄酮较生品增加 29.79%。三棱醋炙品镇痛作用较生品明显增强,且镇痛作用强而持久。三棱的生品、清蒸品、醋炒品、醋煮品均能显著地抑制血小板聚集,其中醋炒品作用最强;三棱醋制品同生品的抗凝血作用基本一致,而清蒸品作用不明显。

2. 炮制工艺研究 以挥发油、热浸出物及黄酮类含量为指标,对三棱润切工艺(传统浸泡法、加压温浸法、加压冷浸法、减压温浸法、减压冷浸法)进行比较,结果表明,以减压冷浸法为优;该法浸出物含量比传统法高 40%~49%,而且浸泡时间缩短一半,可以防止霉变。因此,减压冷浸法可作为三棱润切新方法推广应用。

【贮存】 贮干燥容器内,密闭,置阴凉干燥处。防蛀。

乳 香

乳香饮片实物图

【处方用名】 乳香、醋乳香(炙乳香)、炒乳香。

【来源】 本品为橄榄科植物乳香树 *Boswellia carterii* Birdw. 及同属植物 *Boswellia bhawdajiana* Birdw. 树皮渗出的树脂。分为索马里乳香和埃塞俄比亚乳香,每种乳香又分为乳香珠和原乳香。春、夏两季均可采收。采收时将树干的皮部由下向上顺序切伤,使树脂从伤口渗出,数天后凝成块状即可采收。

【炮制沿革】 唐代有研法;宋代记载了炒制、米制、姜制、醋制、酒制、竹叶制、去油制法;明、清时代增加了煮制、煅制、焙制、炙制、乳制、黄连制、灯心制、童便酒制等方法,并有"入丸散微炒杀毒,得不粘"(《证类》)的记载。现在主要有醋炙、炒黄、炒熔、炒去油等方法。《药典》收载醋乳香。

【炮制方法】

1. 乳香 取原药材,除去杂质,将大块者砸碎。

2. 醋乳香 取净乳香,置炒制容器内,用文火加热,炒至冒烟,表面微熔,喷淋米醋,边喷边炒至表面呈油亮光泽时,迅速取出,摊开放凉。每 100 kg 乳香,用米醋 5 kg。

3. 炒乳香 取净乳香,置炒制容器内,用文火加热,炒至冒烟,表面熔化显油亮光泽时,迅速取出,摊开放凉。

【质量要求】

1. 乳香 呈不规则乳头状小颗粒或小团块状。表面黄白色,半透明被有黄白色粉尘,久存则颜色加深。质坚脆,有黏性,遇热软化。具特异香气,味微苦。

2. 醋乳香 形如乳香颗粒或块。表面深黄色,显油亮。略有醋香气。

3. 炒乳香 形如乳香颗粒或块。表面油黄色,微透明。质坚脆。具特异香气。

【炮制作用】 乳香味辛、苦,性温。归心、肝、脾经。具有活血止痛、消肿生肌的功效。用于胸痹心痛,胃脘疼痛,痛经经闭,产后瘀阻,癥瘕腹痛,风湿痹痛,筋脉拘挛,跌打损伤,痈肿疮疡。生品气味辛烈,对胃的刺激较强,易引起呕吐,但活血消肿、止痛力强,多用于瘀血肿痛或外用。如治疗疮疡肿痛、溃破久不收口的乳香定痛散(《外科发挥》);治跌打损伤、局部肿痛的七厘散(《简易良方》)。

醋乳香刺激性缓和,利于服用,便于粉碎,增强活血止痛、收敛生肌的功效,并可矫臭矫味。如治心腹诸痛,以及一切痛证的乳香定痛丸(《沈氏尊生书》);治血滞经闭,产后腹痛,癥瘕腹痛的乌金丸(《北京市中药成方选集》)。炒乳香缓和对胃的刺激,利于服用,便于粉碎。作用与生乳香基本相同。如治痈疡肿初起的仙方活命饮(《妇人》)。

【炮制研究】 乳香主要含有树脂、树胶和挥发油等。乳香挥发油既是活血止痛的有效成分,同时又具有刺激性。乳香醋制后挥发油含量降低。随着炮制温度的升高,时间的延长,α-乳香酸、11-羰基-β-乳香酸和11-羰基-β-乙酰乳香酸的含量升高,而β-乳香酸和3-乙酰-β-乳香酸的含量降低。

乳香生品、清炒品均有较强的镇痛作用,且持续时间较长。乳香树脂也具有镇痛作用,高温使其树脂类成分发生变化,故乳香炮制温度不宜过高。以小鼠耳郭肿胀抑制率和大鼠足跖肿胀度为指标,对乳香各炮制品进行抗炎作用比较,结果作用大小依次为清炒品、生品、醋炙品。

【贮存】 贮干燥容器内,密闭,置阴凉干燥处。

没 药

【处方用名】 没药、醋没药(炙没药)、炒没药。

【来源】 本品为橄榄科植物地丁树 *Commiphora myrrha* Engl. 或哈地丁树 *Commiphora molmol* Engl. 的干燥树脂,分为天然没药和胶质没药。多系野生,11月至次年2月间,将树刺伤,树脂由创口流出,在空气中渐渐变成红棕色硬块,采用时拣去杂质。

【炮制沿革】 唐代有研法;宋代有童便制、蒸制、酒制、去油制法;明、清时代增加有炒制、灯心炒、童便酒制、制霜、药汁制等方法。现在主要有醋炙、炒黄、炒去油等方法。《药典》收载醋没药。

【炮制方法】

1. 没药 取原药材,除去杂质,砸成小块。

2. 醋没药 取净没药块,置炒制容器内,用文火加热,炒至冒烟,表面微熔,喷淋定量的米醋,边喷边炒至表面呈油亮光泽时,迅速取出,摊开放凉。每 100 kg 没药块,用米醋 5 kg。

3. 炒没药　　取净没药块,置炒制容器内,用文火加热,炒至冒烟,表面显油亮光泽时,迅速取出,摊开放凉。

【质量要求】

1. 没药　　呈颗粒状或不规则碎块状。表面红棕色或黄棕色,表面粗糙,附有粉尘。质坚脆。有特异香气,味苦而微辛。

2. 醋没药　　呈不规则小块或类圆形颗粒状。表面黑褐色或棕褐色,有光泽。具特异香气,略有醋香气,味苦而微辛。酸不溶性灰分不得过 8.0%,挥发油不得少于 2.0%(mL/g)。

3. 炒没药　　形如没药颗粒或块,表面黑褐色或棕褐色,有光泽,气微香。

【炮制作用】　　没药味苦、辛,性平。归心、肝、脾经。具有散瘀定痛、消肿生肌的功效。用于胸痹心痛,胃脘疼痛,痛经经闭,产后瘀阻,癥瘕腹痛,风湿痹痛,跌打损伤,痈肿疮疡。生品气味浓烈,对胃有一定的刺激性,容易引起恶心、呕吐,故多外用。如治疗跌打损伤、骨折筋伤的七厘散(《良方集腋》);但生品化瘀力强,也可内服,如治疗跌打损伤、筋骨受损、肿胀作痛的九分散(《急救应验良方》)。

醋没药能增强活血止痛、收敛生肌的作用,缓和刺激性,便于服用,易于粉碎,并能矫臭矫味。如治妇人月水不通的没药丸(《圣惠方》)。

炒没药能缓和刺激性,便于服用,易于粉碎。如治疗、疮、无名肿毒的舌化丹及治痈肿疮毒的海乳散(《疡医大全》)。

【炮制研究】　　没药所含挥发油及树脂类皆为有效成分,而挥发油又具有刺激性。没药丰富的倍半萜成分具有麻醉、抗菌等活性。炮制后可除去部分挥发油,减少刺激性。

生没药和醋没药都具有止痛作用,醋没药作用较生品显著增强。醋没药具有显著降低血小板黏附性作用,而生没药几乎无此作用。生没药、清炒没药、醋制没药对外伤引起的小鼠足肿胀有显著消除血肿作用,以生没药化瘀消肿作用更强。

【贮存】　　贮干燥容器内,密闭,置阴凉干燥通风处。

艾 叶

【处方用名】　　艾叶、醋艾叶、艾叶炭、醋艾炭。

【来源】　　本品为菊科植物艾 *Artemisia angyi* Levl. et Vant. 的干燥叶。夏季花未开时采摘,除去杂质,晒干。

【炮制沿革】　　唐代有制炭、熬制、绞汁、炙制;宋代记载了醋炒、醋煎、醋煮、醋焙、米炒、醋蒸、炒黄、炒焦、焙;元代增加了盐炒;明、清以后又增加了酒醋炒、酒炒、酒洗、米泔制、香附及酒醋制等方法,并有"芳香可以入血,辛热可以解寒,故生者能理血气,解散风寒湿邪。或炒黑,或揉熟,能温暖下元"(《便读》)的记载。现在主要有醋炙、炒炭、炒炭后醋炙等方法。《药典》收载艾叶、醋艾炭。

【炮制方法】

1. 艾叶　　取原药材,除去杂质及梗,筛去灰屑。

2. 醋艾叶　　取净艾叶,加入米醋拌匀,闷润至醋被吸尽,置炒制容器内,用文火加热,炒干,取出,晾凉。每 100 kg 艾叶,用米醋 15 kg。

3. 艾叶炭　　取净艾叶,置炒制容器内,用中火加热,炒至表面焦黑色,喷淋清水少许,灭尽火星,炒至微干,取出,及时摊晾,凉透。

4. 醋艾炭　　取净艾叶,置炒制容器内,用中火加热,炒至表面焦黑色,喷入米醋,灭尽火星,炒干,取出,及时摊晾,凉透。每 100 kg 艾叶,用醋 15 kg。

【质量要求】

1. 艾叶　　多皱缩、破碎,有短柄。完整叶片展平后呈卵状椭圆形,羽状深裂,裂片椭圆状披针形,边缘有不规则的粗锯齿;上表面灰绿色或深黄绿色,有稀疏的柔毛和腺点;下表面密生灰白色绒毛。质柔软,气清香,味苦。水分不得过 15.0%,总灰分不得过 12.0%,酸不溶性灰分不得过 3.0%,桉油精不得少于 0.050%,龙脑不得少于 0.020%。

2. 醋艾叶　　呈不规则的碎片,表面微黑色。气清香,略有醋香气。

3. 艾叶炭　　呈不规则的碎片,表面焦黑色。多卷曲,破碎。清香气淡。

4. 醋艾炭　　呈不规则的碎片,表面黑褐色,有细条状叶柄。具醋香气。

【炮制作用】　艾叶味辛、苦,性温;有小毒。归肝、脾、肾经。具有温经止血、散寒止痛的功效;外用祛湿止痒。用于吐血,衄血,崩漏,月经过多,胎漏下血,少腹冷痛,经寒不调,宫冷不孕;外治皮肤瘙痒。生品性燥,祛寒燥湿力强,但对胃有刺激性,故多外用,或捣绒做成艾卷或艾炷。如治痈疽不合、疮口冷滞,以艾煎汤洗后,白胶熏之(《仁斋直指方》);治妊娠伤寒、汗下后血漏不止、胎气受损的胶艾六合汤(《医垒元戎》)。

醋艾叶温而不燥,并能缓和对胃的刺激性,增强逐寒止痛的作用。如治寒客胞宫的艾附暖宫丸(《古今医鉴》);治妇人血海虚冷的艾附丸(《杨氏家藏方》)。

艾叶炭辛散之性大减,对胃的刺激性缓和,温经止血作用增强。可用于崩漏下血,月经过多,或妊娠下血。如治湿冷下痢脓血,腹痛,妇人下血的艾姜汤(《世医》)。

醋艾炭温经止血作用增强,用于虚寒性出血。

【炮制研究】　挥发油是艾叶的毒性部位也是抗炎止痛的有效部位。艾叶经加热炮制后,挥发油含量大幅度降低。而闷煅品挥发油含量较其他加热制炭品高。

艾叶炒炭或烘制后有明显的止血作用,其中以 180℃烘 20 分钟和 200℃烘 10 分钟所得样品水煎液止血作用最明显,生艾叶水煎液无止血作用。对生艾叶、焦艾叶、艾叶炭、醋炒艾叶炭及闷煅艾叶炭的凝血作用进行比较,发现艾叶制炭后可加强止血作用,而闷煅艾叶炭止血作用更强。

艾叶制炭后毒性降低,抗凝血作用消失。醋艾叶的抗炎镇痛作用明显强于生品,且优于其他炮制品。

【贮存】　贮干燥容器内,密闭,置阴凉干燥通风处。

五灵脂

【处方用名】　五灵脂、醋五灵脂、酒五灵脂。

【来源】　本品为鼯鼠科动物复齿鼯鼠 *Trogopterus xanthipes* Milen-Edwarlsds 的干燥粪便。

【炮制沿革】　唐代有灯心研法;宋代有酒研、微炒、醋炒、醋熬等方法;元代有醋炙、酒洗、烧、姜制、酒淘等;明、清有醋煮、醋面煨、酒浸、土炒制、火炮、制炭、煮制、酒炒、醋炒等方法。现在主要有酒炒、醋炒等方法。《药典》未收载五灵脂。

【炮制方法】

1. 五灵脂　　取原药材,除去杂质,切制块状或砸成小块。

2. 醋五灵脂　　取净五灵脂,置预热的炒制容器内,用文火加热,炒至腥气溢出时,喷淋米醋,再炒至微干,有光泽时,取出,晾凉。每 100 kg 净五灵脂,用米醋 10 kg。

3. 酒五灵脂　　取净五灵脂,置预热的炒制容器内,用文火加热、炒至腥气溢出时,喷淋黄酒,再炒至微干,有光泽时,取出,晾凉。每 100 kg 净五灵脂,用黄酒 15 kg。

【质量要求】

1. 五灵脂　　呈长椭圆形颗粒状,黑棕色或黑棕色,质松或有黏性,气腥臭。

2. 醋五灵脂　　呈黑褐色,表面有光泽,质轻松,略有醋气。

3. 酒五灵脂　　呈黄黑色,微有酒气。

【炮制作用】　五灵脂性味咸、甘,性温。归肝经。具有散瘀止痛的功效。五灵脂生品具腥臭味,不宜内服,多作外用。取其止痛止血的作用,用于虫蛇咬伤,以五灵脂末涂之(《钩玄》);治损伤,骨折的接骨丹(《儒门》)。

五灵脂醋炙能引药入肝,增强散瘀止痛作用,并能矫臭矫味,利于内服。如治气血凝滞、经期腹痛,与醋元胡等同用;治气滞心腹作痛的手拈散(《奇效》)。

五灵脂酒炙后,能增强活血止痛作用,亦可矫臭矫味。如治瘀血停滞,心腹疼痛的失笑散(《局方》)。

【贮存】 贮干燥容器内,密闭,置通风干燥处。防潮。

第三节 盐 炙 法

盐炙法授课视频

将净选或切制后的中药,加入定量食盐水溶液拌炒的方法称为盐炙法。

食盐味咸性寒,有清热凉血,软坚散结,润燥的作用。故盐炙法多用于补肾固精、疗疝止痛、利尿和泻相火的药物。

（一）盐炙的目的

（1）引药下行,增强疗效,如杜仲、小茴香、车前子、益智仁、知母、黄柏等。

（2）缓和药物辛燥之性,如补骨脂、益智仁等。

（3）增强滋阴降火作用,如知母、黄柏等。

（二）操作方法

（1）先拌盐水后炒药:将食盐加适量清水溶解,与药物拌匀,放置闷润,待盐水被吸尽后,置炒制容器内,用文火炒至规定程度,取出晾凉。

（2）先炒药后加盐水:先将药物置炒制容器内,用文火炒至一定程度,再喷淋盐水,炒干,取出,晾凉。

大多数盐炙的药物采用第一种方法炮制,如遇到有些药物含黏液质较多,遇水容易发黏时,可采用第二种方法炮制,以便先除去药物中的部分水分,并使药物质地变疏松,利于盐水渗入。

盐的用量通常是每 100 kg 药物,用食盐 2 kg。溶解食盐的加水量,应视药物的吸水情况而定,一般以食盐的 4~5 倍量为宜。

（三）注意事项

（1）加水溶解食盐时,要控制用水量。若加水过多,则药物过湿不易炒干;水量过少,又不易与药物拌匀。

（2）含黏液质多的车前子、知母等药物,宜采用第二种方法炮制。

（3）盐炙时,宜选择合适的火力。若火力过大,加入盐水后,水分迅速蒸发,食盐即黏附在锅上,达不到盐制的目的。

知 母

【处方用名】 知母、盐知母。

【来源】 本品为百合科植物知母 Anemarrhena asphodeloides Bge. 的干燥根茎。春、秋二季采挖,除去须根和泥沙,晒干,习称"毛知母";或除去外皮,晒干。

【炮制沿革】 唐代首载有酒浸;宋代有煨令微黄、酒炒、盐水炒、盐酒拌炒等方法;明代增加了蜜水拌炒、乳炒、童便浸、姜汤浸等方法。并有"引经上颈,酒炒才升;益肾滋阴,盐炒便入"(《蒙筌》)的论述。现在主要有盐炙、酒炙、麸炒等方法。《药典》收载知母、盐知母。

【炮制方法】

1. 知母 取原药材,除去及杂质,洗净,润透,切厚片,干燥,去毛屑。

2. 盐知母 取净知母片,置炒制容器内,用文火加热,炒至变色,喷淋盐水,炒干,取出,晾凉。每 100 kg 知母片,用食盐 2 kg。

【质量要求】

1. 知母 呈不规则类圆形厚片。外表皮黄棕色或棕色,可见少量残存的黄棕色叶基纤维和凹陷或突起的点状根痕。切面黄白色至黄色。气微,味微甜、略苦,嚼之带性。水分不得过 12.0%,总灰分不得过 9.0%,酸不溶性灰分不得过 2.0%,芒果苷不得少于 0.50%,知母皂苷 B Ⅱ 不得少于 3.0%。

2. 盐知母 形如知母片,色黄或微带焦斑。味微咸。水分、总灰分、酸不溶性灰分同知母,芒果苷不得少于 0.40%,知母皂苷 B Ⅱ 不得少于 2.0%。

【炮制作用】 知母味苦、甘,性寒。归肺、胃、肾经。生品苦寒滑利,具有清热泻火、生津润燥的功效。泻肺、胃之火尤宜生用。多用于外感热病,高热烦渴,肺热燥咳,内热消渴,肠燥便秘。如治温病邪传气分、壮热烦渴、汗出恶热、脉洪大的白虎汤(《伤寒》);治阴虚消渴的玉液汤(《参西录》)。

盐知母可引药下行,专于入肾,增强滋阴降火的作用,善清虚热。常用于肝肾阴亏,虚火上炎,骨蒸潮热,盗汗遗精。如治阴虚火旺,潮热盗汗,耳鸣遗精的大补阴丸(《药典》)。

【炮制研究】 知母主要含有甾体皂苷、黄酮、多糖等成分。比较生知母及盐知母、酒知母、清炒知母、麸炒知母中多糖和芒果苷含量,发现知母经不同方法炮制后均有利于多糖的溶出,但芒果苷含量降低。

知母盐炙后知母皂苷 E_1、知母皂苷 B Ⅱ、知母皂苷 Ⅰ 含量下降,知母皂苷 B Ⅲ 含量上升,而新芒果苷、芒果苷、知母皂苷 A Ⅱ、知母皂苷 A Ⅲ 含量变化不明显。

知母与盐知母都有抗炎和镇静作用,知母的抗炎、镇静作用强于盐知母。知母经盐制后能够明显增强其通便的功能。盐制知母和生知母均有降低高热大鼠体温的作用,二者清热作用无明显差异。

知母盐炙品的降血糖作用明显优于生品,且能够明显增加人肝癌细胞对葡萄糖的消耗。知母和盐知母均能显著降低甲亢阴虚大鼠红细胞膜上 Na^+-K^+-ATP 酶活性,具有滋肾阴清虚热作用,盐炙后作用增强。

【贮藏】 贮干燥容器内,密闭,置通风干燥处。防潮。

黄 柏

【处方用名】 黄柏、盐黄柏、酒黄柏、黄柏炭。

【来源】 本品为芸香科植物黄皮树 *Phellodendron chinense* Schneid. 的干燥树皮。习称"川黄柏"。剥取树皮后,除去粗皮,晒干。

【炮制沿革】 南北朝有蜜炙法;唐代有炙制、醋制等方法;宋代有蜜炙、蜜渍、酒浸、炒炭、盐水浸炒和胆汁制等方法;明代增加了童便、盐同制和乳汁制等法;清代又增加了米泔制、煅炭等方法。现在主要有盐炙、酒炙、炒炭等方法。《药典》收载黄柏、盐黄柏、黄柏炭。

【炮制方法】

1. 黄柏 取原药材,除去杂质,喷淋清水,润透,切丝,干燥。

2. 盐黄柏 取净黄柏丝,用盐水拌匀,稍闷,待盐水被吸尽后,置炒制容器内,用文火加热,炒干,取出晾凉。每 100 kg 黄柏丝,用食盐 2 kg。

3. 黄柏炭 取净黄柏丝,置炒制容器内,用武火加热,炒制表面焦黑色,内部深褐色,喷淋少许清水灭尽火星,取出,晾凉。

4. 酒黄柏 取净黄柏丝,用黄酒拌匀,稍闷,待酒被吸尽后,置炒制容器内,用文火加热,炒干,取出,晾凉。每 100 kg 知母片,用黄酒 10 kg。

黄柏饮片实物图

【质量要求】

1. 黄柏　　呈丝条状,外表面黄褐色或黄棕色。内表面暗黄色或淡棕色,具纵棱纹。切面纤维性,呈裂片状分层,深黄色。味极苦。水分不得过 12.0%,总灰分不得过 8.0%,小檗碱以盐酸小檗碱计不得少于 3.0%,黄柏碱以盐酸黄柏碱计不得少于 0.34%。

2. 盐黄柏　　形如黄柏丝,表面深黄色,偶有焦斑。味极苦,微咸。水分、总灰分、盐酸小檗碱含量和盐酸黄柏碱含量同黄柏。

3. 黄柏炭　　形如黄柏丝,表面焦黑色,内部深褐色或棕黑色。体轻,质脆,易折断。味苦涩。

4. 酒黄柏　　形如黄柏丝,表面深黄色,偶有焦斑,略具酒气,味苦。

【炮制作用】　黄柏味苦,性寒。归肾、膀胱经。具有清热燥湿、泻火除蒸、解毒疗疮的功效。生黄柏苦燥,性寒,清热燥湿、泻火解毒作用较强。多用于湿热泻痢,黄疸,热淋,足膝肿痛,疮疡肿毒,湿疹,烫烧伤等。如治湿热痢疾的白头翁汤(《伤寒》);治伤寒身黄、发热的栀子柏皮汤(《伤寒》);治疮疡疔毒的黄连解毒汤(《外台》);治烫伤、烧伤的黄柏散(《世医》)。

盐黄柏可引药入肾,缓和苦燥之性,增强滋肾阴、泻相火、退虚热的作用。多用于阴虚发热,骨蒸劳热,盗汗,遗精,足膝痿软,咳嗽咯血等。如治阴虚骨蒸,盗汗,遗精的大补阴丸(《药典》);治婴童肾经火盛,阴硬不软的泄肾丸(《婴童百问》)。

酒黄柏可降低苦寒之性,免伤脾阳,并借酒升腾之力,引药上行,清血分湿热。用于热壅上焦诸证及热在血分。如治目赤、咽喉肿痛、口舌生疮的上清丸(《北京中成药选编》);治不渴而小便闭,热在下焦血分的通关丸(《兰室秘藏》)。

黄柏炭清湿热之中兼具涩性,多用于治疗便血、崩漏下血。如治月经过多或崩中漏下,治肠下血而兼有热象者,常配伍其他药共用。

【炮制研究】

1. 炮制原理研究　　黄柏含有生物碱、挥发油、黄酮类化合物等。黄柏生物碱部位具有抗炎作用。黄柏不同炮制品中小檗碱及黄柏碱含量存在差异。小檗碱含量分别为盐黄柏>黄柏>黄柏炭;黄柏碱含量分别为盐黄柏=黄柏>黄柏炭。黄柏炒炭后小檗碱几乎损失殆尽,因此,中医用黄柏炭治疗崩漏等出血症,而不用于治痢疾。随着炮制温度的增加,其原有的生物碱、小檗碱、黄柏碱含量降低,并会生成新成分小檗红碱。

小檗碱与小檗红碱皆有抗炎作用。黄柏、盐黄柏、黄柏炭皆有不同程度的抗炎作用,但随着炒制温度的升高,对急性炎症的抑制作用减弱。通过小鼠断尾出血模型的试验发现,黄柏无止血效果,而黄柏炭则具有明显的止血作用。黄柏炭中具有止血活性的新成分命名为黄柏炭碳点,其可通过促血小板凝聚、抑制纤溶系统而发挥止血作用。

黄柏酒炙品中盐酸小檗碱在大鼠上焦组织分布的相对含量较生品有所增加,盐炙品则体现在下焦脏器中相对含量的增加,说明了炮制趋向的作用。

2. 炮制工艺研究　　黄柏经浸泡切丝后,小檗碱明显损失。比较烘制与炒制工艺,结果表明,用烘法和炒法炮制的盐黄柏、酒黄柏中小檗碱含量及水浸出物含量无明显差异。

【贮藏】　贮干燥容器内,密闭,置通风干燥处。防潮。

 案例

《中国药典》(2020 年版)收载的大补阴丸由盐知母、盐黄柏、熟地黄、醋龟甲、猪脊髓组成,该方具有滋阴降火之功效。用于阴虚火旺,潮热盗汗,咳嗽咯血,耳鸣遗精。

问题:

大补阴丸中为何用盐知母、盐黄柏、醋龟甲,而不用生知母、生黄柏、生龟甲?

泽泻饮片实物图

泽 泻

【处方用名】 泽泻、麸炒泽泻、盐泽泻。

【来源】 本品为泽泻科植物东方泽泻 *Alisma orientale*（Sam.）Juzep. 或泽泻 *Alisma plantago-aquatica* Linn. 的干燥块茎。冬季茎叶开始枯萎时采挖,洗净,干燥,除去须根和粗皮。

【炮制沿革】 南北朝有酒浸法;宋代有酒浸焙、酒蒸法;明代有煨制和米泔制及炒法;清代有酒拌烘法,并有"滋阴利水,盐水炒"(《得配》)的论述。现在主要有盐炙、麸炒、蜜麸炒等方法。《药典》收载泽泻、盐泽泻。

【炮制方法】

1. 泽泻 取原药材,除去杂质,稍浸,润透,切厚片,干燥。

2. 盐泽泻 取泽泻片,用盐水拌匀,闷润,待盐水被吸尽后,置炒制容器内,用文火加热,炒至微黄色,取出,晾凉。每 100 kg 泽泻片,用食盐 2 kg。

3. 麸炒泽泻 将麸皮撒入已预热的炒制容器内,用中火加热,待冒浓烟时投入泽泻片,不断翻动,炒至药物呈黄色时取出,筛去麸皮,晾凉。每 100 kg 泽泻片,用麦麸 10 kg。

【质量要求】

1. 泽泻 呈圆形或椭圆形厚片。外表皮淡黄色至淡黄棕色,可见细小突起的须根痕。切面黄白色至淡黄色,粉性,有多数细孔。气微,味微苦。水分不得过 12.0%,总灰分不得过 5.0%,醇溶性浸出物不得少于 10.0%,含 23 -乙酰泽泻醇 B 和 23 -乙酰泽泻醇 C 的总量不得少于 0.10%。

2. 盐泽泻 形如泽泻片,表面淡黄棕色或黄褐色,偶见焦斑,味微咸。水分不得过 13.0%,总灰分不得过 6.0%,醇溶性浸出物不得少于 9.0%,23 -乙酰泽泻醇 B 和 23 -乙酰泽泻醇 C 的总量同泽泻。

3. 麸炒泽泻 形如泽泻片。表面黄白,偶见焦斑,微有焦香气。

【炮制作用】 泽泻味甘、淡,性寒。归肾、膀胱经。具有利水渗湿、泄热、化浊降脂的功效。常用于小便不利,水肿,湿热黄疸,淋浊,湿热带下。如治水肿、小便不利的五苓散(《伤寒》);治疗湿热黄疸的茵陈五苓散(《金匮》)。

盐泽泻引药下行,并能增强泻热作用,利尿而不伤阴。小剂量用于补益方中,可泻肾降浊,并能防止补药之滋腻,可用于阴虚火旺,利水清热养阴。如治疗肝肾阴亏、眩晕耳鸣、视物昏花的杞菊地黄胶囊(《药典》)。

麸炒泽泻寒性稍缓,长于渗湿和脾,降浊以升清。多用于脾虚泄泻,痰湿眩晕。如治脾运不健、水湿泄泻的四苓散(《丹溪》)。

【炮制研究】 泽泻经炮制后,其水溶性煎出物均有不同程度的增加,尤以盐制品最高。

大鼠蛋清性足肿胀实验表明,泽泻生品及其炮制品均有显著抑制足肿胀作用,其作用强度为盐泽泻>麸炒泽泻>生泽泻。泽泻麸炒后能增加大鼠血清胃泌素含量,提高十二指肠 $Na^+ - K^+ -$ ATP 酶活性及大鼠离体十二指肠肠管的运动功能。大鼠利尿实验证明,生泽泻、酒泽泻、麸炒泽泻均有一定的利尿作用。

【贮藏】 贮干燥容器内,密闭,置通风干燥处。防霉,防蛀。

车前子

车前子饮片实物图

【处方用名】 车前子、盐车前子、炒车前子。

【来源】 本品为车前科植物车前 *Plantago asiatica* L. 或平车前 *Plantago depressa* Willd. 的干燥成熟种子。夏、秋二季种子成熟时采收果穗,晒干,搓出种子,除去杂质。

【炮制沿革】 宋代有酒浸、焙、酒蒸等方法;明代有米泔水浸蒸法;清代有青盐水炒、炒焦等方法。现在主要有炒黄、盐炙等方法。《药典》收载车前子、盐车前子。

【炮制方法】

1. 车前子　取原药材,除去杂质,筛去灰屑。

2. 盐车前子　取净车前子,置炒制容器内,用文火加热,炒至略有爆鸣声时,喷淋盐水,炒干,取出,晾凉。每 100 kg 车前子,用食盐 2 kg。

3. 炒车前子　取净车前子,置炒制容器内,用文火加热,炒至略有爆声,并有香气逸出时,取出,晾凉。

【质量要求】

1. 车前子　呈椭圆形、不规则长圆形或三角状长圆形,略扁。表面黄棕色至黑褐色,有细皱纹,一面有灰白色凹点状种脐。质硬。气微,味淡。水分不得过 12.0%,总灰分不得过 6.0%,酸不溶性灰分不得过 2.0%,膨胀度应不低于 4.0,京尼平苷酸不得少于 0.50%,毛蕊花糖苷不得少于 0.40%。

2. 盐车前子　形如车前子,表面黑褐色。气微香,味微咸。水分不得过 10.0%,总灰分不得过 9.0%,酸不溶性灰分不得过 3.0%,膨胀度应不低于 3.0,京尼平苷酸不得少于 0.40%,毛蕊花糖苷不得少于 0.30%。

3. 炒车前子　表面黑褐色,有香气。

【炮制作用】　车前子味甘,性微寒。归肝、肾、肺、小肠经。具有清热利尿通淋、渗湿止泻、明目、祛痰的功效。常用于水肿胀满,热淋涩痛,暑湿泄泻,痰热咳嗽,肝火目赤。如治尿赤涩痛、湿热带下的龙胆泻肝丸(《药典》)。

盐车前子泻热利尿而不伤阴,并引药下行,增强在肾经的作用。用于肾虚脚肿,眼目昏暗,虚劳梦泄。如治肝肾俱虚,眼昏目暗的驻景丸(《圣惠方》);治疗肾虚精亏所致阳痿不育,遗精早泄的五子衍宗丸(《药典》)。

炒车前子寒性稍减,并能提高煎出效果,作用与生品相似,长于渗湿止泻、祛痰止咳。多用于湿浊泄泻,可单用,如以炒车前子为末,米饮调下治水泻不止(《卫生简易方》);治湿热下注所致小便短赤、淋沥涩痛的八正合剂(《药典》)

【炮制研究】　车前子盐炙后,京尼平苷酸、毛蕊花糖苷含量升高,多糖含量降低。车前子炮制后,黄酮类成分含量有变化,炒车前子含量较高,盐车前子次之,生品较低。

对小鼠腹泻的抑制作用顺序为炒品>酒品≥盐品,而生品有加重小鼠腹泻的趋势。车前子各炮制品均有利尿作用,其作用强弱顺序为盐品>炒品>生品。

【贮藏】　贮干燥容器内,密闭,置通风干燥处。防潮。

杜 仲

【处方用名】　杜仲、盐杜仲。

【来源】　本品为杜仲科植物杜仲 *Eucommia ulmoides* Oliv. 的干燥树皮。4~6 月剥取,刮去粗皮,堆置"发汗"至内皮呈紫褐色,晒干。

【炮制沿革】　汉代有慢火炒;南北朝有酥蜜炙;唐代有切断丝;宋代有炙微黄、姜汁炙、姜酒制、姜炒断丝、麸炒黄、盐酒拌炒断丝和盐水炒等;元、明时代增加了姜汁炒,并用糯米煎汤浸透炒去丝及小茴香、盐、醋汤浸炒;清代又增加了童便制。现在主要有盐炙等方法。《药典》收载杜仲、盐杜仲。

【炮制方法】

1. 杜仲　取原药材,刮去粗皮,洗净,切丝或块,干燥。

2. 盐杜仲　取杜仲丝或块,加盐水拌匀,稍闷,待盐水被吸尽后,置炒制容器内,用中火炒至丝易断、表面焦黑色时,取出放凉。每 100 kg 杜仲块或丝,用食盐 2 kg。

【质量要求】

1. 杜仲　　呈小方块或丝状。外表面淡棕色或灰褐色,有明显的皱纹。内表面暗紫色,光滑。断面有细密、银白色、富弹性的橡胶丝相连。气微,味稍苦。醇溶性浸出物不得少于11.0%,松脂醇二葡萄糖苷含量不得少于0.10%。

2. 盐杜仲　　形如杜仲块或丝,表面黑褐色,内表面褐色,折断时胶丝弹性较差。味微咸。水分不得过13.0%,总灰分不得过10.0%,醇溶性浸出物不得少于12.0%,松脂醇二葡萄糖苷含量同杜仲。

【炮制作用】　　杜仲味甘,性温。归肝、肾经。具有补肝肾、强筋骨、安胎的功效。在临床配方中,生杜仲较少应用,常用于浸酒。如治卒腰痛的杜仲酒(《外台秘要》)。

盐杜仲引药入肾,直达下焦,温而不燥,补肝肾、强筋骨、安胎的作用增强。常用于肾虚腰痛,筋骨无力,妊娠漏血,胎动不安和高血压。如治疗肾虚腰痛,膝软乏力的青娥丸(《药典》);治肝肾亏虚,胎动不安的杜仲丸(《准绳》)。

【炮制研究】

1. 炮制原理研究　　杜仲含有杜仲胶、木脂素类、环烯醚萜类、黄酮类等成分。研究表明,去粗皮的盐炙杜仲醇浸出物含量较生品明显升高。以水浸出物为指标,烘制品(20.17%)>盐炙品(18.25%)>砂烫品(17.04%)>生品(10.20%)。杜仲盐炙后总氨基酸和总多糖含量增加,而总黄酮、环烯醚萜和木脂素糖苷类成分含量降低,部分木脂素苷元含量增加。

杜仲盐炙后松脂醇二葡萄糖苷、京尼平苷酸等指标性成分较生品在肝肾组织中含量明显更高。

生杜仲、盐杜仲炭和砂炒盐杜仲均能使兔、狗血压明显下降,杜仲炭和砂炒品作用强度基本一致,均比生杜仲强;其煎剂比酊剂强;用醇提取后的残渣水煎剂仍有降压作用。

杜仲生品、炒炭、砂炒品均可减缓大鼠离体子宫的自发活动。杜仲能使多种动物离体子宫自主收缩减弱,并拮抗子宫收缩剂的作用而解痉,盐制品又强于生品,这与中医用杜仲,特别是用盐杜仲治胎动不安相一致。

2. 炮制工艺研究　　杜仲未去粗皮块的煎出率比去粗皮块低,粗皮占药材的20%以上,故杜仲应去粗皮入药。杜仲切制规格对总成分的煎出率大小依次是横丝>纵丝>丁>条>带粗皮块,切0.5 cm横丝有利于总成分的煎出。传统的炮制要求是断丝而不焦化,文火炒至表面深褐色即可断丝,损耗率小;武火炒断丝,药材损耗率大。烘法工艺客观,易于控制,有效成分破坏少,将杜仲丝加盐水拌润后180~200℃烘至断丝即可。

【贮藏】　　贮干燥容器内,密闭,置通风干燥处。防霉,防潮。

补骨脂

【处方用名】　　补骨脂(破故纸)、盐补骨脂。

【来源】　　本品为豆科植物补骨脂 *Psoralea corylifolia* L. 的干燥成熟果实。秋季果实成熟时采收果序,晒干,搓出果实,除去杂质。

【炮制沿革】　　南北朝有酒浸蒸以除燥毒的记载;宋代有炒、盐炒、芝麻制;酒浸炒等法;明代增加了泽泻制及盐、酒、芝麻同制等方法;清代增加了麸炒、面炒、麻子仁炒、童便乳浸盐水炒、盐水浸三日胡桃油炒等法。现在主要有盐炙等方法。《药典》收载补骨脂、盐补骨脂。

【炮制方法】

1. 补骨脂　　取原药材,除去杂质。

2. 盐补骨脂　　取净补骨脂,加盐水拌匀,闷润,待盐水被吸尽后,置炒制容器内,用文火加热,炒至微鼓起、迸裂并有香气逸出时,取出放凉。每100 kg补骨脂,用盐2 kg。

【质量要求】

1. 补骨脂　　呈肾形略扁。表面黑色、黑褐色或灰褐色。具细微网状皱纹。顶端圆钝,有

补骨脂饮片实物图

一小突起,凹侧有果梗痕。质硬,果皮薄,与种子不易分离,种仁显油性。气香,味辛、微苦。水分不得过 9.0%,总灰分不得过 8.0%,酸不溶性灰分不得过 2.0%,含补骨脂素和异补骨脂素的总量不得少于 0.70%。

2. 盐补骨脂　　形如补骨脂。表面黑色或黑褐色,微鼓起。气微香,味微咸。水分不得过 7.5%,总灰分不得过 8.5%,补骨脂素和异补骨脂素的总量同补骨脂。

【炮制作用】　　补骨脂味辛、苦,性温。归肾、脾经。具有温肾壮阳、纳气平喘、温脾止泻、消风祛斑的功效。常用于治疗银屑病,白癜风,扁平疣,斑秃等。如治疗斑秃的生发搽剂(《药典》),还用于治疗肾虚腰酸、肾虚作喘等疾病。

盐补骨脂,可引药入肾,缓和燥性,增强温肾助阳、纳气、止泻的作用。用于阳痿遗精,遗尿尿频,腰膝冷痛,肾虚作喘,五更泄泻。如治肾虚封藏失职,阳痿遗精的补骨脂散(《圣惠方》);治脾肾虚寒,大便不实,五更泄泻的四神丸(《药典》)。

【炮制研究】　　补骨脂主要含有香豆素类、黄酮类、单萜酚类等成分。补骨脂盐炙后,其水溶性成分发生了质变,但补骨脂素无质的变化。盐炙后补骨脂素、异补骨脂素、$4'-O-$甲基-补骨脂查尔酮含量显著增加,而补骨脂二氢黄酮甲醚含量显著降低。补骨脂酚有肾毒性和肝毒性,经盐炙后,其含量下降。

运用外翻肠囊法和在体肠吸收模型并结合 HPLC 方法,考察盐炙对补骨脂中抗骨质疏松效应成分肠吸收的影响。结果表明,补骨脂盐炙品中补骨脂素、异补骨脂素、新补骨脂异黄酮、补骨脂二氢黄酮、异补骨脂查尔酮、补骨脂酚在肠道的吸收量明显高于生品和清炒品,说明盐炙可促进活性成分的吸收。

【贮藏】　　贮干燥容器内,密闭,置通风干燥处。防潮。

沙苑子

【处方用名】　　沙苑子、盐沙苑子。

【来源】　　本品为豆科植物扁茎黄芪 *Astragalus complanatus* R. Br. 的干燥成熟种子。秋末冬初果实尚未开裂时采割植株,晒干,打下种子,除去杂质,晒干。

【炮制沿革】　　唐代有炒法;明代有微焙、马乳浸蒸焙干、微炒、酒浆拌蒸、酥炙及炒黑;清代有酒蒸、酒洗炒、盐水炒、淡盐水炒等方法。现在主要有盐炙等方法。《药典》收载沙苑子、盐沙苑子。

【炮制方法】

1. 沙苑子　　取原药材,除去杂质,洗净,干燥。

2. 盐沙苑子　　取净沙苑子,加盐水拌匀,稍闷,待盐水被吸尽后,置炒制容器内,用文火加热,炒干,取出,晾凉。每 100 kg 沙苑子,用食盐 2 kg。

【质量要求】

1. 沙苑子　　呈肾形而略扁。表面光滑,褐绿色或灰褐色,脐部微向内凹陷。质坚硬,气微,味淡,嚼之有豆腥气。水分不得过 13.0%,总灰分不得过 5.0%,酸不溶性灰分不得过 2.0%,沙苑子苷不得少于 0.060%。

2. 盐沙苑子　　形如沙苑子,表面鼓起,深褐绿色或深灰褐色。气微,味微咸,嚼之有豆腥味。水分不得过 10.0%,总灰分不得过 6.0%,酸不溶性灰分同沙苑子,沙苑子苷不得少于 0.050%。

【炮制作用】　　沙苑子味甘,性温。归肝、肾经。具有补肾助阳、固精缩尿、养肝明目的功效。生品缩尿力强,多用于肝虚目昏,尿频,遗尿。如治脾肾不足所致眼目昏花、视物不清的补益蒺藜丸(《药典》);治翳障的补肾明目散(《中药临床应用》)。

盐沙苑子药性更为平和,能平补阴阳,并可引药入肾,增强补肾固精的作用。多用于肾虚腰痛,梦遗滑精,白浊带下。如治肾气虚衰,腰痛滑精的三肾丸(《中药成药制剂手册》);治肾虚精关不固,遗精滑泄的金锁固精丸(《集解》)。

【贮藏】 贮干燥容器内,密闭,置通风干燥处。

菟丝子

【处方用名】 菟丝子、炒菟丝子、盐菟丝子、酒菟丝饼。

【来源】 本品为旋花科植物南方菟丝子 Cuscuta australis R. Br. 或菟丝子 Cuscuta chinensis Lam. 的干燥成熟种子。秋季果实成熟时采收植株,晒干,打下种子,除去杂质。

【炮制沿革】 晋代有酒渍;南北朝有苦酒、黄精汁浸;唐代亦用酒浸法;宋代有盐炒、酒蒸、制饼、酒浸炒作饼、酒浸炒等方法;明代增加了酒煮、炒法、酒煨作饼、米泔淘洗等法;清代增加了白酒糯米泔制、四物汤制、甜酒浸煮、酒洗等方法。现在主要有炒黄、盐水炒、酒炒、制饼等方法。《药典》收载菟丝子、盐菟丝子。

【炮制方法】

1. 菟丝子 取原药材,除去杂质,洗净,干燥。

2. 盐菟丝子 取净菟丝子,加盐水拌匀,闷润,待盐水被吸尽后,置炒制容器内,用文火加热,炒至略鼓起,微有爆裂声,并有香气逸出时,取出,放凉。每100 kg菟丝子,用食盐2 kg。

3. 酒菟丝子饼 取净菟丝子,加适量水煮至开裂,不断搅拌,待水液被吸尽,全部显黏丝稠粥状时,加入黄酒和白面拌匀,取出,压成饼,切成小方块,干燥。每100 kg菟丝子,用黄酒15 kg,白面15 kg。

4. 炒菟丝子 取菟丝子,置已预热的炒制容器内,用文火加热,炒至微黄色,有爆裂声,取出,放凉。

【质量要求】

1. 菟丝子 呈类球形,表面灰棕色至棕褐色,粗糙,质坚实,不易以指甲压碎。气微,味淡。水分不得过10.0%,总灰分不得过10.0%,酸不溶性灰分不得过4.0%,金丝桃苷不得少于0.10%。

2. 盐菟丝子 形如菟丝子,表面棕黄色,裂开,略有香气。味微咸。水分、总灰分、酸不溶性灰分、金丝桃苷含量同菟丝子。

3. 酒菟丝子饼 呈小方块状,表面灰棕色或黄棕色,微有酒气。

4. 炒菟丝子 形如菟丝子,表面黄棕色,裂开,气微香,味淡。

【炮制作用】 菟丝子味辛、甘,性平。归肝、肾、脾经。具有补益肝肾、固精缩尿、安胎、明目、止泻的功效;外用消风祛斑。生品以养肝明目力胜,多用于目暗不明。如治肝肾不足、视力减退、目暗不明的驻景丸(《千金》)。

盐制菟丝子不温不寒,平补肝肾,并能增强补肾固涩作用,常用于阳痿,遗精滑泄,胎元不固等。如治肾经虚损、梦寐频泻的茯菟丸(《局方》);治肾阳虚所致的腰腿酸软、性欲减退的龟鹿补肾丸(《药典》)。

酒菟丝子饼可增强温肾壮阳固精作用,并可提高煎出效果,便于粉碎,为较常用的炮制方法。用于腰膝酸软,目昏耳鸣,肾虚胎漏,脾肾虚泄,消渴,遗精,白浊。如治肾气亏损的内补鹿茸丸(《宝鉴》);治肝肾俱虚、眼常昏暗的驻景丸(《圣惠方》);治尿频、遗尿的菟丝子丸(《世医》)。

炒菟丝子其功用与生品相似,但炒后可提高煎出效果,便于粉碎,利于制剂,多入丸散剂。如治肾虚腰痛、遗精早泄、阳痿不育的五子衍宗丸(《药典》);治滑胎的寿胎丸(《参西录》)。

【炮制研究】 菟丝子主要含有黄酮、多糖等类成分。相较生品,各炮制品浸出物量均有不同程度的增加,其浸出率均是菟丝子饼>酒炒品>清炒品>生品。盐炙、炒黄利于菟丝子中黄酮类成分的溶出。

菟丝子经清炒、盐炙后,金丝桃苷、槲皮素和山柰酚含量升高;盐炙品中槲皮素含量最高,比生品增加 3 倍以上。菟丝子经炮制后多糖含量明显增加,以盐炙菟丝子含量最高,酒炙菟丝子和炒菟丝子次之。

【贮藏】 贮干燥容器内,炮制品密闭,置通风干燥处。

韭菜子

【处方用名】 韭菜子、炒韭菜子、盐韭菜子。

【来源】 本品为百合科植物韭菜 *Allium tuberosum* Rottl. ex Spreng. 的干燥成熟种子。秋季果实成熟时采收果序,晒干,搓出种子,除去杂质。

【炮制沿革】 汉代有酒浸焙;唐代有酒浸;宋代有酒浸微炒、炒、醋煮炒香、汤浸等法;元代用枣酒制;明代有酒浸焙法;清代有酒煮、蒸熟炒、醋炒等法。现在主要有炒黄、盐炙等方法。《药典》收载韭菜子、盐韭菜子。

【炮制方法】

1. 韭菜子　取原药材,除去杂质。

2. 炒韭菜子　取净韭菜子,置炒制容器内,文火加热,翻炒至有香气逸出,取出,放凉。

3. 盐韭菜子　取净韭菜子,加盐水闷润,待盐水被吸尽后,置炒制容器内,用文火加热,炒至有香气,取出,放凉。每 100 kg 韭菜子,用食盐 2 kg。

【质量要求】

1. 韭菜子　呈半圆形或半卵圆形,略扁。表面黑色,一面突起,粗糙,有细密的网状皱纹,另一面微凹,皱纹不甚明显,质硬,气特异,味微辛。

2. 炒韭菜子　形如韭菜子,表面黑色,有香气,味微辛。

3. 盐韭菜子　形如韭菜子。气特异而微香,味微咸、微辛。

【炮制作用】 韭菜子味辛、甘,性温。归肝、肾经。具有温补肝肾、壮阳固精的作用。生品较少应用。

炒韭菜子气香,增强其辛温散寒作用,其性偏燥,用于肾虚而兼寒湿的腰膝酸软冷痛,小便频数,白带过多。如治肾气亏虚、阳气不足所致的阳痿、早泄、遗精的益肾灵颗粒(《药典》)。

盐韭菜子可引药下行,增强补肾固精作用。用于阳痿遗精,遗尿尿频,白浊带下。如与补骨脂、益智仁等同用,治肾与膀胱虚冷,小便频数等症(《魏氏家藏方》)。

【贮藏】 贮干燥容器内,密闭,置通风干燥处。

小茴香

【处方用名】 小茴香、盐小茴香。

【来源】 本品为伞形科植物茴香 *Foeniculum vulgare* Mill. 的干燥成熟果实。秋季果实初熟时采割植株,晒干,打下果实,除去杂质。

【炮制沿革】 宋代有酒炒、炒法、焙、盐炒、青盐拌、黑牵牛制等;清代增加了炒炭、麸炒等。现在主要有盐炙等方法。《药典》收载小茴香、盐小茴香。

【炮制方法】

1. 小茴香　取原药材,除去杂质。

2. 盐小茴香　取净小茴香,加盐水拌匀,略闷,待盐水被吸尽后,置炒制容器内,用文火加热炒至微黄色,有香气逸出时,取出晾凉。每 100 kg 小茴香,用食盐 2 kg。

【质量要求】

1. 小茴香　为双悬果,呈圆柱形,有的稍弯曲。表面黄绿色或淡黄色,两端略尖,顶端残留有黄棕色突起的柱基,基部有时有细小的果梗。横切面略呈五边形,背面的四边约等长。有特异香气,味微甜、辛。水分不得过 8.0%,总灰分不得过 10.0%,挥发油不得少于 1.5%(mL/g),反式茴香脑不得少于 1.4%。

2. 盐小茴香   形如小茴香,微鼓起,色泽加深,偶有焦斑。味微咸。水分不得过 6.0%,总灰分不得过 12.0%,反式茴香脑不得少于 1.3%。

【炮制作用】 小茴香味辛,性温。归肝、肾、脾、胃经。具有散寒止痛、理气和胃的功效。常用于胃寒呕吐,小腹冷痛,脘腹胀痛。如治脾元冷滑、久泄腹痛的大圣散(《博济方》);用于小腹冷癖的茴香丸(《杂病源流犀烛》)。

盐小茴香辛散作用稍缓,专行下焦,长于温肾祛寒,疗疝止痛。常用于疝气疼痛,睾丸坠痛,肾虚腰痛。如治睾丸肿胀偏坠的香橘散(《张氏医通》):治下元虚冷、腰膝疼痛、消瘦无力的茴香子丸(《圣惠方》)。

【炮制研究】 小茴香主要含有含脂肪油、挥发油等成分。小茴香盐炙后,反式茴香脑含量下降,而 D-柠檬烯上升。小茴香各炮制品能明显改善大鼠血瘀模型的血液流变学异常,而蜜制小茴香改善效果最好。

【贮藏】 贮干燥容器内,密闭,置通风干燥处。防潮。

益智仁

【处方用名】 益智仁、盐益智仁。

【来源】   本品为姜科植物益智 *Alpinia oxyphylla* Miq. 的干燥成熟果实。夏、秋间果实由绿变红时采收,晒干或低温干燥。

【炮制沿革】 唐代有去壳炒;宋代有炒和"去皮,切;取仁,盐炒过"(《洪氏》)等法;元代明确了益智仁与盐的比例,有"二两,用盐二两炒,去盐"(《世医》);明代增加了米泔制、姜汁炒、青盐酒煮、蜜炙、酒炒、炒黑等方法;清代又增加了煨法。现在主要有砂炒、盐炙等方法。《药典》收载益智仁、盐益智仁。

【炮制方法】

1. 益智仁   除去杂质及外壳。用时捣碎。

2. 盐益智仁   取净益智仁,加盐水拌匀,稍闷,待盐水被吸尽后,置炒制容器内,用文火加热,炒干至颜色加深为度、取出晾凉。用时捣碎。每 100 kg 益智仁,用食盐 2 kg。

【质量要求】

1. 益智仁   为不规则扁圆形的种子或种子团残瓣。表面灰黄色至灰褐色,具细皱纹;外被淡棕色膜质的假种皮;质硬,胚乳白色。有特异香气,味辛、微苦。水分不得过 13.0%,挥发油不得少于 1.0%(mL/g)。

2. 盐益智仁   外表棕褐至黑褐色,质硬,胚乳白色。有特异香气。味辛、微咸苦。水分不得过 13.0%,总灰分不得过 8.5%,酸不溶性灰分不得过 1.5%。

【炮制作用】 益智仁味辛,性温。归脾、肾经。具有暖肾固精缩尿、温脾止泻摄唾的功效。生品摄涎唾力胜,常用于脾胃虚寒,腹痛吐泻,涎唾常流。如治伤寒阴盛、呕吐泻痢的益智散(《局方》);治脾胃虚寒、不能固摄的摄涎秒方(《中药临床应用》)。

盐益智仁辛燥之性减弱,专行下焦,长于温肾,固精,缩尿。常用于肾气虚寒的遗精,遗尿,尿频,白浊,寒疝疼痛。如治肾气虚寒致膀胱不约,小便顺数或遗尿,即可单用本品与食盐同煎服,又可与当归、山药等同用,如治心肾亏虚所致的记忆减退、头晕目眩、心悸失眠、腰膝酸软的健脑胶囊(《药典》)。

【炮制研究】 益智仁主要含有挥发油、脂肪酸等。益智仁炮制后挥发油含量明显降低,盐炙可除去喇叭茶醇这一潜在的毒性倍半萜类成分。

益智仁石油醚部位具有缩尿作用,盐炙后缩尿作用增强。益智仁盐炙后可缓解生益智仁对唾液分泌、肠道的燥性效应。

研究缩泉丸中益智仁盐炙前后对肾阳虚多尿模型大鼠肾脏功能及肾脏水通道蛋白 2（AQP2）表达的影响,结果表明,益智仁盐炙前后纳入缩泉丸中均能降低肾阳虚多尿模型大鼠尿量,抑制其血清肌酐、尿素氮和 β2-微球蛋白含量的异常升高,改善肾脏功能,提高肾脏（AQP2）的表达,且盐炙后补肾缩尿作用明显增强。益智仁盐炙前后分别组成缩泉丸对肾阳虚模型的甲状腺功能均有不同程度的改善作用,尤以缩泉丸中益智仁盐炙品效果较好。上述研究证实缩泉丸中益智仁盐炙增效及使用盐炙品的科学性,丰富了中药"盐制入肾"理论的科学内涵。

【贮藏】 贮干燥容器内,密闭,置通风干燥处。防潮。

橘 核

【处方用名】 橘核、盐橘核。

【来源】 本品为芸香科植物橘 *Citrus reticulata* Blanco 及其栽培变种的干燥成熟种子。果实成熟后收集,洗净,晒干。

【炮制沿革】 宋代和明代有炒法;清代增加了盐拌炒、酒焙和盐酒炒等方法。现在主要有炒黄、盐炙等方法。《药典》收载橘核、盐橘核。

【炮制方法】

1. 橘核　取原药材,除去杂质,洗净,干燥。用时捣碎。

2. 盐橘核　取净橘核,用盐水拌匀,闷润,待盐水被吸尽后,置炒制容器内,用文火加热,炒至微黄色并有香气逸出时,取出晾凉。用时捣碎。每 100 kg 橘核,用食盐 2 kg。

【质量要求】

1. 橘核　略呈卵形。表面淡黄白色或淡灰白色,光滑,一侧有种脊棱线,一端钝圆,另端渐尖成小柄状。外种皮薄而韧,内种皮菲薄,淡棕色,黄绿色,有油性。气微,味苦。

2. 盐橘核　形如橘核。色微黄。气微,味微咸、苦。

【炮制作用】 橘核味苦,性平。归肝、肾经。具有理气散结、行气止痛的功效。可用于肝胃气滞疼痛,乳痈肿痛。如治乳痈初起未溃,可单用橘核粉末加黄酒煎,内服外敷,或与其他药配伍共用。

盐橘核引药下行,走肾经,增加疗疝止痛功效。常用于疝气疼痛,睾丸肿痛。如治疝、卵核肿胀、上引脐腹绞痛的橘核丸（《济生方》）;治腰痛经久不瘥的立安散（《奇效》）。

【炮制研究】 橘核经麸炒、清炒、盐炙后,柠檬苦素和诺米林含量均显著降低。通过小鼠热板法、醋酸扭体法实验发现,盐橘核、生橘核均有显著的镇痛作用,且盐橘核作用较强。

【贮藏】 贮干燥容器内,密闭,置通风干燥处。防潮,防蛀。

荔枝核

【处方用名】 荔枝核、盐荔枝核。

【来源】 本品为无患子科植物荔枝 *Litchi chinensis* Sonn. 的干燥成熟种子。夏季采摘成熟果实,除去果皮及肉质假种皮,洗净,晒干。

【炮制沿革】 宋代有慢火烧存性和火炮法;元代有炒法;明代有炒黄、煨焦、煅存性等法;清代有焙、煨热、盐水浸炒等方法。现在主要有盐炙等方法。《药典》收载荔枝核、盐荔枝核。

【炮制方法】

1. 荔枝核　取原药材,除去杂质,洗净,干燥。用时捣碎。

2. 盐荔枝核　取净荔枝核,轧碎,加盐水拌匀,闷润,待盐水被吸尽后,置炒制容器内。用文火加热,炒干,取出晾凉。每 100 kg 荔枝核,用食盐 2 kg。

【质量要求】

1. 荔枝核 呈长圆形或卵圆形,略扁,表面棕红色或紫棕色,平滑,有光泽,略有凹陷及细波纹,一端有类圆形黄棕色的种脐。质硬。气微,味微甘、苦、涩。

2. 盐荔枝核 形如荔枝核,无光泽,色泽略深,质硬,味微咸而涩。

【炮制作用】 荔枝核味甘、微苦,性温。归肝、肾经。具有行气散结、祛寒止痛的功效。用于气滞寒凝,胃脘疼痛,寒疝疼痛。如用于心腹胃脘久痛,屡触屡发的荔香散(《景岳》);治疝气上冲,手足厥冷的硫荔丸(《入门》)。

盐荔枝核引药入肾,增强了疗疝止痛的作用。如治疝痛、睾丸肿痛的疝气内消丸(《中药成药制剂手册》)。

【贮藏】 贮干燥容器内,盐荔枝核密闭,置通风干燥处。防霉,防蛀。

砂 仁

【处方用名】 砂仁、盐砂仁。

【来源】 本品为姜科植物阳春砂 *Amomum villosum* Lour、绿壳砂 *Amomum villosum* Lour var. *xanthioides* T. L. Wu et Senjen 或海南砂 *Amomum longiligulare* T. L. Wu 的干燥成熟果实。夏、秋二季果实成熟时采收,晒干或低温干燥。

【炮制沿革】 金代有捣细;宋代有去皮法、炒法、火煅存性;明代增加了煨和酒炒等法;清代增加了姜汁拌、盐水浸后炒、萝卜汁浸透后焙等方法,并有"安胎,带壳炒熟研用;阴虚者,宜盐水浸透炒黑用;理肾气,熟地汁拌蒸用;痰膈胀满,萝卜汁浸透焙燥用"(《得配》)的记述。现在主要有盐炙等方法。《药典》收载砂仁。

【炮制方法】

1. 砂仁 取原药材,除去杂质。用时捣碎。

2. 盐砂仁 取净砂仁,加盐水拌匀,稍闷,待盐水被吸尽后,置炒制容器内,用文火加热炒干,取出晾凉。每 100 kg 砂仁,用食盐 2 kg。

【质量要求】

1. 砂仁 阳春砂、绿壳砂呈椭圆形或卵圆形,有不明显的三棱,表面棕褐色,密生刺状突起;果皮薄而软;种子集结成团,具三钝棱,中有白色隔膜,表面棕红色或暗褐色;质硬,气芳香而浓烈,味辛凉、微苦。海南砂呈长椭圆形或卵圆形,有明显的三棱,表面被片状、分枝的软刺,果皮厚而硬;种子团较小,气味稍淡。

2. 盐砂仁 形如砂仁,表面颜色加深,辛香气略减,味微咸。

【炮制作用】 砂仁味辛,性温。归脾、胃、肾经。具有化湿行气、温脾止泻、理气安胎、止吐的功效。砂仁生品辛香,化湿开胃,温脾止泻力较强。用于湿浊中焦,脘痞不饥,脾胃虚寒,呕吐泄泻。如治脾胃虚弱、湿滞内阻的香砂六君子汤(《医方集解》)。

盐砂仁辛燥之性略减,温而不燥,并能引药下行,增强温中暖肾、理气安胎作用。可用于霍乱转筋,胎动不安。如与广藿香、陈皮等配伍治霍乱转筋,呕吐泄泻;治妊娠胎动不安的铁罩散(《朱氏》)。

【贮藏】 贮干燥容器内,密闭,置阴凉干燥处。

第四节 姜 炙 法

将净选或切制后的中药,加入定量姜汁拌炒的方法,称为姜炙法。

生姜味辛、性温,具温中止呕、化痰止咳之功效。故姜炙法多用于炮制祛痰止咳、降逆止呕的药物。

（一）姜炙的目的

（1）制其寒性，增强和胃止呕功效，如黄连、竹茹等。

（2）缓和副作用，增强疗效，如厚朴等。

（二）操作方法

将药物与定量的生姜汁拌匀，闷润至姜汁被吸尽，置于炒制容器内，用文火炒至规定程度，取出，晾凉；或将药物与姜汁拌匀，待姜汁被吸尽后，进行干燥；或用姜汤煮法。

附姜汤煮法：先将鲜姜切片煎汤，后加入药物煮制约两小时，待姜汁基本被吸尽，取出，切制，干燥。

生姜的用量：一般为每 100 kg 药物，用生姜 10 kg。

（三）姜汁的制备方法

（1）榨汁：将生姜洗净切碎，置适宜容器内捣烂，加适量水，压榨取汁，备用。

（2）煮汁：取净生姜片或干姜片，置煮制容器内，加适量水煎煮，过滤，残渣再加水煎煮，再过滤，合并两次滤液，适当浓缩，取出备用。

（四）注意事项

（1）制备姜汁时，水的用量不宜过多，一般以最后所得姜汁与生姜的比例为 1∶1 较适宜。

（2）药物与姜汁拌匀后，需充分闷润，待姜汁被吸尽后，再用文火炒干，否则，达不到姜炙的目的。

厚　朴

厚朴饮片实物图

【处方用名】　厚朴、姜厚朴。

【来源】　本品为木兰科植物厚朴 *Magnolia officinalis* Rehd. et Wils. 或凹叶厚朴 *Magnolia officinalis* Rehd. et Wils. var. *biloba* Rehd. et Wils. 的干燥干皮、根皮及枝皮。4~6 月剥取根皮和枝皮直接阴干；干皮置沸水中微煮后，堆置阴湿处，"发汗"至内表面变为紫褐色或棕褐色时，蒸软，取出，卷成筒状，干燥。

【炮制沿革】　汉代有去皮炙法；唐代载姜汁炙，此法沿用至今；宋代对其炮制作用有"不以姜制，则棘人喉舌"（《衍义》）的记述，此外，亦载生姜、枣制、糯米粥制；明代有炒、盐炒、煮制、醋炙、酥炙、酒浸炒及姜汁浸后炒干，入醇醋淬透，再炒等方法；清代有醋炒。现在主要有姜炙、姜汤煮、姜汁浸等方法。《药典》收载厚朴、姜厚朴。

【炮制方法】

1. 厚朴　取原药材，刮去粗皮，洗净，润透，切丝，干燥，筛去碎屑。

2. 姜厚朴　取厚朴丝，加姜汁拌匀，闷润，待姜汁被吸尽后，置于炒制容器内，文火加热，炒干，取出，晾凉。或取生姜切片，加水煮汤，另取刮净粗皮的药材，扎成捆，置于姜汤中，文火加热，煮至姜液被吸尽，取出，切丝，干燥。筛去碎屑。每 100 kg 厚朴，用生姜 10 kg。

【质量要求】

1. 厚朴　呈弯曲的丝条状或单、双卷筒状。外表面灰褐色，有时可见椭圆形皮孔或纵皱纹。内表面紫棕色或深紫褐色，较平滑，具细密纵纹，划之显油痕。切面颗粒性，有油性，有的可见小亮星。气香，味辛辣、微苦。水分不得过 10.0%，总灰分不得过 5.0%，酸不溶性灰分不得过 3.0%，厚朴酚与和厚朴酚的总量不得少于 2.0%。

2. 姜厚朴　形如厚朴丝，表面灰褐色，偶见焦斑。略有姜的辛辣气。水分、总灰分、酸不溶性灰分同厚朴，厚朴酚与和厚朴酚的总量不得少于 1.6%。

【炮制作用】　厚朴味苦、辛，性温。归脾、胃、肺、大肠经。具有燥湿消痰、下气除满的功效。生厚朴味辛辣，对咽喉有刺激性，临床应用较少。

姜厚朴可消除生品对咽喉的刺激性,并可增强宽中和胃的功效。多用于湿阻气滞,脘腹胀满或呕吐泻痢,积滞便秘,痰饮喘咳,梅核气。如治湿滞脾胃的平胃散(《局方》);治气郁食滞所致的胸胁胀满、胃脘疼痛、嗳气呕恶的开胸顺气丸(《药典》)。

【炮制研究】　厚朴主要含有木脂素(厚朴酚、和厚朴酚等)、挥发油、生物碱等类型成分。与生厚朴相比,厚朴姜制后,紫丁香苷、木兰花碱、木兰苷 B、木兰苷 A 的含量降低;厚朴酚及和厚朴酚的含量和溶出受到炮制温度和辅料姜汁的影响;厚朴炮制后挥发油含量虽有降低,但其组成未发生显著改变。

采用幽门结扎型及应激型二种急性实验性大鼠胃溃疡模型,考察厚朴生品、姜炙品及清炒品的抗溃疡作用。结果表明,生厚朴水煎液与姜厚朴水煎液均有抗幽门结扎型溃疡和抗应激型溃疡的作用,且姜炙厚朴作用较优,说明厚朴姜炙后和胃作用增强。

厚朴采收后经"发汗"处理,浸出物、厚朴酚及和厚朴酚含量均大幅度增加,可见"发汗"这一传统产地加工方法的科学性。厚朴粗皮中基本不含厚朴酚与和厚朴酚,证实了净制中要求去除粗皮是合理的。

【贮存】　贮干燥容器内,密闭,置通风干燥处。

竹　茹

【处方用名】　竹茹、姜竹茹。

【来源】　本品为禾本科植物青秆竹 *Bambusa tuldoides* Munro、大头典竹 *Sinocalamus beecheyanus*(Munro)McClure var. *pubescens* P. F. Li 或淡竹 *Phyllostachys nigra*(Lodd.)Munro var. *henonis*(Mitf.)Stapf ex Rendle 的茎秆的干燥中间层。全年均可采制,取新鲜茎,除去外皮,将稍带绿色的中间层刮成丝条,或削成薄片,捆扎成束,阴干。前者称"散竹茹",后者称"齐竹茹"。

【炮制沿革】　宋代有炒令焦、微炒;清代有醋浸和"入平呕逆药,姜汁炒用"(《害利》)的记载。现在主要有姜炙等方法。《药典》收载竹茹、姜竹茹。

【炮制方法】

1. 竹茹　　取原药材,除去杂质,切段或揉成小团。

2. 姜竹茹　　取竹茹段或团,加姜汁拌匀,稍润,姜汁被吸尽后,置炒制容器内,用文火加热,如烙饼法将两面烙至微黄色,取出,晾凉。每 100 kg 竹茹,用生姜 10 kg。

【质量要求】

1. 竹茹　　呈卷曲成团的不规则丝条或呈长条形薄片状。宽窄厚薄不等,呈浅绿色、黄绿色或黄白色。纤维性,体轻松,质柔韧,有弹性。气微,味淡。水分不得过 7.0%,水溶性浸出物不得少于 4.0%。

2. 姜竹茹　　形如竹茹,表面显黄色焦斑。微具姜气味。水分、水溶性浸出物同竹茹。

【炮制作用】　竹茹味甘,性微寒,归肺、胃、心胆经。具有清热化痰、除烦、止呕的功效。多用于痰热咳嗽,胆火挟痰,惊悸不宁,心烦失眠,中风痰迷,舌强不语。本品单味煎服,可治疗肺热咳嗽、咳吐黄痰(《上海常用中药》);治疗产后虚烦头痛、心中烦乱不解的淡竹茹汤(《千金》)。

姜竹茹可增强降逆止呕之效。多用于呕哕、呃逆。如治胃虚有热,呃逆的橘皮竹茹汤(《金匮》)。

【炮制研究】　竹茹姜炙后其挥发油组成发生明显变化,姜炙竹茹挥发油中增加的主要成分为 α-姜黄烯、姜烯、β-没药烯、β-倍半水芹烯和 γ-桉叶油醇,主要为姜汁的高沸点挥发油成分的引入。

【贮存】　贮干燥容器内,密闭,置干燥处。防霉,防蛀。

草 果

【处方用名】 草果仁、姜草果仁。

【来源】 本品为姜科植物草果 *Amomum tsao-ko* Crevost et Lemaire 的干燥成熟果实。秋季果实成熟时采收,除去杂质,晒干或低温干燥。

【历史沿革】 宋代有面裹煨、火炮、去壳炒等方法;明代有炒存性、茴香制;清代有醋煮和姜汁炒。现在主要有姜炙等方法。《药典》收载草果仁、姜草果仁。

【炮制方法】

1. 草果仁 取净草果,置炒制容器内,用武火加热,炒至焦黄色并微鼓起,取出稍凉,去壳取仁。用时捣碎。

2. 姜草果仁 取净草果仁,加姜汁拌匀,稍闷,待姜汁被吸尽后,置炒制容器内,用文火加热,炒至深黄色,取出晾凉。用时捣碎。每 100 kg 草果仁,用生姜 10 kg。

【质量要求】

1. 草果仁 呈不规则的多角形颗粒。表面棕色至红棕色,偶附有淡黄色薄膜状的假种皮。质坚硬。具有特异香气,味辛辣、微苦。水分不得过 10.0%,总灰分不得过 6.0%,挥发油不得少于 1.0%(mL/g)。

2. 姜草果仁 形如草果仁,棕褐色,偶见焦斑。有特异香气,味辛辣、微苦。水分、总灰分同草果仁,挥发油不得少于 0.7%(mL/g)。

【炮制作用】 草果仁味辛,性温。归脾、胃经。具有燥湿温中、截疟除痰的功效。生品常用于疟疾,瘟疫初起。如治疗疟疾数发不止的截疟七宝饮(《伤寒保命集》);治瘟疫初起的达原饮(《瘟疫论》)。

姜草果仁燥烈之性有所缓和,温胃止呕之力增强。多用于寒湿阻滞脾胃,脘腹胀满疼痛、呕吐。如治疗胃脘痞胀,饮食停聚的加味烂积丸(《中药成方制剂》)。

【炮制研究】 草果主要含有挥发油。姜草果中挥发油提取率与生品相较有所下降,认为是姜炙法缓和草果辛燥之性的原因之一。

在离体肠管活动中,草果生品、炒制品、姜制品均可拮抗肾上腺素引起的回肠运动抑制和乙酰胆碱引起的回肠痉挛,姜草果的作用较为显著。草果生品、炒制品、姜制品均可显著减少小鼠醋酸腹腔注射引起的扭体次数,且姜草果效果最优,说明草果姜制后可增强其止痛作用。

【贮存】 贮干燥容器内,密闭,置阴凉干燥处。

第五节 蜜 炙 法

将净选或切制后的中药,加入定量炼蜜拌炒的方法称为蜜炙法。

古代文献中的蜜炙法是将药物涂蜜后,用微火炙干。现行的蜜炙法近于古代的蜜水拌炒法。

蜂蜜味甘性平,有甘缓益脾、润肺止咳、矫味等作用。因此,蜜炙法多用于炮制止咳平喘、补脾益气的药物。

蜂蜜生用性偏凉,能清热解毒;熟则性偏温,以补脾气、润肺燥之力胜。《校正医学入门》指出:"蜜炙性温,健脾胃和中……补三焦元气。"故蜜炙法所用的蜂蜜都要先加热炼制过。炼蜜的方法为:将蜂蜜置锅内,加热至徐徐沸腾后,改用文火,保持微沸,并除去泡沫及上浮蜡质,然后用罗筛或纱布滤去死蜂、杂质,再倾入锅内,加热至 116~118℃,满锅起浅黄色有光泽"鱼眼泡",用手捻之有黏性,两指间无白丝出现时,迅速出锅。炼蜜的含水量控制在 14%~16% 为宜。

（一）蜜炙的目的

（1）增强润肺止咳的作用，如百部、款冬花、紫菀等。

（2）增强补脾益气的作用，如黄芪、甘草、党参等。

（3）缓和药性，如麻黄等。

（4）矫味和减少副作用，如马兜铃等

（二）操作方法

（1）先拌蜜后炒药：取定量炼蜜，加适量开水稀释，加入药物中拌匀，闷润至透，置炒制容器内，用文火炒至颜色加深、不粘手时取出，晾凉。凉后及时收贮。如黄芪、甘草、枇杷叶等。

（2）先炒药后加蜜：将药物置炒制容器内，用文火炒至颜色加深时，加入定量炼蜜，迅速翻动，使蜜与药物拌匀，炒至不粘手时取出，晾凉。凉后及时收贮。如槐角、百合等。

大多数蜜炙的药物采用第一种方法炮制。少数药物质地致密，蜜不易被吸收时，可采用第二种方法炮制，先除去药物中的部分水分，使药物质地略变酥脆，蜜较容易被吸收。

炼蜜的用量视药物的性质而定。一般质地疏松、纤维多的药物用蜜量宜大；质地坚实、黏性较强、油分较多的药物用蜜量宜小。除另有规定外，每100 kg 药物，用炼蜜25 kg。

（三）注意事项

（1）炼蜜时，火力不宜过大，当蜜液微沸时，及时搅动，以免溢出锅外或焦化。若蜂蜜过于浓稠，可在炼制前加适量开水稀释。

（2）蜂蜜炼制不宜过老，否则黏性太强，不易与药物拌匀。

（3）炼蜜用开水稀释时，要严格控制水量，以炼蜜溶液能与药物拌匀而又无剩余为宜。若加水量过多，则药物过湿，不易炒干。

（4）蜜炙时，火力不宜过大，以免药物焦化。炙的时间可稍长，要尽量将水分除去。

（5）蜜炙药物须凉后密闭贮存，以免吸潮发黏或发酵变质；贮存环境应阴凉通风干燥。

甘 草

甘草饮片实物图

【处方用名】 甘草、炙甘草（蜜甘草）。

【来源】 本品为豆科植物甘草 *Glycyrrhiza uralensis* Fisch.、胀果甘草 *Glycyrrhiza inflata* Bat. 或光果甘草 *Glycyrrhiza glabra* L. 的干燥根及根茎。春秋二季采挖，除去须根，晒干。

【炮制沿革】 汉代有炙焦、微炒；南北朝有火炮令内外赤黄、酒浸蒸后涂酥炙；唐代有蜜制法；宋代有炒令微黄、炒存性、猪胆汁浸炙、盐水浸炙、油浸炙、黄泥裹煨等，并有"入药须微炙，不尔亦微凉，生则味不佳"（《衍义》）的记载；明、清增加了蜜炙、酥制、姜汁炒、酒炒、粳米拌炒等法。现在主要有蜜炙、清炒等方法。《药典》收载甘草、炙甘草。

【炮制方法】

1. 甘草　取原药材，除去杂质，洗净，润透，切厚片，干燥。

2. 炒甘草　取甘草片，置炒制容器内，用文火加热，炒至颜色加深、微具焦斑，筛去灰屑。

3. 炙甘草　取炼蜜，加适量开水稀释后，加入净甘草片中拌匀，闷润至透，置炒制容器内，文火加热，炒至黄色至深黄色、不粘手时取出，晾凉。每100 kg 甘草片，用炼蜜25 kg。

【质量要求】

1. 甘草　呈类圆形或椭圆形厚片。外表皮红棕色或灰棕色，具纵皱纹。切面略显纤维性，中心黄白色，有明显放射状纹理及形成层环。质坚实，具粉性。气微，味甜而特殊。水分不得过12.0%，总灰分不得过5.0%，铅不得过5 mg/kg，镉不得过1 mg/kg，砷不得过2 mg/kg，汞不得过0.2 mg/kg，铜不得过20 mg/kg，甘草苷不得少于0.45%，甘草酸不得少于1.8%。

2. 炒甘草　切面淡棕黄色，有的具焦斑，有焦香气。

3. 炙甘草　呈类圆形或椭圆形厚片。外表皮红棕色或灰棕色，微有光泽。切面黄色至深黄色,形成层环明显,射线发射状,略有黏性。气焦香,味甜。水分不得过 10.0%,总灰分不得过 5.0%,甘草苷不得少于 0.50%,甘草酸不得少于 1.0%。

【炮制作用】 甘草味甘,性平。归心、肺、脾、胃经。具有补脾益气、清热解毒、祛痰止咳、缓急止痛、调和诸药的功效。生甘草长于泻火解毒,化痰止咳。多用于痰热咳嗽,咽喉肿痛,痈疽疮毒,食物中毒及药物中毒。如治外感风邪的三拗汤(《局方》);治肺胃热盛所致咽喉肿痛的清咽丸(《药典》);治脱疽的四妙勇安汤(《验方新编》)。

炒甘草性偏温燥,入脾经,燥湿健脾,以助脾胃运化水谷,生成气血津液,从而补中益气,养正和中。如治脾虚湿盛的参苓白术散(《局方》)。

炙甘草性偏温,以补脾和胃、益气复脉力胜。常用于脾胃虚弱,倦怠乏力,心气不足,脘腹疼痛,筋脉挛急,心动悸,脉结代。如治脾胃虚弱,神疲食少的四君子丸(《药典》);治气血虚弱,心动悸,脉结代的炙甘草汤(《伤寒》);治疗脘腹挛急疼痛或四肢拘挛的芍药甘草汤(《伤寒》)。

【炮制研究】

1. 炮制原理研究 甘草主要含有三萜、黄酮、多糖等类型成分。对于不同加蜜量的炙甘草,若扣除加蜜量,甘草酸和甘草苷含量无明显变化;不扣除加蜜量,甘草酸和甘草苷含量均明显减少。甘草酸的含量与炮制温度有关,炮制时温度越高,甘草酸含量下降越多。测定甘草及炙甘草中甘草苷、异甘草苷、甘草素、异甘草素、甘草酸、甘草次酸和甘草查尔酮 A 的含量,结果表明甘草蜜炙后甘草苷含量下降,其他成分含量均升高。

生甘草、炙甘草的提取物对小鼠脾虚模型均有不同程度的改善作用,炙甘草作用较显著。炙甘草免疫功能改善作用强于生甘草,而镇咳及祛痰作用生甘草强于炙甘草。在提高小白鼠巨噬细胞吞噬能力、胸腺指数、爬杆时间、延长负重游泳时间方面,炙甘草的作用明显强于生甘草,表明甘草经蜜炙后确能增强补益功能。

炙甘草在对抗氯化钡诱发大白鼠心律失常方面优于生甘草,与对照组相比,炙甘草组有显著的差异,生甘草组则无。

生甘草水煎液、炙甘草水煎液、生甘草水煎液加蜂蜜分别给小白鼠灌胃,测定其痛阈(热板法和扭体法)。结果表明,炙甘草止痛作用非常显著,三者止痛效果的顺序是炙甘草组>生甘草加蜜组>生甘草组。炙甘草组与生甘草组比较,差异非常显著;与生甘草加蜜相比较,差异显著。生甘草组与生甘草加蜜组比较,则差异不显著。说明甘草蜜炙后确能增强止痛作用,但不是甘草和蜂蜜的累加作用,而是炮制后发生了某些变化。

2. 炮制工艺研究 甘草切片前软化,用水较长时间地浸泡透心,甘草酸和水浸出物的损失可达 50% 或以上,若用浸润法软化,则甘草酸和水浸出物损失很小,故甘草切片前软化应少泡多润。

烘法与炒法炮制的炙甘草中甘草酸含量无明显差异,且在同等剂量下,两者促肾上腺皮质激素样作用和拮抗地塞米松对下丘脑-垂体-肾上腺皮质轴的抑制作用相同,故认为现代化大生产可用烘法代替炒法炮制炙甘草。

【贮存】 贮干燥容器内,密闭,置阴凉干燥处。防蛀。

黄 芪

【处方用名】 黄芪、炙黄芪(蜜黄芪)。

【来源】 本品为豆科植物蒙古黄芪 *Astragalus membranaceus* (Fisch.) Bge. var. *mongholicus* (Bge.) Hsiao 或膜荚黄芪 *Astragalus membranaceus* (Fisch.) Bge. 的干燥根。春秋二季采挖,除去须根和根头,晒干。

【炮制沿革】 汉代有去芦;南北朝有蒸法;宋代有蜜炙、盐汤浸焙、炒、酒煮、蜜炒、蜜蒸、盐水润蒸、盐炙等方法;元代有盐蜜水炙;明代增加了酒拌炒、姜汁炙、米泔拌炒等方法;清代增加了人乳制和九制黄芪,并对炮制作用有论述,提出"固卫气而实皮毛,敛汗托疮,宜生乃效,补中州以资脾肺,阳虚血脱,当炙为良"(《便读》)。现在主要有蜜炙等方法。《药典》收载黄芪、炙黄芪。

【炮制方法】

1. 黄芪　取原药材,除去杂质,大小分开,洗净,润透,切厚片,干燥。

2. 炙黄芪　取炼蜜,加适量开水稀释后,加入净黄芪片中拌匀,闷润至透,置炒制容器内,用文火加热,炒至深黄色、不粘手时取出,晾凉。每 100 kg 黄芪片,用炼蜜 25 kg。

【质量要求】

1. 黄芪　呈类圆形或椭圆形厚片。外表皮黄白色至淡棕褐色,可见纵皱纹或纵沟,切面皮部黄白色,木部淡黄色,有放射状纹理及裂隙,有的中心偶有枯朽状,黑褐色或呈空洞。气微,味微甜,嚼之有豆腥味。水分不得过 10.0%,总灰分不得过 5.0%,铅不得过 5 mg/kg,镉不得过 1 mg/kg,砷不得过 2 mg/kg,汞不得过 0.2 mg/kg,铜不得过 20 mg/kg,五氯硝基苯不得过 0.1 mg/kg,水溶性浸出物不得少于 17.0%,黄芪甲苷不得少于 0.080%,毛蕊异黄酮葡萄糖苷不得少于 0.020%。

2. 炙黄芪　形如黄芪片,表面淡棕黄色或淡棕褐色,略有光泽,具蜜香气,味甜,略带黏性,嚼之微有豆腥味。水分、毛蕊异黄酮葡萄糖苷含量同黄芪,总灰分不得过 4.0%,黄芪甲苷不得少于 0.060%。

【炮制作用】　黄芪味甘,性微温。归肺、脾经。具有补气升阳、固表止汗、利水消肿、生津养血、行滞通痹、托毒排脓、敛疮生肌的功效。生黄芪长于益卫固表,托毒生肌,利尿退肿。常用于表卫不固的自汗或体虚易于感冒,气虚水肿,痈疽不溃或溃久不敛。如治疗卫气不固的玉屏风散(《丹溪》);治疗汗出恶风的防己黄芪汤(《金匮》);治疮疡肿痛的透脓散(《正宗》)。

炙黄芪甘温而偏润,长于益气补中。多用于气虚乏力,食少便溏。如治疗面色萎黄、语声低微、四肢乏力、食少便溏的补气运脾汤(《统旨方》);治疗中气下陷的补中益气汤(《成方切用》);治疗心脾两虚的归脾汤(《成方切用》)。

【炮制研究】

1. 炮制原理研究　多糖类、黄酮类和皂苷类成分是黄芪发挥药效作用的主要物质基础。黄芪蜜炙后多糖中葡萄糖组成比例急剧增高,而其余单糖的组成比例减小,提示在蜜炙过程中可能造成部分多糖分解。黄芪蜜炙后,黄芪甲苷、毛蕊异黄酮、芒柄花素、9,10-二甲氧基紫檀烷-3-O-β-D-葡萄糖苷、黄芪皂苷Ⅰ、黄芪皂苷Ⅱ和杜鹃花苷的含量降低,而毛蕊异黄酮含量升高。

黄芪蜜炙后可增强免疫作用。炭粒廓清实验表明,在提高小白鼠巨噬细胞吞噬能力方面,蜜炙黄芪强于生黄芪。认为黄芪蜜炙后免疫作用增强是由于蜜的加入。

用2%的乙酰苯肼诱导动物血虚、气虚模型研究黄芪的补益作用,结果表明,蜜炙黄芪的补益作用强于生品。观察黄芪蜜炙前后对受损红细胞变形能力保护作用的研究,结果表明,生品和蜜炙品均有恢复受损红细胞的变形能力,而蜜炙黄芪对人体受损伤的保护作用又强于生品。炙黄芪在提高环磷酰胺所致白细胞减少小鼠的免疫作用方面强于生黄芪。

2. 炮制工艺研究　通过对炒法炮制的炙黄芪和不同温度烘法炮制的炙黄芪药理作用进行比较,以 70℃ 或 80℃ 烘制 24 小时炮制的炙黄芪与传统炒法炮制的炙黄芪在 LD_{50}、白细胞计数及分类、血红蛋白含量、免疫器官(脾、胸腺、淋巴结)重量、吞噬指数、炭粒廓清率、尿量增加等方面都有相似的结果,故认为烘法可以代替炒法炮制炙黄芪。

【贮存】　贮干燥容器内,密闭,置通风干燥处。防蛀、防潮。

紫 菀

【处方用名】　紫菀、蜜紫菀(炙紫菀)。

【来源】 本品为菊科植物紫菀 *Aster tataricus* L. f. 的干燥根及根茎。春、秋二季采挖,除去有节的根茎(习称"母根")和泥沙,编成辫状晒干,或直接晒干。

【炮制沿革】 南北朝有"以蜜浸一宿至明,于火上焙干用"(《雷公》);唐代有炙法;宋代有焙、炒等法;明代增加了醋炒、童便姜汁制、酒洗、蜜水炒等方法;清代增加了蜜蒸和单蒸法。现在主要有蜜炙等方法。《药典》收载紫菀、蜜紫菀。

【炮制方法】

1. 紫菀 取原药材,除去杂质,洗净,稍润,切厚片或段,干燥。

2. 蜜紫菀 取炼蜜,加适量开水稀释,加入紫菀片或段中拌匀,闷润至透,置炒制容器内,用文火加热,炒至棕褐色、不粘手时取出,晾凉。每100 kg 紫菀片或段,用炼蜜 25 kg。

【质量要求】

1. 紫菀 为不规则的厚片或段。表面紫红色或灰红色,有纵皱纹。切面淡棕色,中心具棕黄色木心。气微香,味甜,微苦。水分不得过 15.0%,水溶性浸出物不得少于 45.0%,紫菀酮不得少于 0.15%。

2. 蜜紫菀 形如紫菀片(段),表面棕褐色或紫棕色,略有黏性。有蜜香气,味甜。水分不得过 16.0%,紫菀酮不得少于 0.10%。

【炮制作用】 紫菀味辛、苦,性温。归肺经。具有润肺下气、消痰止咳的功效。生紫菀以散寒、降气化痰力胜,能泻肺气之壅滞。多用于风寒咳嗽,痰饮咳喘,小便癃闭。如治外感风寒所致咳嗽的止咳宝片(《药典》)。

蜜紫菀转泻为润,以润肺止咳力胜,多用于肺虚久咳或肺虚咳血。如治疗肺气虚损的紫菀汤(《集解》);治骨蒸劳热的紫菀散(《圣惠方》)。

【炮制研究】 紫菀经蜜炙后紫菀酮含量降低,但扣除加蜜量后,紫菀酮含量升高。

紫菀、蒸紫菀、炒紫菀、蜜紫菀、醋紫菀和酒紫菀均能增加小鼠气管酚红的排泌量,蜜紫菀化痰作用最佳。与紫菀相比,蜜紫菀对浓氨水喷雾法和二氧化硫刺激法所致咳嗽有更强的止咳作用。

【贮存】 贮干燥容器内,密闭,置阴凉干燥处。防潮。

百 部

百部饮片实物图

【处方用名】 百部、蜜百部。

【来源】 本品为百部科植物直立百部 *Stemona sessilifolia*(Miq.) Miq.、蔓生百部 *Stemona japonica*(Bl.) Miq. 或对叶百部 *Stemona tuberosa* Lour. 的干燥块根。春、秋二季采挖,除去须根,洗净,置沸水中略烫或蒸至无白心,取出,晒干。

【炮制沿革】 南北朝有酒浸焙干法;唐代有熬法;宋代有炒、炙、焙等方法;明代有酒浸炒、酒浸焙和酒洗炒等方法;清代增加了蒸和饭上蒸后炒的方法。现在主要有蜜炙等方法。《药典》收载百部、蜜百部。

【炮制方法】

1. 百部 取原药材,除去杂质,洗净,润透,切厚片,干燥,筛去碎屑。

2. 蜜百部 取炼蜜,加少量开水稀释,加入净百部片内拌匀,闷润至透,置炒制容器内,用文火加热,炒至不粘手时取出,晾凉。每100 kg 百部片,用炼蜜 12.5 kg。

【质量要求】

1. 百部 呈不规则厚片或条形斜片。表面灰白色或棕黄色,有深纵皱纹;切面灰白色、淡黄棕色或黄白色,角质样;皮部较厚,中柱扁缩、质韧软。气微、味甘、苦。水分不得过 12.0%。

2. 蜜百部 形如百部片,颜色加深,表面棕黄色或褐棕色,略带焦斑,稍有黏性。味甜。水分同百部。

【炮制作用】 百部味甘、苦,性微温。归肺经。具有润肺下气止咳、杀虫灭虱的功效。生百部长于止咳化痰,灭虱杀虫。用于新久咳嗽,肺痨咳嗽,顿咳;外用于头虱、体虱、蛲虫病及阴痒等。如治肺寒壅嗽的百部丸(《药证》);治疥癣,虱病的百部酒(《中医皮肤病学简编》)。生品有小毒,对胃有一定刺激性,内服用量不宜过大。

蜜百部可缓和对胃的刺激性,并增强润肺止咳的功效。可用于肺痨咳嗽,百日咳。如治阴虚咳嗽、痰中带血或肺痨久咳的月华丸(《医学心悟》);治疗小儿痰热蕴肺所致咳嗽的小儿百部止咳糖浆(《药典》)。

【炮制研究】 百部总生物碱为百部的有效成分,同时有小毒、对胃有刺激性,其性质不稳定。蜜炙后总生物碱含量下降,其中百部宁、百部碱、N-氧-对叶百部碱及其同分异构体、对叶百部碱 H 含量明显减少,可为蜜炙缓和其药性的依据。

生百部有驱虫效果,可杀灭蛾虫、螨类害虫,经蜜炙后杀虫效果明显降低。百部生品、蜜炙品的总生物碱均可缓解哮喘小鼠模型的哮喘症状,具有平喘作用,蜜百部总生物碱的作用更强。

【贮存】 贮干燥容器内,密闭,置通风干燥处。防潮。

白 前

【处方用名】 白前、蜜白前(炙白前)。

【来源】 本品为萝摩科植物柳叶白前 *Cynanchum stauntonii* (Decne.) Schltr. ex Lévl. 或芫花叶白前 *Cynanchum glaucescens* (Decne.) Hand.-Mazz. 的干燥根茎及根。秋季采挖,洗净,晒干。

【炮制沿革】 南北朝有甘草汁浸后焙干法;清代增加了饭上蒸后再炒的方法。现在主要有蜜炙等方法。《药典》收载白前和蜜白前。

【炮制方法】

1. 白前 取原药材,除去杂质,洗净,润透,切段,干燥。

2. 蜜白前 取炼蜜,加适量开水稀释,加入净白前段内拌匀,闷润至透,置炒制容器内,文火加热,炒至表面深黄色、不粘手时取出,晾凉。每 100 kg 白前段,用炼蜜 25 kg。

【质量要求】

1. 白前 柳叶白前根茎呈细圆柱形的段。表面黄白色或黄棕色,节明显。质脆,断面中空,有时节处簇生纤细的根或根痕。气微,味微甜。芫花叶白前根茎呈细圆柱形的段,表面灰绿色或灰黄色;质较硬。水分不得过 12.0%。

2. 蜜白前 形如白前,根茎呈细圆柱形的段。表面深黄色至黄棕色,节明显。断面中空。有时节处簇生纤细的根或根痕。略有黏性,味甜。水分不得过 11.0%。

【炮制作用】 白前味辛、苦,性微温。归肺经。具有降气、消痰、止咳的功效。生品长于解表理肺,降气化痰。常用于外感咳嗽或痰湿咳喘。如治风寒咳嗽的止嗽散(《医学心悟》);治疗咳喘浮肿、喉中痰鸣属于实证的白前汤(《千金》);同泻肺热药配伍,亦可用于肺热咳嗽。

蜜白前能缓和对胃的刺激性,偏于润肺降气,并增强止咳作用。常用于肺虚咳嗽或肺燥咳嗽。

【炮制研究】 白前的挥发性成分主要是桉树脑,蜜白前的挥发性成分主要是戊酮酸乙酯。白前经蜜炙后,挥发性成分含量明显减少。

白前中大量的桉油精对胃黏膜具有较明显的刺激性,甚至抑制神经中枢,可致脾胃虚弱者恶心、呕吐。白前蜜炙后缓和了刺激性,与其挥发性成分炮制前后变化可能具有相关性。

【贮存】 贮干燥容器内,密闭,置通风干燥处。

枇杷叶

【处方用名】 枇杷叶、蜜枇杷叶(炙枇杷叶)。

【来源】 本品为蔷薇科植物枇杷 *Eriobotrya japonica* (Thunb.) Lindl. 的干燥叶。全年均可采收,晒至七八成干,扎成小把,再晒干。

【炮制沿革】 晋代有拭去毛炙;南北朝用甘草汤洗后拭干再酥制;唐代有蜜炙法;宋代增加了枣汁炙、姜汁炙;明、清时期基本沿用前期方法,有"治胃病以姜汁涂炙,治肺病以蜜水涂炙"的记述(《纲目》)。现在主要有蜜炙等方法。《药典》收载枇杷叶、蜜枇杷叶。

【炮制方法】

1. 枇杷叶 取原药材,除去绒毛,用水喷润,切丝,干燥。

2. 蜜枇杷叶 取炼蜜,加适量开水稀释,加入枇杷叶丝拌匀,闷润至透,置炒制容器内,用文火加热,炒至不粘手时取出,晾凉。每 100 kg 枇杷叶丝,用炼蜜 20 kg。

【质量要求】

1. 枇杷叶 呈丝条状,表面灰绿色、黄棕色或红棕色,较光滑。下表面可见绒毛主脉突出。革质而脆。气微,味微苦。水分不得过 10.0%,总灰分不得过 7.0%,75%乙醇浸出物不得少于 16.0%,齐墩果酸和熊果酸的总量不得少于 0.70%。

2. 蜜枇杷叶 形如枇杷叶丝,表面黄棕色或红棕色,微显光泽,略带黏性。具蜜香气,味微甜。水分、总灰分、齐墩果酸和熊果酸的总量同枇杷叶。

【炮制作用】 枇杷叶味苦,性微寒。归肺、胃经。具有清肺止咳、降逆止呕的功效。生枇杷叶长于清肺止咳、降逆止呕。用于肺热咳嗽,气逆喘急,胃热呕哕,烦热口渴。如治肺热久嗽、顿嗽的枇杷叶膏(《中国医学大辞典》);治胃热呕逆或噫气作呕、胃脘胀闷的枇杷叶止呕汤(《中药临床应用》);治伤寒、干呕烦渴不止的枇杷叶散(《圣惠方》)。

蜜枇杷叶能增强润肺止咳的作用。多用于肺燥或肺阴不足,咳嗽痰稠。如治疗肺燥伤阴或肺阴素亏、干咳无痰的清燥救肺汤(《法律》);治咳嗽气短、痰多黏稠的儿童清肺丸(《药典》);治阴虚火动咳血的滋阴保肺汤(《名医类编》)。

【炮制研究】 历代本草书籍均认为枇杷叶毛能令人咳,必须去毛。研究发现,枇杷叶的绒毛与叶的化学成分基本相同,绒毛中不含致咳或产生其他副作用的特异化学成分,叶中皂苷的含量明显高于绒毛中的含量。古代本草书籍所谓"去毛不净,射入肺令咳不已",主要是由于呼吸道直接吸入绒毛刺激咽喉黏膜而引起咳嗽。但在煎煮过程中,绒毛不易脱落,且在单位体积煎液中,未刷毛比刷毛的绒毛仅略多一点,加强过滤可使两者绒毛皆能完全除净。因此,枇杷叶若作细粉原料及汤剂配方,则需刷净绒毛,以免刺激咽喉而引起咳嗽,枇杷叶作为制膏原料可以不刷毛。

枇杷叶经蜜炙、姜汤煮、姜汁炒等不同方法炮制后,熊果酸含量均有不同程度地提高,可能与枇杷叶中的结合型熊果酸分解或者其他成分经炮制后转化为熊果酸有关,而熊果酸有很强的抗炎和止咳作用,因此临床使用蜜炙枇杷叶有一定科学道理。

【贮存】 贮干燥容器内,密闭,置通风干燥处。

款冬花

款冬花饮片实物图

【处方用名】 款冬花、蜜款冬花(炙款冬花)。

【来源】 本品为菊科植物款冬 *Tussilago farfara* L. 的干燥花蕾。12月或地冻前尚未出土时采集,除去花梗及泥沙,阴干。

【炮制沿革】 南北朝有甘草水浸的方法;宋代有炒法和焙法;明代有蜜水炒的方法;清代基

本沿用前期方法。现在主要有蜜炙等方法。《药典》收载款冬花、蜜款冬花。

【炮制方法】

1. 款冬花 取原药材,除去杂质及残梗,筛去灰屑。

2. 蜜款冬花 取炼蜜,加适量开水稀释,加入净款冬花内拌匀,闷润至透,置炒制容器内,用文火加热,炒至微黄色、不粘手时取出,晾凉。每 100 kg 款冬花,用炼蜜 25 kg。

【质量要求】

1. 款冬花 呈长圆棒状。上端较粗,下端渐细或带有短梗,外面被有多数鱼鳞状苞片。苞片外表面紫红色或淡红色,内表面密被白色絮状茸毛。体轻,撕开后可见白色茸毛。气香,味微苦而辛。醇溶性浸出物不得少于 20.0%,款冬酮不得少于 0.070%。

2. 蜜款冬花 形如款冬花,表面棕黄色或棕褐色,略带黏性。具蜜香味,味微甜。醇溶性浸出物不得少于 22.0%,款冬酮含量同款冬花。

【炮制作用】 款冬花味辛、微苦,性温。归肺经。具有润肺下气、止咳化痰的功效。生款冬花长于散寒止咳,多用于风寒久咳或痰饮燥咳。如治疗痰饮郁结的射干麻黄汤(《金匮》);治疗肺热咳喘的款冬花汤(《总录》)。

蜜款冬花药性温润,能增强润肺止咳的功效。多用于肺虚久咳或阴虚燥咳。如用于肺虚久咳,治劳证久嗽或肺痿的太平丸(《十药》);治久嗽、咳血的止嗽化痰丸(《药典》)。

【炮制研究】 款冬花蜜炙后款冬酮和总生物碱含量升高。烘干温度对款冬花中咖啡酰奎宁酸类和黄酮类成分影响较大,55℃烘干对款冬花中主要成分的影响较小。

【贮存】 贮干燥容器内,密闭,置通风干燥处。防潮,防蛀。

旋覆花

【处方用名】 旋覆花、蜜旋覆花(炙旋覆花)。

【来源】 本品为菊科植物旋覆花 *Inula japonica* Thunb. 或欧亚旋覆花 *Inula britannica* L. 的干燥头状花序。夏、秋二季花开放时采收,除去杂质,阴干或晒干。

【炮制沿革】 南北朝有蒸法;宋代增加了炒法;明、清时期又有焙法。现在主要有蜜炙等方法。《药典》收载旋覆花、蜜旋覆花。

【炮制方法】

1. 旋覆花 取原药材,除去梗、叶及杂质。

2. 蜜旋覆花 取炼蜜,加适量开水稀释,加入净旋覆花内拌匀,稍闷,置炒制容器内,用文火加热,炒至不粘手时取出,晾凉。每 100 kg 旋覆花,用炼蜜 25 kg。

【质量要求】

1. 旋覆花 呈扁球形或类球形。总苞由多数苞片组成,呈覆瓦状排列,苞片披针形或条形,灰黄色;总苞基部有时残留花梗,苞片及花梗表面被白色茸毛,黄色,多卷曲,常脱落;管状花多数,棕黄色;子房顶端有多数白色冠毛。有的可见椭圆形小瘦果。体轻,易散碎。气微,味微苦。

2. 蜜旋覆花 形如旋覆花,深黄色。略带黏性。具蜜香气,味甜。醇溶性浸出物不得少于 16.0%。

【炮制作用】 旋覆花味苦、辛、咸,性微温。归肺、脾、胃、大肠经。具有降气、消痰、行水、止呕的功效。生旋覆花苦辛之味较强,以降气化痰止呕力胜,止咳作用较弱。多用于痰饮内停的胸膈满闷及胃气上逆的呕吐。如治胃气虚弱、痰浊内阻的旋覆代赭石汤(《伤寒》)。

蜜旋覆花苦辛之味缓和,降逆止呕作用弱于生品,其性偏润,长于润肺止咳,降气平喘。多用于咳嗽痰喘而兼呕恶者,如鸡鸣丸(《处方集》)。

【贮存】 贮干燥容器内,密闭,置通风干燥处,防潮。

桑白皮

【处方用名】 桑白皮、蜜桑白皮(炙桑白皮)。

【来源】 本品为桑科植物桑 *Morus alba* L. 的干燥根皮。秋末叶落时至次春发芽前采挖根部,刮去黄棕色粗皮,纵向剖开,剥取根皮,晒干。

【炮制沿革】 汉代有烧灰存性;南北朝有焙制;唐代有炙令黄黑;宋代有微炙、炒、蜜炒后泔浸、蜜炙等方法;明代有麸炒、酒炒等方法,并提出"利水生用,咳嗽蜜蒸或炒"(《入门》)和"风寒新嗽生用,虚劳久嗽,蜜水炒用"(《寿世》)的论点;清代有蜜酒制。现在主要有蜜炙等方法。《药典》收载桑白皮、蜜桑白皮。

【炮制方法】

1. 桑白皮 取原药材,洗净,稍润,切丝,干燥。

2. 蜜桑白皮 取炼蜜,加适量开水稀释,加入桑白皮丝中拌匀,闷润至透,置炒制容器内,用文火加热,炒至深黄色、不粘手时取出,晾凉。每 100 kg 桑白皮丝,用炼蜜 25 kg。

【质量要求】

1. 桑白皮 呈丝条状。外表面白色或淡黄白色,有的残留橙黄色或棕黄色鳞片状粗皮;内表面黄白色或灰黄色,有细纵纹。体轻,质韧,纤维性强。气微,味微甘。水分不得过10.0%。

2. 蜜桑白皮 呈不规则的丝条状。表面深黄色或棕黄色,略具光泽,滋润,纤维性强,易纵向撕裂。气微,味甜。

【炮制作用】 桑白皮味甘,性寒。归肺经。具有泻肺平喘、利水消肿的功效。生桑白皮性寒,泻肺行水之力较强,用于肺热喘咳,水肿胀满尿少,面目肌肤浮肿。如治疗水湿停滞,头面四肢浮肿的五皮丸(《中药成药制剂手册》);治疗肺气不降,痰火作喘的桑白皮汤(《古方八阵》);治肺热咳嗽的桑白皮散(《圣惠方》)。

蜜桑白皮寒泻之性缓和,偏于润肺止咳,多用于肺虚喘咳,并常与补气药或养阴药合用。如治肺气不足、逆满上气的补肺汤(《永类钤方》);治肺气虚弱所致咳嗽喘促的润肺止嗽丸(《药典》)。

【炮制研究】 东莨菪内酯为桑白皮止咳平喘的有效成分。桑白皮不去除粗皮时东莨菪内酯的含量比去除粗皮的高,说明粗皮中也含有效成分。桑白皮蜜炙后东莨菪内酯含量略有增加。

桑白皮蜜炙后利尿作用减弱,而镇咳作用增强。

【贮存】 贮干燥容器内,密闭,置通风干燥处,防潮,防蛀。

百 合

【处方用名】 百合、蜜百合(炙百合)。

【来源】 本品为百合科植物卷丹 *Lilium lancifolium* Thunb. 、百合 *Lilium brownii* F. E. Brown var. *viridulum* Baker 或细叶百合 *Lilium pumilum* DC. 的干燥肉质鳞叶。秋季采挖,洗净,剥取鳞叶,置沸水中略烫,干燥。

【炮制沿革】 汉代有水浸后炙;唐代有熬令黄色、蒸过和蜜的方法;宋代有炒、蜜拌蒸、蒸;明代有酒拌蒸;清代有酒炒微赤。现在主要有蜜炙等方法。《药典》收载百合、蜜百合。

【炮制方法】

1. 百合 取原药材,除去杂质,筛净灰屑。

2. 蜜百合 取净百合,置炒制容器内,用文火加热,炒至颜色加深时,加入适量开水稀释过的炼蜜,迅速翻炒均匀,并继续用文火炒至微黄色、不粘手时取出,晾凉。每 100 kg 百合,用炼蜜 5 kg。

【质量要求】

1. 百合   呈长椭圆形。表面黄白色至淡棕黄色,有的微带紫色,有数条纵直平行的白色维管束。顶端稍尖,基部较宽,边缘薄,微波状,略向内弯曲。质硬而脆,断面较平坦,角质样。气微,味微苦。

2. 蜜百合   形如百合,表面黄色,偶见焦斑,略带黏性,味甜。水分不得过 13.0%。

【炮制作用】   百合味甘,性寒。归心、肺经。具有养阴润肺、清心安神的功效。生百合以清心安神力胜,常用于热病后余热未清,虚烦惊悸,精神恍惚,失眠多梦。如治疗热病后余热未清的百合知母汤(《金匮》)。

蜜百合润肺止咳作用增强,多用于肺虚久咳或肺痨咳血。如治肺阴亏损,虚火上炎的百合固金汤(《中药成药制剂手册》)。

【炮制研究】   百合蜜炙后多糖含量增加。与百合相比,蜜百合对浓氨水喷雾法和二氧化硫刺激法致小鼠咳喘模型表现出更佳的止咳效果。

【贮存】   贮干燥容器内,密闭,置通风干燥处。

麻 黄

【处方用名】   麻黄、麻黄绒、蜜麻黄(炙麻黄)、蜜麻黄绒(炙麻黄绒)。

【来源】   本品为麻黄科植物草麻黄 *Ephedra sinica* Stapf. 、中麻黄 *Ephedra intermedia* Schrenk et C. A. Mey. 或木贼麻黄 *Ephedra equisetina* Bge. 的干燥草质茎。秋季采割绿色的草质茎,晒干。

【炮制沿革】   汉代有去节汤泡;南北朝有沸汤煮后晒干;宋代有酒熬成膏、去根节炒、沸汤泡后焙干、蜜炒等方法;元、明代增加了炒黄、姜汁浸、略烧存性、滚醋汤泡、蜜酒拌炒焦、微炙、炒黑等方法;清代有蜜炙和“去根节,蜜酒煮黑”的方法。现在主要有制绒、蜜炙等方法。《药典》收载麻黄、蜜麻黄。

【炮制方法】

1. 麻黄   取原药材,除去木质茎、残根及杂质,切段。

2. 蜜麻黄   取炼蜜,加适量开水稀释,加入麻黄段中拌匀,闷润至透,置炒制容器内,用文火加热,炒至不粘手时取出,晾凉。每 100 kg 麻黄段,用炼蜜 20 kg。

3. 麻黄绒   取麻黄段,碾绒,筛去粉末。

4. 蜜麻黄绒   取炼蜜,加适量开水稀释,加入麻黄绒内拌匀,闷润,置炒制容器内,用文火加热,炒至深黄色、不粘手时取出,晾凉。每 100 kg 麻黄绒,用炼蜜 25 kg。

【质量要求】

1. 麻黄   呈圆柱形段。表面淡黄绿色至黄绿色,粗糙,有细纵脊线,节上有细小鳞叶。切面中心显红黄色。气微香,味涩、微苦。水分不得过 9.0%,总灰分不得过 9.0%,盐酸麻黄碱和盐酸伪麻黄碱的总量不得少于 0.80%。

2. 蜜麻黄   形如麻黄段,表面深黄色,微有光泽,略具黏性。有蜜香气,味甜。总灰分不得过 8.0%,水分、盐酸麻黄碱和盐酸伪麻黄碱的总量同麻黄。

3. 麻黄绒   呈松散的绒团状,黄绿色,体轻。

4. 蜜麻黄绒   呈黏结的绒团状,深黄色,略带黏性,味微甜。

【炮制作用】   麻黄味辛、微苦,性温。归肺、膀胱经。具有发汗散寒、宣肺平喘、利水消肿的功效。生麻黄发汗解表和利水消肿力强。多用于风寒表实证,风水浮肿,风湿痹痛,阴疽,痰核。如治外感风寒、表实无汗的麻黄汤(《伤寒》);治风水恶风、一身悉肿的越婢汤(《金匮》);治风寒湿痹的麻黄散(《世医》)。

蜜麻黄性温偏润,辛散发汗作用缓和,以宣肺平喘力胜。多用于表证已解之气喘咳嗽。如用于咳嗽较甚,痰多胸满;或用于痰喘不得卧,痰多清稀。如治咳嗽气喘、痰多胸满的麻杏石甘汤(《伤寒》)。

麻黄绒作用缓和,适于老人、幼儿及体虚患者风寒感冒。

蜜麻黄绒作用更缓和,适于表证已解而喘咳未愈的老人、幼儿及体虚患者。

【炮制研究】

1. 炮制原理研究　　生物碱、挥发油是麻黄的主要有效成分。麻黄草质茎生物碱含量为木质茎的 35 倍以上,过渡茎生物碱含量约为草质茎的 1/9。故传统炮制方法除去木质茎是合理的。麻黄茎主要含有苯丙胺类生物碱,麻黄根主要含有大环精氨类生物碱,导致麻黄根和茎功效不同。

麻黄传统要求去节,研究表明,麻黄茎的节与节间所含生物碱类型相同,多种麻黄碱型生物碱主要在节间,尤其是髓部含量最高,节所含生物碱仅为节间的 1/3,但节的伪麻黄碱含量较高。药理研究表明,麻黄茎的节与节间药理作用一致,均表现出麻黄碱型生物碱的作用,但节比节间作用弱。小鼠毒性实验结果表明,节的毒性大于节全节和节间,特别是出现惊厥现象。但因节仅占全草的 3%,为了简化操作,现在炮制多不去节。

麻黄炮制后总生物碱含量有所下降,下降幅度炒麻黄稍大于蜜麻黄。麻黄炮制后挥发油含量降低幅度为蜜麻黄>炒麻黄。麻黄炮制后挥发油中所含成分的种类和含量都发生了变化,与麻黄相比,蜜麻黄中具有镇咳祛痰、抗菌、抗病毒作用的柠檬烯、芳樟醇及平喘作用的 $L - \alpha$ -萜品烯醇、2,3,5,6 -四甲基吡嗪、石竹烯含量增高;在炒麻黄中,以上成分含量增加更为明显,同时发现了具有祛痰作用的菲兰烯。与麻黄相比,麻黄制绒后挥发油含量降低了 20.6%;与麻黄绒相比,炙麻黄绒挥发油含量降低了 51.9%。生麻黄发汗作用的有效部位主要是其挥发油,蜜麻黄平喘作用的主要有效部位是生物碱和挥发油。麻黄炮制后挥发油类成分的变化主要影响麻黄的发汗作用,生物碱和挥发油的变化主要影响麻黄的平喘作用。

2. 炮制工艺研究　　以盐酸麻黄碱含量、豚鼠平喘潜伏期和外观性状为指标,采用正交试验法对麻黄蜜炙炮制工艺进行优选,结果炼蜜量、炮制温度和炒制时间对结果均有显著性影响。

【贮存】　贮干燥容器内,密闭,置通风干燥处。防潮。

 案例

风寒表实证,咳嗽气喘宜用麻黄,表证较轻,咳嗽气喘较重的患者宜用蜜麻黄,表证已解而咳嗽未愈的体虚患者宜用蜜麻黄绒。

问题:
分析麻黄不同饮片品种在中医临床应用不同的原因。

金樱子

【处方用名】　金樱子(金樱子肉)、蜜金樱子。

【来源】　本品为蔷薇科植物金樱子 *Rosa laevigata* Michx. 的干燥成熟果实。

【炮制沿革】　明代有酒浸、酒洗、焙、蒸、炒等方法;清代对炮制作用有较多记述,如"内多毛及子,必去之净,才能补肾涩精,其腹中之子,偏能滑精,煎膏不去子,全无(功)效也"(《新编》)"生者酸涩,熟者甘涩,用当用将熟之际,得微酸甘涩之妙……熟则纯甘,去刺核,熬膏甘多涩少"(《求真》)。现在主要有蜜炙等方法。《药典》收载金樱子肉。

【炮制方法】

1. 金樱子肉　　取净金樱子,略浸,润透,纵切两瓣,除去毛、核,干燥。
2. 蜜金樱子　　取炼蜜,加适量开水稀释,淋入金樱子肉内拌匀,闷润至透,置炒制容器内,用文火加热,炒至表面红棕色、不粘手时取出,晾凉。每 100 kg 金樱子肉,用炼蜜 20 kg。

【质量要求】

1. 金樱子肉　　呈倒卵形纵剖瓣。表面红黄色或红棕色,有突起的棕色小点。顶端有花萼残基,下部渐尖。内面淡黄色,残存淡黄色绒毛。气微,味甘、微涩。水分不得过 16.0%,金樱子多糖含量不得少于 25.0%。
2. 蜜金樱子　　形如金樱子肉,表面暗棕色,有焦香气,味甜。

【炮制作用】　金樱子味酸、甘、涩,性平。归肾、膀胱、大肠经。具有固精缩尿、固崩止带、涩肠止泻的功效。金樱子肉酸涩,固涩止脱作用强,多用于遗精滑精,遗尿尿频,崩漏带下。如用于肾虚不摄、遗精白浊的水陆二仙丹(《洪氏》);治疗小便不禁、梦遗滑精的金樱子煎(《普门医品》)。

蜜金樱子偏于甘涩,可补中涩肠,并避免生品服用有时腹痛的副作用。多用于脾虚久泻、久痢。如用本品配伍党参,治久虚泄泻、下痢(《泉州本草》)。

【炮制研究】　金樱子主要含有多糖、黄酮、鞣质、酚酸等类型成分。果肉为金樱子的有效部位,毛、核占药材的质量比例为 44.06%。毛、核与金樱子肉所含的成分一致,但含量较低。水浸出物含量为:果肉粉>果肉块>全金樱子。金樱子(毛)核多糖含量仅为果肉的 1/5,因此,金樱子去毛、核入药是合理的。

金樱子及其不同炮制品(蜜金樱子、砂烫金樱子、麸炒金樱子、酒金樱子、炒金樱子、盐金樱子)中,总黄酮、总酚酸和鞣质含量均以麸炒金樱子最高,总皂苷以蜜金樱子最高。考察金樱子涩肠的药效,以小鼠的软、稀便减少率及涩肠比为指标,结果表明,麸炒金樱子和蜜金樱子缓解腹泻症状和降低稀便或软便率的作用较好。麸炒金樱子对胃肠内容物有较好的涩肠作用,其余炮制品作用不明显。

【贮存】　贮干燥容器内,密闭,置通风干燥处。防蛀。

桑　叶

【处方用名】　桑叶(冬桑叶、霜桑叶)、蜜桑叶。

【来源】　本品为桑科植物桑 *Morus alba* L. 的干燥叶。初霜后采收,除去杂质,晒干。

【炮制沿革】　唐代有烧灰淋汁;宋代有微炒法;明代有烧存性、蒸熟、焙、蜜炙、九蒸九晒、酒拌蒸;清代有蜜水拌蒸、炒、焙、芝麻研碎拌蒸等法。现在主要有蜜炙等方法。《药典》收载桑叶。

【炮制方法】

1. 桑叶　　取原药材,除去杂质,搓碎,去柄,筛去灰屑。
2. 蜜桑叶　　取炼蜜,加适量开水稀释,淋入净桑叶碎片内拌匀,闷润至透,置炒制容器内,用文火加热,炒至表面深黄色、不粘手时取出,晾凉。每 100 kg 桑叶,用炼蜜 25 kg。

【质量要求】

1. 桑叶　　为不规则的破碎叶片。叶片边缘可见锯齿或钝锯齿,有的有不规则分裂。上表面黄绿色或浅黄棕色;下表面颜色稍浅,叶脉突出,小脉网状,脉上被疏毛,脉基具簇毛。质脆。气微,味淡、微苦涩。
2. 蜜桑叶　　形如桑叶碎片,表面暗黄色,微有光泽,略带黏性,味甜。

【炮制作用】　桑叶味甘、苦,性寒。归肺、肝经。具有疏散风热、清肺润燥、清肝明目的功效。生品长于疏散风热,清肝明目。用于风热感冒,肺热燥咳,头昏头痛,目赤昏花。如治疗外感风热的桑菊饮(《条辨》)以及治肝阴不足、目昏眼花的桑麻丸(《集解》)。

蜜桑叶其性偏润,多用于肺燥咳嗽。如用于外感燥热和治疗温燥伤肺所致头痛身热、干咳无痰、心烦口渴的清燥救肺汤(《医门》)。

【贮存】 密闭,置通风干燥处。

升 麻

【处方用名】 升麻、蜜升麻(炙升麻)。

【来源】 本品为毛茛科植物大三叶升麻 *Cimicifuga heracleifolia* Kom.、兴安升麻 *Cimicifuga dahurica*(Turcz.)Maxim. 或升麻 *Cimicifuga foetida* L. 的干燥根茎。秋季采挖,除去泥沙,晒至须根干时,燎去或除去须根,晒干。

【炮制沿革】 晋代有炙、蜜煎;南北朝有黄精汁制;宋代有烧制;明代有焙、炒、蜜炒、酒炒、盐水炒、醋拌炒等方法;清代以蜜炒法最多,并增加了土炒、蒸制、姜汁拌炒、醋炒等法,并有"发散生用,补中酒炒,止咳汗者蜜炒"(《入门》)"解表生用,升气蜜炙用"(《便读》)的论述。现在主要有蜜炙等方法。《药典》收载升麻。

【炮制方法】

1. 升麻 取原药材,除去杂质,用清水略泡,洗净,润透,切厚片,干燥,筛去碎屑。

2. 蜜升麻 取炼蜜,用适量开水稀释,淋入升麻片内拌匀,闷润至透,置炒制容器内,用文火加热,炒至不粘手时,取出晾凉。每100 kg升麻片,用炼蜜25 kg。

【质量要求】

1. 升麻 为不规则的厚片。外表面黑褐色或棕褐色,粗糙不平,有的可见须根痕或坚硬的细须根残留,切面黄绿色或淡黄白色,具有网状或放射状纹理。体轻,质硬,纤维性。气微,味微苦而涩。水分不得过11.0%,总灰分不得过6.5%,酸不溶性灰分不得过1.0%,醇溶性浸出物不得少于17.0%。

2. 蜜升麻 形如升麻片,表面黄棕色或棕褐色,味甜而微苦。

【炮制作用】 升麻味辛、微甘,性微寒。归肺、脾、胃、大肠经。具有发表透疹、清热解毒、升举阳气的功效。生品升散作用甚强,以解表透疹,清热解毒之力胜。常用于外感风热头痛,麻疹初起,疹出不畅以及热毒发斑,头痛,牙龈肿痛,疮疡肿毒等病证。如治麻疹初起或发而不畅的升麻葛根汤(《阎氏小儿方论》);治湿热毒邪聚结肌肤所致粉刺的消痤丸(《药典》)。

蜜升麻辛散作用减弱,升阳作用缓和而较持久,并减少了对胃的刺激性。常用于中气虚弱之短气乏力、倦怠,以及气虚下陷之久泻脱肛、子宫下垂。如治脾胃虚弱、中气下陷的补中益气汤(《脾胃论》)。

【炮制研究】 升麻蜜炙后咖啡酸、阿魏酸和异阿魏酸含量显著增加,升麻中的酚酸类化合物主要以酸酯的形式存在,在炮制过程中可水解生成有机酸和醇类,使阿魏酸、咖啡酸和异阿魏酸含量增加。

采用小鼠热板法、醋酸扭体实验、福尔马林致痛反应、小鼠自发活动及举双肢法,观察升麻和蜜升麻的镇痛和镇静活性,结果发现,升麻蜜炙后镇痛和镇静活性显著增强。与升麻比较,蜜升麻能更有效地促进脾气虚大鼠和小鼠模型胃肠功能的恢复。

【贮存】 贮干燥容器内,密闭,置通风干燥处。

【备注】 部分地区有炒炭用者,其辛散作用极弱,兼具涩性,可用于肠风下血。

白 薇

【处方用名】 白薇、蜜白薇(炙白薇)。

【来源】 本品为萝科植物白薇 *Cynanchum atratum* Bge. 或蔓生白薇 *Cynanchum versicolor* Bge. 的干燥根及根茎。春、秋二季采挖,洗净,干燥。

【炮制沿革】 南北朝有糯米泔汁浸一宿再蒸;宋代有炒法和焙法;清代有"去髭,酒洗,糯米泔浸,蒸晒用"(《本草汇》)和酒洗等方法。现在主要有蜜炙等方法。《药典》收载白薇。

【炮制方法】

1. 白薇 取原药材,除去杂质,洗净,润透,切段,干燥。

2. 蜜白薇 取炼蜜,加适量开水稀释,淋入白薇段内拌匀,闷润至透,置炒制容器内,用文火加热,炒至不粘手时取出,晾凉。每 100 kg 白薇段,用炼蜜 25 kg。

【质量要求】

1. 白薇 呈不规则的段。根茎不规则形,可见圆形凹陷的茎痕,结节处残存多数簇生的根。根细,表面棕黄色。切面皮部类白色或黄白色,木部较皮部窄小,黄色。质脆。气微,味微苦。水分不得过 11.0%,总灰分不得过 13.0%,酸不溶性灰分不得过 4.0%,醇溶性浸出物不得少于 19.0%。

2. 蜜白薇 形如白薇,表面深黄色,微有光泽,略带黏性,味微甜。

【炮制作用】 白薇味苦、咸,性寒。归胃、肝、肾经。具有清热凉血、利尿通淋、解毒疗疮的功效。生白薇长于凉血,通淋,解毒疗疮。常用于温病热入营血,身热经久不退,热淋,血淋,疮疡肿毒,咽喉肿痛等。如治疗热入血室、夜多谵语的章氏青蒿鳖甲汤(《重订通俗伤寒论》);以本品与白芍等量为末冲服,治胎前产后热淋、血淋(《千金》)。

蜜白薇性偏润,以退虚热力胜,常用于阴虚内热,产后虚热。如用于产后血虚发热,肺肾阴虚所致的骨蒸潮热。

【贮存】 密闭,置干燥通风处。

瓜蒌皮

【处方用名】 瓜蒌皮、炒瓜蒌皮、蜜瓜蒌皮(炙瓜蒌皮)。

【来源】 本品为葫芦科植物栝楼 *Trichosanthes kirilowii* Maxim. 或双边栝楼 *Trichosanthes rosthornii* Harms 的干燥成熟果皮。秋季采摘成熟果实,剖开,除去果瓤及种子,阴干。

【炮制沿革】 南北朝有"栝楼凡使,皮、子、茎、根,效各别"的记载(《雷公》)。清代有载:"古方全用,连子连皮细切,后世仍分子瓤各用,然不可执一,有用皮瓤而去子者,又有止用瓤者,有止用子者。"(《钩元》)现代主要有清炒和蜜炙法。《药典》收载瓜蒌皮。

【炮制方法】

1. 瓜蒌皮 取原药材,洗净,稍晾,切丝,晒干。

2. 炒瓜蒌皮 取瓜蒌皮丝,置炒制容器内,用文火加热,炒至棕黄色、略带焦斑时取出,晾凉。筛去碎屑。

3. 蜜瓜蒌皮 取炼蜜,加适量开水稀释,淋入净瓜蒌皮丝内拌匀,闷润至透,置炒制容器内,用文火加热,炒至黄棕色、不粘手时取出,晾凉。每 100 kg 瓜蒌皮丝,用炼蜜 25 kg。

【质量要求】

1. 瓜蒌皮 呈丝条状,边缘向内卷曲。外表面橙红色或橙黄色,皱缩,有时可见残存果梗;内表面黄白色。质较脆,易折断。具焦糖气,味淡、微酸。

2. 炒瓜蒌皮 形如瓜蒌皮丝,棕黄色,微有焦斑。

3. 蜜瓜蒌皮 形如瓜蒌皮丝,黄棕色,有光泽,略带黏性,味甜。

【炮制作用】 瓜蒌皮味甘,性寒。归肺、胃经。具有清化热痰、利气宽胸的功效。生品清化热痰作用较强,多用于热痰咳嗽。如治小儿风寒外束、肺经痰热所致的面赤身热、咳嗽气短、痰多黏稠的儿童清肺片(《药典》)。

炒瓜蒌皮寒性减弱,略具焦香气,长于利气宽胸,常用于胸膈满闷或胁肋疼痛。如用本品配薤白或配丝瓜络、枳壳治疗胸痛或胁痛(《上海中草药手册》)。

蜜瓜蒌皮润燥作用增强,常用于肺燥伤阴,久咳少痰或咯痰不爽。如用于咳嗽痰稠,涩而难出,咽喉干燥。

【贮存】 贮干燥容器内,密闭,置阴凉干燥处。防霉,防蛀。

瓜 蒌

【处方用名】 瓜蒌(全瓜蒌)、蜜瓜蒌。

【来源】 本品为葫芦科植物栝楼 *Trichosanthes kirilowii* Maxim. 或双边栝楼 *Trichosanthes rosthornii* Harms 的干燥成熟果实。秋季果实成熟时,连果梗剪下,置通风处阴干。

【炮制沿革】 唐代有熬、去皮细切;宋代有炒、焙、烧存性、蛤粉炒、蒸、煅存性、蜜炙等方法;明代增加了以白面同作饼焙干捣末、同蛤粉或明矾捣和干燥研制成霜、加煅蛤蜊蚬壳捣和制饼、纸包煨等方法;清代有煅炭存性、焙、明矾制、炒、蛤粉炒等方法,并有"通大便,研酒调下,或炒香酒下。恐滑肠,去油用"的论述(《得配》)。现在主要有蜜炙等方法。《药典》收载瓜蒌。

【炮制方法】

1. 瓜蒌 取原药材,压扁,切丝或块。

2. 蜜瓜蒌 取炼蜜,加适量开水稀释,淋入净瓜蒌丝或块中拌匀,闷润,置炒制容器内,用文火加热,炒至不粘手时取出,晾凉。每 100 kg 瓜蒌丝或块,用炼蜜 15 kg。

【质量要求】

1. 瓜蒌 为不规则的丝或块状。外表面橙红色或橙黄色,皱缩或较光滑;内表面黄白色,有红黄色丝络,果瓤橙黄色,与多数种子黏结成团。具焦糖气,味微酸、甜。水分不得过 16.0%,总灰分不得过 7.0%,水溶性浸出物不得少于 31.0%。

2. 蜜瓜蒌 形如瓜蒌丝或块,呈棕黄色,微显光泽,略带黏性,味甜。

【炮制作用】 瓜蒌味甘、微苦,性寒。归肺、胃、大肠经。具有清热涤痰、宽胸散结、润燥滑肠的功效。

生品清化热痰、宽胸散结作用较强,常用于肺热咳嗽,痰稠难出,胸痹心痛,结胸痞满,乳痈,肺痈等病症。如治疗胸痹不得卧、心痛彻背的栝楼薤白半夏汤(《金匮》);治疗痰热结胸、胸膈痞满的小陷胸汤(《伤寒》)。

蜜瓜蒌润燥作用增强,常用于肺燥伤阴,久咳少痰或咳痰不爽,尤适于肺燥咳嗽而又大便干结者。如贝母瓜蒌散证兼便秘者,方中用蜜瓜蒌。

【贮存】 贮干燥容器内,密闭,置阴凉干燥处。

桂 枝

【处方用名】 桂枝、蜜桂枝。

【来源】 本品为樟科植物肉桂 *Cinnamomum cassia* Presl 的干燥嫩枝。春、夏二季采收,除去叶,晒干,或切片晒干。

【炮制沿革】 清代以前有净制、切制方面的记载;清代有焙、甘草汁制、蜜炙、蜜水炒等方法。现在主要有蜜炙等方法。《药典》收载桂枝。

【炮制方法】

1. 桂枝 取原药材,除去杂质,洗净,润透,切厚片,干燥。

2. 蜜桂枝 取炼蜜,加适量开水稀释,淋入净桂枝片内拌匀,闷润,置炒制容器内,用文火加热,炒至老黄色、不粘手时取出,晾凉。每 100 kg 桂枝片,用炼蜜 15 kg。

【质量要求】

1. 桂枝 呈类圆形或椭圆形厚片。表面红棕色至棕色,有时可见点状皮孔或纵棱线。

切面皮部红棕色,木部黄白色或浅黄棕色,髓部类圆形或略呈方形,有特异香气,味甜、微辛。水分不得过12.0%,总灰分不得过3.0%,醇溶性浸出物不得少于6.0%,桂皮醛不得少于1.0%。

2. 蜜桂枝 形如桂枝片,表面老黄色,微有光泽,略带黏性,香气减弱,味甜、微辛。

【炮制作用】 桂枝味辛、甘,性温。归心、肺、膀胱经。具有发汗解肌、温通经脉、助阳化气、平冲降气的功效。桂枝生品辛散温通作用较强,长于发汗解表,温经通阳。多用于风寒感冒,脘腹冷痛,血寒经闭,关节痹痛,痰饮,水肿,心悸,奔豚。如治风寒表实证的麻黄汤或风寒表虚证的表虚感冒颗粒(《药典》);治疗风寒湿痹、肩背肢节疼痛的桂枝附子汤(《金匮》);治痰饮胸胁支满、目眩心悸或短气而咳的苓桂术甘汤(《金匮》)。

蜜桂枝辛散作用减弱,长于温中补虚,散寒止痛。如治疗产后虚赢不足的当归建中汤(《千金翼》)。

【炮制研究】 桂枝主要含有挥发油,油中主要成分为桂皮醛。与桂枝相比,炒桂枝和蜜桂枝桂皮醛含量均有下降。

桂枝不同炮制品对血小板聚集均有一定的抑制作用,桂枝和蜜炙桂枝对血小板聚集抑制率高于炒桂枝,而桂枝与蜜桂枝无显著性差异。加热炮制可使桂皮醛成分损失,使炒桂枝温经通脉功效下降,因此,在取温经通脉作用时,当用桂枝。

【贮存】 贮干燥容器内,密闭,置阴凉干燥处。

第六节 油 炙 法

油炙法授课视频

将净选或切制后的中药,与定量的食用油脂共同加热处理的方法称为油炙法。油炙法又称酥炙法。该方法所用的辅料包括植物油和动物脂(亦称动物油)两类。常用的有羊脂油、麻油(芝麻油)。此外,菜油、酥油亦可采用。

羊脂油味甘,性温。具有补虚助阳、润燥、祛风、解毒的功效。与药物同制后能增强补虚助阳的作用。常用羊脂油制的药物有淫羊藿等。

麻油味甘,性微寒。具有清热、润燥、生肌的功效。因其沸点高,常用作炮制坚硬或有毒药物,使之酥脆,降低毒性。常用麻油炮制的药物有马钱子、三七、蛤蚧等。

(一)油炙的目的

(1)增强疗效,如淫羊藿等。

(2)利于粉碎,便于制剂和服用,如蛤蚧、三七等。

(二)操作方法

油炙常有三种操作方法,即油炒、油炸和油脂涂酥烘烤。

(1)油炒:先将羊脂切碎,置锅内加热,炼油去渣。取药物与羊脂油拌匀,用文火炒至油被吸尽,药物表面呈油亮光泽时,取出,摊开晾凉。

(2)油炸:取植物油,倒入锅内加热,至沸腾时,倾入药物,文火炸至规定程度,取出,沥去油。

(3)油脂涂酥烘烤:动物类药物切成块或锯成短节,放炉火上烤热,将油涂布,加热烘烤,待油渗入药物内部后,再涂再烤,反复操作,直至药物质地酥脆,晾凉,或粉碎。

(三)注意事项

(1)油炸药物因温度较高,要控制好温度和时间,否则,易将药物炸焦,致使药效降低或者失去药效。

(2)油炒、油脂涂酥烘烤时,均应控制好火力和温度,以免药物炒焦或烤焦,致使有效成分被破坏从而药效降低;油脂涂酥药物时,需反复操作至酥脆为度。

淫羊藿

【处方用名】 淫羊藿、炙淫羊藿。

【来源】 本品为小檗科植物淫羊藿 *Epimedium brevicornu* Maxim.、箭叶淫羊藿 *Epimedium sagittatum*（Sieb. et Zucc.）Maxim.、柔毛淫羊藿 *Epimedium pubescens* Maxim. 或朝鲜淫羊藿 *Epimedium koreanum* Nakai 的干燥叶。夏、秋季茎叶茂盛时采收，除去粗梗及杂质，晒干或阴干。

【炮制沿革】 南北朝有羊脂炙；宋代有蒸、酒煮、酒浸、鹅脂炙、蜜水炙；明代有醋炒、米泔水浸等；清代有酒制，有酒润、酒焙、酒拌蒸等方法。现在主要有羊脂油炙等方法。《药典》收载淫羊藿、炙淫羊藿。

【炮制方法】

1. 淫羊藿 取原药材，除去杂质、枝梗，摘取叶片，喷淋清水，稍润，切丝，干燥。

2. 炙淫羊藿 取羊脂油加热熔化，加入淫羊藿丝，用文火加热，炒至油脂吸尽，淫羊藿表面呈均匀油亮光泽时，取出，晾凉。每 100 kg 淫羊藿，用羊脂油（炼油）20 kg。

【质量要求】

1. 淫羊藿 呈丝片状。上表面绿色、黄绿色或浅黄色，下表面灰绿色，网脉明显，中脉及细脉凸出，边缘具黄色刺毛状细锯齿。近革质。气微，味微苦。水分不得过 12.0%，总灰分不得过 8.0%，总黄酮以淫羊藿苷计不得少于 5.0%；含朝藿定 A、朝藿定 B、朝藿定 C 和淫羊藿苷的总量，朝鲜淫羊藿不得少于 0.50%，淫羊藿、柔毛淫羊藿、箭叶淫羊藿均不得少于 1.5%。

2. 炙淫羊藿 形如淫羊藿丝。表面浅黄色显油亮光泽。微有羊脂油气。水分不得过 8.0%，总灰分不得过 8.0%，含宝藿苷 I 不得少于 0.030%；含朝藿定 A、朝藿定 B、朝藿定 C 和淫羊藿苷的总量：朝鲜淫羊藿不得少于 0.40%，淫羊藿、柔毛淫羊藿、箭叶淫羊藿均不得少于 1.2%。

【炮制作用】 淫羊藿味辛、甘，性温。归肝、肾经。具有补肾阳、强筋骨、祛风湿的功效。生淫羊藿以祛风湿、强筋骨力胜。临床常用于风湿痹痛，肢体麻木，筋骨痿软等症。如治疗风寒湿痹、走注疼痛的仙灵脾丸（《圣惠方》）；治疗历节痛风、手足顽痹、行步艰难的仙灵脾煎（《圣惠方》）。

羊脂油炙淫羊藿可增强其温肾助阳作用，临床多用于治疗阳痿，不孕。如治疗肾气衰弱，阳痿不举的三肾丸（《处方集》）。治疗脾肾阳虚、瘀血阻滞所致的月经不调、痛经、不孕的调经促孕丸（《药典》）。

【炮制研究】

1. 炮制原理研究 黄酮类成分为淫羊藿的主要有效成分，其中朝藿定 A、朝藿定 B、朝藿定 C 为三糖苷，淫羊藿苷为二糖苷，宝藿苷 I 为单糖苷。淫羊藿炮制后黄酮组分结构发生变化，次级糖苷增加，多级糖苷减少。与生品相较，羊脂油炙淫羊藿中淫羊藿苷、宝藿苷 I 的含量增加，朝藿定 A、朝藿定 B、朝藿定 C 的含量降低。朝藿定 C 受热分解为淫羊藿苷。淫羊藿生品总黄酮含量大于炙品。

采用 Caco-2 细胞模型和大鼠在体肠灌流模型，研究淫羊藿中主要活性黄酮成分中的肠吸收差异，结果表明，次级糖基苷的吸收大于多级糖苷的吸收（宝藿苷>淫羊苷>朝藿定 A、B、C）；研究淫羊藿生品、加热品及羊脂油炙品提取物中主要活性成分宝藿苷在大鼠体内的药动学特征，结果表明，3 种淫羊藿提取物中宝苷 I 在大鼠血液中的达峰浓度、药时曲线下面积等药动学特征参数均具有统计学差异，油炙品>加热品>生品，说明加热炮制使淫羊藿产生更多易于吸收的生物活性黄酮，且辅料羊脂油能提高活性黄酮成分的生物利用度，从而增强炙淫羊藿的疗效。

采用药理效应法，建立小鼠肾阳虚模型，以超氧化物歧化酶（SOD）为效应指标，比较淫羊藿总黄酮及其在炮制辅料羊脂油的作用下形成自组装胶束后的小鼠体内药动学参数。结果淫羊藿总黄酮在羊脂油的作用下形成自组装胶束后，小鼠体内的药动学参数 t1/2、Cmax、AUC（0－t）、AUC（0－∞）与淫羊藿总黄酮相比均显著增加，说明羊脂油提高了淫羊藿总黄酮的生物利用度，促进了其体内吸收。

淫羊藿生品无促进性机能的作用，且部分指标具有抑制性机能的作用。此结果与《本草纲目》中记载的"丈夫久服令人无子"相一致。羊油脂炙品可促进性机能，其作用强度与肌注睾酮相当，并可显著促进睾丸组织的增生与分泌，且无肌注睾酮后引起的睾丸重量下降等现象。

2. 炮制工艺研究　　比较炙淫羊藿（羊脂油炼制温度与加入量分别为250℃,30%;120℃,30%;120℃,20%）和生淫羊藿对肾阳虚大鼠的温肾壮阳作用，结果以120℃，羊脂油加入量为30%的炙淫羊藿作用最佳。

【贮存】　贮干燥容器内，密闭，置阴凉干燥处。

三　七

【处方用名】　三七、三七粉、熟三七。

【来源】　本品为五加科植物三七 *Panax notoginseng*（Burk.）F. H. Chen 的干燥根和根茎。秋季花开前采挖，洗净，分开主根、支根及根茎，干燥。支根习称"筋条"，根茎习称"剪口"。

【炮制沿革】　三七的炮制方法历代文献收载极少，明代始载为末的方法；清代有研、焙、蒸。现在主要有研粉、油炸、蒸制等方法。《药典》收载三七粉。

【炮制方法】

1. 三七　　取原药材，除去杂质，洗净，干燥。用时捣碎。

2. 三七粉　　取三七，洗净，干燥，碾成细粉。

3. 熟三七　　取净三七，打碎，大小分档，用食用油炸至表面棕黄色，取出，沥去油，碾细粉。或取净三七，蒸透，取出，及时切薄片，干燥。

【质量要求】

1. 三七　　呈圆锥形或圆柱形。表面灰褐色或灰黄色，有断续的纵皱纹和支根痕。顶端有茎痕，周围有瘤状突起。体重，质坚实，断面灰绿色、黄绿色或灰白色，木部微呈放射状排列。气微，味苦回甜。

2. 三七粉　　为灰黄色粉末。气微，味苦回甜。水分不得过 14.0%，总灰分不得过 6.0%，酸不溶性灰分不得过 3.0%，铅不得过 5 mg/kg，镉不得过 1 mg/kg，砷不得过 2 mg/kg，汞不得过 0.2 mg/kg，铜不得过 20 mg/kg，醇溶性浸出物不得少于 16.0%，含人参皂苷 Rg_1、人参皂苷 Rb_1 及三七皂苷 R_1 的总量不得少于 5.0%。

3. 熟三七　　为类圆形薄片，表面棕黄色，角质样，有光泽，质坚硬，易折断，气微，味苦回甜。油炸熟三七为浅黄色粉末，略有油气，气微，味苦回甜。

【炮制作用】　三七味甘、微苦，性温。归肝、胃经。具有散瘀止血、消肿定痛的功效。生三七止血化瘀、消肿定痛之力偏胜，止血而不留瘀，化瘀而不会导致出血。临床常用于各种出血证及跌打损伤，瘀滞肿痛。如治咳血、吐衄及二便出血的化血丹（《参西录》）；治疗各种出血证的军门止血方（《回生集》）；治疗跌打损伤、瘀滞肿痛的大七厘散（《药典》）。

三七粉与三七功效相同，可吞服或外敷用于创伤出血。

熟三七止化瘀止血作用较弱，以补益力胜，可用于身体虚弱，气血不足。如治疗面色苍白、头昏眼花、四肢无力、食欲不振的参茸三七补血片（《中药成方制剂》）。

【炮制研究】

1. 炮制原理研究　　三七主要含有皂苷、氨基酸、多糖等成分。皂苷类成分为三七发挥活血作用的主要有效成分。生三七和熟三七总皂苷成分相似,但三七在蒸制的过程中,由于高温条件的影响,其达玛烷型皂苷骨架结构中部分糖基或羟基不稳定,易发生水解和脱水等反应,结构中的双糖基苷转化为单糖基苷或者脱水,使原生皂苷含量发生变化并转化生成新皂苷,因此熟三七总皂苷得率低于生三七。生三七加工炮制成熟三七后,三七皂苷 R_1、人参皂苷 Rg_1、人参皂苷 Rb_1、人参皂苷 Re 及总皂苷的含量均显著降低,人参皂苷 Rc、20(S)-Rh_1、20(R)-Rh_1 含量增加,新增了人参皂苷 Rk_3、Rh_4、20(S)-Rg_3、20(R)-Rg_3、Rg_5 等成分。

三七经油炸后,总皂苷含量及水浸出物含量均较生品明显降低,总皂苷含量仅为生品的 60%~70%,且随着油炸时间的增长,总皂苷含量急剧下降。不同炮制品三七皂苷含量顺序为生品>烘焙>蒸制>油炸。

三七中主要的氨基酸类成分为三七素,三七素是三七的毒性成分,又是止血的活性成分。由于氨基酸类成分性质不稳定,受热易分解的特性,三七素随着受热温度的升高,受热时间的延长,其含量逐渐降低。

有研究认为,多糖为三七发挥补益作用的主要成分,与生三七相较,熟三七葡萄糖含量增加 188.0%,果糖含量增加 317.2%,多糖含量也高于生三七,故熟三七常用于补气补血。

三七有"生打熟补"之说,即认为生品能消肿化瘀、止血活血,炮制后的熟三七则具有补气补血、提高人体免疫力、促进发育之功效。上述三七炮制前后成分的变化为阐释其"生打熟补"之说的重要科学依据。

三七总皂苷可通过改善血管内皮功能,降低血液黏稠度,抑制血小板聚集而发挥活血作用,而熟三七总皂苷活血效果弱于生三七总皂苷。三七粉经高温后则失去止血作用,采用干热处理三七毒性大为降低。

生、熟三七补血药效对比研究表明,生、熟三七均可使血虚小鼠的红细胞、血红蛋白明显升高,肝脏、脾脏中铁血黄素沉积、炎性细胞浸润现象得到缓解,且熟三七优于生三七。熟三七补血作用强弱为混悬液组>多糖部位组>皂苷部位组。生、熟三七活血药效对比研究表明,生、熟三七均可降低急性血瘀大鼠模型全血切变率及血浆黏度均显著降低,且生三七优于熟三七。生三七组活血作用强弱为混悬液组>皂苷部位组>多糖部位组。熟三七在改善记忆功能、提高机体耐缺氧能力强于生三七。

2. 炮制工艺研究　　熟三七炮制工艺研究表明,三七常压蒸制 15 小时时达到传统标准,样品深棕色、完全透心,切片后无裂片;高压蒸制 110℃蒸制 3 小时与常压蒸制 15 小时外观和内在质量一致。

【贮存】　贮干燥容器内,密闭,置阴凉干燥处。防蛀。

 案例

三七生熟两用,功效迥异,有"生打熟补"之说,即生三七具有散瘀止血、消肿定痛的功效,为外伤科圣药;熟三七具有补气补血的功效,用于治疗血虚证、气血两虚证。

问题:
根据三七的现代研究成果,分析其"生打熟补"的科学性。

蛤 蚧

【处方用名】　蛤蚧、酒蛤蚧、油酥蛤蚧。

【来源】　本品为壁虎科动物蛤蚧 *Gekko gecko* Linnaeus 的干燥体。全年均可捕捉,除去内脏,拭净,用竹片撑开,使全体扁平顺直,低温干燥。

【炮制沿革】 南北朝有酒浸焙法、纸焙法,并提出"其毒在眼,其效在尾"之说(《雷公》);宋代有酥炙、醋炙、炙香、蜜炙、酒浸、酥炙、酒蜜涂炙、煅存性;明、清两代在沿用前法基础上增加了青盐酒炙、米泔洗酥炙、酒浸炒、酒洗等法。现在主要有酒制、油酥制等方法。《药典》收载蛤蚧、酒蛤蚧。

【炮制方法】

1. 蛤蚧 取原药材,除去竹片,洗净,齐眼处切除去头,除去足、鳞片,切成小块,干燥。

2. 酒蛤蚧 取蛤蚧块,用黄酒拌匀,浸润,酒被吸尽后,烘干或置炒制容器内,文火炒干或置钢丝筛上,用文火烤热,喷适量黄酒,再置火上酥制,反复多次,至松脆为度,放凉。每100 kg蛤蚧块,用黄酒20 kg。

3. 油酥蛤蚧 取蛤蚧,涂以麻油,用无烟火烤至稍黄质脆,除去头爪、鳞片,切成小块。

【质量要求】

1. 蛤蚧 呈不规则的片状小块。表面灰黑色或银灰色,有棕黄色的斑点及鳞甲脱落的痕迹。切面黄白色或灰黄色。脊椎和肋骨突起。气腥,味微咸。稀乙醇浸出物不得少于8.0%。

2. 酒蛤蚧 形如蛤蚧块,稍具酒香气,味微咸。酒蛤蚧浸出物含量同蛤蚧。

3. 油酥蛤蚧 形如蛤蚧块,色微黄,稍有油亮,质较脆,具香酥气。

【炮制作用】 蛤蚧味咸,性平。归肺、肾经。具有补肺益肾、纳气定喘、助阳益精的功效。生蛤蚧以补肺益精,纳气定喘见长,常用于肺虚咳嗽或肾虚作喘。如治咳嗽虚喘、气短乏力的人参蛤蚧散(《宝鉴》);治疗肺虚喘咳、面目及四肢浮肿的独圣饼(《总录》);治疗阴虚肺热所致的虚劳久咳、年老咳喘的蛤蚧定喘丸(《药典》)。

油酥蛤蚧与生品功效相似,油炙后可降腥气,易于粉碎,其功效以补肺益精、纳气定喘见长,常用于肺虚咳嗽或肾虚作喘。

酒蛤蚧质酥易碎,矫臭矫味,可增强补肾壮阳之效,临床多用于肾阳不足,精血亏损的阳痿。与人参、五味子、核桃肉共研末为丸,治肾虚阳痿,五更泄泻,小便频数(《中药临床应用》)。

【炮制研究】

1. 炮制原理研究 蛤蚧主要含有蛋白质、氨基酸、脂肪、磷脂、无机元素等。蛤蚧各部位氨基酸总量顺序为:尾部>体部>头部>爪部>眼部;眼部组氨酸、色氨酸的含量明显高于其他部位,谷氨酸的含量也略高于其他各部位,眼部其他13种氨基酸的含量均低于各部位。

蛤蚧含丰富的 Zn、Fe、Mg、Ca 等元素,均与中医"肾"的关系密切。蛤蚧尾 Zn、Fe 含量最高,特别是 Zn 含量高出体部 42 倍多。蛤蚧身 Mg 含量高,头部 Ca 含量高。

蛤蚧头、足、身、尾能明显对抗氢化可的松所致的小鼠免疫抑制作用,显著提高脾重及小鼠对静脉注射炭粒廓清指数。蛤蚧尾对雄性大鼠精囊和前列腺增重效果较蛤蚧体强。蛤蚧乙醇提取液可增强大鼠超氧化物歧化酶、谷胱甘肽过氧化物酶和过氧化氢酶活性,提升谷胱甘肽水平,蛤蚧尾部的作用强于体部。

生蛤蚧、酒蛤蚧及油酥蛤蚧均能降低肾阳虚小鼠血清肌酐和尿素氮水平,同时提升小鼠体重,以酒蛤蚧效果最佳。

古人有蛤蚧"毒在眼,效在尾"之说,故历代炮制过程中都要除去头足。据报道,经用蛤蚧眼和头、足作猴急性和亚急性毒性试验,均未见不良反应。化学成分研究也表明,蛤蚧头部并无毒性成分存在。

2. 炮制工艺研究 蛤蚧现多沿用酒制法。将蛤蚧去头、足,用黄酒浸透,置于烘箱内,在110~120℃下烘至外表略呈微黄色;或在145℃下烘烤,中途喷淋白酒 3~4 次,酥炙至色黄松脆取出;大生产中可以采用80℃烘烤 8 小时后,酒淬 1 次,再烘烤 8 小时。以上工艺均取得了满意的色泽和酥脆度。

【贮存】 用木箱严密封装,常用花椒拌存,密闭,置阴凉干燥处。防蛀。

第十章习题

【小结】

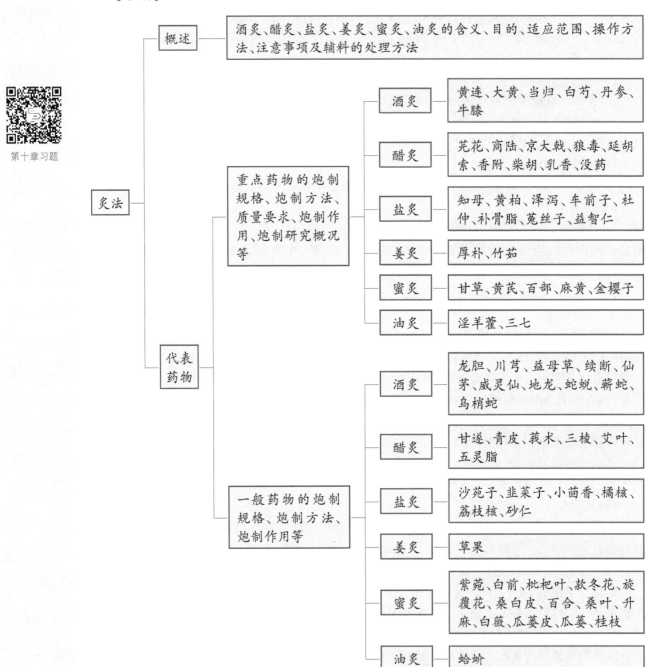

炙法
  概述 ── 酒炙、醋炙、盐炙、姜炙、蜜炙、油炙的含义、目的、适应范围、操作方法、注意事项及辅料的处理方法

  代表药物
    重点药物的炮制规格、炮制方法、质量要求、炮制作用、炮制研究概况等
      酒炙 ── 黄连、大黄、当归、白芍、丹参、牛膝
      醋炙 ── 芫花、商陆、京大戟、狼毒、延胡索、香附、柴胡、乳香、没药
      盐炙 ── 知母、黄柏、泽泻、车前子、杜仲、补骨脂、菟丝子、益智仁
      姜炙 ── 厚朴、竹茹
      蜜炙 ── 甘草、黄芪、百部、麻黄、金樱子
      油炙 ── 淫羊藿、三七

    一般药物的炮制规格、炮制方法、炮制作用等
      酒炙 ── 龙胆、川芎、益母草、续断、仙茅、威灵仙、地龙、蛇蜕、蕲蛇、乌梢蛇
      醋炙 ── 甘遂、青皮、莪术、三棱、艾叶、五灵脂
      盐炙 ── 沙苑子、韭菜子、小茴香、橘核、荔枝核、砂仁
      姜炙 ── 草果
      蜜炙 ── 紫菀、白前、枇杷叶、款冬花、旋覆花、桑白皮、百合、桑叶、升麻、白薇、瓜蒌皮、瓜蒌、桂枝
      油炙 ── 蛤蚧

第十一章 煅 法

将净选后的中药,置适宜的耐火容器内,高温加热至规定程度的方法,称为煅法。主要适用于矿物类中药,质地坚硬的贝壳类、化石类中药及质地疏松、炒炭易灰化、需要制炭的中药。

煅法起源甚早,《五十二病方》就有采用燔法处理矿物药、动物药和少量植物药的记载。《黄帝内经》记载的 13 个药方中,就有生铁落饮、小金丹、左角发酒 3 个药方使用煅法。《金匮玉函经》提出:"药物有须烧炼炮炙,生熟有定。"魏晋南北朝时开始推行炼丹术,唐代炼丹术盛行,煅、炼、烧等方法大量使用。历经元、明、清,有些煅法至今仍在沿用。

药物经过高温煅烧,有利于药物质地、药性、功效发生变化,使药物质地变得酥脆,利于粉碎和煎出有效成分,减少或消除副作用,提高疗效或产生新的药效。

目前饮片生产中使用的煅制设备主要有煅药锅(图 11 - 1)、煅药炉、闷煅炉,可以自动控制加热温度和时间。由于药物性质与炮制要求不同,煅药温度范围在 200～1000℃之间,根据煅药温度将煅药设备分为中温和高温两种。其中,中温煅药设备的工作温度在 600℃以下,高温煅药设备的工作温度为 600～1000℃。

根据所煅中药的性质、炮制目的、加辅料与否,煅法可分为明煅法、煅淬法和闷煅法。

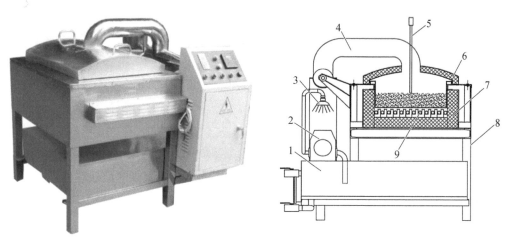

图 11 - 1 煅药锅实物图与分解图

1. 水箱;2. 水泵;3. 喷淋头;4. 除尘管道;5. 测温棒;6. 锅盖;7. 炉膛;8. 机架;9. 加热管

彩图 11 - 1

第一节 明 煅 法

将净选后的中药,置适宜的耐火容器内,不隔绝空气,进行高温加热的操作过程,称为明煅法。适用于矿物类、贝壳类及化石类中药。

(一)明煅的目的

(1)使中药质地酥脆,易于粉碎和煎出有效成分,如牡蛎、石决明等。

(2)除去结晶水,增强收敛作用,如白矾、石膏、硼砂等。

(3)缓和药性,如寒水石、石决明等。

(二)操作方法

(1)敞锅煅:取净选后中药,砸成小块或碾碎,直接放入煅药锅内,武火加热至质地疏松或

明煅授课视频

除去结晶水,取出,放凉。适用于含结晶水的矿物药,如白矾、硼砂等。

(2)炉膛煅:取净选后的中药,置煅药炉内,直接或置适宜容器内于炉火上煅至红透或酥脆易碎,取出,放凉。适用于质地坚硬的矿物药。现多用不同规格的煅药炉,如平炉和反射炉。煅后易碎或煅时易爆裂的中药需装入适宜容器内煅制,如牡蛎、石决明等。

(三)注意事项

(1)煅前药物要大小分档,以免煅制时生熟不均。

(2)煅制过程不可中断,要一次性煅透,中途不得停火,不要搅拌,以免出现夹生现象。

(3)根据药物的性质特点,控制适宜的煅制温度和时间,化石、贝壳类要防止灰化。

(4)贝壳类中药煅烧时易产生爆溅,需要在容器上加盖(不密闭),并做好生产防护。

白 矾

白矾饮片实物图

【处方用名】 白矾(明矾)、枯矾(煅白矾)。

【来源】 本品为硫酸盐类矿物明矾石经加工提炼制成,主含含水硫酸铝钾$[KAl(SO_4)_2 \cdot 12H_2O]$。

【炮制沿革】 汉代以前有烧法;汉代有炼法;晋代有熬法;南北朝有蜂窠制;唐代有飞法;宋代有烧令汁枯、慢火烧枯研成粉等方法;明清以后多用煅法,并提出"白矾生用解毒,煅用生肌"(《大法》)。现在主要为明煅法。《药典》收载白矾、枯矾。

【炮制方法】

1. 白矾 取原药材,除去杂质。用时捣碎。

2. 枯矾 取净白矾,捣成碎块或粗粉,置煅制容器内,用武火加热至熔化,继续煅至水分脱离、膨胀松泡,呈白色蜂窝状固体,完全干枯,取出,放凉,碾碎。

注意事项:煅白矾时应一次性煅透,中途不得停火,不要搅拌。白矾受热后熔化,搅拌后堵塞了水分挥发的通路,易出现僵块现象。

【质量要求】

1. 白矾 呈不规则的块状或碎粒状。无色或淡黄白色,透明或半透明。表面略平滑或凹凸不平,具细密纵棱,有玻璃样光泽。质硬而脆。气微,味酸、微甘而极涩。铵盐以总氮计不得过0.3%,铜盐与锌盐检查滤液不得发生浑浊,铁盐检查不得显蓝色,重金属不得过20 mg/kg,含水硫酸铝钾不得少于99.0%。

2. 枯矾 为不透明、白色、蜂窝状或海绵状固体块状物或细粉,无结晶样物质,体轻质松,手捻易碎。味酸涩。

【炮制作用】 白矾味酸、涩,性寒,归肺、脾、肝、大肠经。外用解毒杀虫、燥湿止痒,用于湿疹、疥癣、癫痫,中风,喉痹,常制成散剂、洗剂、含漱剂使用,高浓度具有腐蚀性。内服止血止泻、祛除风痰,如治风痰壅盛所致癫痫的白金丸(《普本》),治中风的稀涎散(《集解》)。

枯矾酸寒之性降低,涌吐作用减弱,增强了收涩敛疮、止血化腐作用,用于湿疹湿疮,脱肛,痔疮,聤耳流脓,阴痒带下,鼻衄齿衄,鼻息肉。如治疮口不合的生肌散(《准绳》),治脾虚久泻的诃黎勒散(《圣惠方》)。

【炮制研究】

1. 炮制原理研究 白矾煅制时,50℃开始失重,120℃开始出现大量吸热过程,260℃左右脱水基本完成,300℃开始分解,但300~600℃之间分解缓慢,至750℃无水硫酸铝钾脱硫过程大量发生,产生K_2SO_4、Al_2O_3及S_2O_3,810℃以后持续熔融,成品水溶性差,出现混浊并有沉淀。因此,白矾煅制温度应控制在180~260℃。白矾在煅制过程中发生的分解反应如下。

$$KAl(SO_4)_2 \cdot 12H_2O \xrightarrow{180 \sim 260℃} KAl(SO_4)_2 + 12H_2O$$

白矾经煅制后不仅失去结晶水,晶型结构也发生了变化,通过 X 射线法可知白矾为立方晶型,枯矾为六方晶型。

白矾内服过量能刺激胃黏膜而引起反射性呕吐,适量白矾能抑制肠黏膜分泌而起止泻作用。外用白矾稀溶液能起消炎收敛防腐作用,浓溶液侵蚀肌肉引起溃烂。白矾煅枯后形成难溶性铝盐,内服后可与黏膜蛋白络合,形成保护膜覆盖于溃疡面上,有利于黏膜再生,还可抑制黏膜分泌和吸附肠异物。枯矾外用能和蛋白质反应生成难溶于水的物质而沉淀,减少疮面的渗出物而起生肌保护作用。

180~260℃煅制的枯矾对家兔眼结膜的刺激作用小,对变形杆菌、金黄色葡萄球菌、痢疾杆菌、铜绿假单胞菌的抑制作用与生品无差异,300℃煅制品与生品有差异,500~900℃煅制品比生品抑菌作用显著降低。

2. 炮制工艺研究　　研究白矾的炮制工艺,在厚度为 2 cm 的前提下,取直径 10 mm 大小的白矾碎块,240℃烘制 3 小时为最佳条件,$KAl(SO_4)_2$ 含量不少于 95.0% 为宜。用远红外炮制白矾,温度(220±20)℃,时间 2 小时,其炮制品质量符合药典规定。

【贮存】　贮干燥容器内,置干燥处。

硼　砂

【处方用名】　硼砂、煅硼砂。

【来源】　本品为硼酸盐类矿物硼砂矿石,经精制而成的结晶。主含含水四硼酸钠($Na_2B_4O_7 \cdot 10H_2O$)。

【炮制沿革】　宋代有熬、醋熬、酒醋熬等方法;明代有焙、烧干等方法;清代有"甘草汤煮化,微火炒松"(《逢原》),并明确提出了煅制。现在主要有明煅、炒制等方法。《药典》未收载硼砂。

【炮制方法】

1. 硼砂　　取原药材,除去杂质,砸成碎块或碾成粉末。

2. 煅硼砂　　取净硼砂碎块或粗粉,置煅制容器内,用武火加热,煅至鼓起小泡成雪白酥松块状,取出,放凉,碾成粉末。或置炒制容器内,用武火加热,炒至鼓起小泡成雪白酥松块状,取出,放凉,碾成粉末。

【质量要求】

1. 硼砂　　为不规则块状或粉末,无色透明或白色半透明,有玻璃样光泽。质较重,易破碎。气无,味甜略带咸。

2. 煅硼砂　　为粉末状,白色,不透明,无光泽。体轻,质地酥松。气无,味咸、微苦。

【炮制作用】　硼砂味甘、咸,性凉。归肺、胃经。本品多生用、外用。外用清热解毒,内服清肺化痰。内服多作含化剂用,用于口舌生疮,目赤,翳障,咽喉肿痛,咳嗽痰稠。如治口舌生疮的硼砂丸(《奇效》),治喉痹的硼砂丹(《张氏医通》)。

硼砂煅制后具有燥湿收敛作用,对局部渗出物容易吸收,同时易研成细粉,避免对敏感部位的刺激性,多用于喉科散剂。如治咽喉口舌肿痛糜烂的珠黄吹喉散(《药典》)。

【炮制研究】　硼砂煅制时,当温度达 80℃时即失去 8 个结晶水,200℃时失去 9 个结晶水,350℃时失去全部结晶水,878℃时融熔。因此硼砂煅制温度以 350℃为宜。

$$Na_2B_4O_7 \cdot 10H_2O \xrightarrow{350℃} Na_2B_4O_7 + 10H_2O$$

【贮存】　贮干燥容器内,置干燥处。防潮,防尘。

石 膏

【处方用名】 生石膏、煅石膏。

【来源】 本品为硫酸盐类矿物硬石膏族石膏,主含含水硫酸钙($CaSO_4 \cdot 2H_2O$),采挖后,除去杂石及泥沙。

【炮制沿革】 汉代有打碎;南北朝增加了水飞法及甘草制法;唐代提出煅法;宋代有"火煅,醋淬七遍,捣碎水飞令极细,方入药用"(《局方》);明清时期增加了炮法、糖拌炒法,并提出"因其性寒,火煅过用,或糖拌炒过,则不伤脾胃"(《纲目》),"大热生用,煅……性缓,兼敷热疮"(《说约》)。现在主要有煅制等方法。《药典》收载生石膏、煅石膏。

【炮制方法】

1. 生石膏 取原药材,打碎,除去杂石,粉碎成粗粉。

2. 煅石膏 取净石膏碎块或粗粉,置煅药锅内,用武火加热,煅至红透,质地酥松,取出,晾凉,碾碎。

【质量要求】

1. 生石膏 为不规则块状或粉末,白色、灰白色或淡黄色,有的半透明,纵断面具绢丝样光泽。体重,质软。气微,味淡。

2. 煅石膏 为白色的粉末或酥松块状物,表面透出微红色的光泽,不透明。体较轻,质软,易碎,捏之成粉。气微,味淡。重金属不得过 10 mg/kg,$CaSO_4$ 不得少于 92.0%。

【炮制作用】 石膏味辛、甘,性大寒。归肺、胃经。具有清热泻火、除烦止渴的功效。用于外感热病,高热烦渴,肺热喘咳,胃火亢盛,头痛,牙痛。如治高热烦渴的白虎汤(《伤寒》),治肺热咳喘的麻杏石甘汤(《伤寒》)。

石膏煅制后,缓和了大寒之性,免伤脾阳,清热泻火之功减弱,增强了收湿、生肌、敛疮、止血的功效。用于溃疡不敛,湿疹瘙痒,水火烫伤,外伤出血。如治疮疡溃后不敛的九一丹(《金鉴》)。

【炮制研究】

1. 炮制原理研究 生石膏加热至80℃开始失水;加热至140℃时,失重率达到约13.8%,相当于每分子石膏失去3/2个结晶水,生成半水石膏;从140℃升温至200℃,继续失重约6.8%,相当于每分子石膏又失去1/2个结晶水,至200℃可全部脱水转化成煅石膏,其物理性状已不同于石膏,但化学成分特征无变化。电镜观察结果表明,生石膏的粉末晶体形状结构整齐而紧密,煅石膏的粉末结晶形状结构疏松无规则。炮制前后的石膏红外光谱图、X 射线衍射图谱特征有明显差异。生石膏中 H_2O 的吸收峰煅制后消失;煅制后石膏 Ca、Mg、Zn、Na 元素的溶出明显增加,Al、Se 元素的溶出明显减少。采用原子发射光谱法比较石膏炮制前后微量元素的含量变化,结果在生石膏中共检测出 Al、Co、Cu、Fe、Mg、Si、Sr、Zn 8 种微量元素;煅石膏中上述微量元素含量均有不同程度的下降,只有 Sr 的含量相对增加。

$$纤维状生石膏(CaSO_4 \cdot 2H_2O) \xrightarrow{140℃} 半水石膏(CaSO_4 \cdot 1/2H_2O) \xrightarrow{200℃} 无水石膏(CaSO_4)$$

生石膏对酵母发热大鼠有一定的解热作用,而煅石膏无解热作用。生石膏、煅石膏均可以减轻大鼠蛋清致足肿胀度,生石膏作用强于煅石膏。生石膏对内毒素发热有明显的解热效果,并可减轻口渴状态。煅石膏能促进大鼠伤口成纤维细胞和毛细血管的形成,加快肉芽组织增生,从而促进皮肤创口的愈合。煅石膏还具有较好的活血化瘀、抗炎消肿等功效,能够显著改善急性软组织损伤的肿胀、瘀斑,促进软组织的修复与再生。生石膏对醋酸致痛以及热致痛均有镇痛作用,煅石膏仅对醋酸致痛有镇痛作用。

2. 炮制工艺研究 采用正交试验法,以酥脆程度、失水率及 $CaSO_4$ 含量为考察指标,优选出煅石膏的最佳工艺为：将石膏粒度控制在 100 目，直径 0.5 cm，温度 650℃，煅制 1.5 小时。

【贮存】 贮干燥容器内，置干燥处。

九一散由石膏和红粉组成，临床用于热毒壅盛所致的溃疡，症见疮面鲜活、脓腐将尽。

问题：

九一散中的石膏应选用什么炮制规格？为什么？

皂矾(绿矾)

【处方用名】 皂矾、煅皂矾、醋皂矾。

【来源】 本品为硫酸铁盐类矿物水绿矾的矿石，主含含水硫酸亚铁($FeSO_4 \cdot 7H_2O$)。采挖后，除去杂石。

【炮制沿革】 宋代有烧赤、炼汁尽、醋淬过复煅；明代有姜汁炒白，并用到了小便、米等辅料炮制；清代有烧至汁尽研末，并提出"煅赤名绛矾，能入血分，伐肝木，燥脾湿。绛矾一斤醋拌晒干，入瓶火煅为末，醋糊丸酒下……用醋制以平肝，胜于针铁"(《辑要》)。现在主要有煅枯等方法。《药典》收载皂矾、煅皂矾。

【炮制方法】

1. 皂矾 取原药材，除去杂质，打碎。

2. 煅皂矾 取净皂矾，置耐火容器内，用武火加热，煅至汁尽、红透，取出，放凉，碾成粉末。

【质量要求】

1. 皂矾 为不规则块状，淡绿色或黄绿色，半透明，具光泽，表面不平坦。质硬脆，断面具玻璃样光泽。有铁锈气，味先涩后微甜。

2. 煅皂矾 为粉末状，绛红色，不透明，光泽消失。无臭，味涩。

【炮制作用】 皂矾味酸，性凉。归肝、脾经。具有解毒燥湿、杀虫补血的功效。多作外用洗涂剂，偏于燥湿止痒杀虫。用于湿疮疥癣，喉痹口疮。

煅皂矾失水变枯，降低了致吐副作用，增强了燥湿止痒作用。内服多煅用。

醋皂矾降低了致吐副作用，利于内服，并增强了入肝补血、解毒杀虫的功效。用于黄肿胀满，疳积久痢，肠风便血，血虚萎黄，湿疮疥癣，喉痹口疮。如治赤白痢的绿白散(《总录》)。

【贮存】 贮干燥容器内，置阴凉干燥处。防潮，防尘。

寒水石

【处方用名】 寒水石、煅寒水石。

【来源】 本品为硫酸盐类矿物红石膏或碳酸盐类矿物方解石。前者多用于北方，称北寒水石；后者多用于南方，称南寒水石。全年均可采挖，采得后，除去泥沙杂质。

【炮制沿革】 南北朝有生姜汁煮；宋代增加了烧、煅、淬、水飞，如"烧通赤""火煅通赤""猛火烧透红，好酒内淬五七遍取出""用火煅，醋淬七遍，捣碎水飞令极细"；明清时期沿用宋代方法。现在多为明煅法。《药典》未收载寒水石。

【炮制方法】

1. 寒水石 取原药材，除去杂质，洗净，砸成碎块或碾成粉末。

2. 煅寒水石   取净寒水石碎块或粗粉,置耐火容器内,用武火煅至红透,取出,放凉,碾成粉末。

【质量要求】

1. 寒水石   北寒水石为不规则块状或粉末,粉红色,半透明,光泽明显;体重,质松,易碎;无臭无味。南寒水石为不规则块状或粉末,无色或黄白色,透明或半透明,有玻璃样光泽;体重,质松,易碎;气微,味淡。

2. 煅寒水石   煅北寒水石为粉末状,黄白色,不透明,光泽消失;质地酥松。煅南寒水石为粉末状,白色或黄白色,不透明;体轻质松。

【炮制作用】   寒水石味辛、咸,性大寒。归肺、胃经。具有清热泻火、除烦止渴的功效。生品清热泻火、除烦止渴力强。用于时行热病、积热烦渴等证。如治伤寒发狂的鹊石散(《普本》)。

煅寒水石,质地酥松,易于粉碎及煎出有效成分,降低了大寒之性,消除了伐脾阳的副作用,缓和了清热泻火的功效,增加了收敛固涩的作用。用于风热火眼,水火烫伤,诸疮肿毒。如治诸疮肿毒的拔毒散(《儒门》)。

【炮制研究】   方解石主要成分含碳酸钙,在加热条件下易分解,释放出二氧化碳气体,生成氧化钙。方解石煅后主要成分为氧化钙,在临床上具有钙剂的作用。

以性状、碳酸钙含量为指标,选择粒度、煅制温度、煅制时间为考察因素,煅寒水石的最佳工艺为:粉碎粒度为过 20 目筛的粉末,煅制温度控制在 800℃以上,时间 30~60 分钟。

【贮存】   贮干燥容器内,置干燥处。防尘。

花蕊石

【处方用名】   花蕊石、煅花蕊石。

【来源】   本品为变质岩类岩石蛇纹大理岩,主含碳酸钙($CaCO_3$)。采挖后,除去杂石和泥沙。

【炮制沿革】   宋代有火烧和煅;元代进一步明确了火煅存性研为末,并增加了醋煅;明代有"凡入丸散,以罐固济,顶火煅过出火毒,研细,水飞,晒干用"(《纲目》),并提出"煅研粉霜,治诸血证神效"(《蒙筌》);清代又有硫黄煅。现在主要有明煅等方法。《药典》收载花蕊石、煅花蕊石。

【炮制工艺】

1. 花蕊石   取原药材,洗净,干燥,砸成碎块。

2. 煅花蕊石   取净花蕊石,置煅制容器内,用武火加热,煅至红透,取出,放凉,碾成粉末。

【质量要求】

1. 花蕊石   为粒状和致密块状的集合体,呈不规则的块状,具棱角,而不锋利。白色或浅灰白色,其中夹有点状或条状的蛇纹石,呈浅绿色或淡黄色,习称"彩晕",对光观察有闪星状光泽。体重,质硬,不易破碎。气微,味淡。

2. 煅花蕊石   为粉末状。类白色或灰白色,无光泽。质地酥脆。含碳酸钙不得少于 40.0%。

【炮制作用】   花蕊石味酸、涩,性平。归肝经。具有化瘀止血的功效。生花蕊石质地坚硬,很难粉碎。

煅花蕊石质地松脆,易于粉碎,且能缓和酸涩之性,消除伤脾伐胃的副作用,内服一般均煅用。用于咯血、吐血、外伤出血、跌打伤痛。如治咳血、吐血不止的花蕊石散(《十药》)。

【炮制研究】   花蕊石炮制前后的矿物组分基本相同,炮制后的 Ca^{2+} 浓度增大。Ca 能降低毛细血管的通透性,使血管致密,有防止血浆渗出和促进血液凝固的作用,这与花蕊石煅制后增强固涩收敛的作用是相符的。炮制前后的花蕊石红外光谱图有明显差异,煅制过程中晶体结构发生了改变。

以颜色、气味、口感、氧化钙的含量为综合评定指标,确定煅花蕊石的最佳炮制条件为 800℃ 煅制 0.5 小时。

【贮存】 贮干燥容器内,置干燥处。

钟乳石

【处方用名】 钟乳石(石钟乳)、煅钟乳石。

【来源】 本品为碳酸盐类矿物方解石族方解石,主含碳酸钙($CaCO_3$)。采挖后,除去杂石。

【炮制沿革】 汉代有炼研成粉;南北朝有沉香等多种药汁同煮,水飞后晒干研细;唐代有酒制;宋代有甘草制、醋制、蒸制,并提出"煅成粉,研极细"(《扁鹊》);明代有药汤煮炼等方法;清代有牡丹皮煮汁泡等方法。现在主要有明煅等方法。《药典》收载钟乳石、煅钟乳石。

【炮制方法】

1. 钟乳石 取原药材,洗净,砸成小块,干燥。

2. 煅钟乳石 取净钟乳石碎块或粗粉,置耐火容器内,武火煅至红透,取出,放凉,碾成粉末。

【质量要求】

1. 钟乳石 为钟乳状集合体,略呈圆锥形或圆柱形。表面白色、灰白色或棕黄色,粗糙,凹凸不平。体重,质硬,断面较平整,白色至浅灰白色,对光观察具闪星状的亮光,近中心常有一圆孔,圆孔周围有多数浅橙黄色同心环层。气微,味微咸。

2. 煅钟乳石 为粉末状,灰白色,无光泽。质地酥松。

【炮制作用】 钟乳石味甘,性温。归肺、肾、胃经。具有温肺、助阳、平喘、制酸、通乳的功效。生钟乳石温肺气,下乳汁,用于喘咳,乳汁不下。如治肺虚气壅,喘急气促的钟乳丸(《总录》)。

煅钟乳石易于粉碎和煎出有效成分。温肾壮阳作用增强。也可用于消肿毒。如治元气虚寒,大便溏泄的玉华白丹(《中医方剂大辞典》)。

【炮制研究】

1. 炮制原理研究 钟乳石中含人体必需元素 Fe、Cu、Na、K、Mn、Cr 等,煅制品水煎液中必需元素的溶出率比生品明显提高,一些在生品中未能煎出的微量元素经煅制后被煎出。钟乳石煅制后主要化学成分碳酸钙部分分解成氧化钙。通过傅里叶转换红外(FT-IR)光谱对生、煅钟乳石质量进行判定,结果表明,生、煅钟乳石 FT-IR 光谱具有显著差异;煅钟乳石位于 3 640.945、2 362.372 cm^{-1} 处的特征峰在钟乳石中未检出,可用于生、煅钟乳石的鉴别。

2. 炮制工艺研究 以煅后硬度、相对密度、疏松度、水煎液和人工胃液浸提液中 Ca^{2+} 含量多指标优选,选择粉碎粒径、煅制温度、煅制时间、铺置厚度作为考察因素,优化的钟乳石煅制工艺为:粉碎成小块,铺置 1 cm 厚,950℃煅制 20 分钟。

【贮存】 贮干燥容器内,置干燥处。

龙 骨

【处方用名】 龙骨、煅龙骨。

【来源】 本品为古代哺乳动物如三趾马、犀类、鹿类、牛类、象类等的骨骼化石或象类门齿的化石,前者习称"龙骨",后者习称"五花龙骨"。挖出后除去泥土及杂质。

【炮制沿革】 晋代有捣碎;宋代有烧赤、煅红、酒煮焙干、醋煮等方法;明代有"烧脆研细方精,仍水飞淘"(《蒙筌》)并要求煅制用盐泥煅,又有"酒蒸晒干,水飞为末"(《济阴》)"火煅红,淬入醋内水飞"(《普济方》)等制法,并提出"煅赤研细水飞,稍不细则涩肠胃以作热"(《通玄》)。现在多为明煅法。《药典》未收载龙骨。

【炮制方法】

1. 龙骨　　取原药材,除去杂质及灰屑,洗净泥土,干燥,砸成碎块。

2. 煅龙骨　　取净龙骨小块,置耐火容器内,用武火加热,煅至酥脆,取出放凉,碾碎。

【质量要求】

1. 龙骨　　为不规则的碎块,表面类白色、灰白色、黄白色或浅淡棕色。质硬脆,具吸湿性,有粘舌感。气微,味淡。五花龙骨表面,夹有蓝灰色及红花纹。质硬,较酥脆,易成片状剥落。

2. 煅龙骨　　为不规则的碎块,呈灰白色或灰绿色。具吸湿性,质酥。

【炮制作用】　　龙骨味甘、涩,性平。归心、肝经。具有镇静安神、收敛固涩的功效。龙骨生品镇惊潜阳作用较强,用于怔忡多梦,惊痫,头目眩晕。如治气血不足、神志不安、心悸失眠的救逆汤(《条辨》)。

煅龙骨能增强收敛固涩、生肌的功效,用于盗汗,自汗,遗精,带下,崩漏,白带,久泻久痢,疮口不敛等。如治血崩不止的龙骨散(《景岳》)。外敷用于收湿敛疮,如治疮疡湿疹和疮溃后久不收口的八宝丹(《疡医》)。

【炮制研究】

1. 炮制原理研究　　龙骨主要含有碳酸钙、磷酸钙及 Fe、K、Na、Cl 等。龙骨煅后部分钙盐受热转化为钙的氧化物。龙骨火煅醋淬后,其煎液中钙离子含量明显高于火煅不淬的龙骨。煅淬龙骨水煎液中 Mg、Zn、Fe、Mn、Cu 等元素含量明显高于生龙骨。X 射线衍射分析和热分析表明,煅龙骨与生龙骨在矿物组分上无变化(磷灰石、方解石);煅制过程中或有少量氧化钙等形成,但量极低($<5\%$)。煅龙骨在偏光显微镜下显示原生物结构已碎裂,但其生物组织的环带结构依然保存,只是变得纹理不清晰。

2. 炮制工艺研究　　以 Ca^{2+} 含量为指标,选择煅制温度、煅制时间、醋淬次数作为考察因素,优化出煅龙骨的炮制工艺为:660℃煅制 10 分钟,醋淬 1 次。

【贮存】　　贮干燥容器内,置干燥处。

牡　蛎

【处方用名】　　牡蛎、煅牡蛎。

【来源】　　本品为牡蛎科动物长牡蛎 *Ostrea gigas* Thunberg、大连湾牡蛎 *Ostrea talienwhanensis* Crosse 或近江牡蛎 *Ostrea rivularis* Gould 的贝壳。全年均可捕捞,去肉,洗净,晒干。

【炮制沿革】　　汉代采用熬法;南北朝有烧令通赤、研为粉;宋代增加了很多炮制方法,如捣为粉、米泔水浸去土,并有炒黄、火煨通赤、韭菜汁和泥煅水飞、童便煅、醋煅等方法;明清时代主要沿用宋代方法,并提出"咸寒入肾,能益阴潜阳,退虚热,软坚痰,煅之则燥而兼涩,又能固下焦,除湿浊,敛虚汗,则咸寒介类之功,有重镇摄下之意"(《便读》)。现在多为明煅法。《药典》收载牡蛎、煅牡蛎。

【炮制方法】

1. 牡蛎　　取原药材,洗净,干燥,碾碎。

2. 煅牡蛎　　取净牡蛎块或粗粉,置煅制容器内,用武火加热,煅至酥脆时,取出,放凉,碾碎。

【质量要求】

1. 牡蛎　　为不规则的碎块。白色。质硬,断面层状。气微,味微咸。含碳酸钙不得少于 94.0%。

2. 煅牡蛎 为不规则的碎块或粗粉。灰白色。质酥脆,断面层状。含碳酸钙不得少于94.0%。

【炮制作用】 牡蛎味咸,性微寒。归肝、胆、肾经。具有重镇安神、潜阳补阴、软坚散结的功效。用于惊悸失眠,眩晕耳鸣,瘰疬痰核,癥瘕痞块。如治肝阳上亢所致之头目眩晕的镇肝息风汤(《参西录》),治瘰疬、痰核的瘰疬内消丸(《处方集》)。

煅牡蛎质地酥脆,易于粉碎,利于有效成分的溶出,增强了收敛固涩作用。用于自汗盗汗,遗精崩带,胃痛吐酸。如治盗汗自汗的牡蛎散(《局方》)。

【炮制研究】

1. 炮制原理研究 牡蛎主含碳酸钙,并含磷酸钙、硫酸钙、氧化铁、微量元素等。牡蛎煅后醋淬品水煎液中 Ca^{2+} 含量高于煅品和生品。生品水煎液中蛋白质的含量略高于醋淬品和煅品。牡蛎经煅后,Fe、Mn、Zn 元素的煎出量较生品显著增加,尤其是 Zn 元素煎出量为生品的 7.6 倍。如用火煅醋淬法炮制,Zn、Mn 元素的煎出量增加更为明显,K、Al、P、Fe 的增加也比较显著。红外分析表明,牡蛎与煅制牡蛎均含有 CO_3^{2-} 的透射峰,煅牡蛎中 1 702 cm^{-1} 处 C—N 键透射峰强度明显减弱,说明牡蛎壳与煅制牡蛎壳化学成分之间存在着差异。

牡蛎生品水煎液可明显改善肝阳上亢型高血压大鼠血浆中去甲肾上腺素、肾上腺素、血管紧张素Ⅱ、醛固酮、一氧化氮水平异常,而煅品水煎液作用不明显。大鼠抗胃溃疡实验表明,牡蛎在 900℃煅 1 小时的工艺条件下能明显提高抗实验性胃溃疡活性。

2. 炮制工艺研究 扫描电子显微镜和 BET 氮气吸附分析结果显示,牡蛎在 300℃左右煅制时间 3~4 小时,表面形成的孔道明显,保证了较大的比表面积和较高的碳酸钙含量,有利于煎煮和药效的发挥。

【贮存】 贮干燥容器内,置干燥处。

石决明

【处方用名】 石决明、煅石决明。

【来源】 本品为鲍科动物杂色鲍 *Haliotis diversicolor* Reeve、皱纹盘鲍 *Haliotis discus hannai* Ino、羊鲍 *Haliotis ovina* Gmelin、澳洲鲍 *Haliotis ruber* (Leach)、耳鲍 *Haliotis asinina* Linnaeus 或白鲍 *Halotis laevigata* (Donovan)的贝壳。夏、秋二季捕捞,去肉,洗净,干燥。

【炮制沿革】 南北朝有盐制、药汁制法;唐代有面裹煨后磨去粗皮研细;宋代增加了烧制、煨制、蜜炙、盐煮、煅等方法;元代有煮制法;明代增加了盐炒、盐煅、火煅童便淬、醋煅、火煅童便淬后水飞等方法;清代有"炭火煅赤,米醋淬三度,去火毒,研粉"(《食物》)等方法。现在主要有明煅等方法。《药典》载有石决明、煅石决明。

【炮制方法】

1. 石决明 取原药材,除去杂质,洗净,干燥,碾碎。

2. 煅石决明 取净石决明块或粗粉,置耐火容器内,用武火加热,煅至酥脆时,取出,放凉,碾碎。

【质量要求】

1. 石决明 为不规则的碎块。灰白色,有珍珠样彩色光泽。质坚硬。气微,味微咸。含碳酸钙不得少于93.0%。

2. 煅石决明 为不规则的碎块或粗粉。灰白色,无光泽,质酥脆。断面呈层状。含碳酸钙不得少于95.0%。

【炮制作用】 石决明味咸,性寒。归肝经。具有平肝潜阳、清肝明目的功效。生石决明偏于平肝潜阳。用于头痛眩晕,惊痫抽搐。如治头痛眩晕的羚羊角汤(《医醇》)。

煅石决明咸寒之性降低,平肝潜阳的功效缓和,增强了固涩收敛、明目作用,且煅后质地疏松,便于粉碎,有利于外用涂敷撒布,并利于煎出有效成分。用于目赤,翳障,青盲雀目,痔漏成管。如治青盲内障的石决明散(《瑶函》)。

【炮制研究】　石决明主要含有碳酸钙、无机元素等。石决明经煅后,煎液中的钙含量显著增高,为生品的4.5倍。与生品水煎液相比,煅后水煎液中 Ca、Mn、Fe、Cu、Zn、Mo 含量增加,Mg和 K 含量降低,Se、Cr 和 Co 含量无明显差异。煅淬品煎出的 Ca^{2+} 含量、水煎出物收率,较生品都有所提高。

石决明火煅醋淬品煎剂对兔正常血压呈降低作用,生品微有上升趋向。

【贮存】　贮干燥容器内,置干燥处。

瓦楞子

【处方用名】　瓦楞子、煅瓦楞子。

【来源】　本品为蚶科动物毛蚶 *Arca subcrenata* Lischke、泥蚶 *Arca granosa* Linnaeus 或魁蚶 *Arca inflata* Reeve 的贝壳。秋、冬至次年春季捕捞,洗净,置沸水中略煮,去肉,干燥。

【炮制沿革】　唐代有煅赤醋淬;宋代有细研、炙等方法;元代有"煅,醋煮一昼夜"(《丹溪》);明清沿用火煅醋淬的制法。现在多为明煅法。《药典》载有瓦楞子、煅瓦楞子。

【炮制方法】

1. 瓦楞子　取原药材,洗净,干燥,碾碎。

2. 煅瓦楞子　取净瓦楞子块或粗粉,置耐火容器内,武火加热,煅至酥脆,取出,放凉,碾碎。

【质量要求】

1. 瓦楞子　为不规则碎块或粉末。类白色、灰白色至灰黄色。较大碎块外表可见放射状肋线,有的可见棕褐色茸毛。气微,味淡。含碳酸钙不得少于93.0%。

2. 煅瓦楞子　为不规则碎块或粉末。灰白色至深灰色。质酥脆。气微,味淡。含碳酸钙不得少于95.0%。

【炮制作用】　瓦楞子味咸,性平。归肺、胃、肝经。具有消痰化瘀、软坚散结、制酸止痛的功效。瓦楞子偏于消痰化瘀,软坚散结。用于瘿瘤,瘰疬,癥瘕痞块,如治痰核瘿瘤的含化丸(《准绳》)。

煅瓦楞子制酸止痛力强,用于胃痛泛酸。且煅后质地酥脆,便于粉碎入药。如配伍乌贼骨、陈皮,开水调服治胃痛泛酸(《经验方》)。

【炮制研究】

1. 炮制原理研究　瓦楞子主要含有碳酸钙、磷酸钙等成分。瓦楞子煅品水煎液中碳酸钙含量比生品明显增加。煅品水煎液中钙盐含量是生品的4.6倍,说明瓦楞子煅后,质地酥脆,有利于有效成分煎出。对瓦楞子、煅瓦楞子和醋瓦楞子水煎液中金属元素进行了含量测定,结果发现,Zn、Pb、Mn、Fe、Ca、Cu 在3种炮制品水煎液中含量的高低为:煅醋淬品>煅品>生品。瓦楞子生品经煅制后,其有毒元素 As 含量下降,且煅制时间越长,As 越易除去。

2. 炮制工艺研究　制备300~900℃的瓦楞子系列煅制品,分析其性状、得率、水浸液 pH、水浸出物、总钙、水煎液中 Ca^{2+} 含量,结果显示,瓦楞子宜在700~750℃优选煅制工艺,符合"灰白色、质地酥松"的炮制要求。

【贮存】　贮干燥容器内,置干燥处。

蛤　壳

【处方用名】　蛤壳(海蛤壳)、煅蛤壳。

【来源】　本品为帘蛤科动物文蛤 *Meretrix meretrix* Linnaeus 或青蛤 *Cyclina sinensis* Gmelin 的贝壳。夏、秋二季捕捞,去肉,洗净,晒干。

【炮制沿革】　汉代有杵为散;唐代有研炼;宋代增加了烧通赤细研、煅等方法;金元时期有焙制、炒制;明代有醋淬;清代有煨制、童便制。现在多为明煅法。《药典》载有蛤壳、煅蛤壳。

【炮制方法】

1. 蛤壳　　取原药材,洗净,碾碎,干燥。

2. 煅蛤壳　　取净蛤壳块或粗粉,置煅制容器内,煅至酥脆,取出,放凉,碾碎。

【质量要求】

1. 蛤壳　　为不规则碎片。碎片外面黄褐色或棕红色,可见同心生长纹。内面白色。质坚硬。断面有层纹。气微,味淡。

2. 煅蛤壳　　为不规则碎片或粗粉。灰白色,碎片外面有时可见同心生长纹。质酥脆。断面有层纹。含碳酸钙不得少于95.0%。

【炮制作用】　蛤壳味苦、咸,性寒。归肺、肾、胃经。具有清热化痰、软坚散结、制酸止痛的功效。蛤壳偏于软坚散结,用于瘰疬、瘿瘤、痰核等。如消瘿瘤的消瘿五海饮(《古今医鉴》)。

煅蛤壳易于粉碎,化痰制酸作用增强。用于痰火咳嗽,胸胁疼痛,痰中带血,胃痛吞酸。如治痰火咳嗽的青蛤丸(《卫生鸿宝》)。外治湿疹,烫伤。如治湿疮的青蛤散(《金鉴》)。

【贮存】　贮干燥容器内,置干燥处。

珍珠母

【处方用名】　珍珠母、煅珍珠母。

【来源】　本品为蚌科动物三角帆蚌 *Hyriopsis cumingii*（Lea）、褶纹冠蚌 *Cristaria plicata*（Leach）或珍珠贝科动物马氏珍珠贝 *Pteria martensii*（Dunker）的贝壳。去肉,洗净,干燥。

【炮制沿革】　宋代有水磨控干、研如粉等制法;明代有研细。现在多为明煅法。《药典》载有珍珠母、煅珍珠母。

【炮制方法】

1. 珍珠母　　取原药材,除去杂质,打碎。

2. 煅珍珠母　　取净珍珠母块或粗粉,置耐火容器内,用武火加热,煅至酥脆,取出,放凉,碾成粉末。

【质量要求】

1. 珍珠母　　为不规则的块状或粉末,黄玉白色或银灰白色,有光彩,习称"珠光"。质坚硬。气微腥,味淡。

2. 煅珍珠母　　为粉末状,青灰色,"珠光"少见或消失。质松酥脆,易碎。

【炮制作用】　珍珠母味咸,性寒。归肝、心经。具有平肝潜阳、安神定惊、明目退翳的功效。生品用于头痛眩晕,烦躁失眠,肝热目赤,肝虚目昏。

煅珍珠母质地酥脆,易于粉碎,有利于成分的溶出。细研吞服,能治胃酸过多;同植物油、凡士林调和成油膏,可外涂治疗烫伤。

【炮制研究】　珍珠母主含碳酸钙、贝壳硬蛋白等。贝壳硬蛋白由多种氨基酸组成。珍珠母经煅烧后,性状有明显改变,质地变得酥脆,易于粉碎,碳酸钙含量增加,总氨基酸含量明显下降。火煅后碳酸钙被分解成氧化钙,煎汁时,钙离子在水中的溶解度增大,使珍珠母定惊、止血作用增强。

珍珠母生品和煅制品均具有一定的抗氧化活性,但煅制品的抗氧化能力明显强于生品。

【贮存】　贮干燥容器内,置干燥处。防尘。

禹余粮

【处方用名】 禹余粮、煅禹余粮、醋禹余粮。

【来源】 本品为氢氧化物类矿物褐铁矿,主含碱式氧化铁〔FeO(OH)〕。采挖后,除去杂石。

【炮制沿革】 汉代有炼、烧;南北朝有黑豆黄精煮制法;宋代有火烧醋淬捣研、火煅酒淬水飞等方法;明清之后多以研细生用或火煅醋淬用。现在主要有明煅、煅淬等方法。《药典》收载禹余粮、煅禹余粮。

【炮制方法】

1. 禹余粮 取原药材,除去杂石,洗净泥土,干燥。

2. 煅禹余粮 取净禹余粮块,置耐火容器内,用武火加热至红透,取出,放凉,碾碎。

3. 醋禹余粮 取净禹余粮块,置耐火容器内用武火加热,煅至红透,取出,立即投入醋中淬制,反复多次煅淬,取出,干燥,碾碎。每 100 kg 禹余粮,用醋 30 kg。

【质量要求】

1. 禹余粮 为不规则斜方块状。表面红棕色、灰棕色或浅棕色,多凹凸不平或附有黄色粉末,断面多显深棕色与淡棕色或浅黄色相间的层纹。体重,质脆。气微,味淡,嚼之无砂粒感。

2. 煅禹余粮 为不规则碎块或粉末。块状者表面黄棕色、红棕色至黑褐色,粗糙,无光泽。断面红褐色、棕褐色至黑褐色,凹凸不平,体重,质脆。粉末状者呈黄棕色至棕褐色。气微,味淡。

3. 醋禹余粮 为不规则碎块或粉末,黄褐色或褐色。具醋气。

【炮制作用】 禹余粮味甘、涩,性微寒。归胃、大肠经。具有涩肠止泻、收敛止血的功效。用于久泻久痢,崩漏,白带。

煅禹余粮和醋禹余粮质地酥脆,便于粉碎入药,易于煎出有效成分,并能增强收敛作用。多用于久泻不止,赤白带下。如治冷劳、大肠转泄的神效太乙丹(《圣惠方》)。又如治疗妇人带下不止,用醋煅淬禹余粮止血益血(《胜金方》)。

【炮制研究】 禹余粮主要成分为碱式氧化铁及碱式含水氧化铁,并含多量磷酸盐及 Al、Mg、K、Na 等元素。

以水溶性成分的煎出率为指标,实验结果表明,样品粒径 0.5 cm,煅制温度 550℃,时间 25 分钟,醋淬 3 次为较好的炮制工艺。该工艺炮制品水煎液中 Fe、Cu、Zn 的含量明显高于生品。以 Fe^{2+} 含量为指标,用正交试验法优化煅淬禹余粮炮制工艺为:药材直径为 1.7 cm,煅至红透,用 30% 的醋淬。

【贮存】 贮干燥容器内,置干燥处。

青礞石

【处方用名】 青礞石、煅青礞石、硝青礞石。

【来源】 本品为变质岩类黑云母片岩或绿泥石化云母碳酸盐片岩。采挖后,除去杂石和泥沙。

【炮制沿革】 宋代有研细为粉和炭火烧;元代有硝煅;明清有缩砂制、生姜汁淬、藜芦汁淬,并对炮制作用有论述"必用火硝煅过,性始能发,乃能坠痰,不煅则石质不化,药性不发,又毒不散,故必用煅"(《问答》)。现在主要有明煅、硝煅后水飞等炮制方法。《药典》收载青礞石、煅青礞石。

【炮制方法】

1. 青礞石　　取原药材,除去杂石,砸成小块。

2. 煅青礞石　　取净青礞石小块,置耐火容器内,用武火加热,煅至红透,取出,放凉,碾碎。

3. 硝煅礞石　　取净青礞石块,加等量的火硝混匀,置耐火容器中,加盖,武火加热,煅至烟尽,取出,放凉,水飞成细粉。

【质量要求】

1. 青礞石　　呈鳞片状、不规则碎块状或颗粒,无明显棱角。褐黑色、绿褐色或灰绿色,具玻璃样光泽。碎块断面呈较明显层片状。质软,易碎,气微,味淡。

2. 煅青礞石　　呈不规则碎块状或鳞片状粉末,无明显棱角。黄绿色至青黄色,鳞片状粉末光泽性更强。碎块断面呈较明显层片状。质松软,易碎,气微,味淡。

3. 硝煅礞石　　为粉末状,褐色。质地疏松,稍有火硝味。

【炮制作用】　青礞石味咸,性平。归肺、心、肝经。具有坠痰下气、平肝镇惊的功效。青礞石一般不生用。

煅青礞石质地酥松,便于粉碎加工,易于煎出有效成分。

硝煅青礞石可增强下气坠痰功效,能逐陈积伏匿之疾。用于顽痰胶结,咳逆喘急,癫痫发狂,烦躁胸闷,惊风抽搐。如治顽痰喘咳的礞石滚痰丸(《景岳》)。

【炮制研究】　礞石中含有 Pb、Cr、Ba、Sr、Mn 等元素,经高温煅制后均有不同程度减少,故煅制对消除礞石的毒性具有一定意义。

以外观颜色、疏松度、溶出率为指标,优选获得的硝煅青礞石炮制工艺为：在 700℃、青礞石与火硝质量配比为 1∶0.4、摊层厚度 2 cm 条件下煅制 2 小时。

【贮存】　贮干燥容器内,置干燥处。

赤石脂

【处方用名】　赤石脂、煅赤石脂(醋赤石脂)。

【来源】　本品为硅酸盐类矿物多水高岭石族多水高岭石,主含四水硅酸铝$[Al_4(Si_4O_{10})(OH)_8 \cdot 4H_2O]$。采挖后,除去杂石。

【炮制沿革】　汉代有碎、筛末;南北朝有研粉水飞;宋代有烧赤投醋中滤出、煅等方法;明代有火煅醋淬才研;清代沿用煅、研粉水飞等方法。现在主要有明煅、火煅醋淬等方法。《药典》收载赤石脂、煅赤石脂。

【炮制方法】

1. 赤石脂　　取原药材,除去杂质,打碎或研细粉。

2. 煅赤石脂　　取净赤石脂细粉,用醋调匀,搓条,切段,干燥,置耐火容器内,用武火加热,煅至红透,取出,放凉,碾成粉末。每 100 kg 赤石脂,用米醋 40 kg。

【质量要求】

1. 赤石脂　　为不规则的块状或粉末。粉红色、红色至紫红色,或有红白相间的花纹。质软,易碎,断面有蜡样光泽。吸水性强,具黏土气。味淡,嚼之无沙粒感。

2. 煅赤石脂　　为粉末状。深红色或红褐色。吸水性强,略有醋酸气。

【炮制作用】　赤石脂味甘、酸、涩,性温。归大肠、胃经。具有涩肠、止血、生肌敛疮的功效。生品用于久泻久痢,大便出血,崩漏带下;外治疮疡不敛,湿疹脓水浸淫。如用于久泻的赤石脂丸(《总微》)。

煅赤石脂,质地酥松,便于粉碎,易于煎出有效成分,加醋可借醋收涩祛瘀,增强止痢止血作用。如治妇人漏下、淋沥不止的赤石脂散(《总录》)。

· 笔记栏 ·

【炮制研究】

1. 炮制原理研究　赤石脂在水中几乎不溶解,水煎煮难以将药效物质提取出来。赤石脂煅品水溶物含量比生品增加 2~10 倍,煅品在人工胃液中的溶出物含量比生品增加 2 倍左右。赤石脂煅制前后在人工胃液溶出物中无机元素含量变化明显,煅制后 Al、Mn、Cu、Zn 的溶出量增加,对人体有害的重金属元素 Ga、Sb、Ba、Pb 含量降低。

2. 炮制工艺研究　对赤石脂不同炮制品与生品水溶性浸出物进行测定,结果炮制品较生品水溶性浸出物明显增高,加醋煅烧品最高,故以加醋后 700℃ 煅烧为宜。

【贮存】　贮干燥容器内,置干燥处。防潮。

第二节　煅 淬 法

煅淬授课视频

将中药按明煅法煅烧至红透后,立即投入规定的液体辅料中骤然冷却的方法称煅淬法。药物煅后趁热投入液体中的操作程序称为"淬",所用的液体辅料称为"淬液"。常用的淬液有醋、黄酒、药汁等,按临床需要而选用。煅淬法适用于质地坚硬,经过高温煅制仍不能酥脆的矿物药,以及临床上因特殊需要而必须煅淬的药物。

某些矿物药经过高温仍不能酥脆,主要是因为其质地较为均一,膨胀系数相同或相似,受热时晶格间未能形成足以裂解的缝隙,若在受热后立即投入淬液中迅速冷却,则表面晶格迅速缩小,内部晶格仍处在膨胀状态,从而产生裂隙,淬液浸入裂隙继续冷却,产生新的裂隙,反复煅淬使内外晶格胀缩产生差异而导致药物酥脆。

(一)煅淬的目的

(1)使药物质地酥脆,易于粉碎,利于有效成分煎出,如代赭石、磁石等。

(2)增强疗效,如自然铜。

(3)清除杂质,洁净药物,如炉甘石。

(二)操作方法

取净药材,大小分档,按明煅法煅烧至红透时,取出,立即投入规定的液体辅料中浸淬,使之酥脆,可反复 2~3 次,直至完全酥脆,取出,干燥,打碎或研粉。

(三)注意事项

(1)质地坚硬的矿物药煅淬时要反复进行,以淬液全部吸尽、药物完全酥脆为度。

(2)根据不同矿物药的性质特点,控制好煅制温度和时间,避免生熟不均。

(3)淬液的种类和用量,应根据药物的性质和煅淬目的加以选用。

自然铜

【处方用名】　自然铜、煅自然铜。

【来源】　本品为硫化物类矿物黄铁矿族黄铁矿,主含二硫化铁(FeS_2)。采挖后,除去杂石。

【炮制沿革】　南北朝有甘草汤煮后醋浸法;唐代有煅、火煅醋淬存性;宋代增加了醋炒干研等法;元代有"火煅,醋蘸七次"(《瑞竹》),并提出"大抵骨折在补气补血、补胃,而铜非煅不可用"(《本草衍义补遗》);明代有火煅七次水淬七次,并提出"宜火煅醋淬末,研绝细,水飞。治跌损接骨续筋"(《蒙筌》);清代有甘草水飞等方法。现在主要有火煅醋淬等方法。《药典》收载自然铜、煅自然铜。

【炮制方法】

1. 自然铜　取原药材,除去杂质,洗净,干燥。用时砸碎。

2. 煅自然铜　取净自然铜块,置耐火容器内,用武火加热,煅至红透,取出,立即投入米醋中淬制,待冷后取出,反复煅烧醋淬至黑褐色,外表脆裂,光泽消失,质地酥脆,取出,摊开放凉,干燥后碾成粗粉。每 100 kg 自然铜,用米醋 30 kg。

注意事项:煅自然铜时产生刺激性气体,要做好劳动保护。

【质量要求】

1. 自然铜　　为小方块。表面金黄色或黄褐色,有的呈黄棕色或棕褐色,无金属光泽;断面有金属光泽,可见银白色亮星,无磁性。质重而硬。

2. 煅自然铜　　为粉末状。呈棕褐色至黑褐色或灰黑色,无金属光泽。质酥脆。

略有醋酸气。含铁不得少于 40.0%。

【炮制作用】　　自然铜味辛,性平。归肝经。具有散瘀止痛、续筋接骨的功效。生品多外用,用于头风疼痛,项下气瘿。如治风寒湿痹所致的肩臂腰腿疼痛、肢体麻木的东方活血膏(《中药成方制剂》)。

煅自然铜质地酥脆,便于粉碎,利于煎出有效成分,可增强散瘀止痛的作用。临床多煅淬用,用于跌打肿痛,筋骨折伤,关节疼痛,心气刺痛。如治跌打损伤的接骨丸(《禁方》)。

【炮制研究】

1. 炮制原理研究　　自然铜经火煅后,FeS_2 分解成硫化铁,醋淬后表面部分生成醋酸铁,药物中铁离子溶出量增加,有利于发挥铁离子的作用。生自然铜中 As 含量比煅制品高约 10 倍,说明自然铜经炮制后,可除去或降低其毒性。自然铜煅烧后成分发生较大变化,生品主要物相为 FeS_2,煅品出现了 Fe_7S_8、$FeO(OH)$、Fe_2O_3、Fe_3O_4 等复杂物相。全铁含量由 400℃煅制 3 小时的 47.10%升高至 900℃煅制 3 小时的 65.81%,由 600℃煅制 1 小时的 52.55%升高至 600℃煅制 4 小时的 62.18%。

研究认为,自然铜在不同温度和不同时间煅制,其物相及铁含量变化较大。其中以煅制温度影响最大,醋淬次数对于物相转化为氧化物影响大于炮制时间。自然铜经煅淬后 Pb、As 元素含量降低,Ca、Cr、Mn、Fe、Co、Ni、Cu、Zn 等元素含量均有不同程度增加。

小鼠静脉注射自然铜煎剂的 LD_{50} 为 1.92 g/kg,煅自然铜煎剂则为 3.83 g/kg。自然铜生品比煅品 As 含量高约 10 倍,在煅制过程中 As 可随着温度升高而挥发,提示自然铜通过煅淬可降低毒性。自然铜煅品促进骨折愈合疗效显著优于生品。

2. 炮制工艺研究　　自然铜 700℃煅制 1 小时,醋淬 2 次或 800℃煅制 1 小时,醋淬 1 次,均可使其质地酥脆,内心无金属光泽,符合传统煅制品外观性状要求。

【贮存】　　贮干燥容器内,置干燥处。

赭　石

【处方用名】　　赭石(代赭石)、煅赭石。

【来源】　　本品为氧化物类矿物刚玉族赤铁矿,主含三氧化二铁(Fe_2O_3)。采挖后,除去杂石。

【炮制沿革】　　汉代有碎;刘宋时代有水飞;宋代有火煅醋淬水飞、煅等方法;明清时期有煨赤研、煨醋淬、酒醋煮,并提出"煅赤醋淬……水飞,取其制相,并为肝经血分引用也"(《纲目》)。现在主要有火煅醋淬等炮制方法。《药典》收载赭石、煅赭石。

【炮制工艺】

1. 赭石　　取原药材,除去杂质,砸碎。

2. 煅赭石　　取净赭石块,置耐火容器内用武火加热,煅至红透,立即倒入米醋中淬制,如此反复煅淬至质地松脆,淬液吸尽为度,干燥,碾成粗粉。每 100 kg 赭石,用米醋 30 kg。

【质量要求】

1. 赭石　　为不规则扁平块,大小不一。红棕色,表面有圆形乳头状突起,习称"丁头代赭",与之相对的另一面相对应处有同样大小的凹窝。质坚,体重,气微,味淡。

2. 煅赭石 为粉末状,暗褐色或紫褐色,光泽消失。质地酥脆。略带醋气。

【炮制作用】 赭石味苦,性寒。归肝、心、肺、胃经。具有平肝潜阳、重镇降逆、凉血止血的功效。用于眩晕耳鸣,呕吐,噫气,呃逆,喘息,以及血热所致的吐血,衄血。如治呃逆呕吐的旋覆代赭汤(《伤寒论》)。

煅赭石降低了苦寒之性,平肝止血作用增强,并使质地酥脆,易于粉碎和煎出有效成分。用于吐血、衄血及崩漏等症。

【炮制研究】

1. 炮制原理研究 赭石主要成分为 Fe_2O_3,尚含少量 Ca、Mg、Fe、Al、Si 等。生、煅赭石除 Fe 元素含量高外,Ca 元素含量位居其次,尤其是煅后 Ca 的溶出量比生品增加 30 倍。煅后 Mn、Fe、Ca、Mg、Si 等成分溶出量较生品显著增加,对人体有害成分 As 的溶出量大大降低,毒性降低。赭石经醋淬 1 次,水煎液中测不出亚铁盐,亚铁含量与煅淬次数成正比,合理增加煅淬次数可提高亚铁含量,并降低 As 含量。As 含量由高到低顺序为:生品干研>煅干研>煅醋淬干研>生品水飞>煅水飞>煅醋淬水飞,煅淬水飞有利于除去砷。

赭石生、煅品均能显著降低角叉菜胶引发的足肿胀度,具有抗炎作用,且生赭石优于煅赭石。生、煅赭石均能缩短小鼠的出血时间和凝血时间,增加血小板计数,具有一定止血和凝血作用,煅制后作用比较明显。赭石煅淬后其中的部分 Fe^{3+} 可以被还原成 Fe^{2+},服用后在胃液吸收,并随后在小肠内与糖类或氨基酸结合,进入小肠上皮细胞,并由其中的载铁蛋白贮存。在机体缺铁时,铁从铁蛋白中释放,快速地进入血浆,其中的大部分被运送至骨髓内用于合成血红素。

2. 炮制工艺研究 以煅赭石的硬度、疏松度、煎液中 Fe^{2+}、As 的含量为指标,优化的炮制工艺为:煅制温度 850℃,醋浓度为 5.5 g/100 mL,程序升温时间 20 分钟,煅制时间 2 小时。

【贮存】 贮干燥容器内,置干燥处。

磁 石

【处方用名】 磁石(灵磁石)、煅磁石。

【来源】 本品为氧化物类矿物尖晶石族磁铁矿,主含四氧化三铁(Fe_3O_4)。采挖后,除去杂石。

【炮制沿革】 南北朝有"用五花皮、地榆、故绵、东流水煮后捶细水飞"的炮制方法(《雷公》);唐代有"研以水浮去浊汁"(《心鉴》);宋代有"烧,醋淬七遍,捣碎细研,水飞过""烧,酒淬七遍,细研"的方法(《圣惠方》);明代基本沿用上述方法。现在主要有火煅醋淬等方法。《药典》收载磁石、煅磁石。

【炮制方法】

1. 磁石 取原药材,除去杂质,砸碎。

2. 煅磁石 取净磁石块,置煅制容器内,用武火煅至红透,趁热倒入米醋内淬制,冷却后取出,反复煅淬至松脆,取出干燥,碾碎。每 100 kg 磁石,用米醋 30 kg。

【质量要求】

1. 磁石 为不规则的碎块。灰黑色或褐色,条痕黑色,具金属光泽。质坚硬。具磁性。有土腥气,味淡。含铁不得少于 50.0%。

2. 煅磁石 为不规则的碎块或颗粒。表面黑色。质硬而酥。无磁性。有醋香气。铁含量不得少于 45.0%。

【炮制作用】 磁石味咸,性寒。入肝、心、肾经。具有平肝潜阳、聪耳明目、镇惊安神、纳气平喘的功效。生磁石偏于平肝潜阳,镇惊安神。用于惊悸失眠,头晕目眩。如治阴虚阳亢所致心悸、失眠的磁朱丸(《千金》)。

煅磁石聪耳明目,补肾纳气力强,缓和了重镇安神的功效,并且质地酥脆,易于粉碎及煎出有效成分。用于耳鸣,耳聋,视物昏花,白内障,肾虚气喘,遗精等。如治肾虚作喘的玄石紫粉丹(《圣惠方》)和治遗精的磁石丸(《三因》)。

【炮制研究】

1. 炮制原理研究　磁石煅淬后,主要成分铁及大部分微量元素的溶出量都有明显增加。醋淬后,As 含量显著降低。粉碎越细,其表面积越大,更易除去 As。磁石经煅淬后亚铁含量增高,且与煅淬次数成正比,合理增加煅淬次数可提高亚铁含量,同时能降低 As 的含量。不同炮制品 As 含量由高到低的顺序为:生品干研>煅干研>煅醋淬干研>生品水飞>煅水飞>煅醋淬水飞。采用原子发射光谱分析炮制前后微量元素的变化,发现磁石中含有的有害元素 Ti、Mn、Al、Cr、Ba、Sr 等煅制后均有所降低,尤其 Sr 煅制后未检出,说明煅制可以消除磁石固有有害元素的作用。磁石在炮制过程中,部分 Fe_3O_4 氧化成 Fe_2O_3,并且其晶体结构由于受高温破坏而发生改变,这些变化直接导致了其热力学性质的改变及元素总量、溶出性能的改变。磁石煅淬后产生了新的 Fe_2O_3 物相,质地变酥脆,表面结构发生变化,易于粉碎,利于主成分铁及大部分微量元素的溶出。

$$4Fe_3O_4 + O_2 \xrightarrow{\triangle} 6Fe_2O_3$$

煅磁石能显著延长异戊巴比妥钠对小鼠的睡眠作用,其作用优于生磁石。而拮抗戊四氮致小鼠惊厥作用、降低角叉菜胶引发小鼠足肿胀度及止凝血作用,生磁石优于煅磁石。

2. 炮制工艺研究　煅磁石以 900℃煅烧至红透,煅 2 小时,煅 1 次,粒径(2.5±0.2) cm 时的含铁量最高。用加热电阻炉煅制,860℃煅烧 30 分钟,当磁石全部红透时,取出,趁热置 30%黑醋中淬酥,可以避免污染、温度易控、减少损耗。也有煅红后用醋 50%(V/W)、10%浓度的醋淬制的工艺。

【贮存】　贮干燥容器内,置干燥处。

紫石英

【处方用名】　紫石英、煅紫石英。

【来源】　本品为氟化物类矿物萤石族萤石,主含氟化钙(CaF_2)。采挖后,除去杂石。

【炮制沿革】　宋代有醋淬、火煅醋淬水飞、火煅研令极细等方法;明代有水飞、煨制;清代沿用了上述炮制方法。现在主要有火煅醋淬等方法。《药典》收载紫石英、煅紫石英。

【炮制方法】

1. 紫石英　取原药材,除去杂石,砸成碎块。

2. 煅紫石英　取净紫石英块,置煅制容器内,加盖,用武火加热,煅至红透,立即倒入米醋中淬制,取出,再煅淬一次,冷却后取出,干燥,碾碎。每 100 kg 紫石英,用米醋 30 kg。

注意事项:淬制时药物冷却后迅速取出,不宜长期浸泡,否则时间过长,药物颜色转白,影响质量。

【质量要求】

1. 紫石英　为不规则碎块。紫色或绿色,半透明至透明,有玻璃样光泽。气微,味淡。含 CaF_2 不得少于 85.0%。

2. 煅紫石英　为不规则碎块或粉末。表面黄白色、棕色或紫色,无光泽。质酥脆。有醋香气,味淡。含 CaF_2 不得少于 80.0%。

【炮制作用】　紫石英味甘,性温。归肾、心、肺经。具有温肾暖宫、镇心安神、温肺平喘的功效。紫石英偏于镇心安神。多用于心悸易惊,失眠多梦。如治风热惊痫的风引汤(《金匮》)。

煅紫石英质地疏松,便于粉碎,易于煎出有效成分,温肺降逆、散寒暖宫力强。多用于肺虚寒咳,宫冷不孕等。

【炮制研究】

1. 炮制原理研究 紫石英性质稳定,经醋淬或煅制后光学特性、物相组成和所含微量元素的种类及数量均没有发生本质的变化。生品经煅或醋淬后,沿一定裂解方向裂成小块,这些小块变得酥脆,手捏即可变成粗颗粒。通过对紫石英不同炮制品 CaF_2 含量及各样品水煎液中 Ca^{2+} 含量比较,煅后醋淬品和煅后醋淬水飞品的含量明显高于生品和煅制品。说明煅后醋淬有利于紫石英主成分 CaF_2 的保留,有利于 Ca^{2+} 的溶出。

2. 炮制工艺研究 以水煎液及人工胃液浸液中 Ca^{2+} 含量为指标,优选的煅淬紫石英炮制工艺为:600℃,煅 30 分钟,醋淬 1 次,每 100 kg 紫石英,用醋 30 kg。以 CaF_2 含量为指标,对其炮制方法及炮制前后 CaF_2 含量的变化进行研究,实验显示炮制前后 CaF_2 含量无变化。煅烧醋淬后,提高了钙盐的水溶性,合理的炮制工艺为:700℃ 煅制 10 分钟,醋用量 40%(V/W)。

【贮存】 贮干燥容器内,置干燥处。

炉甘石

【处方用名】 炉甘石、煅炉甘石、制炉甘石。

【来源】 本品为碳酸盐类矿物方解石族菱锌矿,主含碳酸锌($ZnCO_3$)。采挖后,洗净,晒干,除去杂石。

【炮制沿革】 宋代有火煅黄连汁童便淬后研细;明清以后有三黄汤制,童便、黄连、龙胆草、当归制等法;清代有黄连、黄柏、黄芩、甘菊、薄荷、童便制,黄连、归身、木贼、羌活、麻黄煮制,火煅童便淬,火煅醋淬,并提出“用三黄煎水而煅炼,善疗目疾”(《便读》)。现在主要有煅淬、黄连汤制、三黄汤制等方法。《药典》收载炉甘石、煅炉甘石。

【炮制方法】

1. 炉甘石 取原药材,除去杂质,打碎。

2. 煅炉甘石 取净炉甘石块,置耐火容器内,用武火加热,煅至红透,取出,立即倒入水中浸淬,搅拌,倾取上层水中混悬液,残渣继续煅淬 3~4 次,至不能混悬为度,合并混悬液,静置,待澄清后倾去上层清水,残渣再按水飞法水飞成细粉,晒干。

3. 制炉甘石

(1) 黄连汤制炉甘石:取黄连加水煎汤 2~3 次,滤过去渣,合并药汁浓缩,加入煅炉甘石细粉中,拌匀,药汁吸尽后,干燥。每 100 kg 炉甘石,用黄连 12.5 kg。

(2) 三黄汤制炉甘石:取黄连、黄柏、黄芩,加水煮汤 2~3 次,至苦味淡薄,过滤去渣,加入煅炉甘石细粉中,拌匀,药汁吸尽后,干燥。每 100 kg 炉甘石,用黄连、黄柏、黄芩各 12.5 g。

注意事项:本品多作眼科用药,要求用极细药粉,大多煅淬后还需水飞,以提高药物纯度。制炉甘石应选用水飞后的细粉。

【质量要求】

(1) 炉甘石:为不规则块状。表面白色或淡红色,不平坦,具众多小孔,显粉性。体轻,易碎。气微,味微涩。

(2) 煅炉甘石:为白色、淡黄色或粉红色的粉末。体轻,质松软而细腻光滑。气微,味微涩。含氧化锌不得少于 56.0%。

(3) 制炉甘石:为细粉状。黄色或深黄色。质轻松、细腻。味苦。

【炮制作用】 炉甘石味甘,性平。归肝、脾经。具有解毒明目退翳、收湿止痒敛疮的功效。炉甘石一般不生用,也不内服,多作外敷剂使用。

炉甘石经煅淬水飞后,质地洁净细腻,适宜于眼科及外敷用,消除了较粗颗粒对局部黏膜的刺激性。如治风火烂眼、暴发赤肿、眼涩眼痒、视物不清的眼药紫金锭(《药典》);治耳内生疮、破流脓水、痛痒浸淫的红棉散(《保元》);治疮疡溃烂、腐肉将尽、疮口不收的生肌八宝散(《集验良方》)。

制炉甘石可增强清热明目、敛疮收湿的功效。用于目赤肿痛,眼缘赤烂,翳膜胬肉,溃疡不敛,脓水淋沥,湿疮,皮肤瘙痒。如治风眼目障的炉甘石散(《准绳》)。

【炮制研究】

1. 炮制原理研究　　炉甘石主要含 $ZnCO_3$,炮制使部分 $ZnCO_3$ 分解为 ZnO,且粒径变小。炉甘石抑菌活性主要取决于 ZnO 的含量和粒径大小,与 $ZnCO_3$ 无关。ZnO 含量越高、粒径越小,抑菌活性越强。炉甘石煅制后 ZnO 的含量约提高 36%,三黄汤拌制品及三黄汤淬后水飞品约提高 18%,三黄汤拌品的小檗碱含量高于三黄汤淬后水飞品,但三黄汤淬后水飞品抑菌作用优于三黄汤拌制品。生炉甘石溶出物中 Pb 含量大于 3%,而煅、水飞后只占 0.4%,故煅、水飞后,都减少了炉甘石的毒性成分。

炉甘石经炮制后主要物相从单斜晶系的 $Zn(CO_3)_2(OH)$ 转化成六方晶系的 ZnO,碳酸根的伸缩振动及弯曲振动明显减弱;ZnO 的质量分数从 63.36% 增高到 82.95%。炉甘石的炮制不仅使化学成分发生变化,而且物相也发生变化。

$$ZnCO_3 \xrightarrow{\triangle} ZnO + CO_2 \uparrow$$

氧化锌内服不吸收,外敷于黏膜疮疡面有收敛吸湿消炎作用。用黄连汤等药汁制可增加新的成分,并可形成络合物促进锌的吸收。炉甘石、煅炉甘石均能促进大鼠伤口成纤维细胞和毛细血管的形成,加快肉芽组织增生,加速皮肤创口的愈合,煅炉甘石生肌作用更强。

2. 炮制工艺研究　　以 ZnO 含量为指标,炉甘石煅后水飞的优选工艺为:700℃,恒温煅 30 分钟,水淬 1 次;或砸成 8 cm 小块,300℃,煅 4 小时,研磨 20 分钟。

【贮存】　贮干燥容器内,置干燥处。

阳起石

【处方用名】　阳起石、煅阳起石、酒阳起石。

【来源】　本品为硅酸盐类矿石透闪石或阳起石的矿石,主要含有碱式硅酸镁钙 $[Ca_2Mg_5(Si_4O_{11})_2(OH)_2]$。采得后,去净泥土、杂石。

【炮制沿革】　宋代有火煅研为粉、火烧酒淬、火烧醋淬等方法;明代有火煅醋淬后细研水飞法。现在主要有火煅醋淬、煅制等方法。《药典》未收载阳起石。

【炮制方法】

1. 阳起石　　取原药材,除去杂质,洗净,干燥,砸成碎块。

2. 煅阳起石　　取净阳起石块,置煅制容器内,用武火加热,煅至红透,取出,放冷,碾成粉末。

3. 酒阳起石　　取净阳起石块,置煅制容器内,用武火加热,煅至红透后,倒入黄酒中淬,如此反复煅淬至药物酥脆、酒尽为度,取出,干燥,碾成粉末。每 100 kg 阳起石,用黄酒 20 kg。

【质量要求】

1. 阳起石　　为不规则碎块。乳白色,具纤维状构造,有绢丝样光泽。体重。味淡。

2. 煅阳起石　　为粉末。乳白色,纤维明显分离,无光泽,纤维有光滑感。质地松脆。气、味皆无。

3. 酒阳起石　　为粉末。青灰色,无光泽,纤维有光滑感。质地松脆。略具酒气。

【炮制作用】　阳起石味咸,性温,归肾经,具有温肾壮阳的功效。临床应用均为煅制品。

煅阳起石质地酥脆,易于粉碎,便于煎出有效成分。

酒阳起石质地酥脆,易于粉碎,便于煎出有效成分,并可增强温肾壮阳的作用。用于下焦虚寒,腰膝酸软,遗精,阳痿,宫冷不孕,崩漏。如治肾阳衰弱、肾不纳气的黑锡丹(《局方》)。

【炮制研究】　阳起石主要含有 $Ca_2Mg_5(Si_4O_{11})_2(OH)_2$,并含少量 Mn、Al、Ti 等。分析阳起石生、煅品 X 射线衍射谱峰,阳起石炮制前后总的峰型、晶面间距没有发生变化,只是炮制前后峰的强度有所改变,相对峰的强度变化是由于物质成分含量的变化而产生衍射峰的简单叠加。阳起石炮制后,SiO_2 的含量降低,CaO、MgO、FeO 等含量升高,生品中 FeO 部分转化为 Fe_2O_3 及 Fe_3O_4。

【贮存】　贮干燥容器内,置干燥处。

第三节　闷　煅　法

扣锅煅授课视频

中药在高温缺氧条件下煅烧成炭的方法,称为闷煅法,又称密闭煅、扣锅煅、暗煅、煅炭法。适用于煅制质地疏松,炒炭易灰化和难以成炭的中药,以及在一些中成药制备过程中需要综合制炭的中药。

（一）闷煅的目的

(1) 改变药物性能,产生新的疗效,如血余炭、棕榈炭。

(2) 增强或产生止血作用,如荷叶、丝瓜络、藕节。

(3) 降低毒性和刺激性,如干漆。

（二）操作方法

将净药材置于煅锅内,上扣一较小的锅,两锅接缝处用盐泥封固,扣锅上压一重物,防止加热后锅内气体膨胀,冲开扣锅。扣锅底部贴一白纸条,或放几粒大米,用武火加热,煅至白纸或大米呈焦黄色,锅内药物炭化为度。亦有在两锅盐泥封闭处留一小孔,用竹筷塞住,时时观察小孔处冒出的烟雾,烟雾随加热出现白烟至黄烟、又转呈青烟的变化,当烟雾减少时,可降低火力,继续煅至基本无烟,停火,待煅锅完全冷却后,取出炮制品。判断锅中煅炭的火候,还可以采用滴水即沸的方式,当清水滴于盖锅底部,立即沸腾汽化时,即可停止加热。

（三）注意事项

(1) 煅烧过程中,有大量气体及浓烟从锅缝中逸出,应随时用湿泥堵封,以防空气携氧进入锅内,造成炭化的药物燃烧灰化。

(2) 煅锅内投料适量,不宜过多、过紧,以免煅烧不透,影响炭药质量。

(3) 药材煅透后,须待煅锅放置冷却,以免开锅后热的炭药接触空气,燃烧灰化。

(4) 药物煅烧的火候,可用观察放置扣锅底部的米、纸变焦黄色或滴水即沸现象来判断。

血余炭

【处方用名】　血余炭。

【来源】　本品为人发制成的炭化物。取头发,除去杂质,碱水洗去油垢,清水漂净,晒干,闷煅成炭,放凉。

【炮制沿革】　唐代以前有燔发、烧灰;唐代有炙法;宋代有烧存性;明代有"用皂角水洗净,入罐内烧存性,止血"(《入门》);"将发入罐中,封固,阴干,以炭火围之,以黑烟将尽,即起"(《醒斋》),此为闷煅法。现在主要有扣锅煅等方法。《药典》载有血余炭。

【炮制方法】　取人发,除去杂质,反复用稀碱水洗去油垢,清水漂净,晒干,装于煅锅内,上扣口径略小的锅,两锅接缝处用盐泥或黄泥封固,上压重物,扣锅底部贴一白纸条,或放几粒大米,用武火加热,煅至白纸或大米呈焦黄色为度,停火,待充分放凉后,取出,剁成小块。

【质量要求】 本品呈不规则块状,乌黑光亮,有多数细孔。体轻,质脆。用火烧之有焦发气,味苦。酸不溶性灰分不得过 10.0%。

【炮制作用】 血余炭味苦,性平。归肝、胃经。具有收敛止血、化瘀、利尿的功效。人发不入药,入药必须煅制成炭。用于吐血、咯血、衄血、血淋、尿血、便血、崩漏、外伤出血、小便不利。如治出血的化血丹(《参西录》)。

【炮制研究】

1. 炮制原理研究 人的头发主含纤维蛋白,尚含脂肪及黑色素和 Ca、Zn、Cu、Fe、Mg 等元素。血余炭主含碳素及 Ca、Fe、Zn 等离子。临床和药理作用研究表明,人发煅成血余炭后,有较好的止血作用,血余炭的水和乙醇煎出液能显著缩短小鼠和大鼠的出血时间,醇煎出液还能缩短大鼠的凝血时间,人发的水和乙醇煎出液则无效。从血余炭中提得的粗结晶,止血作用更强。血余炭的粗结晶具有内源性系统止血功效,其止血原理与血浆中 cAMP 的含量降低有关。除去血余炭中的 Ca^{2+}、Fe^{2+} 后,其凝血时间延长。用不同年龄的人发制成血余炭,缩短实验动物的凝血时间不同,以青、中年人的头发最佳,男性老年的头发最差。

2. 炮制工艺研究 优选的血余炭炮制工艺为:300℃,闷煅 20 分钟。所得产品浸出物、Ca 元素含量高,并有明显的止血作用。

【贮存】 贮干燥容器内,置干燥处。

棕 榈

【处方用名】 棕榈、棕榈炭。

【来源】 本品为棕榈科植物棕榈 *Trachycarpus fortunei*(Hook. f.)H. Wendl. 的干燥叶柄。采棕时割取旧叶柄下延部分和鞘片,除去纤维状的棕毛,晒干。

【炮制沿革】 唐代记载有棕榈炭;宋代有烧存性、大火煅通赤;明代有"烧存性为末,勿令化作白灰";清代有煅存性等方法。现代主要有扣锅煅炭、炒炭等方法。《药典》收载棕榈、棕榈炭。

【炮制方法】

1. 棕榈 取原药材,除去杂质,洗净,干燥。

2. 棕榈炭

(1)煅炭:取净棕榈段,置锅内,上扣一较小锅,两锅接缝处用盐泥封固,上压重物,并贴小块白纸条或放数粒大米,用武火加热,煅至白纸或大米呈焦黄色时,停火,待煅锅放凉后,取出。

(2)炒炭:取净棕榈段,用武火炒至表面焦黑色,内部焦褐色,喷淋少量清水灭尽火星,文火炒干,取出。

【质量要求】

1. 棕榈 呈长条板状,一端较窄而厚,另一端较宽而稍薄,大小不等。表面红棕色,粗糙,有纵直皱纹;一面有明显的凸出纤维,纤维的两侧着生多数棕色茸毛。质硬而韧,不易折断,断面纤维性。气微,味淡。

2. 棕榈炭 呈不规则块状,大小不一。表面黑褐色至黑色,有光泽,有纵直条纹;触之有黑色炭末。内部焦黄色,纤维性。略具焦香气,味苦涩。炒棕榈炭表面焦黑色,内部焦褐色,质松脆。

【炮制作用】 棕榈炭味苦、涩,性平。归肺、肝、大肠经。具有收敛止血的功效。生棕榈不入药,须经煅炭后产生止血作用。用于吐血,衄血,尿血,便血,崩漏下血。如治血崩不止的乌金散(《圣惠方》),治诸窍出血的黑散子(《仁斋直指方》)。

【炮制研究】

1. 炮制原理研究　　棕榈中主要含有酚酸类成分。采用高效液相色谱法在生棕榈中可检出 19 个成分,在棕榈炭中可检出 26 个成分。棕榈制炭后,总鞣质含量下降,对羟基苯甲酸含量成倍增长。棕榈炭主要止血有效成分 d-儿茶素在生棕榈中未检出,在制炭品中含量高达 0.60%。凝血试验结果显示,新棕皮炭或新棕板炭均无作用,陈棕炭、陈棕皮则有明显作用,取自多年的破旧陈棕作用更为明显。

2. 炮制工艺研究　　以止血作用为指标,优选棕榈炭的炮制工艺为:320℃,扣锅煅制 20 分钟。

【贮存】　贮干燥容器内,置干燥处。

灯心草

灯心草饮片实物图

【处方用名】　灯心草(灯心)、灯心炭。

【来源】　本品为灯心草科植物灯心草 *Juncus effusus* L. 的干燥茎髓。夏末至秋季割取茎,晒干,取出茎髓,理直,扎成小把。

【炮制沿革】　宋代有烧灰存性;明代提出"灯心属土,火烧灰存性,取少许吹喉痹甚捷"(《入门》);清代有"用淡竹筒,将灯草筑实,黄泥封口,火煅通红……候冷劈开,其中即成炭也"(《本草述》),又有"灯草最难成炭,一烧即过,要能得炭,必紧扎作一把,令实塞入罐内,固济煅之,罐红为度,待冷取出方有存性黑炭"(《本草述》)强调了灯心得炭与存性的工艺要求,又有朱砂染等法。现在主要有扣锅煅等方法。《药典》收载灯心草、灯心炭。

【炮制工艺】

1. 灯心草　　取原药材,除去杂质,剪段。

2. 灯心炭　　取净灯心草,扎成小把,置煅锅内,上扣一较小的锅,两锅接缝处用盐泥封固,在扣锅上压以重物,并贴一白纸或放数粒大米,用武火加热,煅至白纸或大米呈焦黄色时停火,待煅锅充分放冷后,取出。

【质量要求】

1. 灯心草　　为细圆柱形的段。断面白色。体轻,质软。气微,味淡。

2. 灯心炭　　形如灯心草段。表面黑色。体轻,质松脆,易碎。气微,味微涩。

【炮制作用】　灯心草味甘、淡,性微寒。归心、肺、小肠经。具有清心火、利小便的功效。灯心草长于利水通淋。用于心烦失眠,尿少涩痛,口舌生疮。如灯心草一两,麦门冬、甘草各五钱,浓煎饮,治五淋癃闭(《方脉正宗》)。

灯心炭凉血止血,清热敛疮;外用治咽痹,乳蛾,阴疳。

【炮制研究】　灯心草茎髓含多种菲类衍生物,全草含挥发油、氨基酸、糖类等成分。灯心炭能缩短实验动物的出血时间和凝血时间。

【贮存】　贮干燥容器内,置干燥处。

荷　叶

【处方用名】　荷叶、荷叶炭。

【来源】　本品为睡莲科植物莲 *Nelumbo nucifera* Gaertn. 的干燥叶。夏、秋二季采收,晒至七八成干时,除去叶柄,折成半圆形或折扇形,干燥。

【炮制沿革】　唐代有炙法、炒黄;宋代有炙、熬令香为末、爁;明清时代以炒香、炒焦用为主,并提出"活血生用,止血炒焦用"(《得配》)。现在主要有扣锅煅等方法。《药典》收载荷叶、荷叶炭。

【炮制方法】

1. 荷叶   取原药材,喷水,稍润,切丝,干燥。

2. 荷叶炭   取净荷叶,折叠后平放锅内,留有空隙,上扣一口径较小的锅,两锅接缝缝处用盐泥封固,上压重物,并贴一白纸条或放数粒大米,用武火加热,煅至白纸条或大米呈焦黄色时,停火,待煅锅放凉后,取出。

【质量要求】

1. 荷叶   呈不规则的丝状。上表面深绿色或黄绿色,较粗糙;下表面淡灰棕色,较光滑,叶脉明显突起。质脆,易破碎。稍有清香气,味微苦。水分不得过 15.0%,总灰分不得过12.0%,70%乙醇浸出物不得少于 10.0%,荷叶碱不得少于 0.070%。

2. 荷叶炭   呈不规则的片状,叶面棕褐色或黑褐色。气焦香,味涩。

【炮制作用】   荷叶味苦,性平。归肝、脾、胃经。具有清暑化湿、升发清阳、凉血止血的功效。用于暑热烦渴,暑湿泄泻,脾虚泄泻,血热吐衄,便血崩漏。如治暑温的清络饮(《条辨》)。

荷叶炭收涩化瘀止血力强,用于多种出血症及产后血晕。如治多种出血症的十灰散(《十药》)。

【炮制研究】

1. 炮制原理研究   生物碱、黄酮类成分为荷叶主要的活性成分。荷叶经炒炭或煅炭后,生物碱类成分荷叶碱、N-降荷叶碱、番荔枝碱、甲基莲心碱含量均显著降低,黄酮类成分金丝桃苷、异槲皮苷、槲皮素-3-O-桑布双糖苷、芦丁含量显著降低,而槲皮素含量显著升高。在荷叶制炭过程中,荷叶碱、杏黄罂粟碱、莲心碱、原荷叶碱等生物碱类成分受热升华,黄酮苷类成分金丝桃苷、异槲皮苷、槲皮素-3-O-桑布双糖苷受热均可分解生成槲皮素。

大鼠体内实验表明,荷叶生、炭品总黄酮及金丝桃苷、异槲皮苷与槲皮素均可明显降低血瘀模型大鼠血浆活化部分凝血活酶时间(APTT)、血浆凝血酶原时间(PT),荷叶炭总黄酮止血作用强于荷叶总黄酮,槲皮素止血作用强于异槲皮苷和金丝桃苷;荷叶总生物碱、荷叶碱可使血瘀模型大鼠 APTT、PT 明显升高,具抗凝血活性。

2. 炮制工艺研究   以止血作用和微量元素为指标,考察温度对荷叶炭的影响,结果表明,荷叶 300℃,扣锅煅 20 分钟,止血效果显著,Zn、Cd、Co、Mn、Cr、Cu、Fe、K、Ca 等微量元素含量明显升高。

【贮存】   贮干燥容器内,置通风干燥处,防蛀。

 案例

荷叶制炭后黄酮和生物碱类成分发生明显变化,其功效也发生明显改变。生荷叶偏于清暑化湿、升发清阳,荷叶炭偏于收涩化瘀止血。

问题:

1. 荷叶应采用什么方法制炭,为什么?

2. 从现代科学角度分析荷叶制炭后功效变化的原因。

干 漆

【处方用名】   干漆、干漆炭(煅干漆)。

【来源】   本品为漆树科植物漆树 *Toxicodendron vernicifluum*(Stokes) F. A. Barkl. 的树脂经加工后的干燥品。一般收集盛漆器具的底部留下的漆渣,干燥。

【炮制沿革】 晋代有熬烟绝;唐代有烧灰;宋代有重汤煮、酒炒令烟出、醋炒烟尽为度;明代有炒黄法,并提出"火煅黑烟起尽,存性"(《粹言》);清代有炒炭。现在主要有炒制、扣锅煅等方法。《药典》收载干漆炭。

【炮制方法】

1. 干漆　取原药材,除去杂质,砸成小块,洗净,晒干。

2. 干漆炭

(1)煅炭:取净干漆块置煅锅内,上扣一口径较小的锅,两锅接缝处用盐泥封固,上压重物,并贴一小块白纸条或放数粒大米,用武火加热,煅至白纸或大米呈焦黄色时,停火,待锅放凉后,取出,剁成小块或碾碎。

(2)炒炭:取净干漆块,置火上烧枯;或置炒制容器内,中火炒至焦枯黑烟尽,取出,放凉。

【质量要求】

1. 干漆　呈不规则块状,黑褐色或棕褐色,表面粗糙,有蜂窝状细小孔洞或呈颗粒状。质坚硬,不易折断,断面不平坦。具特殊臭气。

2. 干漆炭

(1)煅干漆炭:呈黑色或棕褐色,为大小不一的块状或粒状,有光泽。质松脆,断面多孔隙。气微,味淡,嚼之有砂粒感。

(2)炒干漆炭:形如干漆,表面棕褐色至黑色,粗糙,呈蜂窝状或颗粒状。质松脆,断面有空隙。微具特殊臭气。

【炮制作用】 干漆味辛,性温,有毒。归肝、脾经。具有破瘀通经、消积杀虫的功效。生干漆辛温有毒,伤营血,损脾胃,不宜生用。

干漆炒制、煅制后,毒性和刺激性降低。用于妇女经闭,瘀血癥瘕,虫积腹痛。如治胞衣不出、恶血不行的干漆散(《总录》)。

【炮制研究】 干漆主含漆酚,含量约为50%~60%,最高可达80%,可导致过敏性皮炎。生漆中尚含用漆敏内酯,也可产生过敏性皮炎。漆酚与漆敏内酯是干漆具有刺激性、毒性的物质,经煅制后破坏,干漆毒性、刺激性下降。

【贮存】 贮干燥容器内,密闭,置干燥处。

蜂 房

【处方用名】 蜂房(露蜂房)、煅蜂房。

【来源】 本品为胡蜂科昆虫果马蜂 *Polistes olivaceous*(DeGeer)、日本长脚胡蜂 *Polistes japonicus* Saussure 或异腹胡蜂 *Parapolybia varia* Fabricius 的巢。秋、冬二季采收,晒干,或略蒸,除去死蜂死蛹,晒干。

【炮制沿革】 汉代有熬、炙微黄;唐代有烧灰;宋代有微炙、煅;清代有"去虫,将食盐填于孔内,阴阳瓦焙干为末"的方法(《奥旨》)。现在主要有扣锅煅、炒炭法。《药典》收载蜂房。

【炮制方法】

1. 蜂房　取原药材,除去杂质,剪块。

2. 煅蜂房　取净蜂房块,置煅锅内,上扣一口径较小的锅,两锅接缝处用盐泥封固,上压重物,并贴一小块白纸条或放数粒大米,用武火加热,煅至白纸或大米呈焦黄色时,停火,待锅放凉后,取出。用时掰碎或研细入药。

【质量要求】

1. 蜂房　呈圆盘状或不规则的扁块状,有的似莲房状,大小不一。表面灰白色或灰褐色。腹面有多数整齐的六角形房孔,背面有1个或数个黑色短柄。体轻,质韧,略有弹性。气微,味辛淡。水分不得过 12.0%,总灰分不得过 10.0%,酸不溶性灰分不得过 5.0%;每 1 000 g 蜂房含黄曲霉毒素 B_1 不得过 5 μg,含黄曲霉毒素 G_2、黄曲霉毒素 G_1、黄曲霉毒素 B_2 和黄曲霉毒素的总量不得过 10 μg。

2. 煅蜂房　呈不规则的块状,大小不一,黑褐色。质轻,无臭,味涩。

【炮制作用】　蜂房味甘,性平。归胃经。具有攻毒杀虫、祛风止痛的功效。蜂房可内服,亦可外用,多用其炮制品。

煅蜂房可增强疗效,降低毒性,并利于制剂。用于痈疽,瘰疬,牙痛,癣疮,风湿痹痛,瘾疹瘙痒等症。如治瘰疬生头,脓水不干的蜂房膏(《圣惠方》)。

【炮制研究】　蜂房含蜂蜡、树脂,并含有毒的蜂房油(挥发油)。经煅炭后,部分有毒成分散失,毒性降低。

【贮存】　贮干燥容器内,置通风干燥处。防压,防蛀。

丝瓜络

丝瓜络饮片实物图

【处方用名】　丝瓜络、炒丝瓜络、丝瓜络炭。

【来源】　本品为葫芦科植物丝瓜 *Luffa cylindrical* (L.) Roem. 干燥成熟果实的维管束。夏、秋二季果实成熟、果皮变黄、内部干枯时采摘,除去外皮和果肉,洗净,晒干,除去种子。

【炮制沿革】　宋代有连子烧灰存性;明代有"擦盐火烧成灰存性为末"(《奇效》);清代有焙法、煅炭存性,并提出"烧存性为末酒服,疗肠风下血"(《握灵》)。现在主要有炒黄、炒炭、扣锅煅等方法。《药典》载有丝瓜络。

【炮制方法】

1. 丝瓜络　取原药材,除去残留种子及外皮,切段。

2. 炒丝瓜络　取净丝瓜络小块,置预热的炒制容器内,用文火加热,炒至表面深黄色,取出放凉。

3. 丝瓜络炭

(1) 炒炭:取丝瓜络块,置预热的炒制容器内,用武火加热,炒至表面焦黑色,内部焦褐色,有火星时,喷淋清水灭尽,取出,晾干。

(2) 煅炭:取净丝瓜络块,置铁锅内,上扣一口径较小的锅,接缝处用盐泥封固,在扣锅上压以重物,并贴一小块白纸或放数粒大米,用武火加热,煅至白纸或大米呈焦黄色时,停火,待煅锅放冷后,取出。

【质量要求】

1. 丝瓜络　为筋络(维管束)交织而成的网状小块。表面黄白色。体轻,质韧,有弹性,气微,味淡。

2. 炒丝瓜络　表面深黄色,内部浅黄色。

3. 丝瓜络炭　炒丝瓜络炭表面焦黑色,内部焦褐色。煅丝瓜络炭呈炭黑色,有光泽。

【炮制作用】　丝瓜络味甘,性平。归肺、胃、肝经。具有通络、活血、祛风、下乳的功效。古代多用丝瓜络炭,老者烧存性服。生品长于祛风化痰,通络除痹。可用于肺热咳嗽,热痹疼痛,血滞经闭,乳汁不通,乳痈肿痛。如治热痹疼痛的桑尖汤(《中药临床应用》)。

丝瓜络炭微具涩性,有止血作用。用于崩中漏下,肠风下血。如治妇女血脉壅滞,乳汁不通,以之烧炭存性研末酒服(《简便单方》);治痰多咳嗽,以之烧炭存性为末,枣肉为丸(《摄生》)。

【贮存】　贮干燥容器内,置干燥处。

【小结】

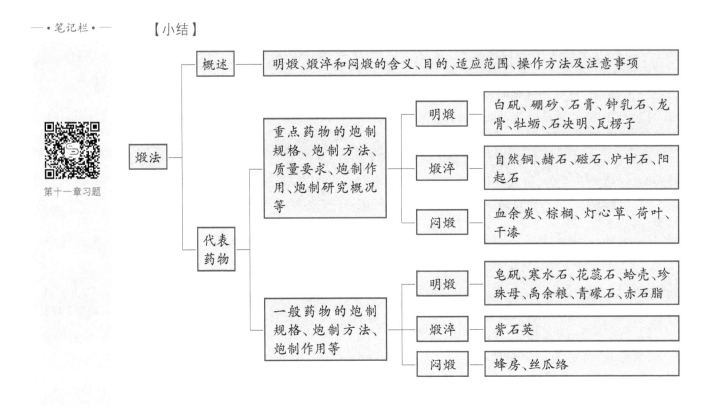

第十一章习题

第十二章　蒸　煮　燀　法

蒸、煮、燀法属于水火共制的炮制方法。这里的"水"可以是清水,也可以是酒、醋等液体辅料或药汁(如甘草汁、黑豆汁)。个别药物虽用固体辅料,但操作时仍需加水来进行蒸煮。这些炮制方法主要适用于补益类药物,毒副作用大的药物,需要改变药性、增加疗效的药物,以及需分离不同药用部位的果实种子类药物。

目前用于蒸、煮、燀法的生产设备包括蒸煮罐、蒸药箱或高压蒸煮设备等,多用于规模生产。下图为可倾式蒸煮锅(图12-1)和蒸药箱(图12-2)的实物图及分解图。

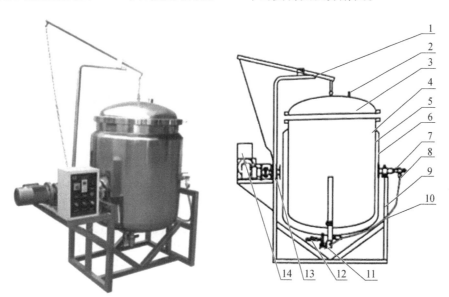

图 12-1　可倾式蒸煮锅实物图与分解图

1. 揭盖机构;2. 放气阀;3. 锅盖;4. 内胆;5. 夹层外腔;6. 外壳;7. 夹层进气阀门;8. 中心进气阀门;9. 支架;10. 放药液阀门;11. 放冷凝小阀门;12. 疏水阀;13. 限位开关;14. 电控箱

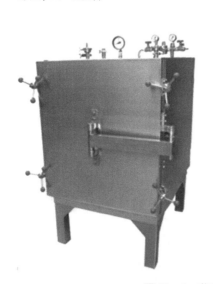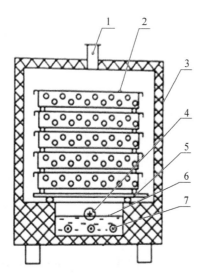

图 12-2　蒸药箱实物图与分解图

1. 出气孔;2. 料框;3. 外壳;4. 蒸汽管;5. 小车;6. 水槽;7. 加热管

蒸法概述授课
视频

第一节 蒸 法

将净选或切制后的中药加辅料或不加辅料装入蒸制容器内隔水加热至一定程度的方法称为蒸法。其中不加辅料者为清蒸,加辅料者为加辅料蒸。直接利用流通蒸汽蒸者称为直接蒸法;药物在密闭条件下隔水蒸者称为间接蒸法,又称为炖法。适用于滋补肝肾药、具有副作用中药及质地坚硬需蒸制软化的中药。

（一）蒸制的目的

（1）改变药物性能,扩大用药范围,如地黄。

（2）缓和药性,减少或消除副作用,如大黄、黄精。

（3）增强疗效,如女贞子、山茱萸、黄精。

（4）保存药效,利于贮存,如黄芩、桑螵蛸、天麻。

（5）便于软化切片,如木瓜、天麻。

（二）操作方法

（1）清蒸法:取净药材,大小分档,置适宜的蒸制容器内,用蒸汽加热蒸至规定程度,放凉,取出,晾至六成干,切片或段,干燥。

（2）加辅料蒸法:取净药材,大小分档,加入液体辅料拌匀,润透,置适宜的蒸制容器内,用蒸汽加热蒸至规定程度,取出,稍晾,拌回蒸液(蒸后容器内剩余的液体辅料),再晾至六成干,切片或段,干燥。

（3）炖法:取净药材,大小分档,加入液体辅料拌匀,润透,置适宜的蒸制容器内,密闭,隔水或用蒸汽加热炖透,或炖至辅料完全被吸尽时,放凉,取出,晾至六成干,切片或段,干燥。

（三）注意事项

（1）须用液体辅料拌蒸的药物应待辅料被吸尽后再蒸制。

（2）蒸制时一般先用武火,待"圆汽"后改为文火,保持锅内有足够的蒸汽即可。但在非密闭容器中酒蒸时,要先用文火,防止酒很快挥发,达不到酒蒸的目的。

（3）蒸制时要注意火候,若时间太短则达不到蒸制目的;若蒸得过久,则影响药效,有的药物可能"上水",致使水分过大,难于干燥。

（4）须长时间蒸制的药物,应不断添加开水,以免蒸汽中断,特别注意不要将水蒸干,影响药物质量。需日夜连续蒸制者应有专人值班,以保安全。

（5）加辅料蒸制完毕后,若容器内有剩余的液体辅料(蒸液),应拌入药物后再进行干燥。

黄 芩

黄芩饮片实物
图

【处方用名】 黄芩、酒黄芩、黄芩炭。

【来源】 本品为唇形科植物黄芩 *Scutellaria baicalensis* Georgi 的干燥根。春秋二季采挖,除去须根及泥沙,晒后撞去粗皮,晒干。

【炮制沿革】 唐代有去黑心、酒洗、酒炒、炒等方法;宋代有炒香微炒、煅存性等;元代有酒浸焙等;明代增加醋浸、炒黑等法,并提出"苦寒酒炒,亦为因用以泻其上热"(《奇效》);清代有皂角子仁、侧柏水煮及吴茱萸制等。现在主要有蒸、煮、酒炙、炒炭等方法。《药典》收载黄芩、酒黄芩。

【炮制方法】

1. 黄芩　取原药材,除去杂质,置沸水中煮10分钟,取出,闷透,切薄片,干燥;或蒸半小时,取出,切薄片,干燥(注意避免暴晒)。

2. 酒黄芩　取黄芩片,加黄酒拌匀,稍闷,待酒被吸尽后,置炒制容器内,用文火炒至药物表面微干,深棕黄色,嗅到药物与辅料的固有香气,取出,晾凉。每 100 kg 黄芩片,用黄酒 10 kg。

3. 黄芩炭　取黄芩片,置预热的炒制容器内,用武火加热,炒至药物表面黑褐色,内部深黄色,取出,摊开晾凉。

【质量要求】

1. 黄芩　为类圆形或不规则形薄片。外表皮黄棕色或棕褐色。切面黄棕色或黄绿色,具放射性纹理。质硬而脆。气微,味苦　含黄芩苷不得少于 8.0%。

2. 酒黄芩　形如黄芩片,略带焦斑。微有酒香气。含黄芩苷同黄芩。

3. 黄芩炭　形如黄芩片,表面黑褐色。体轻。有焦炭气。

【炮制作用】　黄芩味苦,性寒。归肺、胆、脾、大肠、小肠经。具有清热燥湿、泻火解毒、止血、安胎的功能。黄芩蒸制或沸水煮的目的是使酶灭活,保存药效,又能使药物软化,便于切片。生黄芩清热泻火解毒力强,用于热病,湿温,黄疸,泻痢,乳痈发背。如治三焦实热、大热烦躁的黄连解毒汤(《外台》)。

酒黄芩入血分,并可借黄酒升腾之力上行,用于上焦肺热及四肢肌表之湿热;同时,因酒性大热,可缓和黄芩的苦寒之性,以免损伤脾阳,导致腹泻。如治肺热咳嗽的黄芩泻肺汤(《张氏医通》)。

黄芩炭以清热止血为主,用于崩漏下血,吐血衄血。如治血热妄行之吐血衄血、崩中漏下及血痢的荷叶丸(《经验方》)。

【炮制研究】

1. 炮制原理研究　黄酮类成分为黄芩的主要有效成分。黄芩在软化过程中,若用冷水处理,易变绿色。这是由于黄芩中所含的酶在一定温度和湿度条件下,可酶解黄芩中的黄芩苷和汉黄芩苷,从而产生葡萄糖醛酸和两种苷元,即黄芩素和汉黄芩素;黄芩苷元是一种邻位三羟基黄酮,本身不稳定,容易被氧化成醌类物质而变绿,使疗效降低(图 12 - 3)。黄芩苷的水解与酶的活性有关,其中以冷水浸,酶的活性最大。而蒸或煮可破坏酶使其活性消失,有利于黄芩苷的保存。黄芩经过蒸制或沸水煮后,既可杀酶保苷,又可使药物软化,便于切片,可保证饮片质量和原有的色泽。

黄芩中的黄酮苷类成分受热后会发生分解反应,以黄芩苷和汉黄芩苷分解成相应的苷元黄芩素和汉黄芩素最为典型(图 12 - 3)。黄芩酒炙后黄芩苷和汉黄芩苷等黄酮苷类成分降低,而其苷元黄芩素和汉黄芩素的含量增加。有研究表明,黄芩炒炭后野黄芩苷、黄芩苷、汉黄芩苷含量明显下降,黄芩素、汉黄芩素、千层纸素 A 含量显著升高。黄芩炒炭后总黄酮含量减少近50%,符合中药炮制"炒炭存性"的原则。

药理研究表明,生黄芩的抗炎作用强于酒炙品,而黄芩酒炙能增强其免疫能力。

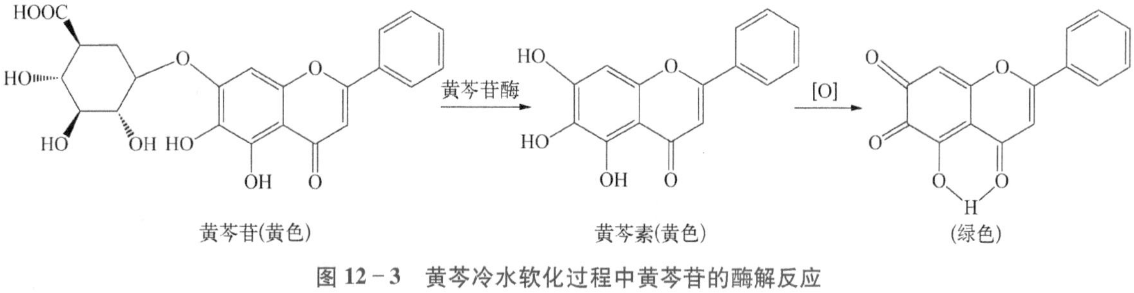

图 12 - 3　黄芩冷水软化过程中黄芩苷的酶解反应

2. 炮制工艺研究　以黄芩苷含量、小鼠的凝血时间和外观性状为响应值,采用响应面分析法进行实验设计,优选出黄芩炒炭的最佳炮制工艺为:每 100 g 黄芩,炮制温度为 200℃,炮制时间为 10 分钟。

【贮存】　贮干燥容器内,密闭,置通风干燥处。防霉,防潮。

—•笔记栏•—

人 参

【处方用名】 人参、红参。

【来源】 本品为五加科植物人参 *Panax ginseng* C. A. Mey. 的干燥根和根茎。多于秋季采挖,洗净经晒干或烘干。栽培的俗称"园参";播种在山林野生状态下自然生长的称"林下山参",习称"籽海"。

【炮制沿革】 汉代有去芦;唐代有切;宋代有制炭、蒸法,并提出"去其芦头,不去者吐人"(《证类》);元代有蜜炙法;明代有人乳制等法;清代有类似生晒参加工的"人参采来,有入沸汤略沸即取出,焙干"(《冯氏锦囊秘录》)和类似红参加工的"掘人参之人,一日所得,至晚便蒸,次早,日中晒,晒干后有大有小,有红有白"的记载(《绝域纪略》)。现在主要有蒸切、润切等方法。《药典》收载人参、红参。

【炮制方法】

1. 人参 取原药材,洗净,润透,切薄片,干燥;或用时粉碎、捣碎。

2. 红参 取原药材,洗净,经蒸制干燥后即为红参。用时蒸软或稍浸后烤软或润透,切薄片,干燥;或用时粉碎或捣碎。

【质量要求】

1. 人参 为圆形或类圆形薄片。外表皮灰黄色。切面淡黄白色或类白色,显粉性,形成层环纹棕黄色,皮部有黄棕色的点状树脂道及放射性裂隙。体轻,质脆。香气特异,味微苦、甘。水分不得过 12.0%,总灰分不得过 5.0%,Pb 不得过 5 mg/kg,Cr 不得过 1 mg/kg,As 不得过 2 mg/kg,Hg 不得过 0.2 mg/kg,Cu 不得过 20 mg/kg,含五氯硝基苯不得过 0.1 mg/kg,六氯苯不得过 0.1 mg/kg,七氯(七氯、环氧七氯之和)不得过 0.05 mg/kg,氯丹(顺式氯丹、反式氯丹、氧化氯丹之和)不得过 0.1 mg/kg,人参皂苷 Rg_1 和人参皂苷 Re 的总量不得少于 0.27%,人参皂苷 Rb_1 不得少于 0.18%。

2. 红参 为类圆形或椭圆形薄片。外表皮红棕色,半透明。切面平坦,角质样。质硬而脆。气微香而特异,味甘、微苦。水分、五氯硝基苯、七氯、氯丹、人参皂苷 Rb_1 含量同人参,人参皂苷 Rg_1 和人参皂苷 Re 的总量不得少于 0.22%。

【炮制作用】 人参味甘、微苦,性微温。归脾、肺、心、肾经。具有大补元气、复脉固脱、补脾益肺、生津养血、安神益智的功能。用于体虚欲脱,肢冷脉微,脾虚食少,肺虚喘咳,津伤口渴,内热消渴,气血亏虚,久病虚赢,惊悸失眠,阳痿宫冷。如治脾胃气虚证的四君子汤(《圣惠方》)。

红参味甘、微苦,性温。归脾、肺、心、肾经。具有大补元气、复脉固脱、益气摄血的功效。用于体虚欲脱,肢冷脉微,气不摄血,崩漏下血。如治气虚欲脱、汗出肢冷的参附汤(《妇人》)。

【炮制研究】

1. 炮制原理研究 人参主要含有皂苷、多糖、氨基酸等类型成分。其中人参皂苷是其主要成分,具有调节中枢神经系统、增强机体适应性、调节免疫和心血管系统等作用。人参皂苷可被人参中含有的酶水解,生成皂苷元后,药效降低或丧失。人参经蒸制成红参后,可破坏水解酶,防止人参皂苷的水解损失。

生晒参和红参在化学成分的种类和数量上都有所不同。生晒参和红参中皂苷类成分差异主要是由于蒸制过程中人参皂苷发生了水解、异构化反应,生成相应的次级苷或异构体。如人参皂苷 Re 可水解脱去葡萄糖、鼠李糖,生成人参皂苷 Rh_1,同时,C-20 位的原 S 构型转变为 R 构型,生成 20R-人参皂苷 Rh_1;人参皂苷 Rb_1、人参皂苷 Rb_2、人参皂苷 RC、人参皂苷 Rd 水解生成人参皂苷 Rh_2。鲜人参蒸制过程中,天然的丙二酸单酰基人参皂苷类成分受热水解,脱去丙二酸,生成相应的皂苷,发生此类反应的皂苷包括丙二酸单酰基人参皂苷 Rb_1、人参皂苷 Rb_2、人参皂苷 Re、人参皂苷 Rd。

鲜人参在蒸制、烘干等炮制过程中有部分多糖水解,转化成为低聚糖或单糖。而在加工红参过程中,淀粉经过蒸制和烘烤而糊化,转变为白糊精,最后变为红糊精,使人参色变红。人参经蒸制干燥后,质地坚硬,角质透明,既隔绝空气又隔绝水,对人参皂苷具有机械保护作用。

田七素是人参产生副作用的成分,研究表明,鲜人参加工成红参后,田七素降低近1倍。原因是田七素是一种特殊氨基酸,具有二元酸结构特点,其对热不稳定,在加热蒸制过程中,田七素易发生裂解,产生脱羧降解反应,使得含量降低,从而降低人参的副作用。麦芽酚是红参的特有成分之一,有显著的抗氧化作用,能起到抗衰老的效果。精氨酸双糖苷具有增强免疫功能、扩张血管、抑制小肠麦芽糖酶的活性,在不同的人参加工品中,红参中的精氨酸双糖苷含量最高。

药理研究表明,红参比生晒参有更强的抗肝毒活性,红参能使血中胆固醇降低,具有抗脂肪肝的作用;而在降压、抗疲劳和促进小鼠体重增长方面,生晒参强于红参。人参经过炮制后,皂苷种类和相对含量增多。人参皂苷种类的变化在临床上表现为其药效的变化,研究发现,红参清除自由基能力优于生晒参;从化学结构来看,红参特有皂苷仅含有1~2个糖基,具有适宜的肠吸收特性,可增强生物利用度。

2. 炮制工艺研究　　研究表明,传统的晒干法会激发人参中水解酶的活性,使人参皂苷发生水解,进而降低人参药材及人参饮片质量。现代干燥前会采用热处理对水解酶进行灭活,以此保证人参有效成分不被破坏。比较不同炮制温度下对人参酸性多糖含量及对小鼠糖尿病模型的改善情况的影响,发现当炮制温度为120℃时,人参酸性多糖的降糖率最高。

【贮存】　贮干燥容器内,密闭,置阴凉干燥处。防霉,防蛀。

天 麻

【处方用名】　天麻。

【来源】　本品为兰科植物天麻 *Gastrodia elata* Bl. 的干燥块茎。立冬后至次年清明前采挖,立即洗净,蒸透,敞开低温干燥。

【炮制沿革】　唐代有酒浸等法;宋代有去芦、微炒、炙令通黄色、炮、面裹炮、湿纸裹煨、面裹煨、煮、酒浸炙、浆水煮切片等法;明代有刮去皮蒸、火煨、麸炒黄、焙、酒煮等法;清代增加了饭上蒸、姜制等法。现在主要有蒸切或润切等方法。《药典》收载天麻。

【炮制方法】　取原药材,除去杂质,洗净,润透或蒸软,切薄片,干燥。

【质量要求】　本品为不规则的薄片。外表皮淡黄色至黄棕色,有时可见点状排成的横环纹。切面黄白色至淡棕色。角质样,半透明。气微,味甘。水分不得过12.0%,总灰分不得过4.5%,二氧化硫残留量不得过400 mg/kg,醇溶性浸出物不得少于15.0%,天麻素和对羟基苯甲醇的总量不得少于0.25%。

【炮制作用】　天麻味甘,性平。归肝经。具有息风止痉、平抑肝阳、祛风通络的功能。用于小儿惊风,癫痫抽搐,破伤风,头痛眩晕,手足不遂,肢体麻木,风湿痹痛。如治偏正头疼的天麻丸(《总录》);治风湿瘀阻、肝肾不足所致的肢体拘挛、手足麻木、腰腿酸痛的天麻丸(《药典》)。

蒸天麻便于软化切片,同时可破坏酶,保存苷类成分。

【炮制研究】

1. 炮制原理研究　　天麻主要含有酚类及其苷、苄醇酯苷类、多糖等成分,其中天麻素(天麻苷)为天麻中的主要有效成分。研究表明,鲜天麻直接晒干或烘干,天麻素含量明显降低,而天麻苷元含量相应升高。蒸制后干燥,天麻素含量明显增加而苷元含量减少。生天麻含有 β-苷键酶,能促使有效成分分解而降低。蒸制可使酶迅速失活,避免了酶催化后天麻的活性成分含量下降甚至消失。天麻素及其苷元虽有相同的药理作用,但因其苷元易氧化损失,因此天麻加工时加热处理,对保证天麻质量具有重要意义。

2. 炮制工艺研究　　比较蒸切、润切、烘切天麻饮片中天麻素的含量,结果以蒸切片含量最

—·笔记栏·—

高。现研究发现,新鲜天麻在烘干前以 125℃ 处理后再以 60℃ 干燥为宜。

【贮存】 贮干燥容器内,置通风干燥处。防蛀。

《中国药典》(2020 年版)规定天麻饮片中二氧化硫残留量不得过 400 mg/kg,但市场上仍有部分天麻二氧化硫残留量严重超标,存在过度硫熏的现象。

问题:

1. 请分析天麻过度硫熏的危害。
2. 请试着讨论中药加工过程中如何树立依法守规意识。

木 瓜

【处方用名】 木瓜。

【来源】 本品为蔷薇科植物贴梗海棠 *Chaenomeles speciosa*(Sweet)Nakai 的干燥近成熟果实。夏、秋两季果实绿黄色时采收,置沸水中烫至外皮灰白色,对半纵剖,晒干。

【炮制沿革】 南北朝有薄切、黄牛乳蒸;宋代有蒸熟、酒浸焙干;明代有酒洗、炒等法;清代有酒炒、姜汁炒等法。现在主要有润切或蒸切等方法。《药典》收载木瓜。

【炮制方法】 取原药材,除去杂质,洗净,润透或蒸透后切薄片,晒干。

【质量要求】 本品呈类月牙形薄片。外表紫红色或棕红色,有不规则的深皱纹。切面棕红色。气微清香,味酸。水分不得过 15.0%,总灰分不得过 4.5%,pH 应为 3.0~4.0,醇溶性浸出物不得少于 15.0%。

【炮制作用】 木瓜味酸,性温。归肝、脾经。具有舒筋活络、和胃化湿的功能。用于湿痹拘挛,腰膝关节酸重疼痛,暑湿吐泻,转筋挛痛,脚气水肿。如治筋急项强,不可转侧的木瓜煎(《本事方》)。

木瓜质地坚硬,水分不易渗入,软化时久泡则损失有效成分。蒸木瓜较易切制,其片型美观,容易干燥。

【炮制研究】 现代木瓜蒸的程度与古代不同,古代要求蒸至"如膏煎,蒸烂,蒸熟",现代则要求蒸软,便于切片,扩大接触面,利于有效成分的煎出。木瓜经蒸后黄酮类成分含量显著升高。

【贮存】 贮干燥容器内,密闭,置阴凉干燥处。防潮,防蛀。

桑螵蛸

【处方用名】 桑螵蛸、盐桑螵蛸。

【来源】 本品为螳螂科昆虫大刀螂 *Tenodera sinensis* Saussure、小刀螂 *Statilia maculata*(Thunberg)或巨斧螳螂 *Hierodula patellifera*(Serville)的干燥卵鞘。以上三种分别习称"团螵蛸""长螵蛸"及"黑螵蛸"。深秋至次春收集,除去杂质,蒸至虫卵死后,干燥。

【炮制沿革】 汉代有蒸法;南齐时代有炙法;唐代有炒等;宋代有微炒、麸炒、醋浸炙令焦黄色、酒浸炒、涂酥炙等;明代增加了蜜炙、面炒黑、盐水炒等;清代增加醋煮等。现在主要有蒸制、盐炙等方法。《药典》收载桑螵蛸。

【炮制方法】

1. 桑螵蛸 取原药材,除去杂质,洗净,置蒸制容器内,用武火隔水蒸至"圆汽"后约 1 小时,容器壁有水蒸气凝结成的水珠滴下为度。取出,晒干或烘干。用时剪碎。

2. 盐桑螵蛸　　取净桑螵蛸,加入盐水拌匀,闷润,置炒制容器内,用文火加热,炒至有香气逸出时,取出放凉。每 100 kg 桑螵蛸,用食盐 2.5 kg。

【质量要求】

1. 桑螵蛸　　团螵蛸略呈圆柱形或半圆形,由多层膜状薄片叠成,表面浅黄褐色,上面带状隆起不明显;体轻,质松而韧;气微腥,味淡或微咸。长螵蛸略呈长条形,表面灰黄色,上面带状隆起明显;质硬而脆。黑螵蛸略呈平行四边形,表面灰褐色,上面带状隆起明显;质硬而韧。

2. 盐桑螵蛸　　形如桑螵蛸,色泽加深,略带焦斑,味微咸。

【炮制作用】　　桑螵蛸味甘、咸,性平。归肝、肾经。具有固精缩尿、补肾助阳的功能。生桑螵蛸令人泄泻,蒸后可消除致泻的副作用,同时经过蒸制,又可杀死虫卵,有利于贮存。可用于遗精滑精,遗尿尿频,小便白浊。如治梦遗滑精的桑螵蛸丸(《杨氏家藏方》),治白浊、带下的首乌枸杞汤(《简明中医妇科学》)。

盐桑螵蛸可引药下行入肾,增强益肾固精、缩尿止遗的作用。如治小便频数,如稠米泔色的桑螵蛸散(《澹寮方》)。

【炮制研究】　　药理研究表明,桑螵蛸盐炙后,抗利尿作用增强。

【贮存】　　贮干燥容器内,密闭,置通风干燥处,防蛀。

何首乌

【处方用名】　　何首乌(首乌)、制何首乌(制首乌)。

【来源】　　本品为蓼科植物何首乌 *Polygonum multiforum* Thunb. 的干燥块根。秋、冬二季叶枯萎时采挖,削去两端,洗净,个大的切成块,干燥。

【炮制沿革】　　唐代有黑豆蒸、黑豆酒煮、醋煮、水煮熟等;宋代增加了单蒸、米泔浸后九蒸九曝、麸炒、酒炒、生姜甘草制等,所用制药工具提出"忌铁器"的要求(《证类》);明、清以后又增加人乳拌蒸等。现在主要有黑豆汁蒸等方法。《药典》收载何首乌、制何首乌。

【炮制方法】

1. 何首乌　　取原药材,除去杂质,洗净,稍浸,润透,切厚片或块,干燥。

2. 制何首乌　　取何首乌片或块,用黑豆汁拌匀,置非铁质的适宜容器内,炖至汁液吸尽。或清蒸或用黑豆汁拌匀后蒸,蒸至内外均呈棕褐色,或晒至半干,切片,干燥。每 100 kg 何首乌片或块,用黑豆 10 kg。

黑豆汁制法:取黑豆 10 kg,加水适量,煮约 4 小时,熬汁约 15 kg,豆渣再加水煮约 3 小时,熬汁约 10 kg,合并得黑豆汁约 25 kg。

【质量要求】

1. 何首乌　　呈不规则的厚片或块。外表皮红棕色或红褐色,皱缩不平,有浅沟,切面浅黄棕色或浅红棕色,显粉性。中央木部较大,有的呈木心。气微,味微苦而甘涩。水分不得过 10.0%,总灰分不得过 5.0%,二苯乙烯苷不得少于 1.0%,含结合蒽醌以大黄素和大黄素甲醚的总量计不得少于 0.05%。

2. 制何首乌　　呈不规则皱缩状的块片。表面黑褐色或棕褐色,凹凸不平。质坚硬,断面角质样,棕褐色或黑色。气微,味微甘而苦涩。水分不得过 12.0%,总灰分不得过 9.0%,醇溶性浸出物不得少于 5.0%,二苯乙烯苷不得少于 0.70%,含游离蒽醌以大黄素和大黄素甲醚总量计不得少于 0.10%。

【炮制作用】　　何首乌味苦、甘、涩,性微温。归肝、心、肾经。具有解毒、消痈、截疟、润肠通便的功能。生首乌苦泄性平兼发散,用于疮痈,瘰疬,风疹瘙痒,久疟体虚,肠燥便秘等。如治遍身疮肿痒痛的何首乌散(《精义》),治颈项生瘰疬、咽喉不利的何首乌丸(《圣惠方》)。

经黑豆汁拌蒸后,味转甘厚而性转温,增强了补肝肾、益精血、乌须发、强筋骨、化浊降脂的

何首乌饮片实物图

—·笔记栏·—

作用;并消除了滑肠致泻的副作用。用于血虚萎黄,眩晕耳鸣,须发早白,腰膝酸软,肢体麻木,崩漏带下,高脂血症。如益肾固精乌发的七宝美髯丹(《积善堂方》)。

【炮制研究】

1. 炮制原理研究 何首乌中含有卵磷脂、蒽醌衍生物、二苯乙烯苷等。蒽醌苷类具有泻下作用,二苯乙烯苷具有降胆固醇和保肝作用。何首乌中二苯乙烯苷、蒽醌和鞣质类成分性质均不稳定,在蒸制过程中,易发生苷键水解和苷元的降解反应,致使何首乌炮制后二苯乙烯苷和蒽醌苷类成分的含量明显降低,其苷元呈现先升后降的变化特征。二苯乙烯苷可水解为二苯乙烯苷元,并可进一步降解为酚类化合物。在蒸制过程中,何首乌中具有致泻作用的结合蒽醌含量随着蒸制时间延长而减少,而游离蒽醌增加,则使致泻作用减弱。卵磷脂为构成神经组织,特别是脑脊髓的主要成分,具有良好的滋补作用,能升血糖、抗衰老,还有减轻动脉粥样硬化作用,制首乌的磷脂类成分和糖的含量较生品增加,从而使制何首乌补益作用更加突出。

何首乌生品对小鼠有泻下作用,炮制后泻下作用减弱。制何首乌对小鼠免疫器官重量、正常白细胞及免疫抑制剂引起的白细胞下降和脏器重量下降有对抗免疫抑制作用,而生首乌无此作用。制何首乌温水浸液能使切除肾上腺饥饿小鼠的肝糖原升高,而生首乌无此作用。

比较生何首乌和制何首乌对大鼠肝脏损伤作用的差异。病理组织分析显示生何首乌组的肝组织结构破坏明显,局部可见肝细胞坏死;制何首乌组可见肝脏组织基本正常,未见明显病变现象。制何首乌对大鼠肝脏的损伤作用显著低于生何首乌,炮制能有效降低何首乌肝毒性。基于内毒素特异质模型,比较何首乌炮制前后对大鼠肝损伤作用的差异,结果生何首乌在2倍临床等效剂量下即可对实验大鼠肝功能造成损伤,而制何首乌在8倍临床等效剂量下才表现出肝损伤作用,提示炮制可降低何首乌的特异质肝毒性。根据化学成分与肝肾毒性相关性分析,游离及结合蒽醌类成分都可能具有肝肾毒性。研究还发现长期大剂量使用二苯乙烯苷、鞣质,均会对肝脏造成一定的损伤。

2. 炮制工艺研究 对黑豆汁拌蒸何首乌的蒸制时间进行研究,结果表明,蒸32小时制品的颜色乌黑发亮,外观质量好,游离蒽醌含量最高,并有较好的药效。

【贮存】 贮干燥容器内,密闭,置通风干燥处。防霉,防蛀。

地 黄

【处方用名】 鲜地黄、生地黄、熟地黄、生地炭、熟地炭。

【来源】 本品为玄参科植物地黄 *Rehmannia glutinosa* Libosch. 的新鲜或干燥块根。秋季采挖,除去芦头、须根及泥沙,鲜用;或将地黄缓缓烘焙至约八成干。前者习称“鲜地黄”,后者习称“生地黄”。

【炮制沿革】 汉代有蒸;南北朝有蒸焙、酒拌蒸;唐代有熬、多次蒸曝、酒浸焙、酒蒸焙、酒蒸炒、酒炒等;宋代有炒炭、九蒸等法,在熟地的质量上提出“光黑如漆,味甘如饴糖”的要求(《证类》),并指出“干地黄本经不言生干及蒸干,方家所用二物别,蒸干即温补,生干则平宣,当依此以用之”(《证类》);明代有砂仁酒拌蒸,砂仁、茯苓、酒煮七次等;清代有青盐制、童便制等。现在主要有清蒸、酒蒸、炒炭、煅炭等方法。《药典》收载鲜地黄、生地黄、熟地黄。

【炮制方法】

1. 鲜地黄 取鲜药材,除去杂质,洗净,用时切厚片或绞汁。

2. 生地黄 取干药材,除去杂质,洗净,闷润,切厚片,干燥。

3. 熟地黄

(1)取净生地黄,加黄酒拌匀,置蒸制容器内,密闭隔水炖至酒吸尽,药物显乌黑色光泽,味转甜,取出,晒至外皮黏液稍干时,切厚片或块,干燥。每100 kg 生地黄片,用黄酒 30～50 kg。

(2)取净生地黄,置蒸制容器内,隔水蒸至黑润,取出。晒至约八成干,切厚片或块,干燥。

地黄饮片实物图

蒸法——地黄的炮制授课视频

4. 生地炭　　　取生地黄片,置炒制容器内,用武火炒至焦黑色,发泡,鼓起时,取出,放凉;或用闷煅法煅炭。

5. 熟地炭　　　取熟地黄片,置炒制容器内,用武火炒至焦褐色,取出,放凉;或用闷煅法煅炭。

【质量要求】

1. 鲜地黄　　　呈纺锤形或条状,外皮薄,表面浅红黄色。肉质,易断,断面皮部淡黄白色,木部黄白色。气微,味微甜、微苦。

2. 生地黄　　　呈类圆形或不规则的厚片。外表皮棕黑色或棕灰色,极皱缩,具不规则的横曲纹。切面棕黑色至黑色或乌黑色,有光泽,具黏性。气微,味微甜。水分不得过 15.0%,总灰分不得过 8.0%,酸不溶性灰分不得过 3.0%,水溶性浸出物不得少于 65.0%,梓醇不得少于 0.20%,地黄苷 D 不得少于 0.10%。

3. 熟地黄　　　为不规则的块片、碎块,表面乌黑色,有光泽,黏性大。质柔软而带韧性,不易折断,断面乌黑色,有光泽。气微,味甜。水分、总灰分、酸不溶性灰分、水溶性浸出物同生地黄,地黄苷 D 不得少于 0.050%。

4. 生地炭　　　形如生地黄,表面焦黑色。质轻松膨胀,外皮焦脆,中心部呈棕黑色并有蜂窝状裂隙。有焦苦味。

5. 熟地炭　　　形如熟地黄,表面焦黑色,有光泽,较生地炭色深。

【炮制作用】　鲜地黄味甘,苦,性寒。归心、肝、肾经。具有清热生津、凉血、止血的功能。用于热病伤阴,舌绛烦渴,温毒发斑,吐血,衄血,咽喉肿痛。如治热入心包、血虚生烦的五汁一枝煎(《重订通俗伤寒论》)。

生地黄味甘,性寒。归心、肝、肾经。具有清热凉血、养阴生津的功效。用于热入营血,温毒发斑,吐血,衄血,热病伤阴,舌绛烦渴,津伤便秘,阴虚发热、骨蒸劳热,内热消渴。如治热入血分证及热伤血络证的犀角地黄汤(《外台》)。

地黄蒸制后药性由寒转温,味由苦转甜,功能由清转补。清蒸熟地黄质厚味浓,滋腻碍脾,加酒蒸制药性转温,主补阴血,且可借酒力行散,起到行药势、通血脉的作用。熟地黄味甘,性微温。归肝、肾经。具有补血滋阴、益精填髓的功效。用于血虚萎黄,心悸怔忡,月经不调,崩漏下血,肝肾阴虚,腰膝酸软,骨蒸潮热,盗汗遗精,内热消渴,眩晕,耳鸣,须发早白。如治肝肾阴虚、骨蒸潮热,盗汗遗精的大补阴丸(《丹溪》)。

生地炭入血分凉血止血,用于吐血,衄血,尿血,便血,崩漏等。如治产后血崩的四物加地榆汤(《医略六书》)。

熟地炭以补血止血为主,用于虚损性出血。如治疗崩漏的止崩汤(《临证医案医方》)。

【炮制研究】

1. 炮制原理研究　　　地黄主含环烯醚萜苷、苯乙醇苷、糖类等类型成分。梓醇为地黄中的主要有效成分,具有降血糖、利尿和缓泻作用。梓醇在地黄各炮制品中的含量有明显差异,鲜地黄含量最高,生地黄次之,熟地黄含量最低。梓醇稳定性较差,温度、酶、亲核性成分(氨基酸等)等多种因素均可致使其发生化学反应。梓醇在酶或酸性条件下,缩醛的糖苷键和烯醚键可发生断裂。另外,苷元结构具有半缩醛结构,活性很强,可与亲核性成分反应而生成稳定化合物。鲜地黄加工成生地黄后出现了含量较高的新成分氯化梓醇。生地黄炮制成熟地黄过程中,梓醇几乎全部降解,新出现了焦地黄素类成分。单糖及其衍生物与部分氨基酸反应产生蛋白黑素,使地黄蒸制中由生地黄的棕色变为黑色。

地黄中的毛蕊花糖苷为苯乙醇苷类的代表性成分,对神经系统、免疫系统具有明显的作用,特别是针对老年性疾病(如老年痴呆)、免疫性疾病(如慢性肾炎)等具有明显的治疗作用。研究表明,不同炮制品中毛蕊花糖苷的含量依次为:鲜地黄>生地黄>熟地黄,其原因是毛蕊花糖苷在炮制过程中异构为异毛蕊花糖苷。毛蕊花糖苷含量随着炮制时间增加而降低,异毛蕊花糖苷含量随着炮制时间延长而升高。

鲜地黄加工炮制成生地黄和熟地黄的过程中,苷类成分水解的程度与其所含糖基的数目有关,单糖苷水解最多,其次是双糖苷如地黄苷 A,而三糖苷如地黄苷 D 等几乎不水解。地黄经清蒸或酒炖后,梓醇、地黄苷 A、益母草苷含量均显著降低,而地黄苷 D、松果菊苷、肉苁蓉苷 A 含量变化不大。

地黄中含有的水苏糖为具有防癌、抗癌、增进健康等生理功能的低聚糖之一。鲜地黄中水苏糖含量最高,达总糖的 64.9%,在干地黄中达药材总重的 30%左右。

地黄中甘露三糖具有促进造血细胞的增殖、提高免疫力、降血糖、抗肿瘤等药理活性。地黄经长时间加热蒸熟后,部分多糖、多聚糖可水解转化为单糖。熟地黄单糖含量比生地黄高 2 倍以上。单糖类物质在体内易于吸收,有利于更好地发挥其作用。另有研究表明,生地黄炮制为熟地黄后,水苏糖、蔗糖、棉子糖、毛蕊花糖含量显著降低,而果糖、葡萄糖、蜜二糖和甘露三糖含量显著升高。这可能与炮制受热过程中蔗糖分解为果糖和葡萄糖、棉子糖分解成蜜二糖和果糖、水苏糖分解为甘露三糖或蜜二糖相关。

熟地黄多糖可显著提高血虚模型大鼠的血象,促进机体的造血机能。熟地黄多糖具有免疫和抑瘤活性,并有强心、降压、保护心肌、抑制血栓形成和降血脂等作用。研究表明,鲜地黄多糖与熟地黄多糖的结构和单糖组成不同,熟地黄多糖的抗衰老作用强于鲜地黄多糖。

2. 炮制工艺研究 地黄常压蒸制 24 小时或 140 kPa 压力蒸 4 小时的熟地黄还原糖含量最高,可达到传统"黑如漆,甜如饴"的质量要求。

【贮存】 鲜地黄放在阴凉干燥处或埋于砂土中,防冻。其他制品贮干燥容器内,密闭,置通风干燥处。防霉、防蛀。

黄 精

黄精饮片实物
图

【处方用名】 黄精、酒黄精、蒸黄精。

【来源】 本品为百合科植物滇黄精 *Polygonatum kingianum* Coll. et Hemsl.、黄精 *Polygonatum sibiricum* Red. 或多花黄精 *Polygonatum cyrtonema* Hua 的干燥根茎。按形状不同,习称"大黄精""鸡头黄精""姜形黄精"。春、秋二季采挖,除去须根,洗净,置沸水中略烫或蒸至透心,干燥。

【炮制沿革】 南北朝刘宋时期有蒸法;唐代有九蒸九曝法,并有"蒸之,若生则刺人咽喉,曝使干,不尔朽坏"的论述(《食疗》);宋代有和蔓荆子水蒸、取汁酒熬等;明代增加了黑豆煮、水煮晒干复蒸晒、酒蒸等方法。现在主要有黑豆制、酒蒸、清蒸等方法。《药典》收载黄精、酒黄精。

【炮制方法】

1. 黄精 取原药材,除去杂质,洗净,略润,切厚片,干燥。

2. 酒黄精 取净黄精,加黄酒拌匀,置蒸制容器内,隔水蒸透,或密闭隔水炖至酒被吸尽,色泽黑润,口尝无麻味时,取出,稍晾,切厚片,干燥。每 100 kg 黄精,用黄酒 20 kg。

3. 蒸黄精 取净黄精,置蒸制容器内,反复蒸至内外呈滋润黑色,切厚片,干燥。

【质量要求】

1. 黄精 为不规则的厚片,外表皮淡黄色至黄棕色。切面略呈角质样,淡黄色至黄棕色,可见多数淡黄色筋脉小点。质稍硬而韧。气微,味甜,嚼之有黏性。水分不得过 15.0%,总灰分不得过 4.0%,醇溶性浸出物不得少于 45.0%,黄精多糖以无水葡萄糖计不得少于 7.0%。

2. 酒黄精 为不规则的厚片。表面棕褐色至黑色,有光泽,中心棕色至浅褐色,可见筋脉小点。质较柔软。味甜,微有酒香气。水分、总灰分、醇溶性浸出物同黄精,黄精多糖以无水葡萄糖计不得少于 4.0%。

3. 蒸黄精 形如黄精,表面棕黑色,有光泽,质柔软,味甜。

【炮制作用】　黄精味甘,性平。归脾、肺、肾经。具有补气养阴、健脾、润肺、益肾的功能。生黄精具麻味,刺人咽喉。

蒸后补脾润肺益肾的功能增强,并可除去麻味,以免刺激咽喉。用于肺虚燥咳,脾胃虚弱,肾虚精亏。如治肾虚精亏、头晕足软的枸杞丸(《奇效》)。

酒黄精能助其药势,使之滋而不腻,更好地发挥补益作用。如用于治疗气血两亏的九转黄精丹及用于肾虚阳痿、梦遗滑精的海马保肾丸(《北京市中药成方选集》)。

【炮制研究】

1. 炮制原理研究　　黄精主要含有糖类、甾体皂苷、生物碱、氨基酸等类型成分。黄精蒸制后,水溶性浸出物和醇溶性浸出物增加,游离氨基酸由 4 个增加到 10 个,总糖含量略有降低,多糖下降,还原糖含量增加。

黄精经酒蒸后,单糖和寡糖类成分含量发生明显变化,蔗糖、棉子糖、蜜二糖含量均有不同程度降低,而果糖、葡萄糖、木糖含量明显增加。在酒蒸过程中,蔗糖水解为果糖和葡萄糖,棉子糖水解为果糖、葡萄糖、蜜二糖和半乳糖,蜜二糖水解为半乳糖和葡萄糖。黄精酒蒸前后多糖相对分子质量及其单糖组成发生了显著改变,酒黄精多糖抑制炎症反应的作用强于生黄精多糖。

由于黄精在炮制过程中加热时间长,温度较高,所以炮制过程中发生还原糖类成分与氨基酸类成分的美拉德反应,从而产生 5-羟甲基糠醛等反应产物。有研究报道,清蒸和酒炖的黄精中均可检测出 5-羟甲基糠醛,其含量与蒸制时间密切相关,在 30 小时内其含量基本稳定,但受热 30 小时以后含量急剧上升,继续加热则含量下降。

黄精炮制后,刺激性消失。将生黄精及清蒸品、酒蒸品的水提醇沉液按 450 g/kg(相当于原生药)的剂量给小鼠灌服。结果,生品组小鼠全部死亡,而炮制组小鼠均无死亡,且活动正常。

2. 炮制工艺研究　　有研究采用改良重蒸法炮制黄精,炮制后的黄精乌黑发亮,质地柔软,有黏性,薄片者光亮透明,无刺激性及副作用,糖性浓烈,口感好,利于服用。现也有采用加压蒸汽法蒸制黄精,温度为 120℃,时间为 6 小时。

【贮存】　贮干燥容器内,密闭,置通风干燥处。防霉,防蛀。

女贞子

女贞子饮片实物图

【处方用名】　女贞子、酒女贞子。

【来源】　本品为木犀科植物女贞子 *Ligustrum lucidum* Ait. 的干燥成熟果实。冬季果实成熟时采收,除去枝叶,稍蒸或沸水中略烫后,干燥;或直接干燥。

【炮制沿革】　宋代有蒸法;明代有酒蒸、酒拌黑豆蒸九次、酒蜜拌蒸等方法,并提出"酒拌,九蒸九晒,乌须明目"(《醒斋》);清代增加盐水炒等方法。现在主要有酒炖、酒蒸等方法。《药典》收载女贞子、酒女贞子。

【炮制方法】

1. 女贞子　　取原药材,除去梗叶杂质,洗净,干燥。

2. 酒女贞子　　取净女贞子,加黄酒拌匀,稍闷,置蒸制容器内,隔水蒸制或密闭隔水炖制,至酒吸尽,女贞子黑润时,取出,干燥。每 100 kg 女贞子,用黄酒 20 kg。

【质量要求】

1. 女贞子　　呈卵形、椭圆形或肾形。表面黑紫色或灰黑色,皱缩不平。体轻。外果皮薄,中果皮较松软,内果皮木质。气微,味甘、微苦涩。水分不得过 8.0%,总灰分不得过 5.5%,醇溶性浸出物不得少于 25.0%,特女贞苷不得少于 0.70%。

2. 酒女贞子　　形如女贞子,表面黑褐色或灰黑色,常附有白色粉霜。微有酒香气。水分、总灰分、浸出物同女贞子,红景天苷不得少于 0.20%。

【炮制作用】 女贞子味甘、苦,性凉。归肝、肾经。具有滋补肝肾、明目乌发的功能。生女贞子偏于清肝明目、滋阴润燥,多用于肝热目眩、阴虚肠燥便秘。如与菊花、桑叶同用,治肝热目赤;与生首乌或火麻仁同用,治肠燥便秘。

酒制女贞子可缓和其寒滑之性,增强滋补肝肾作用,多用于肝肾阴虚,眩晕耳鸣,腰膝酸软,须发早白,目暗不明,内热消渴。如治肝肾阴虚,头目眩晕,须发早白的二至丸(《集解》);治腰膝酸软的壮腰健身丸(《药典》)。

【炮制研究】

1. 炮制原理研究 烯醚萜苷类、三萜类、苯乙醇类成分为女贞子的主要有效成分。女贞子中含有酯苷键的烯醚萜苷类成分性质不稳定,经酒蒸或清蒸后可水解生成其次级苷或苷元,其中,女贞苷 G13 水解生成特女贞苷、红景天苷,特女贞苷水解生成红景天苷,橄榄苦苷水解生成羟基酪醇。酒蒸对女贞子中齐墩果酸和熊果酸含量无明显影响。

药动学研究表明,酒蒸或清蒸水解生成的苯乙醇类成分较其烯醚萜原苷生物利用度显著提高,更利于机体吸收。红景天苷的生物利用度较特女贞苷和女贞苷 G13 显著提高,羟基酪醇的生物利用度显著高于橄榄苦苷。药理研究表明,女贞子酒蒸品的抗糖尿病肾病、免疫调节、保肝作用强于生女贞子,羟基酪醇的抗氧化活性强于橄榄苦苷。比较女贞子、酒蒸女贞子、清蒸女贞子对大鼠酒精性肝损伤的保护作用,结果女贞子经酒蒸、清蒸后均可增强其保肝作用,且酒蒸品的药效优于清蒸品。红景天苷、羟基酪醇均有降血糖、降血脂、抗炎作用,女贞子酒蒸后补益作用增强分析与酒蒸后环烯醚萜苷类成分水解有关。

2. 炮制工艺研究 比较女贞子生品与酒蒸不同时间(4 小时、8 小时)炮制品对肾阴虚模型大鼠睾丸组织氧化应激损伤的保护作用,结果以酒蒸 8 小时作用最佳,酒蒸时间对女贞子药效有显著影响。

【贮存】 贮干燥容器内,密闭,置通风干燥处。防霉,防潮。

 案 例

二至丸由女贞子和墨旱莲组成。用于肝肾阴虚,眩晕耳鸣,腰膝酸痛,月经量多。在古今文献中,二至丸中女贞子的炮制规格不尽一致,生品、清蒸品、酒蒸品均有应用。

问题:
根据女贞子的炮制研究成果,分析二至丸中女贞子应选用哪种炮制品?

肉苁蓉

【处方用名】 肉苁蓉、酒苁蓉。

【来源】 本品为列当科植物肉苁蓉 *Cistanche deserticola* Y. C. Ma 或管花肉苁蓉 *Cistanche tubulosa* (Schrenk) Wight 的干燥带鳞叶的肉质茎。春季苗刚出土时或秋季冻土之前采挖,除去茎尖。切段,晒干。

【炮制沿革】 南北朝有酒浸蒸、酒浸酥炙等法;宋代有酒浸炙干、酒浸焙、酒浸煎、酒洗、酒煮、酒蒸等;明代有酒拌炒、酥炒法;清代有酒洗蒸焙法。现在主要有酒炖或酒蒸等方法。《药典》收载肉苁蓉、酒苁蓉。

【炮制方法】

1. 肉苁蓉 取原药材,除去杂质,洗净,润透,切厚片,干燥。

2. 酒苁蓉 取净肉苁蓉片,加黄酒拌匀,置蒸制容器内,隔水蒸透,或密闭隔水炖至酒被吸尽,表面呈黑色,取出,干燥。每 100 kg 肉苁蓉片,用黄酒 30 kg。

【质量要求】

1. 肉苁蓉　　呈不规则形的厚片。表面棕褐色或灰棕色,有的可见肉质鳞叶;切面有淡棕色或棕黄色点状维管束,排列成波状环纹(肉苁蓉)或切面散生点状维管束(管花肉苁蓉)。气微,味甜、微苦。水分不得过 10.0%,总灰分不得过 8.0%,醇溶性浸出物不得少于 35.0%(肉苁蓉)或 25.0%(管花肉苁蓉),松果菊苷和毛蕊花糖苷的总量不得少于 0.30%(肉苁蓉)或 1.5%(管花肉苁蓉)。

2. 酒苁蓉　　形如肉苁蓉片,表面黑棕色。质柔润。略有酒香气,味甜,微苦。水分、总灰分、醇溶性浸出物及松果菊苷和毛蕊花糖苷的总量同肉苁蓉。

【炮制作用】　　肉苁蓉性味甘、咸,性温。归肾、大肠经。具有补肾阳、益精血、润肠通便的功能。肉苁蓉生品补肾止浊、滑肠通便力强,多用于便秘、白浊。如治阴虚便秘的润肠丸(《世医》)。

酒苁蓉补肾助阳之力增强。多用于阳痿,腰痛,不孕。如治肾虚阳痿的肉苁蓉丸(《圣惠方》);治肾虚骨弱、腰膝冷痛的滋阴大补丸(《丹溪》)。

【炮制研究】

1. 炮制原理研究　　肉苁蓉主要含有苯乙醇苷类、黄酮类、环烯醚萜类、多糖等成分。肉苁蓉中的苯乙醇苷结构中常有乙酰基和咖啡酰基,受热易发生苷键水解和酯键水解反应。而且,肉苁蓉中还含有多种苷的水解酶,若炮制不当,则可造成活性成分的大量损失。肉苁蓉酒蒸后,肉苁蓉苷 A 和肉苁蓉苷 B 的含量降低,去乙酰化物的含量升高。肉苁蓉苷 A 和肉苁蓉苷 B 结构中糖链上均有乙酰基,加水、加热易发生酯键断裂,故炮制后其去乙酰化物含量增加。肉苁蓉中甜菜碱常用于治疗胃酸缺乏、动脉粥样硬化、肝脏疾病,并具有降压、抗脂肪肝、抗肿瘤等多种药理活性。肉苁蓉酒蒸后,甜菜碱含量明显升高。

干燥方式对肉苁蓉中苯乙醇苷类成分含量影响较大。由于肉苁蓉植物体内含有苯乙醇苷的水解酶,若干燥时间长,苯乙醇苷在干燥过程中被水解,含量大大降低,快速干燥法有利于苯乙醇苷类成分的保存。

药理研究表明,肉苁蓉生品通便作用强,经炮制后,通便作用减弱。生品和炮制品均可显著提高小鼠的非特异性免疫功能,但在促进幼龄大鼠的睾丸生长发育、增加精囊前列腺重量等促激素样作用方面无明显差异。

2. 炮制工艺研究　　有研究以甜菜碱、甘露醇、麦角甾苷、氨基酸的含量为指标,筛选酒苁蓉的最佳炮制工艺为:肉苁蓉 100 kg,加黄酒 30%,水 25%,拌润 3 小时,置密闭罐内隔水炖 12 小时。

【贮存】　　贮干燥容器内,密闭,置通风干燥处。防蛀。

山茱萸

【处方用名】　　山茱萸(山萸肉)、酒萸肉、蒸山茱萸。

【来源】　　本品为山茱萸科植物山茱萸 *Cornus officinalis* Sieb. et Zucc. 的干燥成熟果肉。秋末冬初果皮变红时采收果实,用文火烘或置沸水中略烫后,及时除去果核,干燥。

【炮制沿革】　　南北朝有"凡使山茱萸,须去内核……核能滑精"的记载(《雷公》);唐代多打碎用;宋代有酒浸、麸炒、微炒、炮等法;元代有酒浸蒸法;明代有"酒浸良久,取肉去核"(《普济方》)和蒸法;清代又有酒洗等方法。现在主要有去核、酒蒸或酒炖、清蒸、醋制等方法。《药典》收载山萸肉、酒萸肉。

【炮制方法】

1. 山萸肉　　取原药材,洗净,除去杂质和残留果核。

2. 酒萸肉　　取净山萸肉,用黄酒拌匀,置蒸制容器内,隔水蒸透,或密闭隔水炖至酒被吸

山茱萸饮片实物图

尽,药物变黑润,取出,干燥。每100 kg山萸肉,用黄酒20 kg。

3. 蒸山茱萸 取净山萸肉,置蒸制容器内,先用武火,待"圆汽"改用文火,隔水蒸至外皮呈紫黑色,熄火后闷过夜,取出,干燥。

【质量要求】

1. 山萸肉 呈不规则的片状或囊状,表面紫红色至紫黑色,皱缩,有光泽。质柔软。气微,味酸、涩、微苦。水分不得过16.0%,总灰分不得过6.0%,含莫诺苷和马钱苷的总量不得少于1.2%。

2. 酒萸肉 形如山萸肉,表面紫黑色或黑色,质滋润柔软。微有酒香气。水分、总灰分同山萸肉,水溶性浸出物不得少于50.0%,含莫诺苷和马钱苷的总量不得少于0.70%。

3. 蒸山茱萸 形如山萸肉,表面紫黑色,质滋润柔软。

【炮制作用】 山茱萸味酸、涩,性微温。归肝、肾经。具有补益肝肾、收涩固脱的功能。山萸肉敛阴止汗力强,多用于自汗,盗汗,遗精,遗尿。如治肾虚遗精,自汗盗汗的左归丸(《景岳》)。

酒萸肉借酒力温通,助药势,降低其酸性,滋补作用强于清蒸品。多用于头目眩晕,腰部冷痛,阳痿早泄,尿频遗尿。如治肾虚遗精的六味地黄丸(《药证》);治肝阳上亢、头目眩晕的草还丹(《扶寿精方》)。

蒸山茱萸补肾涩精、固精缩尿力胜。如治肾阳虚引起的阳痿、遗精、早泄的锁阳补肾胶囊(《药颁标准》),治脾肾两虚、食少肌瘦、腰膝酸软、目眩耳鸣的无比山药丸(《中药成方制剂》)。

【炮制研究】

1. 炮制原理研究 环烯醚萜苷类成分是山茱萸中的主要活性成分,具有内酯结构的裂环环烯醚萜苷类成分在加水、加热条件下易发生水解,使内酯环开裂,生成的产物具有活泼的羧基,易发生甲基化反应,同时结构中的羟基也易与其他具有羧基的化合物发生酯化反应。研究表明,山茱萸经酒蒸后,马钱苷、莫诺苷的含量下降,山茱萸新苷Ⅱ、山茱萸新苷Ⅰ、7α-乙氧基莫诺苷、7β-乙氧基莫诺苷的含量增加。另有研究表明,山茱萸炮制后5-羟甲基糠醛、没食子酸含量显著增加。

山茱萸多糖是山茱萸补肝肾作用的主要活性成分,有较强的增强免疫和抗氧化作用。山茱萸经酒蒸制后,多糖含量下降,且结构发生明显变化。山茱萸生品和酒制品中多糖均能明显提高免疫低下小鼠的非特异性免疫功能、体液免疫功能和细胞免疫功能,且酒制品多糖疗效显著优于生品多糖。也有研究表明,山茱萸酒制品多糖较生品多糖更能显著延长肾阴虚小鼠负重游泳时间、耐缺氧时间,提高超氧化物歧化酶活性,并降低丙二醛含量。

2. 炮制工艺研究 研究表明,高压蒸山茱萸与常压蒸山茱萸在活性成分、主要药效及毒性方面无明显差异,但高压蒸法可显著提高生产效率。

【贮存】 贮干燥容器内,密闭,置通风干燥处。防蛀。

五味子

【处方用名】 五味子、醋五味子、酒五味子、蜜五味子。

【来源】 本品为木兰科植物五味子 Schisandra chinensis (Turcz.) Baill. 的干燥成熟果实。习称"北五味子"。秋季果实成熟时采摘,晒干或蒸后晒干,除去果梗和杂质。

【炮制沿革】 汉代有打碎法;南北朝有蜜蒸;唐代有炒等法;宋代有酒浸等法;明代有糯米炒、麸炒等方法,又有"入补药熟用,入嗽药生用"的论述(《纲目》);清代有酒拌蒸、盐水拌蒸、盐水浸炒、蒸、蜜酒拌蒸等法。现在主要有醋蒸、酒蒸、蜜炙等方法。《药典》收载五味子、醋五味子。

【炮制方法】

1. 五味子 取原药材,除去杂质。用时捣碎。

2. 醋五味子　　取净五味子,加醋拌匀,稍闷,置蒸制容器内,隔水蒸至醋被吸尽,表面显紫黑色,取出,干燥。每 100 kg 净五味子,用醋 15 kg。

3. 酒五味子　　取净五味子,加酒拌匀,稍闷,置蒸制容器内,隔水蒸至酒被吸尽,表面转黑色,取出,干燥。每 100 kg 净五味子,用黄酒 20 kg。

4. 蜜五味子　　取炼蜜,用适量开水稀释后,加入净五味子,拌匀,闷透,置炒制容器内,用文火加热,炒至不粘手时,取出,晾凉。每 100 kg 净五味子,用炼蜜 10 kg。

【质量要求】

1. 五味子　　呈不规则的球形或扁球形,表面红色、紫红色或暗红色,皱缩,显油润;有的表面呈黑红色或出现"白霜"。果肉柔软,种子肾形。果肉气微,味酸;种子破碎后,有香气,味辛、微苦。水分不得过 16.0%,总灰分不得过 7.0%,五味子醇甲不得少于 0.40%。

2. 醋五味子　　形如五味子,表面乌黑色,油润,稍有光泽,有醋香气。水分、总灰分、五味子醇甲含量同五味子,醇溶性浸出物不得少于 28.0%。

3. 酒五味子　　形如五味子,表面棕黑色或黑褐色,油润,稍有光泽,有酒香气。

4. 蜜五味子　　形如五味子,色泽加深,稍有光泽,味酸,兼有甘味。

【炮制作用】　五味子味酸、甘,性温。归肺、心、肾经。具有收敛固涩、益气生津、补肾宁心的功能。生品以敛肺止咳止汗为主。用于咳喘、自汗、盗汗、口干作渴。如治气阴两伤、自汗口渴的生脉散(《内外伤辨惑论》)。

醋五味子酸涩收敛之性增强,涩精止泻作用更强。用于遗精,泄泻。如治脾肾虚寒、五更泄泻的四神丸(《药典》)。

酒五味子益肾固精作用增强,用于肾虚遗精。如治肾虚骨软、遗精尿频的麦味地黄丸(《保元》)。

蜜五味子补益肺肾作用增强,用于久咳虚喘。如治阴虚燥热久咳的久嗽噙化丸(《醒斋》)。

【炮制研究】

1. 炮制原理研究　　木脂素类成分是五味子发挥保肝作用的主要成分。研究表明,五味子经酒蒸或醋蒸后,木脂素类成分煎出量较生品提高,说明古人认为五味子"入补药熟用"是有一定道理的。比较五味子不同炮制品中木脂素类成分含量,与生品相比,醋蒸、酒蒸、蜜蒸品中五味子醇甲、五味子醇乙、五味子甲素、五味子乙素、五味子丙素含量均有不同程度的升高,而五味子醇乙含量降低。五味子炮制后具抗氧化作用的原儿茶酸含量明显上升。

止咳祛痰平喘实验表明,五味子炮制后止咳作用明显减弱,主要是因为挥发油中所含的萜类止咳成分在炮制后质和量都发生了变化,与"入嗽药生用"的古代认识相吻合。镇静实验表明,五味子炮制品能明显延长戊巴比妥钠致小鼠睡眠时间,其中酒五味子效果最明显。此外,研究发现,五味子、醋五味子、酒五味子对肾阳虚、肾阴虚小鼠均有一定的治疗作用,可改善小鼠的激素水平,增加脏器指数,其中酒五味子作用最好。五味子、醋五味子均能明显降低腹泻小鼠稀便率、稀便级、腹泻指数,能够抑制小鼠胃肠推进,醋五味子作用强于生品。五味子生品及其炮制品对不同原因导致的小鼠肝损伤均有较好的保护作用,其中醋五味子作用最强,与"醋制入肝经"的中医理论相一致。

2. 炮制工艺研究　　有研究以五味子醇甲及五味子乙素为指标,采用正交设计法优化五味子的最佳醋蒸工艺为:五味子 100 kg,加入 20% 醋,拌润 1.5 小时,蒸制 5 小时,干燥。

【贮存】　贮干燥容器内,密闭,置通风干燥处。防霉。

第二节　煮　法

将净选后的中药加辅料(固体辅料需先捣碎和切制)或不加辅料放入锅内,加适量清水同煮的方法称为煮法。

煮法授课视频

（一）煮制的目的

（1）消除或降低药物的毒副作用,如川乌、草乌、藤黄。

（2）清洁药物,如珍珠。

（3）使药物软化,便于切制,如黄芩。

（二）操作方法

（1）清水煮：药物净制、大小分档后,加水浸泡至内无干心,取出,置适宜容器内,加水没过药面,武火煮沸,改用文火煮至内无白心,取出,切片,干燥。或加水武火煮沸,投入净药材,煮至一定程度,取出,闷润至内外湿度一致,切片,干燥。

（2）药汁煮或醋煮：药物净制、大小分档后,加药汁或醋拌匀,加水没过药面,武火煮沸后,改用文火煮至药透汁尽,取出,切片,干燥。

（3）豆腐煮：将药物置豆腐中,放置于适宜容器,加水没过豆腐,煮至规定程度,取出放凉,除去豆腐,干燥。

（三）注意事项

（1）大小分档：大小不同的药材对煮制时间要求不同,为保证产品质量均匀一致,大小不同药材要分别炮制。

（2）控制适宜加水量：加水量多少根据要求而定。例如,毒剧药清水煮时加水量宜大,要求药透汁不尽,煮后将药捞出,去除母液。加液体辅料煮制时,加水量应控制适宜,要求药透汁尽,加水过多,药透而汁未吸尽,有损药效；加水过少,则药煮不透,影响质量。煮时中途如需加水,应加沸水。

（3）掌握适当火力：先用武火煮至沸腾,再改用文火,保持微沸,否则水迅速蒸发,不易向药物组织内部渗透。

（4）及时干燥或切片：煮好后出锅,应及时晒干或烘干,如需切片,则可闷润至内外湿度一致,先切成饮片,再进行干燥,如黄芩；或适当晾晒,再切片,干燥,如乌头。

川 乌

【处方用名】 生川乌（川乌）、制川乌。

【来源】 本品为毛茛科植物乌头 *Aconitum carmichaelii* Debx. 的干燥母根。6月下旬至8月上旬采挖,除去子根、须根及泥沙,晒干。

【炮制沿革】 汉代有蜜煮法；唐代有熬令黑、炮、火煨、米炒、醋煮等法；宋代增加了微炒、黑豆煮、酒浸、酒拌炒、童便制、盐炒等法；元代有土制；明、清时代增加了酒和童便制、盐姜制、面炒制、蛤粉炒制、米泔浸、盐酒浸、酒醋制,并提出"湿纸煨后酒煮,以入口不麻为度"。现在主要有蒸、煮等方法。《药典》收载生川乌、制川乌。

【炮制方法】

1. 生川乌 取原药材,除去杂质。用时捣碎。

2. 制川乌 取净川乌,大小分档,用水浸泡至内无干心,取出,加水煮沸 4~6 小时,或蒸 6~8 小时,至取大个及实心者切开内无白心,口尝微有麻舌感时,取出,晾至六成干,切厚片,干燥。

【质量要求】

1. 生川乌 本品呈不规则圆锥形,稍弯曲,顶端常有残茎,中间多向一侧膨大。表面棕褐色或灰棕色,皱缩,有小瘤状侧根及子根脱离后的痕迹。质坚实,断面类白色或浅灰黄色,形成层环纹呈多角形。气微,味辛辣,麻舌。水分不得过 12.0%,总灰分不得过 9.0%,酸不溶性灰分不得过 2.0%,含乌头碱、次乌头碱和新乌头喊的总量应为 0.050%~0.17%。

2. 制川乌 本品为不规则或长三角形厚片。表面黑褐色或黄褐色,有灰棕色形成层环纹。体轻,质脆,断面有光泽。气微,微有麻舌感。水分不得过 11.0%,双酯型生物碱以乌头碱、次乌头碱和新乌头碱的总量计不得过 0.040%,含苯甲酰乌头原碱、苯甲酰次乌头原碱及苯甲酰新乌头原碱的总量应为 0.070%~0.15%。

【炮制作用】 川乌味辛、苦,性热;有大毒。归心、肝、脾、肾经。具有祛风除湿、温经止痛的功能。生川乌有大毒,多外用于风冷牙痛,疥癣,痈肿。如治牙痛的乌头丸(《圣惠方》)。

制川乌毒性降低,可供内服。用于风寒湿痹,肢体疼痛,麻木不仁,心腹冷痛,疝痛,跌打肿痛。如治寒疝腹痛的乌头桂枝汤(《金匮》);治寒湿历节及脚气疼痛、不可屈伸的乌头汤(《金匮》)。

【炮制研究】

1. 炮制原理研究 川乌主要含生物碱类成分,其中双酯型乌头碱毒性最强,苯甲酰单酯型乌头碱毒性较小,乌头原碱类毒性很弱。双酯型二萜类生物碱,包括乌头碱、新乌头碱、次乌头碱等,是川乌中的主要毒性成分,其毒性极强,肌内注射 0.2~0.3 mg 或口服 2~3 mg 即可导致死亡,同时又是镇痛、抗炎的有效成分。去甲乌药碱和去甲猪毛菜碱为川乌水溶性强心有效成分。炮制后由于双酯型乌头碱类成分的水解而使其毒性降低,但其镇痛、抗炎作用仍然很明显;但若炮制太过,水解完全,则药效降低。乌头毒性的降低与其总生物碱含量无关,主要决定于毒性强的双酯型生物碱的分解或水解程度。

川乌所含的双酯型二萜类生物碱性质不稳定,通过加水、加热处理,使极毒的双酯型乌头碱 C_8 位上的乙酰基水解(或分解),失去一分子醋酸,得到相应的苯甲酰单酯型生物碱:苯甲酰乌头原碱、苯甲酰新乌头原碱、苯甲酰次乌头原碱,其毒性为双酯型乌头碱的 1/200~1/500。再进一步水解,使 C_{14} 位上的苯甲酰基水解(或分解),失去一分子苯甲酸,得到亲水性醇酸类乌头原碱:乌头原碱、新乌头原碱、次乌头原碱,其毒性仅为双酯型乌头碱的 1/2 000~1/4 000,但仍有较好的镇痛、抗炎作用。在炮制工艺中,川乌经加水、加热处理,促进水解反应,从而达到炮制减毒的目的(图 12-4)。

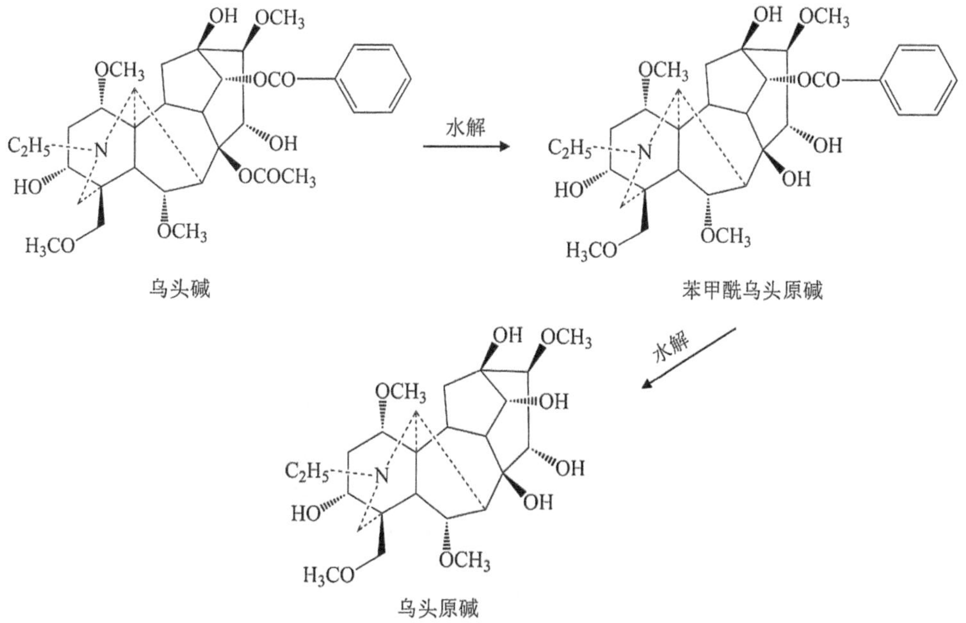

图 12-4 乌头碱的水解反应

2. 炮制工艺研究 根据水解去毒的原理,有研究报道川乌的炮制工艺可采用加压蒸制,工艺为 110~115℃,98 kPa 的气压炮制 40 分钟即可。其炮制品没有乌头碱特有的苦味,也无麻辣感,且毒性可降为原生药的 1/200。

【贮存】 贮干燥容器内,密闭,置通风干燥处。防霉,防潮。按毒性中药管理。

草 乌

【处方用名】 生草乌(草乌)、制草乌。

【来源】 本品为毛茛科植物北乌头 *Aconitum kusnezoffii* Reichb. 的干燥块根。均系野生。秋季茎叶枯萎时采挖,除去须根及泥沙,干燥。

【炮制沿革】 唐代有姜汁煮、醋煮、山矾灰汁浸等法;宋代有炒焦、炒黑存性、盐水浸、盐水浸后麸炒、童便浸、盐炒、炮、水煮等法;元代有煨制;明代有姜汁浸、醋炒、醋浸、粟米炒、姜汁炒等法;清代又增加了绿豆同煮等。现在主要有煮制等方法。《药典》收载生草乌、制草乌。

【炮制方法】

1. 生草乌 取原药材,除去杂质,洗净,干燥。

2. 制草乌 取净草乌,大小分档,用水浸泡至内无干心,取出,加水煮至取大个及实心者切开内无白心,口尝微有麻舌感时,取出,晾至六成干,切薄片,干燥。

【质量要求】

1. 生草乌 呈不规则长圆锥形,略弯曲。表面灰褐色或黑棕褐色,皱缩,有纵皱纹、点状须根痕及数个瘤状侧根。质硬,断面灰白色或暗灰色,形成层环纹多角形或类圆形。气微,味辛辣,麻舌。杂质(残茎)不得过 5.0%,水分不得过 12.0%,总灰分不得过 6.0%,乌头碱、次乌头碱和新乌头碱的总量应为 0.15%~0.75%。

2. 制草乌 呈不规则类圆形或近三角形的片。表面黑褐色,有灰白色多角形形成层环及点状维管束,并有空隙,周边皱缩或弯曲。质脆。气微,味微辛辣,稍有麻舌感。水分同生草乌,含双酯型生物碱以乌头碱、次乌头碱和新乌头碱的总量计不得过 0.040%,含苯甲酰乌头原碱、苯甲酰次乌头原碱及苯甲酰新乌头原碱的总量应为 0.020%~0.070%。

【炮制作用】 草乌味辛、苦,性热;有大毒,归心、肝、脾、肾经。具有祛风除湿、温经止痛的功能。生草乌有大毒,多作外用,用于喉痹,痈疽,疔疮,瘰疬。如治痈疽肿毒的草乌揭毒散(《景岳》)。

制草乌毒性降低,可供内服。用于风寒湿痹,关节疼痛,心腹冷痛,跌打疼痛。如治寒湿痹痛的小活络丹(《处方集》)。

【炮制研究】

1. 炮制原理研究 草乌的主要成分、毒性成分和炮制解毒机制与川乌类似,可参看川乌项下。草乌中的生物碱是其主要毒性物质,毒性最强的 C_{19} 型二萜双酯型和三酯型生物碱在加热条件下发生分解反应,生成单酯型生物碱及醇胺型生物碱,毒性显著降低。同时,三酯型和双酯型二萜生物碱(乌头碱、3-去氧乌头碱、10-羟基中乌头碱)在一定条件下也会发生酯交换反应生成脂类生物碱,降低毒性。草乌煎煮液中一般检测不到双酯类生物碱,仅能检测出单酯型生物碱(苯甲酰乌头原碱),说明双酯型生物碱已完全分解为单酯型生物碱。同时草乌中原有的脂类生物碱也发生了分解反应(包括水解反应和热解反应),生成了与双酯型生物碱相同的水解产物。

草乌的生品和制品均具有镇痛作用,炮制后作用稍差一些。草乌生品及不同炮制品均具有抗炎作用,能显著抑制角叉菜胶所引起的肿胀反应,降低炎症组织浸液中前列腺素 E_2(PGE_2)的含量。

2. 炮制工艺研究 比较生草乌和制草乌(高压蒸、煮沸 4 小时)饮片中乌头碱,新乌头碱、次乌头碱的含量,结果发现,煮沸 4 小时的制草乌的双酯型生物碱含量下降最为明显。

草乌传统炮制工艺常采用水浸泡处理,实验表明,经水浸泡处理后生物碱流失严重,其总单、双酯型生物碱和总生物碱的损失率分别为 20.97%、31.13% 和 14.57%。且常温下酯型生物碱水解减毒作用不明显。而润湿法能最大程度保留生物碱的含量。对草乌常压蒸煮、高压蒸制和高温烘制等加热方式进行研究,结果表明,高温烘制和高压蒸制均具有一定的减毒作用,以高压蒸制减毒作用最好。其制品中双酯型生物碱的含量大大降低,明显低于药典的限量要求,而单酯型生物碱能最大保留,炮制品美观,工艺操作简单可控,耗时短,可用于饮片大生产。

草乌炮制的程度传统经验要求达到"口尝无麻舌感或微有麻舌感"。由于每人的味觉敏感程度不同,口尝量和口尝方式不同,因而有很大差异。使用这种经验方法应遵循如下原则:① 舌尝部位应在舌前1/3处;② 取样100~150 mg;③ 在口中嚼半分钟;④ 咀嚼当时不麻,2~5分钟后出现麻辣感;⑤ 舌麻时间维持20~30分钟才逐渐消失。

【贮存】　贮干燥容器内,置通风干燥处。生品防蛀,制品防潮、防霉。按毒性中药管理。

川乌、草乌均具有较好的祛风除湿作用,但由于毒性大,生品仅供外用,影响了其临床药效的发挥,经蒸制或水煮后毒性显著降低,但药效并未明显减弱,可供内服。

问题:

从现代科学角度分析川乌、草乌炮制减毒存效的共性机理。

远　志

【处方用名】　远志(远志肉)、制远志、蜜远志。

【来源】　本品为远志科植物远志 *Polygala tenuifolia* Willd. 或卵叶远志 *Polygala sibirica* L. 的干燥根。春、秋两季采挖,除去须根和泥沙,晒干或抽去木心晒干。

远志饮片实物图

【炮制沿革】　汉代有去心;南北朝有甘草汤浸法,并提出"先须去心,若不去心,服之令人闷"(《雷公》);宋代有炒黄、甘草煮、生姜汁炒、酒蒸等法;明代有泔浸、甘草水和黑豆煮去骨后姜汁炒等;清代增加了炙、甘草汁炒法。现在主要有甘草汁制、蜜炙等方法。《药典》收载远志、制远志。

【炮制方法】

1. 远志　取抽去木心者,除去杂质,略洗,润透,切段,干燥。

2. 制远志　取甘草,加适量水煎煮两次,煎液合并,加入净远志,用文火煮至汤被吸尽,取出,干燥。每100 kg远志段,用甘草6 kg。

3. 蜜远志　取炼蜜,加入少许开水稀释后,淋于制远志段中,稍闷,用文火炒至蜜被吸尽,药色深黄,略带焦斑,不粘手为度,取出,放凉。每100 kg远志段,用炼蜜20 kg。

【质量要求】

1. 远志　为圆柱形的段,外面灰黄色至灰棕色,有横皱纹。切面棕黄色。气微,味苦、微辛,嚼之有刺喉感。水分不得过12.0%,总灰分不得过6.0%;每1 000 g含黄曲霉毒素B_1不得过5 μg,黄曲霉毒素G_1、黄曲霉毒素G_2、黄曲霉毒素B_1、黄曲霉毒素B_2总量不得过10 μg;70%乙醇醇溶性浸出物不得少于30.0%,细叶远志皂苷不得少于2.0%,远志𠮩酮Ⅲ不得少于0.15%,3,6′-二芥子酰基蔗糖不得少于0.50%。

2. 制远志　形如远志段,表面黄棕色。味微甜。水分、总灰分、黄曲霉毒素、醇溶性浸出物含量要求同生品,酸不溶灰分不得过3.0%,细叶远志皂苷不得少于2.0%,远志𠮩酮Ⅲ不得少于0.10%,3,6′-二芥子酰基蔗糖不得少于0.30%。

3. 蜜远志　呈棕红色,稍带焦斑,略有黏性,味甜。

【炮制作用】　远志味苦、辛,性温,归心、肾、肺经。具有安神益智、交通心肾、祛痰、消肿的功能。远志生品"戟人咽喉",多外用涂敷,用于痈疽肿毒、乳房肿痛。如治口疮的远志散(《朱氏集验方》)。

制远志能缓和燥性,消除麻味,防止刺喉,以安神益智为主。用于心神不安,惊悸,失眠,健忘。如治心肾不足,阴亏血少,虚烦不眠的天王补心丹(《摄生秘剖》)。

蜜远志能增强化痰止咳的作用,多用于咳嗽,痰多,难咯出者。

【炮制研究】

1. 炮制原理研究 远志主要含有三萜皂苷类、糖酯类成分,尚含有机酸、糖类、生物碱等成分。皂苷、糖酯类成分为远志安神益智的主要有效成分。远志皂苷具有明显的祛痰、镇咳作用,同时也是远志引起呕吐、头晕等副作用的成分。在甘草制远志过程中,随着煮制时间的延长,西伯利亚远志糖 A5、西伯利亚远志糖 A6、3,6′-二芥子酰基蔗糖、远志糖酯 A、远志糖酯 B、远志糖酯 C、远志寡精 A、远志寡精 J、远志寡精 H 含量均呈现逐渐降低的趋势,而小分子有机酸类成分对羟基苯甲酸、芥子酸、苯甲酸、3,4,5-三甲氧基肉桂酸、对甲氧基肉桂酸、阿魏酸含量则随着煮制时间的延长逐渐增加。炮制转化机制研究表明,远志中含有酯苷键的寡糖酯类成分性质不稳定,经甘草汁煮制后可使其酯苷键水解生成其次级苷和苷元。

药理研究表明,生远志、蜜炙远志、姜制远志、甘草制远志均对小鼠有明显的止咳作用。蜜炙远志能增强远志对胃黏膜及迷走神经的刺激,增加支气管分泌,使气管内容物易于咳出。生远志、姜远志、甘草制远志均可使小鼠胃内甲基橙胃残留率明显增高,胃排空速度减慢,而蜜远志对小鼠胃排空没有明显影响。生远志与姜汁炙远志能显著抑制胃蛋白酶的活性;蜜炙远志能显著上调胃黏膜转化生长因子-α(TGF-α)基因的表达,而生远志对其无显著影响,说明生远志毒性较大,蜜炙品毒性小,能降低对胃黏膜的损伤。

2. 炮制工艺研究 远志传统加工方法要抽去木心,取根皮入药。研究表明,远志皮和远志木心的化学成分种类相同,远志皮皂苷含量为 12.1%,远志木心为 0.482%,相差达 25 倍。远志木心中寡糖酯类成分含量显著低于根皮。药理研究表明,远志皮的祛痰作用、抗惊厥作用和溶血作用及急性毒性均强于远志木心。鉴于远志木心约占全远志质量的 1/4,且有效成分含量低,以整体疗效和除去质次的非药用部位考虑,传统"去心"的方法是有其科学道理的。

【贮存】 贮存于干燥容器内,密闭,置通风干燥处。

吴茱萸

【处方用名】 吴茱萸、制吴茱萸、盐吴茱萸。

【来源】 本品为芸香科植物吴茱萸 *Euodia rutaecarpa*(Juss.)Benth.、石虎 *Euodia rutaecarpa*(Juss.)Benth. var. *officinalis*(Dode)Huang 或疏毛吴茱萸 *Euodia rutaecarpa*(Juss.)Benth. var. *bodinieri*(Dode)Huang 的干燥近成熟果实。8~11 月果实尚未开裂时,剪下果枝,晒干或低温干燥,除去枝、叶、果梗等杂质。

【炮制沿革】 汉代有炒法;南北朝有盐水洗、醋煮法。唐代有酒煮;宋代增加了炒令焦、炒令熟、醋制、煨制、醋炒、汤浸等;元代有酒洗焙等;明代有盐水炒、黄连水炒等;清代对炮制目的有记载:"治疝盐水炒,治血醋炒,止呕姜汁炒,疏肝胃黄连木香汁炒"(《害利》)。现在主要有甘草水制、盐炙等方法。《药典》收载吴茱萸、制吴茱萸。

【炮制方法】

1. 吴茱萸 取原药材,除去杂质。

2. 制吴茱萸 取甘草片或碎块,加适量水,煎汤去渣,加入净吴茱萸,炮至裂开或煮沸至透,待汁吸尽,用文火炒至微干;或取净吴茱萸,加甘草汤闷润吸尽后,用文火炒至微干,取出,干燥。每 100 kg 净吴茱萸,用甘草 6 kg。

3. 盐吴茱萸 取净吴茱萸,加入盐水拌匀,置预热的炒制容器内,文火加热,炒至裂开、稍鼓起时,取出,晾凉。每 100 kg 净吴茱萸,用食盐 2 kg。

【质量要求】

1. 吴茱萸　　呈球形或略呈五角状扁球形。表面暗黄绿色至褐色,粗糙,有多数点状突起或凹下的油点;顶端有五角星状的裂隙。质硬而脆。气芳香浓郁,味辛辣而苦。水分不得过15.0%,总灰分不得过10.0%,醇溶性浸出物不得少于30.0%,吴茱萸碱和吴茱萸次碱的总量不得少于0.15%,柠檬苦素不得少于0.20%。

2. 制吴茱萸　　形如吴茱萸,表面棕褐色至暗褐色。水分、总灰分、醇溶性浸出物、吴茱萸碱和吴茱萸次碱的总含量及柠檬苦素含量均同吴茱萸。

3. 盐吴茱萸　　形如吴茱萸,表面色泽加深,香气浓郁,味辛辣而微咸。

【炮制作用】　　吴茱萸味辛、苦,性热。归肝、脾、胃、肾经。具有散寒止痛、降逆止呕、助阳止泻的功能。生品有小毒,多外用,散寒定痛力强。用于口腔溃疡,牙痛,湿疹等。如用吴茱萸煎酒含漱,治牙齿疼痛(《食疗》)。

制吴茱萸毒性降低,燥性缓和,用于厥阴头痛,寒疝腹痛,寒湿脚气,经行腹痛,脘腹胀满,呕吐吞酸,五更泄泻。如治厥阴头痛的吴茱萸汤(《伤寒》);治胁肋胀痛,吞酸呕吐,脘痞嗳气的左金丸(《中药成药制剂手册》)。

吴茱萸盐制可引药下行,入肾经,增强疗疝止痛作用。多用于疝气疼痛。如治疝痛的肾气方(《丹溪》)。

【炮制研究】　　不同炮制方法对吴茱萸碱、吴茱萸次碱、吴茱萸内酯影响不同。吴茱萸碱、吴茱萸次碱的含量:盐制>生品>甘草制;吴茱萸内酯的含量:生品>甘草制>盐制。吴茱萸经盐炙、甘草制后挥发油含量显著降低。

药理研究表明,镇痛作用强弱依次为:盐制品>甘草制品>生品,这与治疗寒疝腹痛需要用盐水炒的观点相一致;抗炎作用:甘草制与生品明显强于盐制品;止泻作用强弱依次为:生品>甘草制品>盐制品。

【贮存】　　贮存于干燥容器内,密闭,置通风干燥处。

巴戟天

【处方用名】　　巴戟天、巴戟肉、盐巴戟天、制巴戟天。

【来源】　　本品为茜草科植物巴戟天 *Morinda officinalis* How 的干燥根。全年均可采挖,洗净,除去须根,晒至六七成干,轻轻捶扁,晒干。

【炮制沿革】　　晋代有去心;宋代有酒煮、糯米炒、酒浸焙、面炒、盐汤浸等;明代有油炒、炮、盐水煮、甘草汤浸、枸杞汤浸、甘草汤炒、甘草汁煮等方法。清代有"助阳,杞子汁浸蒸,去风湿,好酒拌炒,摄精,金樱子汁拌炒,理肾气,菊花同煮"(《得配》)的记述。现在主要有清蒸、盐水拌蒸、盐炙、甘草水制等方法。《药典》收载巴戟天、巴戟肉、盐巴戟天、制巴戟天。

【炮制方法】

1. 巴戟天　　取原药材,除去杂质。

2. 巴戟肉　　取净巴戟天,置蒸制容器内蒸透,趁热除去木心,切段,干燥。

3. 盐巴戟天　　取净巴戟天,用盐水拌匀,待盐水被吸尽后,置蒸制容器内蒸透,趁热除去木心,切段,干燥。每100 kg净巴戟天,用食盐2 kg。

4. 制巴戟天　　取甘草,捣碎,加水(甘草:水=1:5)煎汤,去渣,取甘草汤加入净巴戟天拌匀,置锅内,用文火煮至药透汁尽,取出,趁热除去木心,切段,干燥。每100 kg净巴戟天,用甘草6 kg。

【质量要求】

1. 巴戟天　　为扁圆柱形,略弯曲。表面灰黄色或暗灰色,具纵纹和横裂纹。质韧,断面皮部厚,紫色或淡紫色,易与木部剥离;木部坚硬,黄棕色或黄白色。气微,味甘而微涩。水分不得过 15.0%，总灰分不得过 6.0%，水溶性浸出物不得少于 50.0%，耐斯糖不得少于 2.0%。

2. 巴戟肉　　呈扁圆柱形短段或不规则块。表面灰黄色或暗灰色，具纵纹和横裂纹。切面皮部厚，紫色或淡紫色，中空。气微，味甘而微涩。水分、总灰分、水溶性浸出物、耐斯糖含量同巴戟天。

3. 盐巴戟天　　形如巴戟肉。质较软润。味微咸。总灰分不得过 8.0%，水分、水溶性浸出物、耐斯糖含量同巴戟天。

4. 制巴戟天　　形如巴戟肉。表面微黄色。味甜。水分、总灰分、水溶性浸出物、耐斯糖含量同巴戟天。

【炮制作用】　巴戟天味甘、辛，性微温。归肾、肝经。具有补肾阳、强筋骨、祛风湿的功能。蒸软后除去木心，为去除非药用部位。巴戟肉具有祛风除湿的功效，用于肾虚而兼风湿之证。如治风冷腰痛，行步困难的巴戟天丸（《圣惠方》），治腰膝风湿疼痛，脚气水肿或肌肉萎缩无力的巴戟去痹汤（《中药临床应用》）。

盐巴戟天引药归肾，温而不燥，补肾助阳作用缓和，多服久服无伤阴之弊。常用于阳痿遗精，宫冷不孕，月经不调，少腹冷痛。如治肾脏久虚，夜多梦泄，耳内蝉鸣的巴戟天丸（《总录》），治妇人子宫久冷，月经不调的巴戟丸（《局方》），治妇女肾气不足的温肾丸（《玉尺》）。

制巴戟天增加甘温补益作用，偏于补肾阳，强筋骨，多用于肾气虚损，胸中短气，腰脚疼痛，筋骨痿软。如治脾肾亏损的无比山药丸（《中药成药制剂手册》）。

【炮制研究】

1. 炮制原理研究　　巴戟天含蒽醌类、环烯醚萜苷类、糖类等类型成分。巴戟天传统用药要求"去心"，研究发现，巴戟天根皮和木心所含化学成分存在一定的差异。巴戟天木心中的总糖和多糖含量不足巴戟肉中的一半。巴戟天不同炮制品及其木心中多糖含量高低依次为：制巴戟天>巴戟肉>盐巴戟天>巴戟天木心。与生品相比，巴戟天炮制后游离蒽醌类成分含量显著升高，盐巴戟天中环烯醚萜苷和寡糖类成分的含量明显增加，巴戟肉总多糖的含量明显增加。

药理研究发现，巴戟天各炮制品均可改善肾阳虚小鼠的症状，盐巴戟天效果最为显著，其次是制巴戟天、巴戟肉、巴戟天，其作用机制可能与改善肾阳虚证小鼠下丘脑-垂体-肾上腺轴（HPA）病理改变和功能抑制状态有关。亦有研究表明，生巴戟天与盐巴戟天均对小鼠耐缺氧与生殖系统有促进作用，且可改善类风湿关节炎大鼠症状，盐巴戟天的治疗效果较好。

2. 炮制工艺研究　　有研究以耐斯糖含量为指标，采用均匀设计试验法，优选出巴戟天最佳盐制工艺为：每 100 kg 巴戟天饮片加食盐水 120 L（含食盐 2 kg），浸润时间为 8.5 小时，蒸制时间为 5.5 小时。

【贮存】　贮干燥容器内，炮制品密闭，置通风干燥处。防霉，防蛀。

硫　黄

【处方用名】　硫黄、制硫黄。

【来源】　本品为自然元素类矿物硫族自然硫，采挖后，加热熔化，除去杂质；或用含硫矿物经加工制得。

【炮制沿革】　汉代有炼法、酒煮；南北朝有用龙尾蒿、紫背天葵汁制；唐代有研、烧灰等；宋代有水飞，微火上炒勿令焦，萝卜制等方法；明代增加了猪肠内煮、豆腐中煮、醋煮等方法；清代基本沿用前法。现在主要有豆腐制等方法。《药典》收载硫黄、制硫黄。

【炮制方法】

1. 硫黄　　取原药材，除去杂质，敲成碎块。

2. 制硫黄　　取净硫黄块，与豆腐同煮，至豆腐显黑绿色时，取出，漂净，阴干。每 100 kg 净硫黄，用豆腐 200 kg。

注意：本品有毒，炮制用过的豆腐应妥善处理。

【质量要求】

1. 硫黄　　呈不规则块状。黄色或略呈黄绿色。表面不平坦，呈脂肪光泽，常有多数小孔。用手握紧置于耳旁，可闻轻微的爆裂声。体轻，质松，易碎，断面常呈针状结晶形。有特异的臭气，味淡。含硫不得少于98.5%。

2. 制硫黄　　为黄褐色或黄绿色结晶块，断面蜂窝状，臭气不明显。

【炮制作用】　硫黄味酸，性温；有毒。归肾、大肠经。生品有毒，多外用，可以解毒，杀虫，疗疮。外治用于疥癣，秃疮，阴疽恶疮。如治顽癣的如圣散（《总录》）；治疥疮的臭灵丹（《金鉴》）。

制硫黄毒性降低，可供内服。以助阳益火为主，用于阳痿，尿频，虚寒腹痛，虚喘冷哮，虚寒便秘。如治肾阳不足、命门火衰所致的阳痿、遗精、尿频的金液丹（《局方》）。

【炮制研究】　硫黄主含硫，尚含少量无机元素。研究表明，硫黄生品中砷的含量比炮制品大8~15倍，炮制后可显著降低硫黄中As$_2$O$_3$的含量，而硫含量仅降低4.05%，说明硫黄经豆腐制后，可显著降低其毒性成分，而主成分所受影响较小。

硫黄和豆腐以1:1.5~1:2的比例进行炮制，其制品中含硫量可达到98%以上，含砷量≤1μg/mL，符合《中国药典》关于制硫黄中砷盐限量的规定。

【贮存】　贮干燥容器内，密闭，置干燥处。防火。

藤　黄

【处方用名】　藤黄（生藤黄）、制藤黄。

【来源】　本品为藤黄科植物藤黄 *Garcinia hanburyi* Hook. f. 所分泌的胶质树脂。在开花之前，于离地约3 m处将茎干的皮部作螺纹状割伤，伤口内插一竹管，盛受流出的树脂，加热蒸干，用刀刮下，即得。

【炮制沿革】　清代始记载有荷叶炮、山羊血制、水蒸焯。现在主要有荷叶制、豆腐制、山羊血制等方法。《药典》未收载藤黄。

【炮制方法】

1. 生藤黄　　取原药材，除去杂质，轧成粗粒或打成小块。

2. 制藤黄

（1）豆腐制：取大块豆腐，中间挖一长方形槽，将药至槽中，再用豆腐盖严，置煮制容器内加水煮至藤黄熔化后，取出放凉，待藤黄凝固，除去豆腐即得。或将定量豆腐块中间挖槽，将净藤黄粗末放入槽中，上用豆腐覆盖，放入盘中用蒸笼加热，蒸至藤黄全部融化，取出，放凉，除去豆腐，干燥。每100 kg净藤黄，用豆腐300 kg。

（2）荷叶制：取荷叶加10倍量水煎1小时，捞去荷叶，加入净藤黄煮至焯化，并继续浓缩成稠膏状，取出，凉透，使其凝固，打碎。每100 kg净藤黄，用荷叶50 kg。

（3）山羊血制：取净藤黄与鲜山羊血置锅内，加水同煮5~6小时，取出，除去山羊血，晾干。每100 kg净藤黄，用山羊血50 kg。

【质量要求】

1. 生藤黄　　呈不规则碎块状，片状或细粉状。表面棕黄色，红黄色或橙棕色。质脆易碎，有光泽。无臭，味辛。

2. 制藤黄　　呈黄褐色，表面粗糙，断面显蜡样光泽，质脆易碎，无臭，味辛。

【炮制作用】　藤黄性味酸、涩，性寒；有大毒。归胃、大肠经。生品有大毒，不能内服。具有消肿排脓、散瘀解毒、杀虫止痒的功效。外用治疗痈疽肿毒、顽癣。如治顽癣的五黄散（《拾遗》）。

制藤黄毒性降低，可供内服，并可保证药物的净度。用于跌打损伤，金疮肿毒，肿瘤。如治金疮肿毒的黎峒丸（《全生集》）；治金疮初起、伤破出血、恶疮的三黄宝蜡丸（《金鉴》）。

【炮制研究】

1. 炮制原理研究　　藤黄主要含有藤黄酸、新藤黄酸、藤黄素、莫里林等成分。藤黄酸、新藤黄酸具有显著的抗肿瘤活性,藤黄素具有泻下作用。研究炮制对藤黄中藤黄酸含量的影响,发现藤黄各炮制品(豆腐制藤黄、荷叶制藤黄、水煮藤黄、山羊血制藤黄)中藤黄酸差异不明显;但各炮制品与生品比较藤黄酸的含量均有下降。

药理研究表明,藤黄经炮制后均可增强其抗炎、抗菌、抗肿瘤等作用。抗炎方面,高压制品和荷叶制品优于其他炮制品。抗菌方面,藤黄各炮制品对革兰氏阴性大肠杆菌、伤寒杆菌、痢疾杆菌、铜绿假单胞菌均无明显抑制作用,而对金黄色葡萄球菌和白色葡萄球菌有显著的抑菌、杀菌作用,其中以高压制品和荷叶制品效果最好。抗肿瘤方面,藤黄炮制品对肿瘤细胞生长均有较好的抑制作用,以高压蒸制品和荷叶制品的抑制效果最好。毒性研究显示,藤黄经炮制后,其毒性均有不同程度的下降,毒性大小顺序为：高压蒸制品<豆腐制品<荷叶制品<水煮品<山羊血制品<生品。

2. 炮制工艺研究　　以藤黄酸等为化学指标,抗炎、杀菌、抗肿瘤为药效指标,优选藤黄的炮制工艺为：水煮 6 小时或 126℃蒸制 0.5 小时。

【贮存】　贮干燥容器内,密闭,置通风干燥处。按毒性中药管理。

第三节　燀　　法

燀法授课视频

将中药置沸水中浸煮短暂时间,取出,分离种皮的方法称为燀法。适用于种子类药物去除种皮或分离不同药用部位。

(一)燀制的目的

(1)在保存有效成分的前提下,除去非药用部分,如苦杏仁、桃仁。

(2)分离不同药用部位,如白扁豆。

(二)操作方法

先将多量清水加热至沸,再将药物连同具孔盛器(如笊篱、漏勺等)一起投入沸水中,翻烫5~10 分钟,至种皮由皱缩到膨胀,易于挤脱时,立即取出,浸漂于冷水中,捞起,搓开种皮、种仁,晒干,簸去或筛去种皮。

(三)注意事项

(1)控制用水量,一般为药材重量的 10 倍以上。若水量少,投入药物后,水温迅速降低,酶不能很快被灭活,反而使苷被酶解,影响药效。

(2)水沸腾后投入药物,加热时间以 5~10 分钟为宜。若水烫时间过长,易导致成分损失。

(3)燀去皮后,宜当天晒干或低温烘干,否则易泛油,色变黄,影响成品质量。

苦杏仁

苦杏仁饮片实物图

【处方用名】　苦杏仁、燀苦杏仁、炒苦杏仁。

【来源】　本品为蔷薇科植物山杏 *Prunus armeniaca* L. var. *ansu* Maxim. 、西伯利亚杏 *Prunus sibirica* L. 、东北杏 *Prumus mandshurica* (Maxim.) Koehne 或杏 *Prumus armeniaca* L. 的干燥成熟种子。夏季采收成熟果实,除去果肉和核壳,取出种子,晒干。

【炮制沿革】　汉代有去皮尖炒、熬黑等;晋代有熬令黄法;南北朝有沸汤浸少时去皮膜;唐代有麸炒法;宋代增加了制霜法;明代增加蜜炒、蛤粉炒、童便浸等;清代有去皮尖蒸熟捣碎法。现在主要有燀制、炒制等方法。《药典》收载苦杏仁、燀苦杏仁、炒苦杏仁。

【炮制方法】

1. 苦杏仁　　取原药材,筛去皮屑杂质,拣净残留的核壳及褐色油粒。用时捣碎。

2. 燀苦杏仁　　取净苦杏仁置10倍量沸水中,加热约5分钟,至种皮微膨起即捞出,用凉水浸泡,取出,搓开种皮与种仁,干燥,筛去种皮。用时捣碎。

3. 炒苦杏仁　　取燀苦杏仁,置锅内用文火炒至黄色,略带焦斑,有香气,取出放凉。用时捣碎。

【质量要求】

1. 苦杏仁　　呈扁心形。表面黄棕色至深棕色,一端尖,另端钝圆,肥厚,左右不对称,尖端一侧有短线形种脐,圆端合点处向上具多数深棕色的脉纹,富油性。气微,味苦。水分不得过7.0%,过氧化值不得过0.11,苦杏仁苷不得少于3.0%。

2. 燀苦杏仁　　呈扁心形。表面乳白色或黄白色,一端尖,另端钝圆,肥厚,左右不对称,富油性。有特异的香气,味苦。水分、过氧化值同苦杏仁,苦杏仁苷不得少于2.4%。

3. 炒苦杏仁　　形如燀苦杏仁。表面黄色至棕黄色,微带焦斑。有香气,味苦。水分不得过6.0%,过氧化值、苦杏仁苷同燀苦杏仁。

【炮制作用】　　苦杏仁味苦,性微温,有小毒。归肺、大肠经。具有降气止咳平喘、润肠通便的功能。生品性微温而质润,长于润肺止咳,润肠通便。多用于新病喘咳(常为外感咳喘),肠燥便秘。如治疗风温初起、咳嗽的桑菊饮(《条辨》)。

燀苦杏仁作用与生品相同。燀制可破坏酶,保存苷;去皮后,除去非药用部位,便于有效成分煎出,提高药效。如用于治疗肺热咳喘的麻杏石甘汤(《伤寒》)。

炒苦杏仁性温,长于温散肺寒,并可去小毒。多用于肺寒咳喘,久喘肺虚。如治上气喘急的双仁丸(《总录》)。

【炮制研究】

1. 炮制原理研究　　苦杏仁主要含有苦杏仁苷、脂肪油、氨基酸、蛋白质等成分。苦杏仁苷是苦杏仁中止咳平喘的有效成分,脂肪油具有润肠通便的作用。在一定的温度和湿度条件下,苦杏仁苷易被共存的苦杏仁苷酶水解,生成野樱苷,野樱苷在野樱酶的作用下生成杏仁腈,杏仁腈不稳定,易分解为苯甲醛和氢氰酸(图12-5)。若大量口服生苦杏仁,在苦杏仁酶的作用下,可迅速分解大量的氢氰酸而导致中毒,甚至使呼吸麻痹而死亡。在入汤剂煎煮过程中,开始有一段时间的温度适宜苦杏仁中含的苦杏仁酶发挥作用,使苦杏仁苷迅速酶解放出氢氰酸而逸散。苦杏仁经加热炮制后,酶被破坏,利于保存苦杏仁苷;服用苦杏仁后,在胃酸的作用下,苦杏仁苷缓缓分解,产生适量的氢氰酸,发挥镇咳平喘作用而不致引起中毒。

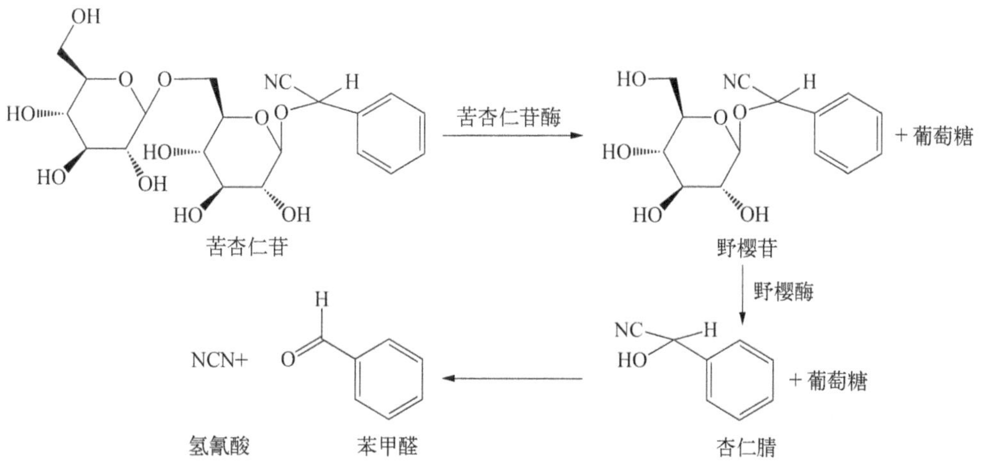

图12-5　苦杏仁苷的酶解反应

由于苦杏仁苷在高温条件下也可以发生分解反应,因此需在杀酶的同时,最大限度地保留苦杏仁苷。研究发现,干热法和湿热法均可达到此目的,但烘干法所需时间较长,炒制法用时短于蒸法或燀法。燀制品中的苦杏仁酶在燀制过程中因沸水煮烫而被破坏,故煎剂中苦杏仁苷的含量高于生品。生、炒、烊苦杏仁均能减少枸橼酸引起的豚鼠咳嗽次数,延长咳嗽潜伏期,且炒苦杏仁作用最为明显。亦有研究报道,炮制还能增强苦杏仁的润肠作用。

2. 炮制工艺研究　　蒸、煮、炒、烊制均可使苦杏仁酶变性。研究表明,少量苦杏仁在 10 倍量 100℃的沸水中保持微沸 5 分钟为最佳;而大量炮制时可采用流通蒸汽加热 30 分钟,苦杏仁中的酶被完全破坏,苦杏仁苷含量稳定;微波法炮制苦杏仁,温度 80℃,加热 4~5 分钟,苦杏仁酶完全灭活,苦杏仁苷不受损失。

【贮存】　贮干燥容器内,置阴凉干燥处。防蛀。

桃 仁

【处方用名】　桃仁、烊桃仁、炒桃仁。

【来源】　本品为蔷薇科植物桃 *Prumus persica*（L.）Batsch 或山桃 *Prumus davidiana*（Carr.）Franch. 的干燥成熟种子。果实成熟后采收,除去果肉和核壳,取出种子,晒干。

【炮制沿革】　汉代有去皮尖;晋代有熬、蒸法;南北朝刘宋时代有白术乌豆制;唐代有"去皮尖,炒熟研如膏"（《产宝》）;宋代增加了麸炒、面炒等方法;明代增加吴茱萸炒、酒制、炒微黄、炙令微黑等方法。现在主要有烊和炒等方法。《药典》收载桃仁、烊桃仁、炒桃仁。

【炮制方法】

1. 桃仁　　取原药材,除去杂质。用时捣碎。

2. 烊桃仁　　取净桃仁置沸水中,加热烫至种皮微膨起即捞出,在凉水中稍泡,捞起,搓开种皮和种仁,干燥,筛去种皮。用时捣碎。

3. 炒桃仁　　取烊桃仁,置锅内用文火炒至黄色,略带焦斑,取出放凉。用时捣碎。

【质量要求】

1. 桃仁　　呈扁长卵形（山桃仁呈类圆形,较下而肥厚）。表面黄棕色至红棕色,密布颗粒状突起。一端尖,中部膨大,另端钝圆稍偏斜,边缘较薄。尖端一侧有短线形种脐,圆端有颜色略深不甚明显的合点,自合点处散出多数纵向维管束。富油性。气微,味微苦。水分不得过7.0%,酸值不得过 10.0,羰基值不得过 11.0;Pb 不得过 5 mg/kg,Cd 不得过 1 mg/kg,As 不得过2 mg/kg,Hg 不得过 0.2 mg/kg,Cu 不得过 20 mg/kg;每 1 000 g 含黄曲霉毒素 B_1 不得过 5 μg,黄曲霉毒素 G_1、黄曲霉毒素 G_2、黄曲霉毒素 G_1、黄曲霉毒素 B_2 和黄曲霉毒素 B_1 的总量不得过10 μg;苦杏仁苷不得少于 2.0%。

2. 烊桃仁　　形如桃仁。表面浅黄白色,一端尖,中部膨大,另端钝圆稍偏斜,边缘较薄。富油性。气微香,味微苦。水分不得过 6.0%,酸值、羰基值、黄曲霉毒素含量同桃仁,苦杏仁苷不得少于 1.5%。

3. 炒桃仁　　形如桃仁。表面黄白至棕黄色,可见焦斑。一端尖,中部膨大,另端钝圆稍偏斜,边缘较薄。富油性。气微香,味微苦。水分不得过 5.0%,酸值、羰基值、黄曲霉毒素含量同桃仁,苦杏仁苷不得少于 1.6%。

【炮制作用】　桃仁味苦、甘,性平。归心、肝、大肠经。具有活血祛瘀、润肠通便的功能。桃仁生用行血祛瘀力强,多用于血瘀经闭,产后瘀滞腹痛,跌打损伤。如治妇女经闭不通、产后瘀血的桃核承气汤（《伤寒论》）;治跌打损伤、腹中瘀血刺痛的桃红四物汤（《金鉴》）。

桃仁烊后易去皮,可除去非药用部位,使有效成分易于煎出,提高药效。

炒桃仁偏于润燥和血,多用于肠燥便秘,心腹胀满等。如治疗年老体衰,或久病血虚津亏,或产后失血过多而致肠燥便秘的润燥丸（《张氏》）。

【炮制研究】　桃仁主要含有苦杏仁苷、挥发油、脂肪油等成分。桃仁不粉碎,直接煎煮,其水溶性浸出物的含量顺序为:烊桃仁>炒桃仁>带皮桃仁>生桃仁,说明烊制去皮利于水溶性成分的溶出。另有研究表明,桃仁粉碎后其水溶性煎出物含量明显提高;醇溶性浸出物含量以生品最高,炮制后均有不同程度的降低。生桃仁入煎剂时,苦杏仁苷在煎液中的留存量甚微,通过燀制可杀酶保苷。而在炮制加工过程中,若操作不当,会使苦杏仁苷有不同程度的分解,产生氢氰酸而挥发损失;选择适宜的炮制条件,既可使酶灭活,又避免处理过程本身导致的苦杏仁苷的损失。

有研究比较了桃仁不同炮制品对小鼠抗凝血、抗血栓、抗炎、润肠通便作用的影响,结果表明,生桃仁各种作用最强,桃仁经燀、炒、蒸后抗凝血作用缓和,炒、蒸桃仁抗血栓作用明显降低。

【贮存】　贮干燥容器内,置阴凉干燥处。防蛀。

白扁豆

【处方用名】　白扁豆(扁豆)、炒白扁豆、扁豆衣。

【来源】　本品为豆科植物扁豆 *Dolichos lablab* L. 的干燥成熟种子。秋、冬二季采收成熟的果实,晒干,取出种子,晒至全干。

【炮制沿革】　宋代有炒、焙、蒸、炮、姜汁炒法、炒去皮;元代出现煮、去皮、炒熟等;明代有浸去皮等;清代增加了炒黑、同陈皮炒、醋制等。现在主要有燀、炒等方法。《药典》收载白扁豆、炒白扁豆。

【炮制方法】

1. 白扁豆　取原药材,除去杂质。用时捣碎。

2. 扁豆衣　取净扁豆置沸水中,稍煮至皮软后,取出,放凉水中稍泡,取出,搓开种皮与种仁,干燥,筛取种皮(其仁亦药用)。

3. 炒白扁豆　取净扁豆或仁,置热锅内,用文火炒至表面微黄,略有焦斑时,取出放凉。用时捣碎。

【质量要求】

1. 白扁豆　呈扁椭圆形或扁卵圆形。表面淡黄白色或淡黄色,平滑,略有光泽,一侧边缘有隆起的白色眉状种阜。质坚硬。种皮薄而脆,种仁黄白色。气微,味淡,嚼之有豆腥气。水分不得过 14.0%。

2. 扁豆衣　呈不规则的卷缩状种皮,乳白色,质脆易碎。

3. 炒白扁豆　表面微黄色,略具焦斑,有香气。

【炮制作用】　白扁豆味甘,性微温。归脾、胃经。具有健脾化湿、和中消暑的功能。扁豆生用清暑、化湿力强。用于暑湿和消渴。如治夏季伤于暑湿、腹痛吐泻的香薷散(《局方》);治阴津受损或脾胃积热、津液耗伤、口渴引饮的金豆丸(《仁存堂经验方》)。

白扁豆燀制是为了分离不同的药用部位,增加药用品种。扁豆衣气味俱弱,健脾作用较弱,偏于祛暑化湿。可用于暑热所致的身热,头目眩晕,如清络饮(《条辨》);又可用于暑日酒食所伤,伏热,烦渴,如缩脾饮(《局方》)。

炒白扁豆性微温,偏于健脾止泻。用于脾虚泄泻,白带过多。如治脾胃虚弱,运化失常,大便泄泻,饮食不佳,神疲体倦的参苓白术散(《局方》)。

【炮制研究】

1. 炮制原理研究　白扁豆主要含有蛋白质、脂肪、血细胞凝集素 A 和凝集素 B、磷脂、豆甾醇等成分。白扁豆中含有对人体红细胞的非特异性凝集素,其中凝集素 A 不溶于水,无抗胰蛋白酶活性,若与饲料相混喂食大鼠时,可抑制其生长,甚至引起肝脏的区域性坏死,而加热后毒性大减。一般认为凝集素 A 是生扁豆的毒性成分,加热后凝固变性失去活力,从而达到降毒的目的。凝集素 B 可溶于水,有抗胰蛋白酶活性作用加压蒸汽消毒或煮沸 1 小时后,活力损失 86%~94%。

2. 炮制工艺研究　现代研究有用浸润砂烫法炒白扁豆,具体炮制工艺:取净扁豆用清水浸泡(冬天可用温水)1~3小时,待种皮稍软后捞起,置容器中润至略膨胀,晾干表面水分,备用。取经过处理的洁净河砂置锅中,加热至180~200℃,投入适量的白扁豆,或把白扁豆埋在热砂内煨约5分钟,拌炒至多数种皮爆裂,透出香气时取出,筛去砂,即得。

【贮存】 贮干燥容器内,置阴凉通风处。防蛀。

【小结】

第十二章习题

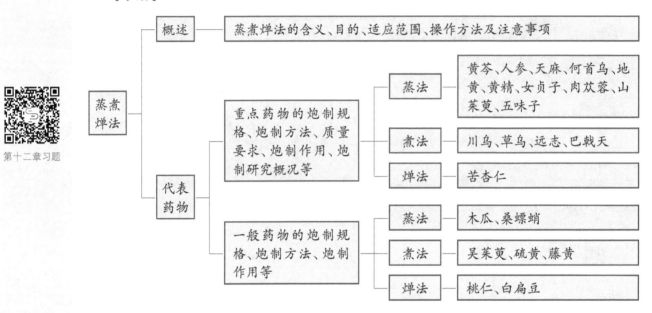

第十三章　复　制　法

将净选后的中药加入一种或数种辅料,按规定的操作程序反复炮制的方法,称为复制法。

— ·笔记栏· —

复制法由来已久,早在唐代就有记载,如造熟地黄(《千金翼方》)。有些具有地方炮制特色的中药,自古至今有多种复制的方法,所用辅料及制备工艺均有不同。

复制法的特点是使用辅料种类多、工艺复杂、炮制时间长。现在的复制法与传统方法比较,其辅料种类、用量及工艺均有所改变。目前,复制法主要用于天南星、半夏、白附子、附子等有毒中药的炮制。

（一）复制的目的

（1）降低或消除药物毒性或刺激性,如半夏、天南星、白附子、附子。

（2）改变药性,如天南星。

（3）增强疗效,如白附子。

（4）矫臭矫味,如紫河车。

（二）操作方法

复制法的工艺流程不统一,具体方法和辅料的选择可视药物而定。一般将净选后的药物置于一定容器内,加入一种或数种辅料,按一定的工艺程序,或浸、泡、漂,或蒸、煮,或数法并用,反复炮制达到规定的质量要求。

（三）注意事项

本法操作复杂,辅料品种较多,炮制一般需较长时间,故应注意。

（1）药材应大小分档处理,以免炮制程度不一,影响成品质量。

（2）时间可选择在春、秋季,或在可进行温控的车间,避免温度过高导致发酵腐烂(化缸)。必要时可加入明矾防腐。

（3）如需加热处理,火力要均匀,加水要适量,以免糊锅。

复制法授课视频

半　夏

【处方用名】　生半夏、清半夏、姜半夏、法半夏。

【来源】　本品为天南星科植物半夏 *Pinellia ternata*（Thunb.）Breit. 的干燥块茎。夏、秋二季采挖,洗净,除去外皮和须根,晒干。

【炮制沿革】　汉代以前有治半夏;汉代出现汤洗;唐代增加酸浆浸、温汤洗;宋代有姜汁罨、制曲等方法;明代增加了吴茱萸制、竹沥制、甘草制等制法;清代新增了"汤浸,同皂荚、白矾煮熟,姜汁拌,焙干用""皂荚、白矾、姜汁、竹沥四制"(《逢原》)。现在主要有白矾制、生姜与白矾制、甘草与石灰制等方法。《药典》收载生半夏、清半夏、姜半夏、法半夏。

半夏饮片实物图

【炮制方法】

1. 生半夏　取原药材,除去杂质,洗净,干燥。用时捣碎。

2. 清半夏　取净半夏,大小分开,用8%白矾溶液浸泡或煮至内无干心,口尝微有麻舌感,取出,洗净,切厚片,干燥。每100 kg净半夏,煮法用白矾12.5 kg,浸泡法用白矾20 kg。

3. 姜半夏　取净半夏,大小分开,用水浸泡至内无干心时,取出;另取生姜切片煎汤,加白矾与半夏共煮透,取出,晾干,或晾至半干,干燥;或切薄片,干燥。每100 kg净半夏,用生姜25 kg、白矾12.5 kg。

4. 法半夏　　取半夏,大小分开,用水浸泡至内无干心,取出;另取甘草适量,加水煎煮二次,合并煎液,倒入用适量水制成的石灰液中,搅匀,加入上述已浸透的半夏,浸泡,每日搅拌 1~2 次,并保持浸液 pH12 以上,至剖面黄色均匀,口尝微有麻舌感时,取出,洗净,阴干或烘干,即得。每 100 kg 净半夏,用甘草 15 kg、生石灰 10 kg。

【质量要求】

1. 生半夏　　呈类球形,有的稍偏斜。表面白色或浅黄色,顶端有凹陷的茎痕,周围密布麻点状根痕;下面钝圆,较光滑。质坚实,断面洁白,富粉性。气微,味辛辣、麻舌而刺喉。水分不得过 13.0%,总灰分不得过 4.0%,水溶性浸出物不得少于 7.5%。

2. 清半夏　　呈椭圆形、类圆形或不规则的片。切面淡灰色至灰白色或黄白色至黄棕色,可见灰白色点状或短线状维管束迹,有的残留栓皮处下方显淡紫红色斑纹。质脆,易折断,断面略呈粉性或角质样。气微,味微涩、微有麻舌感。水分不得过 13.0%,总灰分不得过 4.5%,含白矾以含水硫酸铝钾计不得过 10.0%,水溶性浸出物不得少于 7.0%。

3. 姜半夏　　呈片状、不规则颗粒状或类球形。表面棕色至棕褐色。质硬脆,断面淡黄棕色,常具角质样光泽。气微香,味淡、微有麻舌感,嚼之略粘牙。水分不得过 13.0%,总灰分不得过 7.5%;含白矾以含水硫酸铝钾计不得过 8.5%,水溶性浸出物不得少于 10.0%。

4. 法半夏　　呈类球形或破碎成不规则颗粒状。表面淡黄白色、黄色或棕黄色。质较松脆或硬脆,断面黄色或淡黄色,颗粒者质稍硬脆。气微,味淡略甘、微有麻舌感。水分不得过 13.0%,总灰分不得过 9.0%,水溶性浸出物不得少于 5.0%。

【炮制作用】　半夏味辛,性温;有毒。归脾、胃、肺经。具有燥湿化痰、降逆止呕、消痞散结的功效。生半夏有毒,内服会引起患者呕吐、咽喉肿痛、失音等,不宜入丸散剂内服,多外用,如治一切阴疽流注的桂麝散(《药奁启秘》),如治疗筋骨疼痛,痰核流注,关节酸痛的活血止痛膏(《药典》)。

半夏经炮制后,能降低毒性,缓和药性,消除副作用。

清半夏长于燥湿化痰。用于湿痰咳嗽,胃脘痞满,痰涎凝聚,咯吐不出。如治胸腹闷胀、吞酸呕吐、咳嗽痰多的越橘二陈丸(《药典》);治寒痰咳嗽的二陈汤(《局方》)。

姜半夏增强了降逆止呕作用,以温中化痰、降逆止呕为主。用于痰饮呕吐、胃脘痞满。如治疗外感病,邪犯少阳证,症见寒热往来、胸胁苦满、食欲不振、心烦喜呕的小柴胡颗粒(《药典》);治疗脾胃虚弱、食量不多、气虚痰多的六君子丸(《药典》)。

法半夏偏于祛寒痰,同时具有调和脾胃作用。用于痰多咳喘、痰饮眩悸。如治疗脾虚湿盛、痰浊内阻所致的眩晕、头痛的半夏天麻丸(《药典》)。

【炮制研究】

1. 炮制原理研究　　半夏主要含有生物碱、有机酸、甾醇、多糖、苷类、氨基酸、核苷等成分。目前认为,半夏药效的发挥是其所含多种成分共同作用的结果。较长时间的水处理,会使半夏中水溶性成分损失,但刺激性并不降低,提示半夏在炮制过程中应尽量减少水处理的时间。

历代医家对半夏的毒性描述有"生令人吐""生用则麻,戟人喉咽"。现代研究发现,生半夏对多种黏膜具有很强的刺激性,能引起口舌肿胀、咽喉肿痛、失音,刺激胃黏膜而致吐。研究证实,半夏刺激性毒性成分主要是由草酸钙和毒蛋白组成的针晶复合物,称为"毒针晶",其在电镜下呈现极细长、两头尖锐、质地坚韧,具有倒刺、凹槽等特征,可刺激口腔、咽喉黏膜引起炎症反应;毒针晶及块茎中含有的凝集素蛋白进入体内后,可激活炎症信号通路,诱导炎症因子大量释放,引起炎症反应。生半夏所表现出的对黏膜的刺激性是毒针晶的机械损伤及凝集素蛋白的化学损伤双重作用的结果。炮制所用辅料白矾和石灰可破坏针晶的结构,8%白矾水或 pH>12 的碱水炮制可以溶解并降解凝集素蛋白。生姜汁及生姜中的姜辣素类成分可以抑制毒针晶和毒蛋白产生的刺激性炎症反应,具有解毒作用。加热煮制可以使其中的凝集素蛋白变性或降解,从而降低毒性。实验研究显示,有机溶剂甲醇、乙醇能作用于半夏毒针晶,使其易于断碎,高浓度的甲醇、乙醇可使毒蛋白变性。

动物实验表明,生半夏能损伤小鼠胃黏膜,抑制胃液中前列腺素 E_2 的含量,而姜矾半夏、姜煮半夏能保护胃黏膜正常功能,对大鼠的胃分泌功能在胃蛋白酶和前列腺素 E_2 的含量上均无明显影响。半夏各炮制品总生物碱对 K_{562} 肿瘤细胞生长具有抑制作用,以姜浸半夏、矾半夏、姜矾半夏作用较为明显,而其中姜浸半夏作用最强。

2. 炮制工艺研究　清半夏新工艺:用 6%~8% 碱水浸泡生半夏 2~3 天,至内无干心,其镇咳、祛痰作用和生品相当,而毒性明显降低。温度为 30℃,用 8% 白矾溶液浸泡生半夏 24 小时,可以消除麻辣感。115℃、80 kPa 压力加热生半夏 2 小时或将半夏浸透后经 115℃ 蒸制 10 分钟,均可消除麻舌感。

姜半夏新工艺:每 100 kg 生半夏泡至内无干心,加生姜汁(生姜:姜汁 = 1∶1)15 kg、白矾 8 kg,煮 2~3 小时,药透水尽。此方法炮制所得姜半夏的姜半夏混悬液、水煎液小鼠灌胃均未发现明显毒性,对动物刺激性、镇咳、胃肠运动、催眠等药理作用与药典法所得姜半夏无明显差异。同药典法相比显著缩短了炮制时间,减少了辅料用量。

法半夏新工艺:采用正交试验设计,以总酸、总生物碱和甘草酸含量为指标,多指标综合加权评分,优选鲜制法半夏的炮制工艺;并以草酸钙针晶含量和家兔眼结膜刺激性评价本工艺所制法半夏与生半夏及药典法制备法半夏的刺激程度。结果优选出鲜制法半夏的炮制工艺为:每 100 g 鲜半夏,用甘草 15 g,生石灰 10 g,浸泡 2 天,保持浸液 pH12 以上,即可达到炮制解毒目的,且大大缩短炮制时间。

制半夏炮制工艺创新:生半夏用 65%~80% 乙醇浸润 24~48 小时,干燥。所得的制半夏无刺激性,并可避免药典法中辅料白矾残留导致 Al^{3+} 对神经系统的损害,同时也避免了长时间水处理造成的成分损失。

【贮存】　贮干燥容器内,密闭,置通风干燥处。防蛀。

天南星

【处方用名】　生天南星(生南星)、制天南星(制南星)、胆南星。

【来源】　本品为天南星科植物天南星 Arisaema erubescens (Wall.) Schott、异叶天南星 Arisaema heterophyllum Bl. 或东北天南星 Arisaema amurense Maxim. 的干燥块茎。秋、冬二季茎叶枯萎时采挖,除去须根及外皮,干燥。

天南星饮片实物图

【炮制沿革】　唐代有泡七次;宋代有水浸、炮、温汤浸洗、牛胆制、甘草水煮、酒熬等方法;明代有湿纸包煨、生姜汤浸;清代开始有煨熟、造曲、姜汁矾汤和南星末作饼、牛胆汁制等。现在主要有生姜与白矾制、胆汁制等方法。《药典》收载生天南星、制天南星、胆南星。

【炮制方法】

1. 生天南星　除去杂质,洗净,干燥。

2. 制天南星　取净天南星,按大小分别用水浸泡,每日换水 2~3 次,如起白沫时,换水后加白矾(每 100 kg 天南星,加白矾 2 kg),泡一日后,再进行换水,至切开口尝微有麻舌感时取出。将生姜片、白矾置锅内加适量水煮沸后,倒入天南星共煮至无干心时取出,除去姜片,晾至四至六成干,切薄片,干燥。每 100 kg 天南星,用生姜、白矾各 12.5 kg。

3. 胆南星　取制南星细粉,加入净胆汁(或胆膏粉及适量清水)拌匀,蒸 60 分钟至透,取出放凉,制成小块,干燥。或取生南星细粉,加入净胆汁(或胆膏粉及适量清水),搅拌均匀,放温暖处,发酵 5~7 天后,再连续蒸或隔水炖 9 昼夜,每隔 2 小时搅拌一次,除去腥臭气,至呈黑色浸膏状,口尝无麻味为度,取出,晾干。再蒸软,趁热制成小块。每 100 kg 制天南星细粉(或生天南星细粉),用牛(或猪、羊)胆汁 400 kg(或胆膏粉 40 kg)。

【质量要求】

1. 生天南星　　呈扁球形。表面类白色或淡棕色,较光滑,顶端有凹陷的茎痕,周围有麻点状根痕,有的块茎周边有小扁球状侧芽。质坚硬,不易破碎,断面不平坦,白色,粉性。气微辛,味麻辣。水分不得过 15.0%,总灰分不得过 5.0%,醇溶性浸出物不得少于 9.0%,总黄酮以芹菜素计不得少于 0.050%。

2. 制天南星　　呈类圆形或不规则形的薄片。黄色或淡棕色,质脆易碎,断面角质状。气微,味涩,微麻。水分不得过 12.0%,总灰分不得过 4.0%,含白矾以含水硫酸铝钾计不得过 12.0%,总黄酮以芹菜素计不得少于 0.050%。

3. 胆南星　　呈方块状或圆柱状。棕黄色、灰棕色或棕黑色。质硬。气微腥,味苦。

【炮制作用】　天南星味苦、辛,性温;有毒。归肺、肝、脾经。具有散结消肿的功能。生品有毒,多外用治痈肿,蛇虫咬伤。如治疗受风所致破伤风的玉真散(《药典》),或治疗热毒瘀滞肌肤所致疮疡肿痛、丹毒流注的如意黄金散(《药典》)。

制天南星毒性降低,可供内服,但孕妇慎用。具有燥湿化痰、祛风止痉、散结消肿的功能。用于顽痰咳嗽,风痰眩晕,中风痰壅,口眼㖞斜,半身不遂,癫痫,惊风,破伤风。如治疗疮疡、乳痈红肿疼痛的牛黄化毒片(《药典》)。治疗阳虚痰阻所致咳嗽痰多、气急喘促的定喘膏(《药典》)。

胆南星毒性降低,燥烈之性缓和,药性由温转凉,味由辛转苦,功能由温化寒痰转为清化热痰。具有清化热痰、熄风定惊的功能。用于痰热咳嗽,咯痰黄稠,中风痰迷,癫狂惊痫。如治疗小儿痰热内蕴所致的发热、咳嗽、咳吐不爽、口干舌燥、久嗽痰盛的小儿止嗽糖浆(《药典》);治小儿急惊风的牛黄抱龙丸(《入门》)。

【炮制研究】

1. 炮制原理研究　　天南星所含成分与半夏类似,生物碱类、核苷类、有机酸、甾醇、多糖、氨基酸、β-谷甾醇等是天南星的主要成分。长时间的水处理会使天南星所含的掌叶半夏碱乙、氨基酸、β-谷甾醇等的含量明显降低,但不能消除天南星的麻味。因此,天南星炮制应尽量减少水处理时间。

生天南星的毒性与生半夏类似,主要表现为多种黏膜产生强烈的刺激性,刺激性毒性成分与其所含的草酸钙针晶及凝集素蛋白有关。其炮制减毒机理与姜半夏类似:明矾能改变草酸钙针晶的形态,使针晶断裂、破碎、粘连、锈蚀,生姜汁及生姜中的姜辣素类成分可以抑制毒针晶和毒蛋白产生的刺激性炎症反应,加热煮制可以使其中的凝集素蛋白变性或降解,从而达到减毒目的。

2. 炮制工艺研究　　生天南星经 8% 白矾溶液闷润后加热加压 60 分钟,既可使麻辣感消失,还可使水浸出物量大大提高。天南星用水浸润切片后,放入 5% 明矾水溶液中浸泡 5 天,取出干燥,该新工艺制品中 β-谷甾醇含量高于药典法 1 倍以上,而总氨基酸含量与药典法相当。

以白矾用量、生姜用量、水漂时间、加热时间四个因素,采用正交设计优选出炮制工艺:东北天南星生品 100 kg,清水漂 8 天,每日换水 2~3 次,加入到适量水煮沸的生姜片和白矾的水液中(每 100 kg 生品用生姜 12.5 kg,白矾 6 kg),煮 2 小时,取出,晾至 4~6 成干,切薄片,晾干。

制天南星炮制工艺创新:生天南星,用 65%~80% 乙醇闷润 36~96 小时,取出,加生姜汁煮至汁液被吸干,晾至四至六成干,干燥。该法不使用辅料白矾,所得的制天南星无刺激性,避免了长时间水处理造成的成分损失。

【贮存】　贮干燥容器内,密闭,置通风干燥处。防霉,防蛀。

白附子

白附子饮片实物图

【处方用名】　生白附子(禹白附)、制白附子。

【来源】　本品为天南星科植物独角莲 *Typhonium giganteum* Engl. 的干燥块茎。秋季采挖，除去须根和外皮，晒干。

【炮制沿革】　宋代有炮、汤洗去皮、姜汁姜末煮、炮微黄；明代有微炮、炮去皮脐；现在主要有生姜与白矾制等方法。《药典》收载生白附子、制白附子。

【炮制方法】

1. 生白附子　　取原药材，除去杂质。

2. 制白附子　　取净白附子，分开大小个，浸泡，每日换水 2~3 次，数日后如起黏沫，换水后加白矾（每 100 kg 白附子，用白矾 2 kg），泡 1 日后再进行换水，至口尝微有麻舌感为度，取出。将生姜片、白矾粉置锅内加适量水，煮沸后，倒入白附子共煮至无白心，捞出，除去生姜片，晾至六七成干，切厚片，干燥。每 100 kg 白附子，用生姜、白矾各 12.5 kg。

【质量要求】

1. 生白附子　　呈椭圆形或卵圆形。表面白色至黄白色，略粗糙，有环纹及须根痕，顶端有茎痕或芽痕。质坚硬，断面白色，粉性。气微，味淡，麻辣刺舌。水分不得过 15.0%，总灰分不得过 4.0%，醇溶性浸出物不得少于 7.0%。

2. 制白附子　　为类圆形或椭圆形厚片。外表皮淡棕色，切面黄色，角质。味淡，微有麻舌感。水分不得过 13.0%，总灰分不得过 4.0%，醇溶性浸出物不得少于 15.0%。

【炮制作用】　白附子味辛，性温；有毒。归胃、肝经。具有祛风痰、定惊搐、解毒散结、止痛的功能。生白附子有毒，可治疗风痰阻络，口眼歪斜，面部肌肉抽动等症，如牵正散（《杨氏家藏方》）；还可治疗金创受风所致的破伤风，如玉真散（《药典》）。

制白附子毒性降低，消除麻辣味，增强祛风痰的作用。如治疗小儿风寒感冒，停食停乳，发热鼻塞，咳嗽痰多的小儿至宝丸（《药典》）；治疗小儿惊风，高热抽搐，烦躁不安的牛黄镇惊丸（《药典》）。

【炮制研究】

1. 炮制原理研究　　长时间的水处理会使白附子中的氨基酸类、核苷类等成分含量降低。白附子的毒性与半夏、天南星类似，可以使多种黏膜产生强烈的刺激性。其炮制减毒机理与姜半夏、制天南星类似。

白附子生品、姜矾炮制品及矾制品均有抗肿瘤作用，生白附子抗肿瘤作用强于制品，但制品增强小鼠机体免疫功能作用强于生品。白附子生、制品均能明显推迟戊四唑及士的宁所致小鼠惊厥出现的时间和死亡时间，制白附子镇静作用强于生品。

2. 炮制工艺研究　　传统白附子炮制比较耗时，趁鲜加工炮制最佳工艺为：每 100 kg 鲜白附子，加白矾 6 kg，生姜 6 kg，常压下煮沸 0.5 小时后再继续浸泡 48 小时，以 120℃加压蒸 30 分钟，取出，晾至六、七成干，切片，60℃烘干。结果表明，草酸钙针晶被破坏，浸出物符合规定，Al^{3+}残留量较少。樟帮法采用 2 次煮法，第 1 次煮至内无白心，第 2 次煮至口尝无麻辣感，通过 2 次煮达到减毒目的。

制白附子炮制工艺创新：同制天南星炮制工艺创新。

【贮存】　贮干燥容器内，密闭，置通风干燥处。防蛀。

案例

天南星科有毒中药半夏、天南星、白附子加生姜、白矾和适量水煮制后均可降低毒性。

问题：
从现代科学角度分析半夏、天南星、白附子炮制减毒的共性规律。

附 子

【处方用名】 黑顺片、白附片、淡附片、炮附片。

【来源】 本品为毛茛科植物乌头 *Aconitum carmichaelii* Debx. 子根的加工品。6 月下旬至 8 月上旬采挖,除去母根、须根及泥沙,习称"泥附子"。选择个大、均匀的泥附子,洗净,浸入胆巴的水溶液中过夜,再加食盐,继续浸泡,每日取出晒晾,并逐渐延长晒晾时间,直至附子表面出现大量结晶盐粒(盐霜)、体质变硬为止,习称"盐附子"。

【炮制沿革】 汉代有火炮法;宋代出现"炮裂,去皮脐"(《圣惠》《局方》);明代有黑豆浸、"以水浸过,炮令发"、"柳木灰中炮,令破"、熟灰微炮、"甘草、盐水、姜汁、童尿煮熟"(《纲目》)、"姜汁盐水,煮七沸"(《蒙筌》)等法;清代有甘草水浸、慢火炒黄。现在主要有蒸制、煮制、砂炒、甘草与黑豆制等方法。《药典》载有附片(黑顺片、白附片)、淡附片、炮附片。

【炮制方法】

1. 黑顺片 取泥附子,按大小分别洗净,浸入胆巴的水溶液中数日,连同浸液煮至透心,捞出,水漂,纵切成厚约 0.5 cm 的片,再用水浸漂,用调色液使附片染成浓茶色,取出,蒸至出现油面、光泽后,烘至半干,再晒干或继续烘干,习称"黑顺片"。

2. 白附片 选择大小均匀的泥附子,洗净,浸入胆巴的水溶液中数日,连同浸液煮至透心,捞出,剥去外皮,纵切成厚约 0.3 cm 的片,用水浸漂,取出,蒸透,晒干,习称"白附片"。

3. 淡附片 取盐附子,用清水浸漂,每日换水 2~3 次,至盐分漂尽,与甘草、黑豆加水共煮透心,至切开后口尝无麻舌感时,取出,除去甘草,黑豆,切薄片,晒干。每 100 kg 盐附子,用甘草 5 kg、黑豆 10 kg。

4. 炮附片 取砂置锅内,用武火加热,加入附片(黑顺片、白附片),拌炒至鼓起,微变色,取出,筛去砂,放凉。

【质量要求】

1. 黑顺片 为纵切片,上宽下窄。外皮黑褐色,切面暗黄色,油润具光泽,半透明状,并有纵向导管束。质硬而脆,断面角质样。气微,味淡。水分不得过 15.0%,总灰分不得过 6.0%,酸不溶性灰分不得 1.0%,含双酯型生物碱以新乌头碱、次乌头碱和乌头碱的总量计不得过 0.020%,含苯甲酰新乌头原碱、苯甲酰乌头原碱和苯甲酰次乌头原碱的总量不得少于 0.010%。

2. 白附片 无外皮,黄白色,半透明,厚约 0.3 cm。水分、总灰分、酸不溶性灰分、含双酯型生物碱检查及含量测定同黑顺片。

3. 淡附片 呈纵切片。外皮褐色。切面褐色,半透明,有纵向导管束。质硬,断面角质样。气微,味淡,口尝无麻舌感。总灰分不得过 7.0%,含双酯型生物碱以新乌头碱、次乌头碱和乌头碱的总量计不得过 0.020%,水分、酸不溶性灰分、含量测定同黑顺片。

4. 炮附片 形如黑顺片或白附片,表面鼓起黄棕色,质松脆。气微,味淡。水分、总灰分、酸不溶性灰分、双酯型生物碱检查及含量测定同黑顺片。

【炮制作用】 附子味辛、甘,性大热;有毒。归心、肾、脾经。具有回阳救逆、补火助阳、散寒止痛的功能。生附子有毒,多外用。加工炮制后毒性降低,便于内服。产地加工成盐附子的目的是防止药物腐烂,利于贮存。

附片(黑顺片、白附片)毒性降低,可直接入药。如治疗上消化道出血量多,症见烦躁或神志淡漠、肢冷、汗出、脉弱无力的止血复脉合剂(《药典》);治疗风湿瘀阻、肝肾不足所致的肢体拘挛,手足麻木,腰腿酸痛的天麻丸(《药典》)。

淡附片毒性降低,长于回阳救逆,散寒止痛。如治疗阳虚欲脱、冷汗自出、四肢厥逆、下利清谷、脉微欲绝的四逆汤(《药典》);治疗脾肾阳虚、痰饮阻肺所致的咳嗽、气促发喘、咯吐白痰、畏寒肢冷、腰酸背冷、腹胀食少的痰饮丸(《药典》)。

炮附片毒性降低,以温肾暖脾,补命门之火力胜。如治疗肾阳不足、命门火衰、腰膝酸冷、精神不振、怯寒畏冷、阳痿遗精、大便溏薄、尿频而清的右归丸(《药典》)。

【炮制研究】

1. 炮制原理研究　生物碱类成分是附子的主要活性物质。双酯型生物碱被认为是其中的有毒但也是有效的成分。附子的炮制解毒机理与川乌类似。附子通过炮制,毒性大大降低,同时保持较好的镇痛、抗炎作用。

2. 炮制工艺研究　采用湿热蒸制与干热烘制技术炮制附子,结果发现:120℃蒸制40分钟,单酯型生物碱达到最高峰,双酯型生物碱总量符合药典规定;150℃烘制,单酯型生物碱总量低于蒸制但符合药典规定。这两种技术都能有效降低毒性成分并保留有效成分。

胆巴盐主要含 $CaCl_2$、$MgCl_2$,为毒性物质,服用后易引起不良反应,故经胆巴炮制的附子需经清水反复漂洗去除胆巴,通常以 Ca^{2+} 含量为指标控制无机杂质的残留。探讨胆巴炮制与无胆巴炮制对附子生物碱类成分的影响,结果表明,加胆巴炮制的黑顺片、白附片均能显著降低毒性成分双酯型生物碱的含量,但同时有效成分单酯型生物碱及总生物碱流失严重;蒸附片与砂炒附片总生物碱及单酯型生物碱含量均高于黑顺片、白附片,其总生物碱的保留率较高,双酯型生物碱转化率也较高,"去毒存性"能力较好。加胆巴炮制的黑顺片、白附片存在炮制过度之嫌,而蒸制或砂炒工艺简便易行,不易引入无机杂质。

【贮存】　贮干燥容器内,密闭,置通风干燥处。防潮。

《中国药典》(2020年版)收载的四逆汤由淡附片、干姜、炙甘草组成,用于阳虚欲脱,冷汗自出,四肢厥逆,下利清谷,脉微欲绝。

问题:

四逆汤中的淡附片应采用什么方法炮制?其炮制作用是什么?

紫河车

【处方用名】　紫河车、酒紫河车。

【来源】　本品为健康人的干燥胎盘。将新鲜的胎盘除去羊膜和脐带,反复冲洗至去净血液,蒸或置沸水中略煮后,干燥。

【炮制沿革】　明代有"长流水洗……乳香酒洗……烘干研末"(《纲目》)、瓦焙研、酒煮捣烂、甑蒸捣晒、蒸捣和药。现在主要有花椒与黄酒制、酒炒等方法。《药典》未收载紫河车。

【炮制方法】

1. 紫河车　取原药材,除去灰屑,切小块或碾成细粉或将新鲜胎盘除去膜和脐带,反复冲洗至去尽血液,加适量花椒、黄酒蒸。或置沸水中略煮后,干燥。或取花椒包煎,加入净紫河车,煮2~3分钟,及时捞出,沥尽水,投入黄酒盆内稍浸,置蒸笼内蒸透,干燥。用时砸成碎块或研成粉末。每100 kg紫河车,用黄酒10 kg,花椒2.5 kg。

2. 酒紫河车　取紫河车块,用酒拌匀,待酒吸尽后,用文火炒至酥脆。用时研末。每100 kg紫河车,用黄酒10 kg。

【质量要求】

1. 紫河车　为不规则的碎块或细粉。黄色或黄棕色。质硬而脆。有腥气。

2. 酒紫河车　为不规则的碎块,质地酥脆。腥气较弱,具酒香气。粉末黄棕色。

【炮制作用】　紫河车味甘、咸,性温,归肺、肝、肾经,具有温肾补精、益气养血的功能。生紫河车有腥气,若单独服用易产生恶心呕吐的副作用,多入片剂或胶囊剂。如治疗脾肾两虚、精血不足所致的面色无华、体倦乏力、腰膝酸软的益血生胶囊(《药典》)。

酒制紫河车可除去腥臭味,便于服用,并使其质地酥脆,便于粉碎。功效同紫河车。

【贮存】 贮干燥容器内,密闭,置阴凉干燥处。防蛀。

【小结】

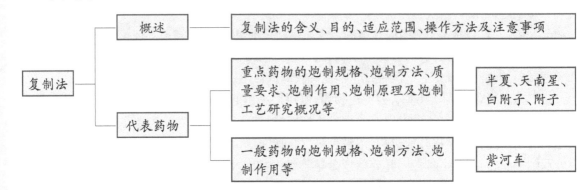

第十四章　发酵法与发芽法

发酵法与发芽法均系借助酶的作用,使药物改变原有性能,产生新的功效,扩大用药品种,以适应临床用药需要的炮制方法。发酵法需借助于微生物和酶的作用,而发芽法需要借助种子萌发时酶的作用,二者都必须具有一定的环境条件,如温度、湿度、空气、水分等。

第一节　发　酵　法

在一定的温度和湿度条件下,借助于微生物和酶的催化分解作用,使净制或处理后的药物发泡、生衣的方法称为发酵法。发酵主要是利用微生物的生长和代谢活动来生产各种有用物质。

微生物具有非常丰富的酶系统,有强大的分解、转化物质的能力。在微生物细胞中,除了部分以较高浓度存在的常规"组成酶"外,其他大多属于当其分解底物或相关诱导物存在时才会合成的机动的"诱导酶"。由于所处的环境条件复杂多变,微生物往往具备一套发达的代谢调节系统。在此体系中,微生物可以利用其营养物,合成满足自己生长、繁殖所需的中间代谢物,包括人类所需的次生代谢产物。微生物发酵中药,可使中药化学成分进行生物转化,产生新的化合物或引起中药中一些成分含量的变化。另外,发酵过程中,中药中的一些成分可能影响微生物的某些代谢途径发生变化,从而产生新的代谢产物。

自然发酵的菌种有细菌、放线菌、酵母菌、霉菌(又名丝状真菌),此外还有危害细菌和放线菌生长的噬菌体等。

现代中药发酵应当向着更有效和可人为控制的方向发展。可以定向选育优良菌种,调节控制发酵,使微生物能按照人们的要求大量积累某些代谢产物。

（一）发酵的目的

（1）改变原有性能,产生新的药效,扩大用药品种,如六神曲、红曲、淡豆豉。

（2）增强疗效,如半夏曲。

（二）操作方法

根据不同的品种,采用不同的方法对发酵原料进行加工处理,混合均匀后,置温度、湿度适宜的环境中进行发酵。常用的方法有药料与面粉混合发酵(如六神曲、建神曲、半夏曲等)和几种药料混合发酵(如淡豆豉等)。

1. 药料的处理　　纤维性强的中药鲜品,一般煎取药液,如鲜苍耳草、鲜辣蓼、鲜青蒿;粉性强的中药,可直接粉碎或与其他药物串研粉碎,如赤小豆等;含脂肪油较多的中药,一般与其他粉性药物串研粉碎,以防粉碎时发生黏结现象,如苦杏仁等。

2. 发酵的条件

（1）菌种:目前发酵多为自然菌种发酵,即利用空气中的微生物在中药中发酵。有时会因菌种不纯,影响发酵质量。单种微生物的纯培养或有目的组合在一起的混合菌种培养是中药发酵研究的方向之一。

（2）培养基:由经过处理的药料充当,主要为水、含氮物质、含碳物质、无机盐类等。

（3）温度:发酵最佳温度一般为 $30 \sim 37$℃。温度太高则微生物中对温度敏感的蛋白质、核酸、酶等容易遭到不可逆的破坏,不能发酵;温度过低,虽能保存菌种,但微生物的生物化学反应速率太慢,不利于发酵,甚至不能发酵。

（4）湿度：微生物所需的营养物质都是溶解于水中被吸收的，其代谢中的渗透、分泌、排泄等均需要水作为媒介，而且水直接参与代谢中的许多反应；另外水的比热高，可以吸收微生物代谢产生的热量，调节菌体温度，所以发酵时需要一定的水分。一般发酵时空气的相对湿度应控制在70%~80%。药料的湿度一般以"握之成团，指间可见水迹，放下轻击则碎"为宜。

（5）pH：适宜的pH范围是发酵的必备条件，一般来说，放线菌最适宜的pH为7.0~8.0，酵母菌最适宜的pH为4.0~5.8，霉菌最适宜的pH为3.8~6.0。

（6）其他方面：要有适宜的溶解氧、无机盐等。

（三）注意事项

发酵制品以曲块表面霉衣黄白色、紫红色或其他特有颜色，内部有斑点为佳，同时应有酵香气味，不应出现黑色、霉味及酸败味。

（1）原料、设备等在发酵前应进行消毒灭菌处理，以免杂菌污染，争夺营养成分，干扰正常发酵，影响发酵质量。

（2）发酵过程一般一次完成，不得中断。

（3）温度和湿度对发酵的质量影响很大，应对发酵环境的温湿度进行检查和监控。

六神曲

六神曲饮片实物图

【处方用名】 六神曲（神曲）、炒六神曲（炒神曲）、麸炒六神曲（麸炒神曲）、焦六神曲（焦神曲）。

【来源】 本品为苦杏仁、赤小豆、鲜青蒿、鲜苍耳草、鲜辣蓼等药加入面粉（或麦麸）混合后经发酵制成。

【炮制沿革】 汉代始有曲；南北朝时有焙制法；唐代有炒黄法；宋代有火炮法；元代有煨制；明、清代增加了枣肉制、酒制、煮制、制炭等方法，并有"火炒以助天五之气，入足阳明经"（《发挥》）、"消导炒用，发表生用"（《便读》）等记述。现在主要有炒黄、麸炒、炒焦等方法。《药典》未收载六神曲。

【炮制方法】

1. 六神曲 取鲜青蒿、鲜辣蓼、鲜苍耳草，洗净，切段，置锅内，加适量水煎取药汁；另取苦杏仁、赤小豆粉碎成粗粉，与面粉混匀，趁热加入上述药汁，搅拌均匀，制成"握之成团，掷之即散"的软材，置模具中压制成扁平方块（33 cm×20 cm×6.6 cm），用鲜荷麻叶包严，放入箱内，按品字形堆放，上面覆盖鲜青蒿，保持温度30~37℃，相对湿度70%~80%，发酵4~6天，待药面生出黄白色霉衣时取出，除去荷麻叶，切成2.5 cm立方块，干燥。每100 kg面粉，用杏仁、赤小豆各4 kg，鲜青蒿、鲜辣蓼、鲜苍耳草各7 kg。

2. 炒六神曲 六神曲块投入热锅内，用文火加热，不断翻炒，至表面呈微黄色，取出，放凉。

3. 麸炒六神曲 取麦麸皮均匀撒入预热适度的炒制容器内，待烟起，将六神曲块倒入，快速翻炒，至六神曲表明呈棕黄色时取出，筛去麸皮，放凉。每100 kg神曲，用麦麸10 kg。

4. 焦六神曲 将六神曲块投入热锅内，用文火加热，不断翻炒，至表面呈焦褐色，内部微黄色，有焦香气时，取出，摊开放凉。

【质量要求】

1. 六神曲 为立方形小块，表面灰黄色，粗糙，质脆易断，微有香气。

2. 炒六神曲 表面微黄色，具焦斑，气香。

3. 麸炒六神曲 表面棕黄色，有麸香气。

4. 焦六神曲 表面焦褐色，内部微黄色，有焦香气。

【炮制作用】 六神曲味甘、辛，性温。入脾、胃经。具有健脾开胃、发散解表的功能。用于治感冒食滞,常与山楂、紫苏、檀香同用;还有如治食滞中焦的宽中降逆场(《温病刍言》)。

炒六神曲健脾和胃功能增强,发散作用减弱。以醒脾和胃为主。如治小儿脾胃虚弱、饮食不消、肌肤瘦削的集成肥儿丸(《幼幼集成》)。

麸炒六神曲具有甘香气,以行脾和胃为主。用于食积不化,脘腹胀满,不思饮食,肠鸣泄泻。如治饮食积滞、脘腹胀满、不思饮食的健脾思食方(《局方》)。

焦六神曲消食化积力强,以治食积泄泻为主。如治脾虚食滞便溏的大安丸(《丹溪》)。

【炮制研究】　研究表明,六神曲可以改善功能性消化不良大鼠十二指肠炎症,并可改善其肠道菌群组成结构,影响短链脂肪酸含量,维持肠道正常生理功能,从而发挥健脾开胃作用。六神曲中的消化淀粉效价,经炒黄后降低约40%,而炒焦后基本消失。

考察赤小豆添加量、发酵时间、发酵温度对六神曲质量的影响,发现赤小豆添加量2.6 g/100 g麸面、发酵温度32℃、发酵时间3天,所得六神曲中淀粉酶活性最高。

【贮存】　贮干燥容器内,置阴凉干燥处。防潮,防蛀。

【备注】　辣蓼、青蒿、苍耳草若无鲜品时,也可用干品代替,用量为鲜品的1/3。

目前部分省(市)炮制规范中收载了六神曲的质量标准,并对鉴别、检查、浸出物项作出了规定,但标准仍不健全,难以客观评价六神曲质量。

问题:
请根据六神曲的组成及工艺,谈谈如何客观评价六神曲质量。

半夏曲

【处方用名】　半夏曲、麸炒半夏曲(炒半夏曲)。

【来源】　本品为法半夏、赤小豆、苦杏仁、鲜青蒿、鲜辣蓼、鲜苍耳草与面粉经加工发酵制成。

【炮制沿革】　宋代始有半夏合生姜制曲法,并云:"半夏汤浸七次,切,焙干,用生姜三钱,同捣成曲,焙干"(《药证》);也有"用生姜和半夏末作曲用……微炒"等炒制法(《总录》);明代有"用半夏细末一斤,白矾半斤,楮叶包,伏日制阴干"(《仁术》)"半夏研末,以姜汁、白矾汤和作饼,楮叶包置篮中,待生黄衣,日干用,谓之半夏曲"(《纲目》)等炮制方法。现在主要有制成半夏曲后麸炒的方法。《药典》未收载半夏曲。

【炮制方法】

1. 半夏曲　　取法半夏、赤小豆、苦杏仁共碾细粉,与面粉混合均匀,加入鲜青蒿、鲜辣蓼、鲜苍耳草的煎出液,搅拌揉匀,堆置发酵,压成片状,切成小块,晒干。每100 kg法半夏,用赤小豆30 kg、苦杏仁30 kg、面粉400 kg、鲜青蒿30 kg、鲜辣蓼30 kg、鲜苍耳草30 kg。

2. 麸炒半夏曲　　取麸皮,撒在预热适度的炒制容器内,用中火加热,待冒浓烟时,加入半夏曲块,迅速翻动,用文火炒至表面呈深黄色时,取出,筛去麸皮,晾凉。每100 kg半夏曲,用麸皮10 kg。

【质量要求】

1. 半夏曲　　为小立方块。表面浅黄色。质疏松,有细蜂窝眼。

2. 麸炒半夏曲　　形如半夏曲。表面呈深黄色。具焦香气。

【炮制作用】　半夏曲味甘,微辛,性温。归脾、胃经。具有健脾温胃、燥湿化痰的功能。半夏曲以化痰止咳、消食积为主,可用于咳嗽痰多,胸脘痞满,饮食不消,苔腻呕恶。如治中脘气滞、胸膈烦满、痰涎不利、头目不清的三仙丸(《百一选方》);还可用于脾胃虚弱、食谷不消、泄泻、呕吐、腹胀等症。

半夏曲麸炒后,产生焦香气,健胃消食作用增强。

【贮存】 贮干燥容器内,密闭,置通风干燥处。防潮、防蛀。

淡豆豉

【处方用名】 淡豆豉(豆豉)。

【来源】 本品为豆科植物大豆 *Glycine max*(L.)Merr. 成熟种子(黑豆)的发酵加工品。

【炮制沿革】 晋代有熬令黄香法;唐代增加有九蒸九曝、酒制、醋制,并记载有造豉汁法;宋代有炒焦法;明代详细记载了制淡豆豉方法,并有"黑豆性平,作豉则温,即经蒸(罨),故能升能散"的记述(《大法》),并有醋拌蒸法;清代新增清蒸法。现在主要有桑叶、青蒿制曲等方法。《药典》收载淡豆豉。

【炮制方法】 取桑叶、青蒿,加水煎煮,滤过,煎液拌入净大豆 1 000 g 中,俟吸尽后,蒸透,取出,稍晾,再置容器内,用煎过的桑叶、青蒿渣覆盖,闷使发酵至黄衣上遍时,取出,除去药渣,洗净,置容器内再闷 15~20 天,至充分发酵、香气溢出时,取出,略蒸,干燥,即得。每 100 kg 黑大豆,用桑叶、青蒿各 7 kg。

【质量要求】 淡豆豉呈椭圆形,略扁。表面黑色,皱缩不平,一侧有长椭圆形种脐。质稍柔软或脆,断面棕黑色。气香,味微甘。

【炮制作用】 淡豆豉味辛、甘、微苦,性寒。归肺、肾经。具有解表除烦的功能。用于伤风感冒,发热恶寒,头痛,或胸中烦闷,虚烦不眠。如治感冒发热、胸脘不舒的葱豉桔梗汤(《通俗伤寒论》);治热郁胸膈不寐的栀子豉汤(《伤寒》)。

【炮制研究】

1. 炮制原理研究 大豆中的蛋白质被曲霉菌、毛霉菌、根霉菌或细菌的蛋白水解酶分解成大量的小分子肽和游离氨基酸,发酵后水溶性蛋白含量显著升高;大豆中的脂肪在微生物脂肪酶作用下分解成脂肪酸和甘油,游离型的脂肪酸如亚油酸、油酸、棕榈酸等在发酵时会生成一些酯类,与淡豆豉的味、香气有关。

大豆中的异黄酮类物质具有抗肿瘤、抗氧化、抗骨质疏松等多方面功效,其中主要包括染料木素、大豆黄素、鸡豆黄素 A 等。淡豆豉中游离染料木素含量比原料大豆高 48%,游离大豆黄素含量比原料大豆高 94%,表明淡豆豉经过发酵,其异黄酮苷发生酶解,使游离苷元含量提高。实验表明,经过发酵淡豆豉中一部分成分转变成机体易利用的物质,淡豆豉抗癌作用比其原料大豆强可能与之有关。

2. 炮制工艺研究 研究表明,淡豆豉二次发酵成品质量好,初酵温度为 26℃ 左右,湿度为 70%~80%,发酵 4 天,二次发酵温度 55℃,发酵 15 天。

【贮存】 贮干燥容器内,密闭,置阴凉干燥处。防蛀。

红 曲

【处方用名】 红曲、红曲炭。

【来源】 本品为曲霉科真菌紫色红曲霉 *Monascus purpureus* Went 寄生在禾本科植物粳稻种子上发酵而成的红曲米。

【炮制沿革】 宋代始见红曲,有焙制法;元代有炒制法;明代对制曲方法则作详述,云:"白粳米一石五斗,水淘浸一宿,作饭,分作十五处,入曲母三斤,搓揉令匀,并作一处,以帛密覆;热即去帛摊开,觉温急堆起,又密覆;次日日中又作三堆,过时分作五堆,再一时合作一堆,又过一时分作十五堆,稍温又作一堆,如此数次;第三日,用大桶盛新汲水,以竹箩盛曲作五六份,蘸湿完又作一堆,如前法作一次;第四日,如前又蘸;若曲半沉半浮,再依前法作一次,又蘸;若尽浮则成矣,取出日干收之。"现在主要有制曲后炒炭等方法。《药典》未收载红曲。

【炮制方法】

1. 红曲

(1) 传统炮制方法:选择红色土壤地,挖一深坑,在坑上下周围铺以簸席,将粳米倒入其中,上压以重石,使其发酵,经 3~4 天后,米粒外皮紫红色,内心亦变为红色。

(2) 现代炮制方法:取白粳米,加水淹没,浸泡 12~24 小时,使其充分吸水,取出,蒸 20 分钟;另将 40℃的无菌水配制成 5%的醋酸溶液,加入菌种母液,每瓶 100 mL,在 32℃孵育 6 小时,待温度降到 40℃时,与上述粳米充分搅拌,使米变为通红色。接下来进行发酵,开始的 24 小时温度控制在 26~30℃,由于曲米发酵产生热量,因此在发酵过程中需要控制温度。48 小时后需要补充纯净水,并每隔 2 小时淋水一次,使含水量维持在 38%~40%,并适当搅拌使发酵均匀。待粳米完全变为紫色时,倒出,堆积,加盖布袋放置一夜。当掰开米粒,内断面为红色,干燥,即可。

2. 红曲炭　将净红曲置预热适度的炒制容器内,用武火微炒,使外部呈黑色,内部呈老黄色为度,喷淋清水,冷却,取出晾干。

【质量要求】

1. 红曲　呈米粒状,多碎断。表面紫红色或棕红色,断面粉红色。质脆,手捻易碎,染指。微有酵酸气,味淡。

2. 红曲炭　形似红曲外皮呈黑色,内部呈老黄色。有焦香味。

【炮制作用】　红曲甘,温。归肝、脾、大肠经。具有活血化瘀、健脾消食的功效。用于饮食积滞,脘腹胀满,赤白下痢,产后恶露不净,瘀滞腹痛,跌打损伤。如治外感吐血、表邪已解、吐血色紫、上焦蓄血、血臟腹胀的红花桃仁汤(《症因脉治》)。

红曲炭涩性增强,以收敛止血、止泻见长。可治冷滞赤白痢、血痢。

【炮制研究】　粳米含游离态氨基酸约为 0.55 mg/g,紫色红曲霉菌在粳米培养基中发酵后产生大量游离态氨基酸,含量可达 8.2~11.5 mg/g。

研究表明,红曲中含有的他汀类成分,尤其是酸式洛伐他汀具有显著的降脂作用,此外,含有的 γ-氨基丁酸及葡糖胺具有降血压作用,黄酮酚类成分具有抗氧化作用,初步揭示了红曲活血化瘀作用的科学内涵。采用改良选育的紫色红曲霉菌株接种在粳米上固体发酵培养而成的红曲中,洛伐他汀含量高达 4.99~5.33 μg/g,而普通商品红曲中的洛伐他汀含量甚微,只有 0.088~0.551 μg/g。

【贮存】　贮干燥容器内,置阴凉干燥处。防潮,防蛀。

建神曲

【处方用名】　建神曲(建曲)、炒建神曲、焦建神曲。

【来源】　本品为藿香、青蒿等中药研成细粉与面粉、麸皮混合发酵而成的炮制加工品。

【炮制沿革】　建神曲见于清代(《拾遗》),《药性考》曰:"白酒药曲,松江得名,良姜四两,草乌半斤,吴萸白芷,黄柏桂心,干姜香附,辣蓼苦参,秦椒九味,一两等分,菊花薄荷,二两齐秤,丁皮益智,五钱杏仁,共为细末。滑石五斤,米粉斗八,河水搅匀。造丸干用,酿酒芬馨,炒焦拌食,滞积消灵。"(《拾遗》)现在主要有制曲后炒黄、炒焦等方法。《药典》未收载建神曲。

【炮制方法】

1. 建神曲　取藿香 6 kg,青蒿 6.5 kg,辣蓼 6.5 kg,苍耳草 6.5 kg,苦杏仁 4 kg,赤小豆 4 kg,炒麦芽 9 kg,炒谷芽 9 kg,炒山楂 9 kg,陈皮 6 kg,紫苏 6 kg,香附 6 kg,苍术 6 kg,炒枳壳

3 kg,槟榔 3 kg,薄荷 3 kg,厚朴 3 kg,木香 3 kg,白芷 3 kg,官桂 1.5 kg,甘草 1.5 kg,面粉 10.5 kg,生麸皮 21 kg。各药共研细粉与生麸皮混匀,再将面粉制成稀糊,趁热与上述各药揉合制成软材,压成块状,发酵,取出,干燥。

2. 炒建神曲　　取净建神曲块,置炒制容器内,用文火炒至表面深黄色,有香气逸出时,取出,放凉。

3. 焦建神曲　　取净建神曲块,置炒制容器内,用中火炒至制表面焦黄色,有焦香气逸出时,取出,放凉。

【质量要求】

1. 建神曲　　为不规则的碎块,土黄色,具有清香气,味淡微苦。

2. 炒建神曲　　形如建神曲,表面呈深黄色,具香气。

3. 焦建神曲　　形如建神曲,表面呈焦黄色,具焦香气。

【炮制作用】　　建神曲味辛、甘,性温。具有消食化积、发散风寒、健脾和胃的功效。与香薷、紫苏、陈皮等同用,可用于外感风寒,头痛胸闷,食积腹胀。与苍术、藿香、陈皮等同用,可用于脾湿偏盛之痰饮,水肿。如治疗肝胃气痛的佛手丸(《良方集腋》)。

炒建神曲,发散作用减弱,健脾和胃作用增强。

焦建神曲可增强其消食化积、健脾和胃的功能。常与健脾消食药同用。与党参、山药、白术等同用,治食滞腹泻,可用于食积不化,脘腹胀满,不思饮食,肠鸣腹泻,痢疾等。

【贮存】　　贮干燥容器内,密闭,置通阴凉干燥处。防潮,防蛀。

百药煎

【处方用名】　　百药煎。

【来源】　　本品为五倍子、茶叶、酒糟或酒曲经发酵加工而成。

【炮制沿革】　　百药煎始见于明代,明代首次记载其发酵方法"五倍子造成,新五倍子十斤,春捣烂细,磁缸盛,稻草盖合,七昼夜,取出复捣,加桔梗、甘草末各二两,又合一七,仍捣仍合,务过七次,捏成饼锭,晒干任用。如无新鲜,用干倍子水渍为之"(《蒙筌》),并以酒曲、酒糟作为发酵菌种来源,对发酵条件也提出要求,如"用温水拌"(《粹言》)。现在主要有制曲法。《药典》未收载百药煎。

【炮制方法】　　取茶叶,分次加水煎煮,滤过,合并滤液,浓缩至适量,放凉,与酒糟或酒曲混合;另取五倍子细粉,与上述混合物加水适量搅匀,制成软块,发酵,待药块表面遍布白色"霉衣"时取出,切成小方块,低温干燥。每 100 kg 五倍子,加茶叶(绿茶)6.2 kg、酒糟 25 kg。

【质量要求】　　百药煎为黑褐色不规则小方块。表面有黄白色霉斑。质坚硬,断面粗糙,黄褐色。气微,味酸、涩、微甘。

【炮制作用】　　百药煎味酸、甘,性微寒。归肺、胃经。具有清热化痰、生津止渴、止泻止血的功能,用于肺热咳嗽,风火牙痛,口舌糜烂,久痢脱肛。如治诸般泻痢的藿香散(《普济方》)。

【炮制研究】

1. 炮制原理研究　　五倍子中鞣质含量高达 50%~70%,易与蛋白质结合成不溶于水的大分子沉淀物,在胃肠道内容易刺激胃肠黏膜,使少数人产生食欲不振等不良反应。经发酵成百药煎后,鞣质经单宁酶水解,转化成没食子酸、没食子酸甲酯、表没食子儿茶素等,并产生 2,4,6-三-O-没食子酰-α-D-葡萄糖、2,4,6-三-O-没食子酰-β-D-葡萄糖等新的化学成分,其抗炎、镇痛、止咳和抗氧化作用增强,并有增强小鼠肠道中益生菌生长的趋势。

2. 炮制工艺研究　　以没食子酸、二聚体鞣花酸的质量分数和体外抗菌活性为评价指标,通过多指标综合加权评分法,考察酵曲种类(根霉曲、安琪曲、黑曲霉)、茶叶种类(绿茶、红茶、普洱茶)、物料比(原药量-菌种量-茶叶量的配比)对百药煎炮制工艺的影响,结果显示百药煎的最佳炮制工艺为菌种选用根霉曲,茶叶选用绿茶,原药量、菌种量、茶叶量比例为 25：7.5：2.5。

【贮存】　贮干燥容器内,密闭,置通风干燥处。防蛀。

—•笔记栏•—

发芽法授课视频

第二节　发芽法

将净选后的新鲜成熟的种子,在一定的温度、湿度等条件下,促使萌发幼芽产生新疗效的炮制方法称为发芽法。

种子中含有大量的酶,在种子发芽过程中,酶可以从已存在的束缚态酶释放或活化而来,另外通过核酸诱导合成蛋白质形成新的酶。

种子中蕴含大量的淀粉、脂肪、蛋白质等物质。萌发时,淀粉被 α-淀粉酶、β-淀粉酶、$\alpha-1$,6-糖苷键的脱氢酶分解为糊精、葡萄糖;也可以被淀粉磷酸化酶降解成葡萄糖-1-磷酸。脂肪在脂肪酶的作用下,水解生成甘油和脂肪酸。蛋白质在蛋白酶的作用下,分解成许多小肽,而后在肽酶作用下直接分解成氨基酸。

由于发芽过程中有大量酶的存在,使种子中的生物化学反应活跃,既有大分子物质的分解代谢,又有新物质的合成转化,从而使药物的化学物质基础发生改变,药性发生改变,产生新的疗效

（一）炮制目的

通过发芽,使药效物质基础发生改变,改变原有的性能,产生新的功效,扩大了用药品种。

（二）操作方法

（1）选种：应选择新鲜、粒大、饱满、无病虫害、色泽鲜艳的种子。

（2）浸泡：取净选后的种子或果实,用适量清水浸泡适当的时间。种子的浸泡时间应依气候、环境而定,一般春、秋季宜浸泡 4~6 小时,冬季 8 小时,夏季 4 小时。每日喷淋清水 2~3 次,保持湿润。

吸水是种子萌发的第一步。水可使种皮膨胀软化,氧气容易透过种皮,增加胚的呼吸,也使胚易于突破种皮;另外水分使凝胶状态的细胞质转变为溶胶状态,使代谢加强,并在一系列酶的作用下,使胚乳的贮藏物质逐渐转化为可溶性物质,供幼小器官生长之用。

（3）发芽：浸泡后的种子置于能透气的漏水容器中,或已垫好竹席的地面上,用湿物盖严。

种子萌发是一个非常活跃的过程,旺盛的物质代谢和活跃的物质运输需要氧的参与。选择有充足氧气、通风良好的场地或容器进行发芽。种子萌发是在一系列酶的参与下进行的,所以需要适宜的温度条件。温度一般以 18~25℃ 为宜。

（4）干燥：经 2~3 天即可萌发幼芽,待幼芽长出 0.2~1 cm 时,取出,及时干燥。

（三）注意事项

（1）选用新鲜成熟的种子,在发芽前应先测定发芽率,发芽率应在 85% 以上。

（2）注意区分须根与芽,以幼芽长 0.2~1 cm 为标准,芽太长则影响药效。

（3）在发芽过程中,要勤加检查、淋水,以保持所需湿度,并防止发热、霉烂。

麦　芽

麦芽饮片实物图

【处方用名】　麦芽、炒麦芽、焦麦芽。

【来源】　本品为禾本科植物大麦 *Hordeum vulgare* L. 的成熟果实经发芽干燥的炮制加工品。

【历史沿革】　晋代有熬制法;唐、宋代有微炒、炒黄。元代有焙法;明代则有巴豆炒、发芽、炒熟、煨等方法;清代增加了炒焦、炒黑。现在主要有炒黄、炒焦等方法。《药典》收载麦芽、炒麦芽、焦麦芽。

【炮制方法】

1. 麦芽 取新鲜成熟饱满的净大麦,用水浸泡 6~7 成透,捞出,置能排水容器内,盖好,每日淋水 2~3 次,保持湿润,待芽长至 0.5 cm 时,取出干燥。

2. 炒麦芽 取净麦芽,置预热适度的炒制容器内,用文火加热,不断翻动,炒至表面棕黄色,鼓起,并有香气时,取出晾凉,筛去灰屑。

3. 焦麦芽 取净麦芽,置预热适度的炒制容器内,用中火炒至有爆裂声,表面呈焦褐色,鼓起,并有焦香气时,取出晾凉,筛去灰屑。

【质量要求】

1. 麦芽 本品呈梭形。表面淡黄色,一端有幼芽,淡黄色,皱缩或脱落,下端有纤细而弯曲的须根数条。质硬,破开内有黄白色大麦米一粒,粉质。气微,味微甘。水分不得过 13.0%,总灰分不得过 5.0%,出芽率不得少于 85%;每 1 000 g 含黄曲霉毒素 B_1 不得过 5 μg,黄曲霉毒素 G_2、黄曲霉素 G_1、黄曲霉毒素 B_2 和黄曲霉毒素 B_1 总量不得过 10 μg。

2. 炒麦芽 表面棕黄色或深黄色,偶见焦斑。有香气。水分不得过 12.0%,总灰分不得过 4.0%。

3. 焦麦芽 表面焦褐色或焦黄色。有焦香气。水分不得过 10.0%,总灰分不得过 4.0%。

【炮制作用】 麦芽味甘,性平。归脾、胃经。具有消食和胃、舒肝通乳的功能。麦芽生用消食、健脾和胃、疏肝通乳。用于消化不良,乳汁郁积,乳癖。与谷芽、山楂、白术、陈皮等同用,治一般消化不良,对米、面积滞或果积有化积开胃的作用,如小儿消食方(《中药临床应用》)。对食积化热者尤宜生用。

炒麦芽性偏温而气香,行气,消食,回乳。用于饮食停滞,可与山楂、神曲等同用;治中虚食少,脾胃虚弱,食少难消,脘腹胀闷,可与人参、白术、茯苓、神曲、砂仁等配伍,如健脾丸(《证治准绳》);用于妇女产后无儿食乳,乳房肿胀,坚硬疼痛难忍的回乳四物汤(《疡医大全》)。

焦麦芽性偏温而味甘,微涩,增强了消食化滞、止泻的作用。如用于治食积泄泻的三仙散(《经验方》);治脾虚泄泻,常与白术、党参、炮姜、乌梅炭等同用;还可用于治疗脾胃虚寒,运化无权,大便溏泻。

【炮制研究】

1. 炮制原理研究 近年来研究认为,麦芽助消化作用与其所含淀粉酶有关,炒制淀粉酶效价降低,而不同炮制品分解淀粉的能力以生麦芽最强,并认为经炒后几乎失去药用价值。但中医临床用炒麦芽、麦芽入煎剂均取得确切疗效。另有研究表明,作为麦芽消导成分之一的乳酸,随炒制程度增高,其含量相应增加。近期研究还发现,麦芽经炒制和水煎处理仍存在着动物 α-淀粉酶激活剂,能较好地说明炒麦芽的助消化作用。另外,临床实践证明,单用炒麦芽回乳,效果强于己烯雌酚,作用快而强。麦芽生炒品均有回乳作用,小剂量使用则消食开胃而催乳,大剂量使用则耗气散血而回乳。

2. 炮制工艺研究 研究表明,用水浸泡小时,发芽温度 25℃,相对湿度 70%,每日洒水量与大麦重量比为 1:1,发芽工艺稳定,所得麦芽总生物碱、大麦芽碱含量及淀粉酶活性较高。

【贮存】 贮干燥容器内,置通风干燥处。防蛀。

谷 芽

【饮片名称】 谷芽、炒谷芽、焦谷芽。

【来源】 本品为禾本科植物粟 *Setaria italica* (L.) Beauv. 的成熟果实经发芽干燥的炮制加工品。

【炮制沿革】 宋代有微炒、炒令焦黑;元代用焙法;明代记载了其炮制作用:"候生芽曝干去须,取其中米,炒研面用,其功皆主消导"(《纲目》);清代沿用明以前的炒法。现在主要有炒黄、炒焦等方法。《药典》收载谷芽、炒谷芽、焦谷芽。

【炮制方法】

1. 谷芽　　取成熟而饱满的粟谷,用清水浸泡 6~7 成透,捞出,置能排水的容器内,覆盖,每日淋水 1~2 次,保持湿润,待须根长至约 6 mm 时,取出晒干,除去杂质。

2. 炒谷芽　　取净谷芽,置预热适度的炒制容器内,用文火炒至表面深黄色,大部分爆裂,并有香气逸出时,取出晾凉,筛去灰屑。

3. 焦谷芽　　取净谷芽,置预热适度的炒制容器内,用中火炒至表面焦褐色,大部分爆裂,取出晾凉,筛去灰屑。

【质量要求】

1. 谷芽　　呈类圆球形。顶端钝圆,基部略尖;外壳为革质的稃片,淡黄色,具点状皱纹,下端有初生的细须根;剥去稃片,内含淡黄色或黄白色颖果 1 粒。无臭,味微甘。水分不得过 14.0%,总灰分不得过 5.0%,酸不溶性灰分不得过 3.0%,出芽率不得少于 85%。

2. 炒谷芽　　形如谷芽,表面深黄色,有焦斑,具香气。水分不得过 13.0%,总灰分不得过 4.0%,酸不溶性灰分不得过 2.0%。

3. 焦谷芽　　形如谷芽,表面焦褐色。

【炮制作用】　谷芽味甘,性温。归脾、胃经。具有消食和中、健脾开胃的功能。生品长于养胃消食,用于胃中气阴不足,食欲减退。

炒谷芽性偏温,以健脾消食力胜,多用于脾虚食少。如治小儿脾胃受伤,内有积滞,小便不利,身体发烧,肚腹按硬而兼泻者的和中汤(《揣摩有得集》);治小儿脾胃受寒,面色发白,四肢清冷,口流淡水,肚软泄泻的六君温脾汤(《揣摩有得集》)。

焦谷芽性温,微涩,长于消食止泻,用于食积不化或饮食停滞,腹满便溏。

【贮存】　贮干燥容器内,置通风干燥处。防蛀。

稻　芽

【处方用名】　稻芽、炒稻芽、焦稻芽。

【来源】　本品为禾本科植物稻 *Oryza sativa* L. 的成熟果实经发芽干燥的炮制加工品。

【炮制沿革】　宋代有微炒、炒令焦黑;元代有焙法;明代记载:"候生芽曝干去须,取其中米,炒研面用,其功皆主消导"(《纲目》);清代沿用明以前的炒法。现在主要有炒黄、炒焦等方法。《药典》收载稻芽、炒稻芽、焦稻芽。

【炮制方法】

1. 稻芽　　取成熟而饱满的稻谷,用清水浸泡至六七成透,捞出,置能排水的容器内,覆盖,每日淋水 1~2 次,保持湿润,待须根长至约 1 cm 时,取出晒干,除去杂质。出芽率不得少于 85%。

2. 炒稻芽　　取净稻芽,置预热适度的炒制容器内,用文火炒至表面深黄色,大部分爆裂,并有香气逸出时,取出晾凉,筛去灰屑。

3. 焦稻芽　　取净稻芽,置预热适度的炒制容器内,用中火炒至表面焦黄色,大部分爆裂,并有焦香气逸出时,取出晾凉,筛去灰屑。

【质量要求】

1. 稻芽　　呈扁长椭圆形。两端略尖;外稃黄色,有白色细茸毛,具 5 脉。质硬,断面白色,粉性。气微,味淡。水分不得过 13.0%。

2. 炒稻芽　　表面深黄色,有焦斑。具香气。水分不得过 10.0%。

3. 焦稻芽　　表面焦黄色。有焦香气。水分不得过 9.0%。

【炮制作用】 稻芽味甘,性温。归脾、胃经。具有和中消食、健脾开胃的功效。生稻芽具有开胃消食、下气除胀的功能。用于宿食不消,胃脘胀闷等证,常与健脾消食药同用。

炒黄、炒焦后,产生香气,增强开胃消食的作用。

【贮存】 贮干燥容器内,置通风干燥处。防蛀。

大豆黄卷

【处方用名】 大豆黄卷(豆卷),制大豆黄卷(制豆卷),炒大豆黄卷(炒豆卷)。

【来源】 本品为豆科植物大豆 *Glycine max*(L.)Mer. 的成熟种子经发芽干燥的炮制加工品。

【炮制沿革】 汉代始见大豆黄卷;唐代有炒法、发芽法,并对发芽方法有所阐述,如:"以大豆为芽,蘖生便干之,名为黄卷"(《新修》);宋代有焙制;金、元时代增加了煮制。明、清时代增加了醋制。现在主要有发芽、淡竹叶与灯心草制、炒黄等方法。《药典》收载大豆黄卷。

【炮制方法】

1. 大豆黄卷 取净大豆,用水浸泡至膨胀,放去水,用湿布覆盖,每日淋水 2 次,待芽长至 0.5~1 cm 时,取出,干燥。

2. 制大豆黄卷 取灯心草、淡竹叶置锅内,加入适量清水煎煮 2 次(每次 30~60 分钟),过滤去渣。药汁与净大豆黄卷共置锅内用文火加热,煮至药汁被吸尽,取出干燥。每 100 kg 大豆黄卷,用淡竹叶 2 kg,灯心草 1 kg。

3. 炒大豆黄卷 取净大豆黄卷,置热锅内,用文火加热,微炒至较原色稍深,取出放凉。

【质量要求】

1. 大豆黄卷 略呈肾形。表面黄色或黄棕色,微皱缩,一侧有明显的脐点,一端有一弯曲胚根。外皮质脆多破裂或脱落。子叶二,黄色。气微,味淡,嚼之有豆腥味。水分不得过 11.0%,总灰分不得过 7.0%,含大豆苷和染料木苷的总量不得少于 0.080%。

2. 制大豆黄卷 形如大豆黄卷,粒坚硬。豆腥气较轻而微清香。

3. 炒大豆黄卷 形如大豆黄卷,质坚韧,颜色加深,偶见焦斑。略有香气。

【炮制作用】 大豆黄卷味甘,性平,归脾、胃经。具有清利湿热、清解表邪的功能。用于夏月感冒、暑湿、湿温;小儿撮口和发噤(《圣惠方》);亦用于湿痹,水肿胀满。

制大豆黄卷宣发作用减弱,清热利湿作用增强,如治暑湿、湿温的豆卷汤(《中药临床应用》)。

炒大豆黄卷清解表邪作用极弱,长于利湿舒筋,兼益脾胃,适用于湿痹、水肿胀满。如治头风湿痹、筋挛膝痛、胃中积热、大便结涩的黄卷散(《普济方》);治水肿胀满的大豆散(《总录》)。

【贮存】 贮干燥容器内,置通风干燥处。防蛀。

【小结】

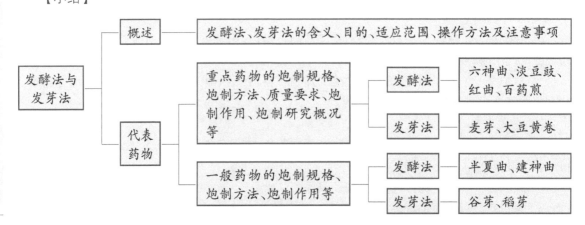

第十四章习题

第十五章 其他制法

对某些中药采用烘、焙、煨、提净、水飞、制霜、干馏等加工炮制方法,统列为其他制法。炮制目的是增强药物疗效,改变或缓和药性,降低或消除药物的毒性或副作用,使药物达到一定的纯净度,便于粉碎或贮存及适应临床用药需要等。由于本章各节药物的品种和性质不同,有的工艺比较复杂,有的具有毒性,故须严格掌握炮制操作规程、辅料用量及注意事项,以达到上述炮制目的。

第一节 烘 焙 法

将净选或切制后的中药用文火直接或间接加热,使之充分干燥的方法,称为烘焙法。该方法主要适合于某些昆虫类或其他需要干燥的药物。

（一）烘焙的目的

（1）使药物充分干燥,便于粉碎和贮存,如蜈蚣、虻虫。

（2）降低毒性和腥臭气味,如虻虫。

（二）操作方法

（1）烘法:将药物置于近火处或利用烘箱、干燥室等设备,使药物所含水分徐徐蒸发,从而使药物充分干燥。现代饮片大生产中多用大型烘箱、烘房等干燥设施进行烘制,可控制炮制温度和时间,无须人工不断翻炒,便于控制饮片干燥程度,提高饮片质量。

（2）焙法:将净选后的药物置于金属容器或锅内,用文火经较短时间加热,并不断翻动,焙至药物颜色加深、质地酥脆为度。

（三）注意事项

烘焙法一般用文火,人工烘焙过程中应勤加翻动,以免药物焦化。

虻 虫

【处方用名】 虻虫、焙虻虫、米炒虻虫。

【来源】 本品为虻科昆虫复带虻 *Tabanus bivittatus* Matsumura 的雌虫干燥全体。夏、秋二季捕捉后,用线穿起,晒干或阴干。

【炮制沿革】 汉代有"熬,去足翅"（《玉函》）;宋代增加"炒令微黄,去翅足"（《圣惠方》）及炒黑、糯米炒制;元、明新增麸炒、去足翅焙;清代增加了炙法。现在主要有去足翅后焙、米炒等方法。《药典》未收载虻虫。

【炮制方法】

1. 虻虫 取原药材,除去杂质及足翅,筛净泥屑。

2. 焙虻虫 取净虻虫,置预热的炒制容器内,用文火焙至黄褐色或棕黑色,质地酥脆时,取出,放凉。

3. 米炒虻虫 取净虻虫与米,置预热的炒制容器内,用文火拌炒至米呈深黄色,取出,筛去米粒,放凉。每 100 kg 虻虫,用米 20 kg。

【质量要求】

1. 虻虫 为椭圆形。头部呈黑棕色而有光泽,有凸出的两眼及长形的吸吻。背部黑棕

·笔记栏·

色,有光泽,腹部黄褐色,有横纹节。体轻质脆。具腥臭气味。

2. 焙䗪虫　　形如䗪虫,呈黄褐色或棕黑色,无足翅。微有腥臭气味。

3. 米炒䗪虫　　形如䗪虫,呈深黄色。略具米香气。

【炮制作用】　䗪虫味苦、咸,性微寒;有小毒。归肝经。具有逐瘀消癥的功效。䗪虫腥味较强,破血力猛,并有致泻副作用。

焙䗪虫或米炒䗪虫可降低毒性和腥臭气味,便于粉碎和服用。用于血滞经闭、癥瘕积聚及跌打损伤等证。如治月经不调、瘀结成块的大黄䗪虫丸(《金匮》);治跌打损伤、瘀血肿痛的化癥回生丹(《条辨》)。

【贮存】　贮干燥容器内,置通风干燥处。防蛀。

蜈 蚣

【处方用名】　蜈蚣、焙蜈蚣。

【来源】　本品为蜈蚣科动物少棘巨蜈蚣 *Scolopendra subspinipes mutilans* L. Koch 的干燥体。春、夏二季捕捉;用竹片插入头尾,绷直,干燥。

【炮制沿革】　南北朝有与木末同炒,去足甲;晋代增加烧灰法;唐代有炙法;宋代增加了酒浸、姜制、焙法、薄荷制、酥制;明代新增了酒焙、炒制、醋制、火炮等方法;清代增加煅制、荷叶制、鱼鳔制等方法。现在主要有焙制等方法。《药典》收载焙蜈蚣。

【炮制方法】

1. 蜈蚣　　取原药材,除去竹片及头足,用时折断或捣碎。

2. 焙蜈蚣　　取净蜈蚣,去竹片,洗净,微火焙黄,质地酥脆时,剪段,取出,放凉。

【质量要求】

1. 蜈蚣　　为扁平长条形。背部棕绿色或墨绿色,具光泽;腹部淡黄色或棕黄色。质脆。有特殊刺鼻的臭气,味辛、微咸。

2. 焙蜈蚣　　形如蜈蚣,呈段状。棕褐色或灰褐色。具焦香气。每 1 000 g 含黄曲霉毒素 B_1 不得过 5 μg,黄曲霉毒素 G_2、黄曲霉毒素 G_1、黄曲霉毒素 B_2 和黄曲霉毒素 B_1 总量不得过 10 μg。

【炮制作用】　蜈蚣味辛,性温,有毒。归肝经。具有息风镇痉、通络止痛、攻毒散结的功能。多用于急慢惊风,破伤风等症的痉挛抽搐、癫痫。如治小儿急惊的万金散(《圣惠方》)。另外,还多外用。如治疮疡肿毒、瘰疬溃烂、毒蛇咬伤的不二散(《拔萃方》)。

焙蜈蚣毒性降低,矫味矫臭,并使之干燥,便于粉碎。多入丸散内服或外敷,功用同生品。

【炮制研究】

1. 炮制原理研究　　蜈蚣除含有脂肪油、胆甾醇、蚁酸及多种氨基酸外,还含有两种类似蜂毒的有毒成分,即组织胺样物质及溶血蛋白质,具有溶血作用,能引起过敏性休克。蜈蚣寡肽为其抗凝和抗血栓活性组分。通过对蜈蚣头、足和体所含成分分析后认为,其所含成分基本一致。另从微量元素分析,躯干与头足所含的微量元素相同,惟躯干微高,去头足可相对提高微量元素含量。

2. 炮制工艺研究　　以寡肽含量和收率为指标,通过单因素和正交对炮制工艺进行筛选,最佳炮制方法为 195℃,烘 15 分钟。炮制后蜈蚣寡肽活性增加,寡肽含量也增加,说明高温后在肽键热振荡的作用下肽键产生裂解生成了更多小分子量的寡肽,证明炮制对蜈蚣有积极意义。

【贮存】　贮干燥容器内,密闭,置干燥处。防霉,防蛀。

第二节　煨 法

将净制或切制后的中药用面皮或湿纸包裹,用吸油纸均匀地隔层分放,或置于加热的滑石

煨法授课视频

粉中进行加热处理;或将其与麸皮同置炒制容器内用文火加热至规定程度的炮制方法称煨法。煨法常用辅料有麦麸、面粉、滑石粉、纸等。煨法适用于炮制含油性成分较多的药物。

（一）煨制的目的

（1）除去药物中部分挥发性及刺激性成分,从而降低副作用,如肉豆蔻。

（2）增强疗效,如肉豆蔻、木香。

（3）缓和药性,如诃子、葛根。

（二）操作方法

（1）麦麸煨:将药物和麦麸同置预热适度的炒制容器内,用文火加热,掩埋并适当翻动,至麦麸呈焦黄色,药物颜色加深时取出,筛去麦麸,放凉。每100 kg药物,用麦麸40~50 kg。

（2）面裹煨:取面粉加适量水做成团块,再压成薄片,将药物逐个包裹,或将药物表面用水湿润,如水泛丸法包裹面粉3~4层,晾至半干,投入热滑石粉或热砂中,文火加热,掩埋,适当翻动,煨至面皮呈焦黄色时取出,筛去滑石粉或砂子,放凉,剥去面皮,筛去碎屑。每100 kg药物,用面粉、滑石粉各50 kg。

（3）纸包煨:将净制或切制后的药物用三层湿纸包裹,埋于热滑石粉中,文火加热,煨至纸呈焦黑色,药物表面呈微黄色时,取出,去纸,放凉。每100 kg药物,用滑石粉50 kg。

（4）滑石粉煨:取滑石粉置预热适度的炒制容器内,加热炒至灵活状态,投入药物,文火加热,掩埋并适当翻动,至药物颜色加深,并有香气飘逸时取出,筛去滑石粉,放凉。每100 kg药物,用滑石粉50 kg。

（5）隔纸煨:药物切片后,趁湿平铺于吸油纸上,一层药物一层纸,如此间隔平铺数层,上下用平坦木板夹住,以绳捆扎结实,使药物与吸油纸紧密接触,置于烘干室或温度较高处,煨至油渗透到纸上,取出,放凉、除去纸。

煨法(麦麸煨和滑石粉煨)是近代利用固体辅料掩埋翻炒缓慢加热代替传统包裹煨的方法,其与加辅料炒法(麦麸炒和滑石粉烫炒)较相似,但在操作中应注意区分二者区别。主要区别是煨法辅料用量大、药物受热程度低而受热时间长且翻炒频率低。同时,麦麸煨与麦麸炒加辅料方式也有所不同,麦麸煨是将药物和麦麸同置热锅内,而麦麸炒是先将麦麸撒入热锅内,冒烟后再投入药物拌炒。

（三）注意事项

（1）药物应大小分档,以免受热不均匀。

（2）煨制时辅料用量较大,以便于药物受热均匀和吸附油质。

（3）煨制时火力不宜过强,一般以文火缓缓加热,并适当翻动。

肉豆蔻

【处方用名】　肉豆蔻(肉果、玉果)、煨肉豆蔻(煨肉果)。

【来源】　本品为肉豆蔻科植物肉豆蔻 *Myristica fragrans* Houtt. 的干燥种仁。

【炮制沿革】　南北朝刘宋时代有"糯米作粉搜裹豆蔻,于塘灰中炮"的记载(《雷公》);宋代有面裹煨、醋面裹煨、湿纸煨、生姜汁和面裹煨、炒黄、粟米炒等法;明代、清代增加了麸炒、醋浸、取霜等法。现在主要有麦麸煨、面裹煨、滑石粉煨等方法。《药典》收载肉豆蔻、麸煨肉豆蔻。

【炮制方法】

1. 肉豆蔻　除去杂质,洗净,干燥。

2. 煨肉豆蔻

（1）麦麸煨:取净肉豆蔻,加入麸皮,麸煨温度150~160℃,约15分钟,至麸皮呈焦黄色,肉豆蔻呈棕褐色,表面有裂隙时取出,筛去麸皮,放凉。用时捣碎。每100 kg肉豆蔻,用麦麸40 kg。

肉豆蔻饮片实物图

（2）面裹煨：取面粉加适量水做成团块，再压成薄片，将净肉豆蔻逐个包裹，或将净肉豆蔻表面用水湿润，如水泛丸法包裹面粉，再湿润包裹至 3~4 层，晒至半干，投入已炒热的滑石粉锅内，适当翻动，至面皮呈焦黄色时取出，筛去滑石粉，放凉，剥去面皮。用时捣碎。每 100 kg 肉豆蔻，用面粉 50 kg。

（3）滑石粉煨：将滑石粉置锅内，加热炒至灵活状态，投入净肉豆蔻，文火加热，掩埋并适当翻动，至肉豆蔻呈深棕色并有香气飘逸时取出，筛去滑石粉，放凉，用时捣碎。每 100 kg 肉豆蔻，用滑石粉 50 kg。

【质量要求】

1. 肉豆蔻　　呈卵圆形或椭圆形。表面灰棕色或灰黄色，有时外被白粉（石灰粉末）。全体有浅色纵行沟纹和不规则网状沟纹。质坚，断面显棕黄色相杂的大理石花纹，宽端可见干燥皱缩的胚，富油性。气香浓烈，味辛。水分不得过 10.0%；每 1 000 g 含黄曲霉毒素 B_1 不得过 5 μg，黄曲霉毒素 G_2、黄曲霉毒素 G_1、黄曲霉毒素 B_2 和黄曲霉毒素 B_1 的总量不得过 10 μg；挥发油不得少于 6.0%（mL/g）；含去氢二异丁香酚不得少于 0.10%。

2. 煨肉豆蔻　　形如肉豆蔻，表面为棕褐色或棕黄色，有裂隙。气香，味辛。水分、黄曲霉素同生品，挥发油不得少于 4.0%（mL/g），含去氢二异丁香酚不得少于 0.080%。

【炮制作用】　肉豆蔻味辛，性温。归脾、胃、大肠经。具有温中行气、涩肠止泻的功效。生肉豆蔻辛温气香，长于暖胃消食，下气止呕。如治脾胃虚寒，不思饮食的二神丸（《普本》）；但生肉豆蔻含有大量油质，有滑肠之弊，并具刺激性，一般多制用。

煨肉豆蔻可除去部分油质，免于滑肠，刺激性减小，增强了固肠止泻的功能。用于脾胃虚寒，久泻不止，脘腹胀痛，食少呕吐。如治久泻不止的真人养脏汤（《局方》）；治脾肾阳虚、五更泄泻的四神丸（《药典》）；治脾胃虚寒气滞所致的脘腹胀痛、宿食不消、呕吐等症的肉豆蔻散（《总录》）。

【炮制研究】

1. 炮制原理研究　　肉豆蔻含有挥发油 8%~15%，其中主要含肉豆蔻醚、丁香酚、黄樟醚及多种萜类化合物。另含有脂肪油 25%~40%。研究表明，肉豆蔻经炮制后挥发油成分发生了质和量的变化，有 13 个新成分增加，4 个成分消失，止泻成分甲基丁香酚、甲基异丁香酚含量增加，毒性成分肉豆蔻醚、黄樟醚含量降低，其中肉豆蔻醚含量依次是面裹煨<麦麸煨<滑石粉煨<生品。通过对肉豆蔻不同炮制品挥发油中丁香酚、甲基丁香酚、甲基异丁香酚的含量分析，发现丁香酚炮制前后变化不大，而甲基丁香酚、甲基异丁香酚明显增加。GC - MS 分析说明无论是生肉豆蔻还是其炮制品，单萜类化合物为其主要化学成分，以麸煨品中最高，其次为面炒品，芳香类化合物为次要化学成分，以滑石粉煨品中含量最高，其次为面裹煨品和土煨品，麦麸煨品中最低。肉豆蔻、麸炒、面裹煨及滑石粉煨等制品之间鞣质含量无明显差异，麸炒略高。

通过观察对番泻叶所致小鼠急性腹泻及氢化可的松和大黄造成的脾肾阳虚泄泻模型小鼠泄泻的影响，由盐炙补骨脂和煨肉豆蔻组方的"二神丸"止泻作用强于生肉豆蔻、生补骨脂的处方组合。从能量代谢角度比较二神丸中补骨脂、肉豆蔻炮制前后对脾肾阳虚泄泻大鼠的调控效应，结果盐炙补骨脂和麸煨肉豆蔻组方的二神丸改善脾肾阳虚泄泻模型大鼠能量代谢效果更加明显。观察肉豆蔻炮制前后对实验性脾虚证大鼠骨骼肌线粒体腺苷三磷酸酶（ATPase）活性的影响，肉豆蔻炮制后可显著提高脾虚证大鼠骨骼肌线粒体 ATPase 的活性。采用尿液代谢组学法研究肉豆蔻麸煨炮制前后对大鼠长期毒性作用机制的差异性，表明肉豆蔻生品长期应用有致肝肾毒性，而麸煨炮制可降低该毒性。

2. 炮制工艺研究　　肉豆蔻炮制工艺研究表明，麦麸煨以 130~150℃，20 分钟为宜；面裹煨以 170~190℃，20 分钟为宜；滑石粉煨以 140~160℃，15 分钟为宜；土炒法以 160~180℃，50 分钟为宜。以煨制温度、煨制时间和加麸量为考察因素，以总木脂素、挥发油和脂肪油的含量为评价指标，采用正交设计，优选麸煨肉豆蔻的炮制工艺为：100 g 肉豆蔻加 40 g 麦麸，110~120℃煨制 20 分钟。

【贮存】 贮干燥容器内,置阴凉干燥处。防蛀。

四神丸由肉豆蔻、补骨脂、五味子、吴茱萸组成。该方具有温肾散寒、涩肠止泻的功效。用于肾阳不足所致的泄泻,症见肠鸣腹胀,五更溏,食少不化,久泻不止,面黄肢冷。

问题:
四神丸中的中药各应采用什么方法炮制?

诃 子

【处方用名】 诃子、诃子肉、炒诃子肉、煨诃子。

【来源】 本品为使君子科植物诃子 *Terminalia chebula* Retz. 或绒毛诃子 *Terminalia chebula* Retz. var. *tomentella* Kurt. 的干燥成熟果实。秋、冬二季果实成熟时采收,除去杂质,晒干。

【炮制沿革】 南北朝有酒浸焙干法;唐代增加炮半熟去核、去核煨、蒸制等方法;宋代大多采用面裹煨或湿纸煨后去核入药、熬制、烧灰、姜制等方法;明代有麸炒、煅制、醋浸;清代有酒蒸法。现在主要有炒制、煨制等方法。《药典》收载诃子、诃子肉。

诃子饮片实物图

【炮制方法】

1. 诃子 除去杂质,洗净,干燥。用时打碎。

2. 诃子肉 取净诃子,稍浸,闷润,去核,干燥。

3. 炒诃子肉 取净诃子肉,置预热的炒制容器内,用文火加热,炒至深棕色时,取出,放凉。

4. 煨诃子

(1) 面裹煨:取面粉加适量水做成团块,并压成薄片,将诃子逐个包裹,或将净诃子用面粉加水以泛丸法包裹 3~4 层,晾至半干,置热滑石粉或热细砂中文火加热,掩埋并适当翻动,煨至面皮焦黄色时取出,筛去滑石粉或砂子,剥去面皮,轧开去核取肉。每 100 kg 诃子,用面粉 50 kg。

(2) 麦麸煨:取净诃子与麦麸同置锅内,用文火加热,掩埋并适当翻动,缓缓翻煨至麦麸呈焦黄色,诃子呈深棕色时,取出,筛去麦麸,轧开去核取肉。每 100 kg 诃子,用麦麸 30 kg。

【质量要求】

1. 诃子 为长圆形或卵圆形。表面黄棕色或暗棕色,略具光泽;有 5~6 条纵棱线和不规则的皱纹。质坚实。气微,味酸涩后甜。

2. 诃子肉 呈全裂或半裂开的扁长梭形、扁长圆形或扁卵圆形、横断裂开的锥形或不规则块状。外表面棕色、黄褐色或暗棕褐色;内表面暗棕色、暗黄褐色或暗棕褐色,粗糙凹凸不平。质坚脆、可碎断。气微,味微酸、涩后甜。

3. 炒诃子肉 形如诃子肉。表面深黄色,有焦斑,断面黄褐色。微有香气,味涩。

4. 煨诃子 形如诃子,鼓起。表面深棕色,偶见附有焦煳面粉(面裹煨者);纵棱不明显。质地较松脆。味略酸涩,略有焦香气。

【炮制作用】 诃子味苦、酸、涩,性平。归大肠经。具有涩肠止泻、敛肺止咳的功能。生诃子性略偏凉,对胃有一定刺激性,长于清金敛肺利咽,用于治疗咽痛失音,肺虚久嗽。如治久咳语言不出的诃子饮(《济生》)。

诃子肉去核是除去质次部位,提高药效。

炒诃子肉酸涩之性缓和,具有涩肠止泻、温散寒气的功能。用于消食化积及虚寒久泻,久病,腹痛等症。如治小儿宿食不化、脘腹胀满的诃黎勒散(《圣惠方》)。

煨诃子炮制后药性缓和,涩敛之性增强,止泻作用增强。用于老人久泻久痢及脱肛症。如治脾胃虚寒久泻的诃子皮散(《兰室秘藏》)。

【炮制研究】

1. 炮制原理研究　　诃子含鞣质 20%~40%,主要为诃子酸、诃黎勒酸、原诃子酸等。鞣质是诃子收敛止血的有效成分,生诃子肉鞣质约为诃子核的 6.5 倍,诃子核占诃子总重量的 40.2%,可见诃子去核是除去质次部分,提高药效。

实验结果表明,诃子不同炮制品鞣质含量并无明显差异,麸炒者略高。诃子麸煨后,诃子中莽草酸、没食子酸和鞣花酸含量均显著增加,对离体肠管的运动表现出显著的抑制作用,这类酸性成分为诃子涩肠止泻的主要有效成分,炮制可使酸性成分含量增加,进而使止泻作用增强。诃子含有丰富的植物多糖,炮制后多糖含量有不同程度的增高。

药理研究表明,诃子不同炮制品(炒诃子、麸煨诃子、去核诃子、面煨去核诃子)对离体肠管自发性活动和乙酰胆碱及氯化钡引起的肠肌收缩均有明显的抑制和拮抗作用,对小鼠腹泻有较好的止泻作用。

2. 炮制工艺研究　　不同炮制温度对诃子鞣质含量有影响,砂烫带核诃子,砂温保持在 160℃ 左右为宜;煨制时,滑石粉温度保持在 240~260℃,可提高鞣质含量。

【贮存】　贮干燥容器内,置通风干燥处。

木　香

【处方用名】　木香(广木香、云木香)、煨木香。

【来源】　本品为菊科植物木香 *Aucklandia lappa* Decne. 的干燥根。秋、冬二季采挖,除去泥沙和须根,切段,大的再纵剖成瓣,干燥后撞去粗皮。

【炮制沿革】　宋有炙法、纸煨、面煨法、火炮、炒、焙、黄连制、吴茱萸制等方法;明代增加了酒制、茶水炒、酥炙、水磨汁等法;清代新增姜汁磨、酒汁磨、蒸制等方法。现在主要为煨法。《药典》收载木香、煨木香。

【炮制方法】

1. 木香　　取原药材,除去杂质,洗净,闷透,切厚片,干燥。

2. 煨木香　　取未干燥的木香片,在铁丝匾中,用一层草纸,一层木香片,间隔平铺数层,置炉火旁或烘干室内,烘煨至木香所含挥发油渗至纸上,取出木香,放凉,备用。

【质量要求】

1. 木香　　为类圆形或不规则的厚片。外表皮黄棕色至灰褐色,有纵皱纹。切面棕黄色至棕褐色,中部有明显菊花心状的放射纹理,形成层环棕色,褐色油点(油室)散在。气香特异,味微苦。水分不得过 14.0%,总灰分不得过 4.0%,乙醇热浸出物不得少于 12.0%,含木香烃内酯和去氢木香内酯的总量不得少于 1.5%。

2. 煨木香　　形如木香片。气微香,味微苦。总灰分不得过 4.5%。

【炮制作用】　木香味辛、苦,性温。归脾、胃、大肠、胆经。具有行气止痛、健脾消食的功效。生木香行气作用强。多用于胸胁、脘腹胀痛。如治食积气滞、湿热郁阻、里急后重的木香槟榔丸(《事亲》);治湿热痢疾的大香连丸(《局方》)。

煨木香除去部分油质,实肠止泻。如治痢疾、腹痛、里急后重的泻痢导滞散(《处方集》)。

【炮制研究】　木香主含挥发油。有研究报道,纸煨品、清炒品、麸煨品等炮制品比生品中的挥发油含量有所减少。麸炒、麸煨、纸煨均使木香中的去氢木香内酯、木香烃内酯等倍半萜内酯的含量降低。GC/MS 分析发现,木香麸煨后挥发油组分发生改变,α-水芹烯等成分消失;新生成多种挥发性组分,如 α-紫罗兰酮、α-石竹烯、β-倍半水芹烯及 α-长叶松烯等;榄香烯、二氢-

α-紫罗兰酮、β-石竹烯等含量增加。

离体肠管实验表明,煨木香水煎剂抑制肠管蠕动的作用显著。煨木香的挥发油乳剂对肠蠕动抑制作用亦较生品显著增强,木香生品及其麸制品的挥发油均可显著降低盐酸-乙醇所致大鼠胃黏膜溃疡指数,而对胃泌素分泌量影响较小,麸煨品的挥发油对大鼠胃黏膜损伤保护作用强于生品挥发油。

【贮存】 贮干燥容器内,密闭,置通风干燥处。防潮,防蛀。

葛 根

【处方用名】 葛根、煨葛根。

【来源】 本品为豆科植物野葛 *Pueraria lobata*(Willd.)Ohwi 的干燥根。秋、冬二季采挖,趁鲜切成厚片或小块,干燥。

【炮制沿革】 唐代有蒸制;宋代增加有醋制、炙、焙制等方法;元、明代增加了炒制、微炒、干煮、炒黑等方法;清代新增煨法。现在主要为煨法。《药典》收载葛根。

【炮制方法】

1. 葛根 取原药材,除去杂质,筛去碎屑。

2. 煨葛根

(1)湿纸煨:取葛根片或块,用三层湿纸包好,埋入无烟热火灰或热滑石粉中,煨至纸呈焦黑色,葛根呈微黄色时取出,去纸放凉,备用。

(2)麦麸煨:取麦麸撒入预热的炒制容器中,用中火加热,待冒烟后,加入葛根片或块,上面再撒麦麸,煨至下层麦麸呈焦黄色时,再将葛根与麦麸不断翻炒,至葛根片呈焦黄色时取出。筛去麦麸,放凉,备用。每 100 kg 葛根,用麦麸 30 kg。

【质量要求】

1. 葛根 为不规则厚片或小方块。切面浅黄棕色至棕黄色。质韧,纤维性强。气微,味微甜。水分不得过 13.0%,总灰分不得过 6.0%,稀乙醇热浸出物不得少于 24.0%,含葛根素不得少于 2.4%。

2. 煨葛根 形如葛根。表面焦黄色。气微香。

【炮制作用】 葛根味甘、辛,性凉。归脾、胃、肺经。具有解肌退热、生津止渴、透疹、升阳止泻的功能。生葛根长于解肌退热,生津止渴,透疹。用于外感发热头痛,项背强痛,口渴,消渴等。如治发热口渴的柴葛解肌汤(《医学心悟》);治消渴证的玉泉丸(《回春》)。

煨葛根发散作用减弱,止泻功能增强。多用于湿热泻痢,脾虚泄泻。如治腹泻的七味白术散(《六科准绳》);治湿热泻痢的葛根芩连汤(《伤寒》)。

【炮制研究】 麸煨制的葛根水煎液中有效成分总黄酮及葛根素的含量均高于生品。煨制后葛根素、大豆苷和大豆苷元的含量分别增加 1 倍多。在切制和水制后,葛根素和大豆黄酮的提取率大大提高。葛根鲜切品中葛根素含量较干切品的高。

药理实验表明,生、煨葛根均能抑制大鼠离体十二指肠平滑肌运动,煨葛根较生葛根作用明显。在止泻方面,葛根经过煨制后,止泻作用均增强。葛根不同饮片品种大鼠肠道菌群多样性呈现差异,煨葛根乳酸菌属丰度最高,与其止泻作用最显著密切相关。

【贮存】 贮干燥容器内,置通风干燥处。防蛀。

第三节 提 净 法

某些矿物药,经过溶解、滤过、重结晶,去除杂质、纯净中药的操作过程,称为提净法。适用于某些可溶性无机盐类矿物药。

提净法授课视频

（一）提净的目的

（1）去除杂质，纯净药材，提高疗效，如芒硝。

（2）缓和药性，如芒硝。

（3）降低毒性，如硇砂。

（二）操作方法

根据中药性质与结晶温度的不同，提净法可分为冷结晶和热结晶两种。

（1）冷结晶：将中药与辅料加水共煮后，滤去杂质，适当浓缩，置阴凉处或低温处放置，使之冷却重新析出结晶；取出结晶，再次浓缩母液，使之继续析出结晶，依法重复操作，至不再析出结晶为止。如芒硝。

（2）热结晶：中药适当粉碎，加适量水加热溶化，滤去杂质，滤液置适宜容器中，加入定量米醋，再将容器隔水加热，使结晶析出，随析随捞取，至无结晶析出为止；或取净药材与醋共煮，滤去杂质，取滤液加热蒸发至干。如硇砂。

（三）注意事项

加水量不宜过多，以使结晶易于析出。

芒 硝

芒硝饮片实物图

【处方用名】 芒硝。

【来源】 本品为硫酸盐类矿物芒硝族芒硝，经加工精制而成的结晶体。主含含水硫酸钠（$Na_2SO_4 \cdot 10H_2O$）。

【炮制沿革】 汉代有炼；晋代有熬制；南北朝要求水飞，研粉用；唐代有烧、煮、蒸；宋代有煅制；明代有火炮、炒制、豆腐制、甘草制，加萝卜、冬瓜和豆腐共煮，萝卜制等；清代多采用豆腐、萝卜等辅料合制。现在主要为提净法。《药典》收载芒硝。

【炮制方法】 取鲜萝卜，洗净，切片，置适宜容器内，加适量水煮透，投入适量朴硝共煮，至朴硝全部溶化，取出，趁热滤过，滤液冷至结晶析出，取出结晶，干燥，即得。母液经浓缩后可继续析出结晶，直至不再析出结晶为止。每100 kg朴硝，用萝卜20 kg。

【质量要求】 芒硝为棱柱状、长方形或不规则块状及粒状。无色透明或类白色半透明，质脆。易碎，断面呈玻璃样光泽。气微，味咸。

【炮制作用】 芒硝味咸、苦，性寒。归胃、大肠经。具有泻下通便、润燥软坚、清火消肿的功能。用于实热积滞，腹满胀痛，大便燥结，肠痈肿痛；外治乳痈，痔疮肿痛。

芒硝的粗制品称朴硝，为天然产品加热水溶解滤过后，结晶制得。朴硝虽然去除了泥沙和不溶性杂质，但仍含较多杂质，多外用，具有软坚散结作用。如外敷腹部用于食积；或外敷用于乳痈等症。

朴硝用萝卜煮制后所得芒硝，进一步去除杂质，提高了纯净度。由于萝卜性温，具有消积滞、化痰热、下气、宽中的作用，可缓和芒硝的寒泻之性，增强润燥软坚、消导、下气通便的作用。如用于胁肋及胃腹部疼痛，大便秘结的利胆片（《药典》）；治湿热内停，胃肠积热，脘腹胀痛，大便不通的木香槟榔丸（《药典》）。

【炮制研究】

1. 炮制原理研究 芒硝的化学成分主要为$Na_2SO_4 \cdot 10H_2O$和无机元素。提净法处理后的芒硝中，Na_2SO_4含量比直接用水溶解重结晶法略有降低，但Zn、Mn、Fe等微量元素含量增加；重金属如Cu、Pb、Cd等因被萝卜吸附而含量降低，同时Ca^{2+}、Mg^{2+}含量也有所下降。

药理研究表明，朴硝与萝卜共煮提净制得的芒硝，泻下、抑菌作用减弱，抗炎作用增强。芒硝对家兔眼结膜无刺激性，而朴硝具有一定的刺激性。提示炮制可以缓和朴硝的泻下作用，降低刺激性。

2. 炮制工艺研究 目前通常认为,芒硝提净的最佳炮制工艺为:朴硝 100 kg,加水 500 kg,40℃ 水浴下搅拌溶解,静置后取上清液,加萝卜 10 kg,煎煮 1 小时,滤过,于 <4℃ 环境中结晶。

【贮藏】 贮干燥容器内,密闭,在 30℃ 以下保存。防风化、防潮。

附：玄明粉

【处方用名】 玄明粉、风化硝。

【来源】 本品为芒硝经风化干燥制得。主含硫酸钠(Na_2SO_4)。

【炮制沿革】 元代有芒硝风化的记载;明代《纲目》记载:"以芒硝于风日中消尽水气,自成轻飘细粉也";清代主要沿用前法。现在主要为萝卜与朴硝提净后风化的方法。《药典》收载玄明粉。

【炮制方法】 取提净的芒硝,打碎,包裹悬挂于阴凉通风处,令其自然风化成白色质轻粉末。或取芒硝置平底盆内,露放于通风处,令其风化,成为白色粉末,即得。

【质量要求】 玄明粉为白色粉末。气微,味咸。有引湿性。重金属不得过 20 mg/kg,砷盐不得过 20 mg/kg,含硫酸钠不得少于 99.0%。

【炮制作用】 玄明粉味咸、苦,性寒。归胃、大肠经。具有泻下通便、润燥软坚、清火消肿的功效。

玄明粉为芒硝风化失去结晶水后的无水硫酸钠,其性能较芒硝缓和。用于实热积滞,大便燥结,腹满胀痛;外治咽喉肿痛,口舌生疮,牙龈肿痛,目赤,痈肿,丹毒。如用于火热之邪上炎所致口舌生疮,咽喉肿痛的冰硼散(《药典》)。

【炮制研究】 芒硝风化温度一般不宜超过 30℃,否则易液化。若需快速风化,可将芒硝置搪瓷盘中,水浴加热,使结晶熔化,水分逐渐蒸发,可得到白色粉状风化硝。

【贮藏】 贮干燥容器内,密封,置阴凉干燥处。防潮。

【备注】 在古代,风化硝是朴硝以萝卜汁制过,重结晶所得芒硝经风化而成;玄明粉是朴硝以萝卜加甘草等制过,所得结晶经风化而成,因制备工艺复杂,现基本不用。如今视风化硝与玄明粉为同一物,《药典》称为玄明粉。

硇 砂

【处方用名】 硇砂、醋硇砂。

【来源】 本品为氯化物类矿物硇砂 *Sal Ammoniac* 或紫色石盐 *Halite Violaceous* 的晶体。前者称白硇砂,主含氯化铵(NH_4Cl);后者称紫硇砂,主含氯化钠($NaCl$)。采挖后,去除杂质,干燥。

【炮制沿革】 唐代有浆水浸晒取霜;宋代有醋净制、醋熬、醋浸、制霜、煮制、皂角汁加酒与童便制等;明代有煨制,醋、面制,炒制等方法;清代增加豆腐煎。现在主要为提净法。《药典》未收载硇砂。

【炮制方法】

1. 硇砂 取原药材,去除杂质,砸成小块。

2. 醋硇砂 取净硇砂块,置沸水中溶化,滤过后倒入搪瓷盆中,加入适量醋,置水浴中隔水蒸发,随时捞取液面上的结晶,直至无结晶析出为止,干燥,研成粉末;或将加醋的滤液直接蒸干即得。每 100 kg 硇砂,用米醋 50 kg。

【质量要求】

1. 硇砂 紫硇砂呈不规则的结晶状或块状,多呈紫色,但颜色不均匀,质坚硬,断面平滑光亮,具玻璃样光泽,易潮解;味咸、苦,刺舌。白硇砂为不规则碎块状结晶体,表面灰白色或暗白色(有的稍带淡黄色),稍有光泽,质重而脆,断面显束针状纹理,具土腥气,味咸、苦,刺舌。

2. 醋硇砂　醋白硇砂为灰白色或微带黄色结晶性粉末;味咸、苦。醋紫硇砂为紫红色结晶性粉末,味咸。

【炮制作用】　硇砂味咸、苦、辛,性温;有毒。归肝、脾、胃经。具有消积软坚、破瘀散结的功能。生硇砂具有腐蚀性,仅供外用。多用于息肉,瘰疬,痈疽,恶疮。如用于鼻中息肉的硇砂散(《外科正宗》)。

醋硇砂更加纯净,毒性降低,并借醋散瘀之性,增强软坚化瘀、消癥痕积块的作用。用于癥痕疝癖,噎膈反胃,外治目翳。如治白障、赤肿烂眼、畏日羞明、迎风流泪的珍珠八宝眼药(《中药成方制剂》);治气血瘀滞所致闭经、痛经、癥痕的妇科通经丸(《药典》)。

【炮制研究】　紫硇砂生品有毒,可能是由于内服生品时,硫化物和多硫化物对胃肠强烈的腐蚀作用或在体内产生硫化氢引起全身中毒反应,炮制后使硇砂中的硫化物和多硫化物含量降低而减毒。研究表明,紫硇砂经炮制后,S^{2-}、Fe^{2+}、Ca^{2+}含量降低,对人体有害的 As、Cd、Cr、Pb 等元素含量亦下降,未检测出硫化物。

紫硇砂生品对小鼠 S_{180} 肉瘤抑制效果较好,其次是醋制品和水制品。紫硇砂对小鼠的急性毒性作用部位在胃和小肠,醋制品对胃肠黏膜损伤程度较生品轻,急性毒性有所降低;而白硇砂没有抑制肿瘤作用,且毒性较大。

【贮藏】　贮干燥容器内,密闭,置阴凉干燥处。防潮。

第四节　水 飞 法

水飞法授课视频

某些不溶于水的中药,利用粗细粉末在水中悬浮性不同,经反复研磨,分离制备极细粉末的操作过程,称为水飞法。适用于不溶于水的矿物、贝壳类中药。

(一) 水飞的目的

(1) 去除杂质,洁净中药,如朱砂、滑石等。

(2) 去除可溶于水的 As、Hg 等有毒物质,降低毒性,如朱砂、雄黄等。

(3) 制备极细腻粉末,利于内服或外用,如朱砂、珍珠等。

(4) 防止粉末制备过程中的粉尘飞扬,减少环境污染,如朱砂、雄黄等。

(二) 操作方法

将药材适当破碎,置乳钵或其他适宜容器内,加适量清水,研磨成糊状,再加多量水,搅拌,待粗粉下沉,立即倾出混悬液,残渣按上述方法再反复操作数次,至研细为止,最后将不能混悬的杂质弃去;合并前后倾出的混悬液,静置,分取沉淀物,干燥,研细。

(三) 注意事项

(1) 朱砂、雄黄在粉碎过程中忌铁器、铝器等。

(2) 研磨过程中,加水量宜少,以研成糊状为佳。

(3) 加水搅拌时,加水量宜多,以去除在水中溶解度较小的杂质或有毒物质。

(4) 炮制、干燥过程中应注意控制温度,若温度过高,易使雄黄、朱砂等毒性增大。

朱 砂

【处方用名】　朱砂、辰砂、丹砂。

【来源】　本品为硫化物类矿物辰砂族辰砂,主含硫化汞(HgS)。采挖后,选取纯净者,用磁铁吸净含铁的杂质,再用水淘去杂石和泥沙。

【炮制沿革】　南北朝记载有研;唐代要求除杂石、炼;宋代有水飞、荞麦制、煮制、醋制、蜜煮等方法;元代也用水飞,但要求用磁铁去除铁屑;明代有黄芪当归煮、蒸、煅、荔枝壳水煮、麻黄水煮、酒蒸、炒制;清代增加了煨法、酒蒸研等。现在主要为水飞法。《药典》收载朱砂粉。

【炮制方法】 朱砂粉:取朱砂,用磁铁吸去铁屑,置乳钵或适宜的容器内,加适量清水研磨成糊状,然后加多量清水搅拌,倾取混悬液,残渣再如上法,反复操作多次,直至手捻细腻,无亮星为止,弃去杂质,合并混悬液,静置,取沉淀晾干,再研细即可;或取朱砂用磁铁吸除铁屑,球磨水飞成细粉,晾干或40℃以下烘干,过200目筛。

【质量要求】 朱砂粉为朱红色极细粉末,体轻,以手指撮之无粒状物,以磁铁吸之,无铁末。气微,味淡。含二价汞以汞计不得过0.10%,含硫化汞不得少于98.0%。

【炮制作用】 朱砂味甘,性微寒;有毒。归心经。具有清心镇惊、安神、明目、解毒的功效。朱砂有毒,且颗粒粗不易吸收,一般不直接入药。

水飞朱砂,去除了铁屑等杂质,提高净度,并降低毒性;粉末极细腻,便于服用和制剂。临床应用多入丸散剂或冲服,不入煎剂。用于心悸易惊,失眠多梦,癫痫发狂,小儿惊风,视物昏花,口疮,喉痹,疮疡肿毒等。如治心阴不足、心悸健忘、失眠多梦、大便干燥的天王补心丸(《药典》);治胸中烦热、心悸不宁、失眠多梦的朱砂安神丸(《中药成方制剂》)。

【炮制研究】

1. 炮制原理研究 朱砂主含成分为HgS,其主要杂质是可溶性汞盐、游离汞和铁屑等,其中可溶性汞盐毒性最大;铁屑具有还原性,可使HgS中的汞游离,毒性增加。在水飞研磨过程中使用磁铁吸附朱砂中的铁屑,吸附次数越多,含铁量越低。采用不同方法制备朱砂粉,并测定其中游离汞的含量,发现以水飞法为最低,粉碎机粉碎法最高。朱砂中汞的溶出与溶液pH有关,pH越低,汞的溶出越多,据此可考虑用酸处理朱砂,以减少汞的含量。水飞时洗涤次数越多,可溶性汞盐的含量越少,而对主含成分HgS含量基本无影响。

2. 炮制工艺研究 以HgS和可溶性汞盐为评价指标,优化朱砂人工水飞操作工艺如下:朱砂加10倍量水,研磨3次,每次30分钟;获得HgS的含量较高,且可溶性汞盐的含量较低。也有研究采用超高压水射流技术对朱砂进行超微粉碎,获得粉体的粒径范围为2.4~10.1 μm,小于传统水飞法,硫化汞的含量也可达到《药典》要求,但可溶性汞盐的含量未见测定。晒干品中游离汞的含量较60℃烘干者高出约1倍,因此,朱砂水飞后的湿粉应晾干的传统要求是有其科学道理的。

【贮藏】 贮干燥容器内,密闭,置干燥处。

雄 黄

【处方用名】 雄黄、雄黄粉。

【来源】 本品为硫化物类矿物雄黄族雄黄,主含二硫化二砷(As$_2$S$_2$)。采挖后,去除杂质。

【炮制沿革】 春秋战国有水磨;汉代有炼、研;唐代有油煮、烧、煨、熬等;宋代提出水飞法、醋煮、醋浸、醋研、油煎等方法;明代有炒;清代有蜜煎、脂裹蒸、松脂蒸、竹筒蒸等方法,并提出"忌火煅"(《便读》)。现在主要为水飞法。《药典》收载雄黄粉。

【炮制方法】 雄黄粉取净雄黄,置乳钵或适宜的容器内,加适量清水共研细,加多量清水搅拌,倾取混悬液。残渣再如上法反复操作多次,去除杂质,合并混悬液,静置,分取沉淀,晾干,研细。

【质量要求】 雄黄粉为橙黄色或橙红色极细粉末,易粘手,气特异。含三价砷和五价砷的总量以砷计不得过7.0%,而含砷量以二硫化二砷计不得少于90.0%。

【炮制作用】 雄黄味辛,性温;有毒。归肝、大肠经。具有解毒杀虫、燥湿祛痰、截疟的功效。

雄黄饮片实物图

水飞雄黄,去除杂质,更加纯净,毒性降低;粉末细腻,便于制剂。用于痈肿疔疮,虫蛇咬伤,虫积腹痛,惊痫,疟疾等。如用于火毒内盛所致喉痹、乳蛾的六应丸(《药典》);内治湿温时邪,头昏胸闷,腹痛吐泻及小儿痰壅惊闭等症;外敷用于痈疽疔疮的玉枢散(《中药成方制剂》)。

【炮制研究】

1. 炮制原理研究　　雄黄主含 As_2S_2,毒性较小,但所含杂质 As_2O_3 有大毒。干研法粉碎不能减少 As_2O_3 的含量,但通过水飞能去除可溶于水的 As_2O_3,以降低毒性。水飞时增加用水量、增加洗涤次数、提高水飞温度或减少雄黄粉粒度,均有利于降低 As_2O_3 含量。用 10%醋飞制、醋牛奶水飞及 3%NaOH 碱洗法,也可有效去除 As_2O_3。可溶性砷溶出量,碱水飞者高,酸水飞者最低。小鼠急性毒性实验表明:干研法毒性最大,醋洗和醋煮品的毒性最低,但酸洗使雄黄中的微量元素减少。雄黄在有氧条件下加热到 180~220℃时,As_2O_3 大量生成;干燥温度在 60℃以上,As_2O_3 含量增加。提示雄黄加热应控制温度,且水飞后宜低温干燥或晾干。

2. 炮制工艺研究　　以雄黄中的杂质和毒性成分 As_2O_3 的含量为指标,正交试验确定雄黄水飞的最佳炮制工艺如下:取 10 g 雄黄样品研磨成糊状,加水量为 3 mL,总用水量为 300 倍,干燥温度40℃,干燥时间 2 小时。

【贮藏】　贮干燥容器内,密闭,置干燥处。

滑 石

【处方用名】　滑石、滑石粉。

【来源】　本品为硅酸盐类矿物滑石族滑石,主含含水硅酸镁[$Mg_3(Si_4O_{10})(OH)_2$]。采挖后,去除泥沙和杂石。

【炮制沿革】　汉代有捶碎、研法;南北朝增加丹皮煮制;唐代增有炼制;宋代有水飞法、炒法、煅法等方法;元代至清代沿用水飞法。现在主要为水飞法。《药典》收载滑石、滑石粉。

【炮制方法】

1. 滑石　　取原药材,去除杂石,洗净,干燥,捣碎。

2. 滑石粉　　取净滑石,砸碎,碾成细粉。或取滑石粗粉,加水少量,碾磨至细,再加适量清水搅拌,倾出上层混悬液,下沉部分再按上法反复操作数次,合并混悬液,静置沉淀,倾取混悬液,下沉部分再按上法反复操作数次,合并混悬液,静置沉淀,倾去上清液,将沉淀晒干后再研细粉。

【质量要求】　多为块状集合体,呈规则的块状。白色、黄白色或淡蓝灰色,有蜡样光泽。

1. 滑石　　质软,细腻,手摸有润滑感,无吸湿性,置水中不崩散。气微,味淡。

2. 滑石粉　　为白色或黄白色,微细,无砂性的粉末,手摸有滑腻感。气微,味淡。水中可溶物遗留残渣不得过 0.1%,酸中可溶物遗留残渣不得过 2%,炽灼失重不得过 5%,含重金属不得过 40 mg/kg,含砷盐不得过 2 mg/kg,含硅酸镁不得少于 88.0%。

【炮制作用】　滑石味甘、淡,性寒。归膀胱、肺、胃经。具有利尿通淋、清热解暑的功能。多水飞后入药。

水飞滑石使药物极细和纯净,便于内服及外用。用于热淋,石淋,尿热涩痛,暑湿烦渴,湿热水泻;外治湿疹,湿疮,痱子。如治热淋、膀胱中热、小便频数、湿热淋证的滑石散(《外台》)、八正散(《局方》);治夏季感受暑邪、身热心烦、口渴喜饮、小便短赤的益元散(《药典》)。

【贮藏】　贮干燥容器内,密闭,置干燥处。

珍 珠

【处方用名】　珍珠、珍珠粉。

【来源】　本品为珍珠贝科动物马氏珍珠贝 *Pteria martensii*（Dunker）、蚌科动物三角帆蚌 *Hyriopsis cumingii*（Lea）或褶纹冠蚌 *Cristaria plicata*（Leach）等双壳类动物受刺激形成的珍珠。自动物体内取出,洗净,干燥。

【炮制沿革】　南北朝有牡蛎、地榆、五方草等合制;唐代有研粉;宋代有豆腐制、制炭;明代有人乳、豆腐合制,炒制等方法;清代有乳制、焙制。现在主要为水飞法。《药典》收载珍珠、珍珠粉。

【炮制方法】

1. 珍珠　　取原药材,去除杂质,洗净,晾干。

2. 珍珠粉　　取净珍珠,捣碎,置乳钵或适宜的容器内,加适量清水共研细,加多量清水,搅拌,倾取混悬液。残渣再如上法反复操作多次,去除杂质,合并混悬液,静置,分取沉淀,干燥,研细。

【质量要求】

1. 珍珠　　呈类球形、长圆形、卵圆形或棒形。表面类白色、浅粉红色、浅黄绿色或浅蓝色,半透明,光滑或微有凹凸,具特有的彩色光泽。质坚硬,破碎面显层纹。气微,味淡。

2. 珍珠粉　　为白色粉末,无光点,质重。气微腥,味微咸,尝之无渣。

【炮制作用】　珍珠味甘、咸,性寒。归心、肝经。具有安神定惊、明目消翳、解毒生肌、润肤祛斑的功效。珍珠质地坚硬,不溶于水,一般不直接应用。

珍珠粉极细腻,便于制剂和服用,有利于人体吸收,提高生物利用度。用于惊悸失眠,惊风癫痫,目赤翳障,疮疡不敛,皮肤色斑等。如治小儿惊风、高热抽搐、牙关紧闭、烦躁不安的牛黄镇惊丸(《药典》);治咽痛、咽部红肿、腐烂、口腔溃烂久不收敛的珠黄散(《药典》)。

【炮制研究】　珍珠不同炮制品总氨基酸含量不同,以豆浆煮水飞珍珠最高,炒爆研细珍珠最低。炒爆研细珍珠在炒制过程中由于温度较高,部分氨基酸被破坏,氨基酸的种类比其他炮制品少。

【贮藏】　贮干燥容器内,密闭,置阴凉干燥处。

【备注】　珍珠的炮制过去以豆腐煮,且先以碱水洗去油垢,多是指首饰珠。现今都是养殖珍珠,所以不必再按旧法操作。目前的珍珠多是水解珍珠,更利于吸收。

第五节　制 霜 法

中药经过去油制成松散粉末,或析出细小结晶,或升华为结晶或粉末,或煎熬成粉渣的方法,称为制霜法。根据操作方法不同,制霜法可分为去油制霜、渗析制霜、升华制霜、煎煮制霜等。

制霜法授课视频

一、去油制霜法

中药经过去油制成松散粉末的方法称去油制霜法。去油制霜法主要适用于油脂含量较高的种子类药物。

（一）去油制霜的目的

（1）降低毒性,缓和药性,如巴豆。

（2）消除副作用,如柏子仁。

（二）操作方法

取原药材,除去外壳取种仁,碾成细末或捣烂如泥,用多层吸油纸包裹,蒸热,或置炉边,或烈日暴晒后,压榨,如此反复换纸吸去油,或直接压榨去油,至松散成粉,不再黏结为度。

（三）注意事项

（1）药物加热所含油质易于渗出,故去油制霜时多加热或放置热处。

（2）去油制霜用过的布或纸要及时烧毁,以免误用。

（3）在炮制有毒中药时,产生的油蒸气会危害操作者健康,应注意安全防护。

二、渗析制霜法

中药经过物料析出细小结晶的方法,称为渗析制霜法,目的是制造新药,增强疗效,如西瓜霜。

三、升华制霜法

中药经过高温升华成结晶或细粉的方法,称为升华制霜法,目的是纯净药物,如信石。

四、煎煮制霜法

中药经过多次长时间煎熬后成粉渣另作药用的方法,称煎煮制霜法,目的是缓和药性,综合利用,扩大药源,如鹿角霜。

巴 豆

【处方用名】 生巴豆、巴豆霜。

【来源】 本品为大戟科植物巴豆 *Corton tiglium* L. 的干燥成熟果实。秋季果实成熟时采收,堆置 2~3 天,摊开,干燥。

【炮制沿革】 汉代有"去皮心,复熬变色""别捣令如膏"的方法(《玉函》);唐代有"去皮心膜,熬令紫色"(《千金》)的方法;宋代有纸煨、面煨及"去皮以纸裹出油尽为度"等法(《博济》);明代对巴豆的用法和炮制方法更趋多样,如"巴豆有用仁者,用壳者,用油者,有生用者,麸炒者,醋煮者,烧存性者,有研烂以纸包去油者,谓之巴豆霜"(《纲目》);清代基本沿用前法,并增加了隔纸炒令油出等法。现在主要为制霜法。《药典》收载生巴豆、巴豆霜。

【炮制方法】

1. 生巴豆　去皮取净仁。

2. 巴豆霜　取巴豆仁,碾如泥状,里层用纸,外层用布包严,蒸热,压榨去油,如此反复数次,至药物松散成粉,不再黏结成饼为度。

注意事项:① 生巴豆有剧毒,在制霜过程中,往往由于接触巴豆种仁,油蒸气而引起皮炎,局部出现红斑或红肿,有灼热感或瘙痒,眼鼻部亦有灼热感等。操作时应注意防护,应戴手套及口罩。② 工作结束时,要用冷水洗涤裸露部分,不宜用热水洗。如发生皮炎症状时,可用绿豆、防风、甘草煎汤内服。③ 压榨去油时,药物要加热才易出油;如用粗纸包压时要勤换纸,以使油充分渗在纸上。④ 用过的布或纸立即烧毁,以免误用。

【质量要求】

1. 生巴豆　呈扁椭圆形。表面黄白色或黄棕色,平滑有光泽,常附有白色薄膜;一端有微凹的合点,另一端有小点状的种脐;内胚乳肥厚,淡黄色,油质;子叶二,菲薄。气微,味辛辣。

2. 巴豆霜　为粒度均匀、疏松的淡黄色粉末,显油性。水分不得过 12.0%,总灰分不得过 7.0%,含脂肪油应为 18.0%~20.0%,含巴豆苷不得少于 0.80%。

【炮制作用】 巴豆味辛,性热;有大毒。归胃、大肠经。具有峻下积滞、逐水消肿、豁痰利咽、蚀疮的功能。生用仅外用蚀疮。多用于恶疮,疥癣,疣痣。如巴豆捣泥,绢包擦患处,可治癣疮;与雄黄同用,可治神经性皮炎。

巴豆去油制霜后,能降低毒性,缓和其泻下作用,可供内服。多用于寒积便秘,乳食停滞,腹水,二便不通,喉风,喉痹。如治寒积便秘的三物备急丸(《金匮》);治小儿乳食停积的保赤散(《药典》)。

【炮制研究】

1. 炮制原理研究　　巴豆的毒性成分主要是巴豆脂肪油和巴豆毒蛋白。巴豆种仁含脂肪油为 40%～60%,为油酸、肉豆蔻酸、花生酸、棕榈酸、硬脂酸、月桂酸、巴豆油酸及顺芷酸等的甘油酯。蛋白质含量为 18%,其中毒性球蛋白巴豆毒素,系一种细胞原浆毒,能溶解红细胞,使局部细胞坏死变性,但加热至 110℃,毒性即可消失。因此,加热制霜能够有效降低油脂含量,破坏毒蛋白活性,从而降低巴豆毒性。

巴豆油分解后产生的巴豆油酸及巴豆中所含的少量树脂,能刺激肠的蠕动,引起泻下作用。0.01～0.05 g 的巴豆油即可导致泻下,人口服半滴或 1 滴巴豆油,即可产生口腔、咽喉、胃部灼热感,并有催吐作用;大量的巴豆油能引起剧泻、呕吐,甚至造成大量失水死亡,有服用巴豆油 20 滴而致死者。有文献报道,生巴豆能降低小鼠十二指肠、空肠紧密连接蛋白表达,使肠道上皮屏障受损,通透性增大,而使大分子毒性物质进入肠道,产生炎症反应,从而导致腹痛。

2. 炮制工艺研究　　传统制霜法脂肪油含量不稳定,加淀粉稀释的制霜法,其成品含油稳定,但此法未经加热,不能消除毒性蛋白的毒性。故有研究对稀释法进行了工艺改进,在稀释前对巴豆粉进行加热处理,采用炒黄法或蒸法处理巴豆仁,或在稀释前 100℃ 烘 2 小时,破坏毒蛋白活性,再进行稀释,既可去毒,又能保证用药安全。

生巴豆渣、冷冻生巴豆渣和生榨霜均有溶血作用,而经炒、煮、常压蒸、高压蒸等加热处理的各种巴豆制品的残渣或霜均未显示有溶血作用。因此,不建议采用生巴豆加淀粉稀释和提油返油法制备巴豆霜。

【贮存】　贮干燥容器内,巴豆霜瓶装或坛装,置阴凉干燥处。生巴豆按毒性中药管理。

千金子

【处方用名】　千金子、千金子霜。

【来源】　本品为大戟科植物续随子 *Euphorbia lathyrs* L. 的干燥成熟种子。夏、秋二季果实成熟时采收,除去杂质,干燥。

【炮制沿革】　宋代有去皮和"去壳研,以纸裹,用物压去油,重研末"的方法(《证类》)。明代有酒浸,并有"用须取仁纸裹,压以重石去油,复研成霜,方可入药"的记述(《蒙筌》);清代基本沿用前法。现在主要为制霜法。《药典》收载生千金子、千金子霜。

【炮制方法】

1. 生千金子　　除去杂质,筛去泥沙,洗净,捞出,干燥,用时打碎。

2. 千金子霜　　取千金子,去皮取净仁,碾碎如泥,用布包严,蒸热,压榨去油,如此反复操作,至药物松散不再黏结成饼为度。少量者,碾碎用吸油纸数层包裹,加热,反复压榨换纸,以纸上不显油痕即可。

【质量要求】

1. 生千金子　　呈椭圆形或倒卵形。表面灰棕色或灰褐色,具不规则网状皱纹,网孔凹陷处灰黑色,形成细斑点;一侧有纵沟状种脊,顶端为突起的合点,下端为线形种脐,基部有类白色突起的种阜或具脱落后的瘢痕。种皮薄脆,种仁白色或黄白色,富油质。气微,味辛。水分不得过 7.0%,含脂肪油不得少于 35.0%,含千金子甾醇不得少于 0.35%。

2. 千金子霜　　为均匀、疏松的淡黄色粉末,微显油性。味辛辣。含脂肪油应为 18.0%～20.0%。

【炮制作用】　千金子味辛,性温;有毒。归肝、肾、大肠经。具有泻下逐水、破血消癥的功能,外用疗癣蚀疣。生品逐水消肿,破血消癥。但毒性较大,作用峻烈,多供外用,可治顽癣、疣赘。

千金子去油制霜后,缓和其泻下作用,并能降低毒性。临床上内服多用千金子霜,可配入丸散剂内服,用于水肿胀满,积聚癥块,诸疮肿毒。

【炮制研究】

1. 炮制原理研究　千金子含脂肪油40%~50%,主要是多种脂肪酸的甘油酯和二萜酚酸酯等,另含有香豆素类、黄酮类、瑞香素、七叶树苷等成分。其中脂肪油为千金子的毒性成分,对胃肠有刺激,可产生峻泻作用,强度为蓖麻油的3倍。千金子制霜后千金子素L1~L5、千金子素L7a、千金子素L8、千金子素L9和续随子醇的量明显下降,秦皮乙素、双七叶内酯、巨大戟醇和棕榈酸的量明显升高。有研究表明,续随二萜酯和千金二萜醇二乙酸苯甲酸酯为千金子的致泻成分,制霜后其二者含量降低,可减缓致泻作用。

不同炮制方法制备的千金子霜,虽外观质量相同,脂肪油含量均显著降低,其降低顺序为蒸霜>热霜>冷霜>酒制品>炒品。对千金子炒品、酒制品、冷霜、热霜和蒸霜中秦皮乙素进行测定,结果发现,除冷霜外,秦皮乙素的含量均有所下降,以蒸霜和热霜的降低最为显著,提示不同的加工过程均能使秦皮乙素的含量下降。

研究表明,千金子制霜前后均能不同程度地促进小肠推进作用,其推动作用随着千金子中的含油量的降低而减弱,且呈现一定程度的量效关系。千金子生品提取物中千金子素L1、千金子素L2、千金子素L3在不同的肠段吸收效果均大于霜品提取物,表明制霜能够显著减少各肠段对千金子素L1、千金子素L2、千金子素L3的吸收,从而进一步验证了千金子制霜减毒作用机制。

千金子生品和霜品提取物对大鼠肠道中双歧杆菌、乳酸杆菌、大肠杆菌和肠球菌作用存在显著差异,千金子生品和霜品提取物对大鼠肠道中双歧杆菌、乳酸杆菌、大肠杆菌和肠球菌均有抑制作用,千金子霜品对4种菌落抑制作用相对减弱,由此引起的肠道菌落紊乱程度减小,与千金子制霜后泻下作用缓和的研究结论一致。

2. 炮制工艺研究　千金子种仁中脂肪油、千金子固醇含量远高于种皮中的含量;千金子种皮占种子质量的34.13%,种皮占种子比例较大。千金子制霜掺入种皮影响其外观性状和临床疗效,因此在千金子入药或制霜应用时,剥去种皮是十分必要的。

【贮存】　贮干燥容器内,千金子霜瓶装或坛装,置阴凉干燥处。生千金子按毒性中药管理。

大风子

【处方用名】　大风子、大风子霜。

【来源】　本品的大风子科植物大风子 *Hydnocarpus anthelmintica* Pierre. 的干燥种子。

【炮制沿革】　明代有壳、去壳取仁、去油取净霜的炮制方法;清代有"入丸药,压去油"的论述(《备要》)。现在主要为制霜法。《药典》未收载大风子。

【炮制方法】

1. 生大风子　取原药材,除去杂质及霉坏变质者,去壳取仁。

2. 大风子霜　取大风子仁,碾碎,用布包严,蒸热,压榨去油,研细。

【质量要求】

1. 生大风子　呈不规则的卵圆形,或多面形,稍有钝棱。表面灰棕色或灰褐色,有细纹。有油性。气微,味淡。

2. 大风子霜　为均匀、松散的乳白色粉末。气微,味淡。

【炮制作用】　大风子味辛,性热;有毒。归肝、脾、肾经。具有祛风燥湿、攻毒杀虫的功能。生品毒性较大,作用峻烈,多外用。用于麻风,疥癣,杨梅疮等证。如治癣痒疥疮的大枫丹(《血证论》)。

大风子制霜后除去部分油质,降低了毒性,可供内服。如治麻风病的大风丸(《解围元薮》)。

【炮制研究】　大风子种仁含脂肪油约50%。制霜后能除去大部分油质,使毒性降低,药性缓和。

【贮存】 贮干燥容器内,大风子霜瓶装或坛装,密闭,置阴凉干燥处。

木鳖子

【处方用名】 木鳖子、木鳖子霜。

【来源】 本品为葫芦科植物木鳖 *Momordica cochinchinensis*(Lour.)Spreng. 的干燥成熟种子。冬季采收成熟果实,剖开,晒至半干,除去果肉,取出种子,干燥。

【炮制沿革】 唐代有去壳、麸炒法;宋代有炒焦、"去壳,纸捶出油"(《朱氏》);明代有油制法;清代有土炒、制炭等方法。现在主要为制霜法。《药典》收载木鳖子仁、木鳖子霜。

【炮制方法】

1. 木鳖子仁 去壳取仁,用时捣碎。

2. 木鳖子霜 取净木鳖子仁,炒热,研末,用纸包裹,加压去油。

【成品性状】

1. 木鳖子仁 内种皮灰绿色,绒毛样。子叶二,黄白色,富油性。有特殊的油腻气,味苦。含丝石竹皂苷元 $3-O-\beta-D$ 葡萄糖醛酸甲酯不得少于 0.25%。

2. 木鳖子霜 为白色或灰白色的松散粉末。有特殊的油腻气,味苦。含丝石竹皂苷元 $3-O-\beta-D$ 葡萄糖醛酸甲酯不得少于 0.40%。

【炮制作用】 木鳖子味苦、微甘,性凉;有毒。归肝、脾、胃经。具有散结消肿、攻毒疗疮的功能。生品有毒,仅供外用。多用于疮疡肿毒,乳痈,瘰疬,痔漏,干癣,秃疮。如治一切诸毒的神效千捶膏(《金鉴》)。

木鳖子制霜后除去大部分油质,降低了毒性,可供内服。如治小儿久痢,肠滑脱肛的木鳖子丸(《杨氏家藏方》)。

【炮制研究】 木鳖子制霜后,总皂苷和齐墩果酸含量明显增加,脂肪油含量明显下降,抑菌、抗炎作用增强。木鳖子霜在 20% 含油量时镇痛作用最为明显。

【贮存】 贮干燥容器内,木鳖子霜瓶装或坛装,密闭,置阴凉干燥处。

柏子仁

【处方用名】 柏子仁、柏子仁霜。

【来源】 本品为柏科植物侧柏 *Platycladus orientalis*(L.)Franco 的干燥成熟种仁。秋、冬二季采收成熟种子,晒干,除去种皮,收集种仁。

【炮制沿革】 南北朝有酒与黄精制;唐代有熬;宋代有"研,用纸裹压去油"(《博济》);明代有"去壳取仁,微炒去油"(《入门》);清代亦有去油取霜用的方法。现在主要有炒黄、制霜等方法。《药典》收载柏子仁、柏子仁霜。

【炮制方法】

1. 柏子仁 除去杂质和残留的种皮。

2. 炒柏子仁 取净柏子仁,置热锅中,用文火加热,炒至油黄色,有香气逸出为度,取出,放凉。

3. 柏子仁霜 取净柏子仁碾碎如泥,经微热,压榨除去大部分油脂制霜。

【质量要求】

1. 柏子仁 呈长卵形或长椭圆形。表面黄白色或淡黄棕色,外包膜质内种皮,顶端略尖,有深褐色的小点,基部钝圆。质软,富油性。气微香,味淡。酸值不得过 40.0,羰基值不得过 30.0,过氧化值不得过 0.26;每 1 000 g 含黄曲霉毒素 B_1 不得过 5 μg,黄曲霉毒素 G_2、黄曲霉毒素 G_1、黄曲霉毒素 B_2 和黄曲霉毒素 B_1 总量不得过 10 μg。

2. 炒柏子仁　　形如柏子仁,表面油黄色,偶见焦斑,具有焦香气。

3. 柏子仁霜　　为均匀、疏松的淡黄色粉末,微显油性,气微香。水分、酸值、羰基值、过氧化值、黄曲霉毒素同柏子仁。

【炮制作用】　柏子仁味甘,性平。归心、肾、大肠经。具有养心安神、润肠通便、止汗的功能。生品长于润肠通便,养心安神。多用于肠燥便秘。如治津液枯竭、大肠秘涩的五仁丸(《医方类聚》);治心气虚寒、失眠多梦的柏子养心丸(《药典》)。生品有异味,致人呕吐,其油又有滑肠致泻的作用。

炒柏子仁有焦香气,使药性缓和,消除呕吐的副作用。常用于心烦失眠,心悸怔忡,阴虚盗汗。如治虚烦失眠、心悸健忘、盗汗的天王补心丹(《摄生秘剖》)。

柏子仁霜可消除呕吐和滑肠致泻的副作用,多用于心神不安,虚烦失眠的脾虚患者。如治劳心太过、神不守舍的柏子养心丸(《古今医统》)。

【炮制研究】　柏子仁中含有大量脂肪油,约占总重的40%,此外还含有皂苷、二萜等成分。柏子仁在炮制过程中脂肪油仅发生了量的变化,未发生明显质变,而总皂苷含量大幅提升。

柏子仁脂肪油具有润肠致泻的作用,制霜后油脂含量显著降低,从而消除了滑肠致泻的副作用。比较柏子仁和柏子仁霜对小鼠阈下催眠剂量异戊巴比妥钠的协同作用,结果表明,柏子仁霜有明显的镇静安神作用,其作用显著强于柏子仁。

通过对比冷法、热法、蒸法、溶剂提取法和机械压榨法等柏子仁不同制霜方法的制霜效率、脂肪油含量、酸败度等,发现机械压榨法与传统法相比,制霜效率高,成品质量均一,酸败度变化较小,脂肪油化学成分基本一致,认为机械压榨法可以取代传统法制柏子仁霜。

【贮存】　贮干燥容器内,柏子仁霜瓶装或坛装,置阴凉干燥处。防热,防蛀。

西瓜霜

西瓜霜饮片实物图

【处方用名】　西瓜霜。

【来源】　本品为葫芦科植物西瓜 *Citrullus lanatus* (Thunb.) Matsumu. et Nakai 的成熟新鲜果实与皮硝经加工制成。

【炮制沿革】　清代有制西瓜霜的方法。现在主要为制霜法。《药典》收载西瓜霜。

【炮制方法】　取新鲜西瓜,沿蒂头切一厚片作顶盖,挖出部分瓜瓤,将芒硝填入瓜内,盖上顶盖,用竹签扦牢,用碗或碟托住,盖好,悬挂于阴凉通风处,待西瓜表面析出白霜时,随时刮下,直至无白霜析出,晾干。或取新鲜西瓜切碎,放入不带釉的瓦罐内,一层西瓜一层芒硝,将口封严,悬挂于阴凉通风处,数日后即自瓦罐外面析出白色结晶物,随析随集,至无结晶析出为止。每 100 kg 西瓜,用芒硝 15 kg。

【质量要求】　西瓜霜为类白色至黄白色的结晶性粉末。气微、味咸。含重金属不得过 10 mg/kg,含砷量不得过 10 mg/kg,含硫酸钠不得少于 90.0%。

【炮制作用】　西瓜霜味咸,性寒。归肺、胃、大肠经。具有清热泻火、消肿止痛的功能。西瓜能清热解暑,芒硝能清热泻火,两药合制,性味改变,起到协同作用,使药物更纯洁,增强清热泻火之功。西瓜霜多用于咽喉肿痛,口舌热疮,牙疳,单双乳蛾。如治一切喉证的玉钥匙(《喉痧症治概要》)。

【炮制研究】　西瓜霜的主要成分为经重结晶的 $Na_2SO_4 \cdot 10H_2O$,此外,还含有 9 种无机元素及 18 种氨基酸,其中 9 种为人体必需的氨基酸,并有广谱抗菌作用。

取西瓜切碎,加入芒硝加热溶解,过滤,再加活性炭煮沸,垂熔滤器滤过,放冷结晶,洁净风化,制得西瓜霜。该方法不受季节限制,生产周期短,质量稳定,适宜工业化生产。

【贮存】　贮干燥容器内,密闭,置阴凉干燥处。防潮,防热。

【备注】　本品宜在秋凉季节进行,容易析出结晶。

信　石

【处方用名】　信石、砒霜。

【来源】　本品为氧化物类矿物砷华 Arsenolite 或硫化物类矿物毒砂 Arsenopyrite 或雄黄 Realgar 等含砷矿物加工制成,主含三氧化二砷(As_2O_3)。

【炮制沿革】　南北朝有砒霜的记载;宋代有灯心制霜、白矾制霜、萝卜制霜等法;明代有醋与甘草制、酸浆水制、煅制、硝石制、锡制、煨制等;清代有酒制、豆腐制、铅制、红枣制等方法。现在主要有制霜法。《药典》未收载信石。

【炮制方法】

1. 信石　取原药材,除去杂质,碾细。

2. 砒霜　取净信石,置煅锅内,上置一口径较小的锅,两锅接合处用盐泥封固,上压重物,盖锅底上贴一白纸条或几粒大米,用文武火加热煅至白纸或大米成老黄色,离火待凉后,收集盖锅上的结晶。

【质量要求】

1. 信石　呈不规则碎块或细粉,粉块表面白色,有黄色与红色彩晕,略透明或不透明,具玻璃样或绢丝样光泽。质脆,易砸碎。粉末呈灰白色、淡棕色或粉红色。气微。极毒,不可尝。

2. 砒霜　为白色结晶性粉末。体重。无臭,无味。极毒,不可尝。

【炮制作用】　信石味酸、辛,性大热;有大毒。归脾、肺、胃、大肠经。具有祛痰、截疟、杀虫、蚀腐的功能。

砒霜药性更纯,毒性更大。内服用于寒痰,哮喘,疟疾,休息痢;外治痔漏,瘰疬,走马牙疳,癣疮,溃疡腐烂肉不脱。如治寒痰哮喘、日久不愈的紫金丹(《普本》);如治癣不问干湿、积年不瘥的砒霜散(《圣惠方》)。

【贮存】　贮干燥容器内,密封,置干燥处。按毒性中药管理。

鹿角霜

【处方用名】　鹿角霜。

【来源】　本品为鹿角去胶质的角块。春、秋二季生产,将骨化角熬去胶质,取出角块,干燥。

【炮制沿革】　唐代有熬制取末、炒制取末法;明代增加了炼霜熬膏、制霜炒制等方法;清代有制霜、煎胶捣成霜等方法。现在主要为制霜法。《药典》收载鹿角霜。

【炮制方法】　取原药材,除去杂质。用时捣碎或研粉。

【质量要求】　鹿角霜呈长圆柱形或不规则的块状,大小不一。表面灰白色,显粉性,常具纵棱,偶见灰色或灰棕色斑点。体轻,质酥,断面外层较致密,白色或灰白色,内层有蜂窝状小孔,灰褐色或灰黄色。有吸湿性。气微,味淡,嚼之有粘牙感。水分不得过 8.0%。

【炮制作用】　鹿角霜味咸、涩,性温。归肝、肾经。具有温肾助阳、收敛止血的功能。多用于脾肾阳虚,食少吐泻,尿频,遗尿,遗精白带,崩漏下血,痈疽,痰核。如治肾寒羸瘦的鹿角霜丸(《圣济总录》);治腰痛、尿频的鹿角霜方(《圣惠方》)。

【贮存】　贮干燥容器内,密闭,置通风干燥处。

第六节　干　馏　法

将中药置适宜容器内,加热灼烧,使之产生汁液或馏油的操作过程,称为干馏法。

干馏法历史悠久,早在汉代《神农本草经》就有竹沥记载。唐代更是记述了竹沥的制备方法,并用其治疗中风口噤。

原药材经过高温干馏,产生复杂的质的变化,形成了新的化合物,如鲜竹、米糠干馏所得的化合物是以不含氮的酸性、酚性物质为主要成分。含蛋白质类动、植物药(鸡蛋黄、黑豆等)干馏所得的化合物则是以含氮的碱性物质为主要活性成分。它们都有抗过敏、抗真菌的作用,有杀菌消炎、止痒止痛、促进伤口愈合等功效。此外,从含蛋白质的动、植物干馏油中还分离出解痉的成分。

干馏的制备方法一般多以砂浴加热,此外还有武火炒制和容器周围加热等,加热的温度也根据药料而各不相同。

(一)干馏的目的

制备有别于原药材的干馏物,扩大用药范围。干馏法是制备新药的工艺之一。

(二)操作方法

(1)砂浴加热:将原药材用砂浴加热,在干馏器上部收集冷凝的液状物,如黑豆馏油等。

(2)武火炒制:将原药材放入炒制容器内,以文火去除水分后用武火熬炒,至油出尽,滤过后收集馏油,如蛋黄油等。

(3)容器周围加热:将原药材放入适宜容器后倒置,在容器周围用武火加热,下口收集液状物,如竹沥等。

(三)注意事项

干馏的温度较高,一般在120~450℃。由于药料不同,各干馏物的裂解温度也不相同,如蛋黄油在280℃左右,竹沥油在350~400℃,而豆类一般则在400~450℃制油。

竹 沥

【处方用名】 竹沥、竹沥油。

【来源】 本品为禾本科植物淡竹 *Phyllostachys nigra*(Lodd.)Munro var. *henonis*(Mitf.)Stapf ex Rendle 的嫩茎用火烤灼而流出的汁液。

【炮制沿革】 汉代称竹汁;梁代始有竹沥的记载;唐代用"取淡竹,断两头节,火烧中央,器承两头得汁"的方法制备(《千金》);宋代则用新(堇)竹烧取之;明代增加了竹段装瓶倒悬炭火围逼制竹沥的方法;清代有以"青竹断二尺许,劈开火炙,如欲多取,以坛埋土中,湿纸糊好,量坛口大小,用蒟蒻二道,竖入坛口,多著炭火,于竹顶上炙"法(《逢原》)。现在主要为干馏法。《药典》未收载竹沥。

【炮制方法】

(1)取鲜竹,洗净,从两节之间锯断,节留中间,直劈成两瓣,架在文火上加热,两端流出的液体接于容器中,即得。

(2)取鲜嫩淡竹茎,截成0.3~0.5 m的段,劈开洗净,装入坛内,装满后坛口向下,架起,坛的底面及周围用锯末和劈柴围严,用火燃烧,坛口下面置一罐,竹片受热后即有汁液流出,滴注罐内,至竹中汁液流尽,收取竹液,即为竹沥。

【质量要求】 本品为青黄色或黄棕色浓稠汁液。具烟熏气,味苦微甜。

【炮制作用】 竹沥味甘、苦,性寒。入心、胃经。具有清热豁痰、镇惊利窍的功效。竹沥对热咳痰稠最具卓效。多用于肺热痰壅,咳逆胸闷,亦可用于痰热蒙蔽清窍诸证及中风痰迷,惊痫癫狂等。如治痰热蕴肺证的复方鲜竹沥液(《药典》)和清热化痰止咳的祛痰灵口服液(《药典》)。

【炮制研究】 竹沥主要含有氨基酸、有机酸、酚类等成分,其中氨基酸及愈创木酚被认为是清热化痰作用的有效成分。以总酚、总氨基酸及竹沥收率为评价指标,考察了干馏法、烧制法、渗漉法和乙醇回流提取法制备的淡竹沥,发现总酚和氨基酸的含量高低顺序为乙醇回流提取法>渗漉法>烧制法>干馏法;传统干馏炮制方法收率低,原材料消耗大且污染环境,炮制过程中各因素难以控制。

鲜竹沥可抑制柠檬酸、氨水引起的咳嗽,明显延长咳嗽潜伏期,减少咳嗽次数。鲜竹沥能明显增加小鼠气管分泌酚红的含量,也可加速气管黏膜的黏液纤毛运动,加速痰的咳出。

【贮藏】　装瓶,置阴凉处。

蛋黄馏油

蛋黄馏油饮片图

【处方用名】　蛋黄油、蛋黄馏油。

【来源】　本品为雉科动物家鸡 *Gallus gallus domesticus* Brisson 的卵,煮熟后剥取蛋黄,经高温熬炼制得。

【炮制沿革】　唐代有“鸡卵一枚,米下蒸半日,取出黄,熬令黑”(《千金》)“炒取油,和粉敷头疮”(《证类》)的记载;宋代有“煮熟鸡子黄,炒令油出”(《急救》)。现在主要为炒熬法。《药典》未收载蛋黄馏油。

【炮制方法】　鸡蛋煮熟后,去壳和蛋清,单取蛋黄,置锅内,尽量捣碎,以免加热时爆裂崩溢烫伤,以文火加热,除尽水分后用武火 280℃ 炒熬,至蛋黄油出尽为度,滤过,装瓶备用。还可以用蒸馏法制取,同黑豆馏油的制备。

【质量要求】　蛋黄馏油为油状液体。具青黄色荧光。有异臭。

【炮制作用】　蛋黄馏油味甘,性平。归心、肾经。具有清热解毒的功效。用于烧伤,湿疹,耳脓,疮疡已溃等症,如用于清热解毒、消肿止痛、敛疮生肌的熊胆痔灵栓(《药典》)。

【炮制研究】　有报道,从蛋黄油碱性部分中分离得到抗真菌活性成分哈尔满、纳尔哈尔满、3-烷基吡啶等。药理作用研究表明,蛋黄油具有抗过敏、抗真菌作用。

【贮藏】　装瓶,置阴凉处。

【备注】　蛋黄馏油,古称蛋黄油,即指焦油。但现今蛋黄油多包括直接压榨或用氯仿等提取的油。为了明确概念,用蛋黄馏油表示以干馏法制备的焦油,区别于压榨或提取的蛋黄油。

黑豆馏油

【处方用名】　黑豆馏油、大豆馏油。

【来源】　本品为豆科植物大豆 *Glycine max*(L.)Merr. 的干燥成熟种子(黑豆)经干馏制得的油。

【炮制沿革】　清代有“细黑豆装入罐内,罐口以铜丝罩格定,使豆不能倒出,罐口向下,以火燃烧罐底,罐内豆自焦,有油滴出”(《拾遗》)。现在主要为干馏法。《药典》未收载黑豆馏油。

【炮制方法】　取净黑豆,轧成颗粒,装入圆底烧瓶中,不超过烧瓶的 1/3,连接蒸馏头、冷凝管,接收瓶等。以电热套加热,上部注意保温,可得到黑色黏稠的油状液体,即为粗制黑豆馏油。

若进一步精制,可将粗制品置于分液漏斗内,静置 20~30 分钟使之分层,上层为馏油,下层为水和水溶性混合物,弃掉下层。取上层馏油,置蒸馏瓶内水浴蒸馏,温度保持在 80~100℃,约经 30 分钟,蒸馏获得的淡黄色透明液为干馏液中的挥发性物质,而留在蒸馏瓶中的残液(黑色而有光泽的浓稠液体)即为黑豆馏油。

【质量要求】　本品为黑色、有光泽的浓稠液体。气焦臭。

【炮制作用】　黑豆馏油具有清热、利湿、收敛的功效。可用于牛皮癣,湿疹,神经性皮炎等。如治神经性皮炎,亚急性、慢性皮炎的黑豆馏油软膏(《中药成方制剂》)。

【炮制研究】　黑豆馏油主要由一些挥发性物质组成,如腈类、烷烃类、酚类、吡咯类、醇类、吲哚类、酰胺类、取代苯类化合物,当干馏温度达到 300℃ 时,会出现碳酸氢铵和碳酸铵白色晶体。

将脱脂大豆在 400~450℃ 干馏,得到暗褐色黏稠的液体,用水提取过的醚层有强抗过敏作用,尤对婴儿湿疹疗效较好。黑豆馏油有抗组织胺、杀菌、消炎、止痒止痛作用,可治疗真菌所致癣类皮肤病、促进伤口愈合等。

【贮藏】 装瓶,置阴凉处。

【小结】

第十五章习题

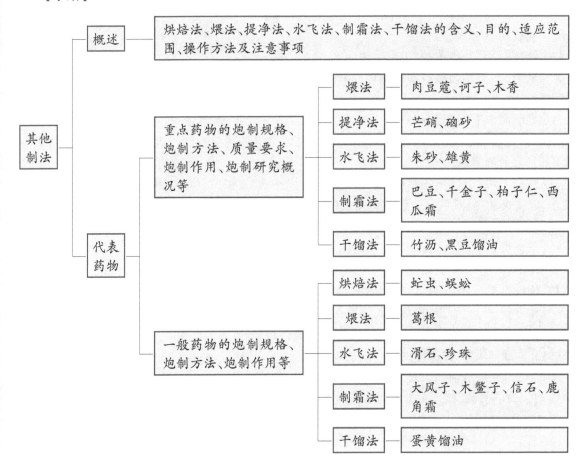

第十六章　地方传统特色炮制技术

中药炮制是我国一项独特的传统制药技术,历史悠久且特色鲜明。由于我国南北地理差异较大,各地人体禀赋不同,用药习惯和炮制方法也不尽一致,因此出现并形成了多种具有鲜明地域特色的炮制技术,如樟帮、建昌帮、京帮、川帮等。在相当长的一段历史时期内,地方特色炮制技术及其炮制品在防病治病中发挥着重要作用。

第一节　樟帮炮制技术

樟帮,是中药炮制的主要流派之一,又称临清药帮(临江府清江县,今樟树市),与建昌帮合称江西帮。

一、历史沿革

樟帮源于樟树市,始于东汉,距今已有 1 800 多年的历史。药祖葛玄(公元 164~244 年)在樟树阁皂山采药、洗药、制药、炼丹,开创了樟树中药炮制之先河。南宋著名药师侯逢丙于樟树设药加工、开店经营,奠定了樟帮的基础。

二、炮制技术特点

(一)炮制工具

樟帮的刀具以铡刀、片刀、刮刀为主,尤其是片刀、铡刀面小口薄,轻便锋利,被称为"樟刀"。"樟刀"有着"老君炉中纯火青,炼就樟刀叶片轻,锋利好比鸳鸯剑,飞动如飞饮片精"的赞誉,也因"薄如纸、吹得起、断面齐、造型美"的饮片切制工艺而久负盛名。樟帮饮片独具风格,片形美观,有"白芍飞上天,木通不见边,陈皮一条线,半夏鱼鳞片,肉桂薄肚片,黄柏骨牌片,甘草柳叶片,枳壳凤眼片,川芎蝴蝶双飞片,槟榔切一百零八片,一粒马钱子切二百零六片"的说法。

(二)炮制辅料

樟帮中药炮制,辅料讲究道地,归经如择,用量适度。樟帮常用的固体辅料有糙米、蜜麦麸、白矾、豆腐、灶心土、滑石粉、油砂、红糖等;液体辅料有酒、醋、盐水、姜汁、蜜汁、甘草汁、皂角汁、米泔水、米汤、山羊血、猪心血、鳖血、胆汁、羊脂油、童便等。

(三)炮制工艺

樟帮炮制注重"三结合",即技术、工艺结合,技术、工艺与药性结合,技术、工艺与临床应用结合。在药性和用药归经上注重"三不同",即用不同辅料和方法,不同炮制程度,达到不同临床应用的要求。依据不同炮制方法,总结出"逢子必炒,药香溢街""炒黄之药黄而不焦,香气回溢""火炮之药松泡酥脆""火煅之药酥而不坚""炒炭之药焦而存性"等炮制规律。

三、特色炮制品

独具匠心的制作工艺与复杂的炮制程序是樟帮炮制的秘诀,如童便制马钱子、山羊血煮藤黄、七制香附、鳖血制柴胡等。制柴胡,古法多用醋制,但樟树帮独以鳖血制柴胡,既可抑制升浮之性,又可增强清肝退热、截疟之功,对骨蒸劳热及疟疾患者最相宜。

1. 童便制马钱子　　操作方法为将净马钱子放入童便中浸渍 49 天至鼓胀,清水漂洗 14 天去茸毛,用水漂洗7天,捞出,沥干水,切片晒干。童便具滋阴降火、止血活血之功效,童便与马钱子均具有活血通筋作用,两者相得益彰。童便制马钱子可缓解毒性,常作为接骨特效药,临床疗效显著。研究表明,马钱子经童便制后马钱子碱的含量明显降低。童便制马钱子可使小鼠血清中睾酮含量升高,超氧化物歧化酶活力降低。研究认为,童便炮制马钱子的最优工艺为:选用3岁童便,3倍童便量,浸泡时间为10天,烘干温度为90℃。

2. 山羊血煮藤黄　　操作方法为取山羊血与小块藤黄,放入砂罐或铜锅内,加水,煮沸3~4小时,除去山羊血,取出晾干,研成细粉。藤黄生品有大毒,不能内服。山羊血煮制可通过吸附、凝聚等作用降低藤黄毒性。研究表明,藤黄经山羊血炮制后,藤黄酸含量有所降低,抗炎作用及对艾氏腹水瘤细胞的抑制作用增强。

3. 鳖血制柴胡　　操作方法为取柴胡片,用鲜鳖血与黄酒或清水拌匀,待吸尽后,用文火或麦麸炒至颜色加深。每1kg柴胡,用3~4个鳖取出鲜血。鳖血制柴胡能抑制升浮之性,增强清肝退热、截疟的功效。可用于热入血室,骨蒸劳热。

第二节　建昌帮炮制技术

建昌帮与樟帮是江西省著名的两大炮制帮派之一,也是南方地区特色炮制技术的代表。“建昌帮”的传统炮制风格是工具辅料独特,工艺取法烹饪,讲究形色气味,毒性低疗效高。

一、历史沿革

建昌帮发祥于江西建昌府,即江西省南城县。晋朝时期的葛洪以及唐代的邓紫阳、邓延康等在南城县炼丹制药,为建昌帮的兴盛起到开创性作用。宋代官府在南城设立“建昌军药局”,注重药物质量的提升。随后经明清两个朝代的发展,至清代逐渐形成药派。

二、炮制技术特点

(一)炮制工具

建昌帮炮制工具,在刀具、刨具、筛具及辅助工具等方面具有独特性,可以归纳为刀刨齐全,特色工具多。切药刀与众不同,具有把长、面大、线直、刃深、吃硬、省力等特点,且切药刀可一刀多用,切制饮片斜、薄、大、光。建昌帮创制的“雷公刨”一直沿用至今,不仅效力高,且刨出的药片均匀美观。建昌帮其余铜铁木陶等各种材质的炮制工具均古朴简便,各得其所,运用有别,如枳壳榨、槟榔楔、香附铲、泽泻笼、茯苓刀、附子筛、麦芽篓、炆药坛、圆木甑、猪肝色刀石等。

(二)炮制辅料

建昌帮具有选料独特、遵古道地、制备考究、一物多用的特点。炮制辅料中尤以谷糠作为辅料最具特色,如谷糠煨、煅制药材,蜜糠炒制药材,同时谷糠还用于净选、润制、吸湿、密封养护等作用,使“南糠北麸”成为南北药帮炮制流派的一个显著区别。此外,辅料白矾、朴硝、童便、米泔水、硫黄、砂子等的运用也各有特色。

(三)炮制工艺

建昌帮的炮制工艺多取法烹饪,严守净选、切制、炮制三关质量,做到“炮制虽繁,必不得省工夫;辅料虽贵,必不得短斤两”“谨伺水火不失其度,炮炙精细逞其巧妙”。水制注意区分四季水性,润制药材“看水头”有“冬水善,夏水恶”“不明水性,就不懂水制”“久洗无药味,久泡无药气,少泡多润莫伤水,无气无味卖药渣”等水制法的传统经验。火制和水火共制与烹调技术相通,建昌帮熟谙文武火候的运用,长于武火急速快炒,使饮片色艳,气香;多用文火煨制,使饮片纯真味厚。炆法是建昌帮独有的传统炮制方法,选用陶器、糠火炆药,即得陶坛砂罐忌铜铁之便,又以糠火烧四边,有文火慢煮之功,使饮片纯真滋补力胜。

三、特色炮制品

炆地黄、炆远志、炆黄精、炆何首乌、姜制天麻等均是建昌帮的特色炮制品。

1. 炆地黄　　取生地黄净药材,加水浸透,同水液放入炆药罐内,分层加入陈皮,上盖,移至围灶内,上盖适量糠皮,中途不断加入糠皮,点火连续炆 24 小时左右,停火,冷却后倒出,将熟地晾至半干后,原汁水中加入米酒和砂仁(研细末)一起拌入熟地黄中,使其缓缓闷润吸干,清蒸一次,再晒或打扁或竹刀切成片,然后晒至全干,即可。炆熟地以砂仁、陈皮为辅料,其目的为增强熟地的滋补作用,避免滋腻之性。研究表明,熟地经炆制后可使多糖苷和低聚糖类物质水解生成单糖,致炆法炮制的地黄中单糖含量升高。

2. 姜制天麻　　天麻先用米汤水洗净后,用生姜汁捣烂取汁,浸润 12 小时左右(具体时间以吸干姜汁为度),取出,晾至半干后,清蒸 1 小时后取出,再用木板加重压扁,晾至七八成干时切成薄片,晒干备用即可。生姜为辛温之品,有止呕功效,天麻经姜制后,能够增强其祛风止痛、抗眩晕作用,尤其增强天麻抗眩晕呕吐等作用。研究表明,与生天麻、硫黄熏蒸天麻相比,姜制天麻中所含天麻素含量较高。天麻经姜制后有助于受损大鼠脏器功能恢复,提高寒证模型大鼠的能量代谢能力,增强天麻抗惊厥和镇痛作用。

第三节　京帮炮制技术

京帮,属于北京和天津的药派,继承和发扬了两地的传统中药炮制技术和经验,是全国主要流派之一。京帮最具特色和代表性的是北京同仁堂、甘肃兰州庆仁堂等。

一、历史沿革

明代嘉靖年间,传统中药炮制技术和经验得到重视和起步式的发展。明清时期多家药行"商会"的建立,如明永乐年间的"万全堂",明嘉靖年间的"西鹤年堂",明万历年间的"永安堂""雅观斋",清朝康熙八年的"同仁堂",乾隆五十五年"长春堂"等。上述药房搜集众多的古方和民间验方,制备出品质优良的各种饮片,并配制出多种疗效好的膏丹丸散成方制剂,如牛黄清心丸、二母宁嗽丸、牛黄抱龙丸、追风膏等。

二、炮制技术特点

（一）炮制工具

京派切药用高案刀,高案刀切制的饮片不但大小适中,而且片型规整,可做到"陈皮一条线,凤眼鸡血藤,乌眼胡黄连,泽泻如银元,清夏不见边,川芎蝴蝶片,槟榔一百零八片"。京帮在蒸制时多采用铜炖罐,认为这种加热工具传热快且具有良好的金属稳定性,根据蒸制药物不同可分为单味药物罐蒸和多味药物罐蒸。

（二）炮制辅料

京帮善用辅料豆腐,强调用乌豆制作豆腐,能更好地降低药物毒性,如以豆腐制附子等;另外米汤的应用方法独特,专门采用米汤煨制葛根。此外,京帮还采用药用液体辅料炮制药物,其中常用的药制辅料包括甘草水煎液、明矾水溶液和黄连水煎液等,通过这些辅料与被炮制药物的有毒成分互相结合,达到降低或消除毒副作用的目的。

（三）炮制工艺

京帮流派在炮制工艺方面自成一体,有姜制法、盐制法等。其中姜制法有姜煮制、姜炒制、姜腌制、姜汁炙。姜腌制常用的药材有半夏、天南星和白附子等,通过姜腌制能够较好地降低药材毒性;盐制法除了盐水炒,还有盐粒炒,即用大青盐粒拌炒药物,也被认为是"烫"的方法之一,适用于质地坚实并入肾经的饮片,如怀牛膝等。京帮炮制流派工艺复杂、工期冗长,如九转胆星其制作需8年才可完成。传统京帮制作六神曲选用每年农历天气最炎热的"六月六看谷秀"的时令药材,通过发酵将六味原药材炮制成曲制中药饮片,同时去除了苦杏仁、苍耳子毒性。

三、特色炮制品

京帮特色炮制品有七制香附、九转胆星、百药煎、沉香曲、淡豆豉等。

1. 七制香附　　取七种定量液体辅料黄酒、米泔水、牛乳汁、盐水、米醋、童便和生姜汁混合均匀,喷洒于香附中,拌匀,闷润,文火炒干,取出,晾凉,即得。香附经用酒制升提而辛散,姜制温通而宣散,入盐走肾而软坚,用醋入肝而止痛,童便制除劣性而降下,米泔制去燥性而和平,乳制润枯以生血。香附经用7种混合辅料炮制,既提高了其疏肝解郁、调经止痛之功,又增强了通络行经,除痞行滞之效,使香附燥性得抑,耗散得敛,劣性得降。

2. 九转胆星　　将天南星轧成细粉,加适量胆汁,搅拌均匀,置于缸内,埋入地下,次年春加入胆汁,置于牛胆皮囊内,挂于阴凉的房檐下1年(注意不受日光直照),春季取出内容物,轧成粗粉后,加入胆汁,反复操作共8年,轧成细粉,加入绍兴黄酒,蒸1小时后切块,九转胆星即成。经胆汁炮制后其性味由辛温转为苦凉,具有清热化痰息风定惊的作用。胆制的过程最显著的变化是生南星的毒性已经降低,而且长期风干可使胆汁固有的腥臭味大为减少。同时使其性味转为苦凉,故胆南星善豁痰除热,治惊风更有奇效,此古之善法也。

3. 百药煎　　将桔梗、甘草、绿茶置于砂罐中,加水煎煮,过滤,等滤液降温后,倒入五倍子粗粉,搅匀,呈疏松的块状或颗粒状时,继续加入酒曲,发酵,取出,晒干,捣碎得到。五倍子味酸、涩、性寒,归肺、大肠、肾经,具有敛肺降火、涩肠止泻、敛汗止血、收湿敛疮。经发酵后炮制成百药煎,归肺、心、胃经;具有润肺化痰、止血止泻、解热生津的功效,用于咽痛、久咳痰多,慢性肠炎,口疮,牙疳,血痢,暑热口渴等证。

第四节　川帮炮制技术

川帮是我国具有地方特色的传统炮制流派之一,其特色炮制技术偏重蒸制与复制。川帮以精益堂为代表,讲究炮制的火候,以"九制大黄""九转南星""仙半夏"等特色炮制品闻名。

一、历史沿革

川帮炮制技术在明清鼎盛时期形成,主要以四川为主,并融合了重庆、云南、贵州等中国西南地区的特色中药炮制技术,其中成都地区是川派炮制技术中核心所在。解放前,成都地区有近百家药房,其经营模式大多为"前店后坊",即店堂前面供医生坐堂应诊、饮片配方,店堂后面则进行饮片的加工炮制,或根据处方要求"单锅小炒",各店都有独特的炮制技艺。

二、炮制技术特点

(一) 炮制工具

川帮的炮制工具有切药刀(通称铡刀、大刀)、片刀、剪刀、剃刀、挑儿刀等。其中切药刀适合切制坚硬、长、大的药物;片刀用于柔软、短小药物加工,适用于切制厚片,如白术、甘草等;剪刀适用于部分卷曲不平坦的果皮、草质茎,或用于需切成一定形态者的药物;剃刀,因该刀刃口薄刃背厚,易于剖出心柱,而不破坏本体,为去心操作常用工具;挑儿刀为半圆形刃口薄之推削工具,凡果实类药物,须削出极薄表皮者,以此操作,如陈皮去皮,去红、白之区别等。

(二) 炮制工艺

川帮特色炮制技术的精华——"成都中药炮制技术"已相继成为成都市、四川省第一批非物质文化遗产保护名录及第二批国家级非物质文化遗产保护名录,"复制法"是川派的特色炮制技术,主要以复制大黄、复制南星、复制附子等炮制品种见长。

三、特色炮制品

川帮的特色炮制品种有川产临江片(熟片)、九制大黄、仙半夏、黑顺片、白附片、淡附片等。

1. 川产临江片　　附子洗泥后,用胆水加清水混合,将附子放入浸泡后,放到锅内煮至过心,浸泡、剥皮、再用清水浸,然后横切成厚片,浸泡至转色后放入蒸笼蒸透,火力需掌握均匀,不能中途停火,蒸好后放在烤席上用木炭火烤,火力勿过大,烘干后即可。炮制后的附子增强了原有的回阳助火,温中和胃作用,祛寒除湿之功增强。

2. 九制大黄　　生大黄片用黄酒水闷透,蒸制,晒七八成干,如此反复操作九次而得,制剂研末和蜜作丸,又称独黄丸。具有清热泻火、消食化滞、润肠通便等功效,后世历代医家认为其疗效高、副作用小,尤其适合小儿及年老体虚的患者。

【小结】

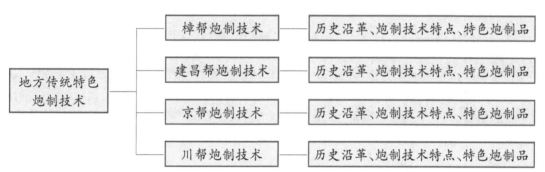

第十六章习题

第十七章　中药炮制研究的内容与方法

中药炮制作为传统的制药技术,具有悠久的历史和丰富的科学内涵,但目前炮制理论和工艺方法大多来源于传统经验,缺乏系统化的研究及科学的解释。为进一步促进中药炮制学科及中药产业的发展,急需开展中药炮制现代系统研究。

第一节　概　　述

一、中药炮制研究的目标

中药炮制现代研究的目标为: ① 以整理炮制古籍及其文献为基础,运用现代技术解读古人炮制的本意,用科学的语言阐释中药炮制的科学内涵;② 以传统炮制技术为依托,创新炮制技术,并设计、制造现代化的炮制器具和装备;③ 量化炮制工艺及参数,规范中药炮制辅料,制订饮片质量标准,实现饮片质量的稳定、可控;④ 指导炮制品的临床选用及辨析,保证临床用药的安全和有效。

二、中药炮制研究的意义

在继承中药传统炮制理论及技术的基础上,通过中药炮制研究,创新中药炮制理论与炮制技术,突破固有思维,揭示中药炮制理论的科学内涵;提高中药炮制研究水平,开发增效减毒新工艺,促进中药炮制的现代化;吸收最新的科技成果,并加快研究成果应用,实现中药饮片质量稳定、可控,为中药饮片的国际化发展奠定坚实的研究基础。

第二节　中药炮制研究的内容

中药炮制研究主要涵盖炮制文献整理归纳、中药炮制机理研究、中药炮制技术及装备开发、炮制工艺规范化、中药炮制辅料研究、中药饮片质量标准制定等(图 17 - 1)。通过上述研究旨在明确古人炮制意图、揭示中药炮制的科学内涵,推进炮制技术与装备快速发展,规范炮制工艺及

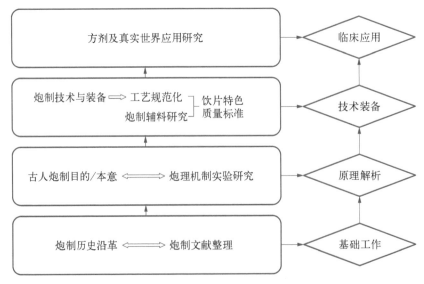

图 17 - 1　中药炮制研究的主要内容

辅料,制定独具饮片特色的质量标准,沟通临床辨证施治。

一、中药炮制文献整理

目前,沿用的炮制方法均存在真伪粗精并存的现象,为进一步促进中药炮制技术及学科发展,需先厘清炮制的历史沿革,明确古人炮制的本意。由于炮制的文献记载较为分散,尤其是对品种、方法及炮制机理的认识一直随时代演变且争议颇多,因此只有把零散的炮制资料进行系统的整理分析,明晰炮制产生的时代背景、炮制的原始意图和演变过程,才能真正揭示中药炮制的科学内涵,探寻炮制用药的临床意义与价值。

在中药炮制的发展过程中,虽然早已具有《雷公炮炙论》《炮炙大法》《修事指南》等炮制学专著,但更多的炮制资料却散在于历代中医药著作中,因此对散在的炮制资料进行整理、分析和总结是开展中药炮制研究必不可少的一项基础工作。新中国成立后,全国业界工作者在中药炮制文献整理方面做了大量的工作,各省、市中药饮片炮制规范和《中药炮制经验集成》《中药饮片炮制述要》《中药临床生用与制用》《新编中药炮制法》《樟树中药炮制全书》《中药炮制与临床应用》《全国中药炮制规范辑要》等炮制专著的相继出版,为中药炮制的生产、教学、科研提供了大量的参考资料。另外,自20世纪70年代起,业界对各单味中药进行了炮制文献考证,也基本明晰了古人加工炮制的目的、炮制技术、质量要求及其发展演变的基本规律,在一定程度上将中药炮制理论提高到一个新的高度。

二、中药炮制机理研究

中药炮制作为我国独特的一项传统制药技术,经过数千年的发展已形成了独特的中药炮制理论,是中医药临床用药的特色与精华。在中药炮制理论的基础上,结合中药炮制减毒、增效的临床实践,综合运用多学科现代化技术剖析中药炮制机理,一直是中药炮制学科研究的重点。

(一)基于炮制过程中成分转化的炮制机理研究

近些年,国内外研究者对炮制过程中成分转化开展了大量的研究工作,并取得了一定的进展。既往研究提示结构或性质相近的成分在相同或相近的炮制过程中可能发生同类化学反应。如黄酮苷、三萜皂苷、甾体皂苷、香豆素苷、蒽醌苷、木脂素苷、二苯乙烯苷及环烯醚萜苷等苷类成分均由苷元及一个或多个糖基组成,在炒制、焯制及蒸煮等炮制中易发生脱糖基水解反应;内酯类、萜类及皂苷类成分在炮制过程中常会发生异构化反应而生成新物质;二萜型生物碱易发生水解反应,毒性较大的双酯型生物碱可水解脱去乙酰基或被脂肪酰基置换,产生毒性较小的单酯型/醇胺型生物碱或脂碱;叔胺型生物碱结构中含有一个结合在环内的氮原子,可与酸发生中和反应而生成生物碱盐;部分毒性较大的二萜酯类成分可发生分子内脂肪酰基转移,生成毒性较小的20-酰基酯;含还原糖与氨基酸类成分的中药在炮制过程中可发生美拉德反应;中药内蛋白质可在酸、碱及加热条件下变性生成难以溶解的沉淀性络合物;无机类成分在煅法、煅淬法等炮制中可发生脱水、氧化或分解等化学反应生成无机盐或金属氧化物。

目前,对于中药炮制过程中化学成分的转化研究,除了聚焦生物碱、黄酮、酚酸、皂苷及萜类等小分子成分外,还逐渐关注中药多糖、动物蛋白及多肽等大分子物质,且辅以大分子物质的活性确证及结构解析。对于中药多糖、动物蛋白及多肽等大分子物质,由于其复杂的结构特点,目前仍难以得到较为精准的结构,故对其炮制前后成分转化的研究仅局限于水解反应、糖焦化反应、美拉德反应、氧化反应及异构化反应等反应体系。

(二)基于体内过程变化的炮制机理研究

中药炮制前后化学成分变化研究多集中在炮制过程中成分的量变与质变,往往忽视成分在体内的吸收、转运及代谢环节。近些年,炮制前后药物的体内吸收转运过程变化成为中药炮制机理研究的重要内容,且在体单向肠灌流、Caco-2细胞模型、外翻肠囊模型、药代动力学及代谢组学技术等方法均成为中药炮制机理研究的常规手段。大量的研究结果提示,中药炮制后往往可增加活性成分吸收并延长其滞留时间,进而提高生物利用度,且炮制前后活性成分的吸收差异可能与炮制改变活性成分吸收相关的物理性质、增加溶解度有关。体内代谢组学研究提示,炮制可引起药物的体内代谢途径改变,部分药物炮制前后对机体能量代谢、脂质代谢、胆酸代谢、脂肪酸代谢、氨基酸代谢、糖代谢及氨基葡萄糖代谢等代谢途径的调节强度不同。另外,从转运体、代谢酶等体内环节阐释炮制机理也逐渐获得关注,研究提示炮制后活性成分的体内吸收情况可能与吸收相关的转运体表达、细胞色素 P450 酶的活性等有关。炮制前后中药活性成分的吸收、转运与代谢变化与生物效应变化间的关联性研究作为中药炮制机理研究的重要切入点,已经成为中药炮制机理研究的重要方向,但目前对其研究仍相对薄弱,尤其是对于炮制前后中药活性成分的吸收、转运与代谢等研究仍有待深入。

(三)有毒中药炮制减毒机理及共性规律研究

部分有毒中药虽临床疗效显著,但却因毒性大而限制了使用,如乌头、附子、大戟、甘遂、半夏、巴豆、斑蝥等,因此有毒中药炮制的主要目的就是降低毒性或减轻有毒中药的不良反应。毒性与药效是药物的两种不同表现形式,如何在兼顾药效的前提下降低毒性,实现"解毒存效"是研究者不断探究有毒中药炮制机理的内在动力与目的。目前,在有毒中药炮制减毒机理研究中,去除毒性部位、降低毒性成分含量、破坏毒性成分结构、强毒成分转化为低毒成分等减毒机理已经逐渐得到共识,但多数有毒中药研究还仅停留在去除毒性部位、降低毒性成分含量等炮制减毒表象研究,对于毒性成分的结构类型及其炮制转化机制、毒性成分与效应成分间的相关性及其转化规律等研究仍需进一步深入推进。

有毒中药炮制减毒机理研究发展至今,单味有毒中药的炮制减毒研究模式逐渐显示出局限性。由于同一科属的有毒中药多具有相同或类似的毒性成分,且多采用相同或类似的炮制技术,因而对于有毒中药减毒机理研究已经逐渐呈现出从单味中药向整个科属及整个毒性成分类型转变的趋势。其中天南星科半夏、天南星,大戟科甘遂、狼毒、大戟,毛茛科乌头、附子,昆虫类中药芫菁科斑蝥、青娘子等有毒中药炮制机理的研究一直备受关注。目前,有毒中药的炮制机理研究已经逐渐形成了毛茛科有毒中药炮制解毒共性规律、大戟科有毒中药炮制解毒共性规律及天南星科有毒中药炮制解毒共性规律等研究体系并初步阐明了炮制过程中成分间的共性转化规律。

炮制减毒主要是通过化学成分的改变而达到降低有毒中药毒副作用的目的,大量的研究与实践提示,共性毒性成分往往存在着共性的炮制方法及减毒规律。目前,有毒中药的毒性成分主要集中于生物碱、萜及内酯类、皂苷类、油脂类、毒蛋白类、毒针晶类及重金属类等成分,且对于上述毒性成分的炮制减毒机理已经有了较为明确的认识。某些毒性生物碱经蒸煮烫等高温处理后,双酯型生物碱转化为亲水性氨基醇类乌头原碱,毒性降低;毒性较大的萜及内酯类成分,醋制后其环氧环结构被破坏,形成双键结构,生成毒性较小的衍生物而减低毒副作用;毒性皂苷类成分,经醋制后皂苷水解为皂苷元,毒性降低;具有峻烈致泻作用的油脂类成分经制霜后,部分油脂被去除,滑肠致泻作用降低;毒蛋白类成分经加热处理后,毒蛋白受热变性而消除毒性;毒针晶类成分在矾制过程中毒针晶中草酸钙被溶解,毒针晶的针样晶型被破坏,毒性降低;重金属类成分经水飞处理后,去除易溶于水的重金属,毒性降低。

(四)基于辅料作用的炮制增效减毒机理研究

中药炮制的传统辅料为"酒醋盐姜蜜,麸米蛤土沙",其中酒、醋、盐、姜、蜜等炮制辅料在"酒制升提""醋制入肝""盐制入肾""姜炙入肺经""蜜炙入脾经"等传统炮制理论的指导下依然在中药炮制领域发挥着重要作用。基于辅料作用的炮制增效机理研究重在阐明加辅料炮制后所引起的成分变化及该变化对药理效应的影响,且研究中逐渐由简单的化学成分变化研究转向集成体内药动学、代谢组学及其药效机制的综合性研究。一些重要研究成果提示,中药加辅料炮制前后活性成分变化及其体内药代动力学行为改变是引起中药药性和功效改变的根本原因。

目前较为明确的加辅料炮制增效减毒机理包含三个方面。

1. 炮制过程 在辅料与炮制工艺的共同作用下,中药所含成分在"质"和"量"上发生复杂的化学变化。在此过程中,辅料的作用多体现为促进成分转化、增加化学成分溶出及利用自身性质"调控"药物炮制温度等。

2. 制剂过程 炮制辅料与活性成分形成某种特殊形态,改变活性成分的溶解度、渗透性及肠吸收转运,发挥增效减毒作用。

3. 生物药剂学过程 在辅料作用下某些成分的体内吸收、转运代谢等行为发生变化,进而改变生物利用度及靶器官的组织分布。

(五) 中药炮制机理研究体系

中药炮制机理研究一直是中药炮制研究的瓶颈,也是中药炮制研究的重点和难点,严重制约着中药炮制学科的发展。系统分析中药炮制机理研究现状,发现中药炮制机理的研究主要从药物及机体两个角度开展(图 17-2)。以药物为研究对象时,中药炮制机理研究呈现出由体外到体内的研究趋势。

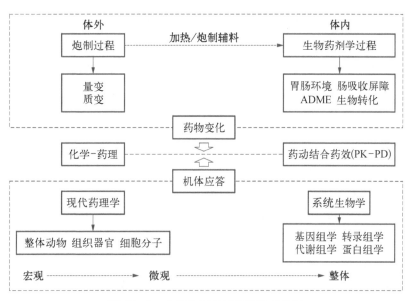

图 17-2 中药炮制机理现代研究体系

由于化学成分的质变或量变是中药炮制前后功效改变的根本原因,所以体外研究主要聚焦炮制过程中辅料及炮制工艺引起的成分在"质"和"量"上的变化,即采用现代分析手段研究炮制过程中化学成分的特征性变化及化学成分间的相互转化,理清已知成分的质变及量变规律。除炮制过程外,制剂过程作为中药炮制与药物临床给药的中间环节也在炮制机理研究中发挥着重要作用,但在既往的中药炮制机理研究中往往被忽视。研究发现,炮制辅料的特殊制剂学特性可使辅料与活性成分间形成某种特殊形态,改变活性成分的溶解度及渗透性,进而影响活性成分的肠吸收行为。口服中药在胃肠道的吸收、转运等生物药剂学过程是其产生生物效应的重要环节,而中药口服后需克服化学屏障、物理屏障和生物学屏障等胃肠道吸收屏障网络才能被吸收,因此中药炮制后化学成分在体内的转化过程也是影响药效的关键因素。在体外化学成分变化的基础上,通过体内研究进一步剖析胃肠道吸收屏障网络及肠道菌群对化学成分吸收、转运、代谢的影响,多方位探究药物的体内变化规律;只有将体外化学成分的质变及量变与体内成分吸收、转运及代谢等结合,才能避免炮制后成分增减与其药效相悖的悖论,实现从体内外药物综合变化角度诠释炮制增效减毒机理的目的。

中药炮制后的药效趋势及其作用机制需要从机体层面及药理学角度揭示。纵观中药炮制机理研究,发现以机体为研究对象时,机体应答研究涵盖了宏观的整体生物效应及微观的细胞/

分子机制,并呈现出从宏观的整体生物效应向微观的细胞/分子机制转化的阶梯形研究模式。研究中主要采用在体动物模型、离体组织模型及体外细胞模型等从整体动物、组织器官、细胞、分子及基因等不同水平,揭示中药炮制增效、减毒或缓性的作用机制。但随着研究的逐渐深入,研究内容逐渐脱离了中医药整体观的研究特色,过度聚焦活性成分对机体局部调节机制,而系统生物学技术的引入再次将中药炮制机理的研究重心聚焦在整体层面,将组学技术应用于机体复杂应答系统的解析,初步建立了从整体层面阐释炮制机理的研究策略。药物变化与机体应答的关联性研究是阐明中药炮制机理的关键环节,中药炮制机理现代系统研究体系以药动学及药效学为桥梁,将化学成分变化、生物转化、体内代谢、肠吸收转运、药效机制等多环节相连接,采用药动学-药效学(PK-PD)结合模型,深入探讨药物浓度-时间-效应三者之间的关系,可为中药炮制机理的研究提供了一种全方位、多层次的研究体系(图17-2)。

三、中药炮制技术与装备研究

近些年,在加快中药炮制技术现代化演变的进程中,研发操作简便、稳定可控、高效节能的炮制技术与装备已经成为促进中药饮片行业发展的重要环节。煮、蒸、炒、飞、煅等传统炮制技术,由于受当时社会发展条件的限制,大多炮制过程依据手工操作、设备简陋且多以人工经验为炮制标准,炮制品质量难以保证。随着社会生产力的变革及中药炮制学科现代化研究的深入,中药炮制技术有了更深入、更科学的进步。新的工艺方法被引入到中药领域并在中药饮片生产过程中进行迭代创新,逐渐形成了包括烘箱加热技术、微波炮制技术、高压蒸制技术、膨化炮制技术、双向固体发酵技术、超高压水射流粉碎技术及远红外技术等创新炮制技术。微波炮制、高压蒸制、膨化炮制等技术可极大地缩短炮制时间,且可实现炮制品均匀可控。双向固体发酵技术利用菌群实现生物转化,绿色仿生态;超高压水射流粉碎技术解决了传统人工粉碎低效等问题。相较于传统炮制技术,创新炮制技术具有操作简单、省时省力、节能高效、安全可控等优势,为实现中药饮片的现代化、精细化、自动化、智能化生产提供了保障。

炮制装备不仅是中药制药装备领域的一种独特装备,更是现代中药产业链中的重要组成部分,在整个中药产业的发展中具有重要的支撑作用,其发展水平直接影响中药产业的发展。以中药饮片炮制工艺流程为主线,可将中药炮制装备分为净制、切制和炮炙三大类。净制装备指去除中药材混杂的杂质、分离及清除非药用部位的装备,包括洗药机、清洗机、风选机、筛选机、磁选机、挑选输送机及去核机等。切制装备指根据炮炙及制剂需求将中药材切制成不同片、段、丝、块的装备,如往复式切药机、剁刀式切药机、旋转式切药机及万能高速截断机等。部分中药材质地坚硬,在切制前需进行软化处理,故切制中往往会涉及润药机等软化装备,较常用的润药机为真空气相置换式润药机。炮炙装备是最具有中医药特色的制药装备,涉及炒、炙、煅、蒸、煮、炖、煨、制炭、制霜等工艺,常用的炮炙装备包括燃油式炒药机、电热式炒药机、燃气炒药机、高温煅药机、电热煅药炉、可倾式蒸煮锅、电汽两用蒸煮箱、蒸药箱等。为进一步提升中药炮制效率、降低炮制成本,近年来中药饮片生产企业逐渐开始集成融合装备制造技术、自动化控制技术等将各类中药炮制装备优化组合,研制符合饮片生产特点的中药饮片炮制装备,逐步向实现集成化及自动化方向发展。

四、中药炮制工艺规范化研究

炮制工艺规范化是实现中药炮制装备现代化及中药饮片规范化的重要标志之一。随着中药炮制装备的广泛应用,中药饮片正逐步实现规模化生产。但由于中药炮制装备标准缺乏,各企业装备生产过程中各行其道、自成体系,装备的规格差异较大,致使中药饮片行业尚未建立统一的炮制工艺参数。制定炮制装备材质、容积、热源、温度测量方式及文火、中火、武火温度范围等技术标准,规范不同规格的炮制装备,明确其适用范围并统一其性能,建立中药炮制装备的标准化体系是炮制工艺规范化的前提。由于中药涉及根、茎、叶、花、草、皮等,形状、大小、质地等差异较大,对炮制工艺参数的要求也不同。虽中药炮制工艺研究已经发表了大量的研究成果,但大量的炮制工艺研究仅局限于实验室阶段,缺乏产业化条件下的炮制工艺参数研究,与炮制工艺规范化相距甚远。

五、中药炮制辅料质量研究

中药炮制辅料是指在炮制时能发挥辅助作用的液体和固体物料,它可通过增强药效、降低毒性、改变药性等方式影响中药饮片的品质。中药炮制辅料根据其形态可分为固体和液体:固体辅料如稻米、豆腐、白矾、滑石粉、砂、伏龙肝等;液体辅料如黄酒、米醋、蜂蜜、食盐水、姜汁、胆汁等。作为中药炮制中的重要组成部分,中药炮制辅料的质量不仅影响患者用药安全及药物治疗效果,还影响中药饮片特色质量标准的制定。

中药炮制辅料由于来源复杂、品种多样等特点,其在质量控制及标准制定中面临巨大挑战。目前《中国药典》(2020 年版)四部"炮制通则"中仅对常用辅料的使用量及部分临用现制的辅料的制法做出了规定,对大多数辅料没有明确的技术要求和质量标准。在中药炮制中,中药炮制辅料常参照食品、化学药用辅料的相关标准执行,不仅严重影响了中药饮片的质量,而且在临床应用中也存在较大的安全隐患。

六、中药饮片质量标准研究

中药饮片质量是临床用药安全的关键保障,饮片质量标准是控制饮片质量的关键途径。目前,中药饮片质量标准以《中国药典》(2020 年版)、《全国中药炮制规范》,以及省、自治区、直辖市的饮片标准或炮制规范执行。随着中药现代化、国际化进程的加快,中药质量标准不断完善,中药"饮片炮制前后的成分变化""生熟异治""中药饮片有别于中药材的专属性鉴别指标研究"等已列入《中国药典》重点开展的工作。但中药饮片质量标准多存在"以点代面,以偏概全"质量评价局限,难以全面真实反映特色中药饮片的质量。目前,基于多指标的中药饮片质量评价已成为众多专家学者的共识,且逐渐成为中药饮片质量评价的发展趋势。中药饮片指纹图谱能够全面表征中药饮片的整体化学成分信息,宏观掌控饮片的整体质量,符合中医药整体性及中药成分类群的特点,已经成为评价中药饮片质量是否达标的关键性方法。

中药饮片质量优劣不仅影响药效的发挥,还直接关系到患者的健康,因此中药饮片质量研究一直是中药炮制学科的重要组成部分。但随着中药饮片品种数量和使用量的增加,"一个品种,多家生产""质量参差不齐"等现象不断涌现,造成了国内中药饮片抽检不合格现象频发。中药饮片质量研究除了研究中药饮片质量控制方法,建立符合中医药的质量评价模式外,还应研究中药饮片的过程控制方法,保证中药饮片生产过程中质量的均一性和稳定性。在中药饮片过程控制中,传统的中药饮片主要通过色味识别技术评价中药饮片质量,如颜色性状、气味等。早期主要依赖人的经验判断,重复性差且缺乏客观性,难以保证饮片质量的均一性,现在随着科技的发展,电子鼻、电子眼、电子舌、色差仪、视觉分析仪等仪器可将颜色、气味等主观经验转化为可用于中药饮片质量控制的量化指标,有利于中药饮片质量的控制及质量标准的制定。

七、基于中医方剂配伍的临床应用研究

复方配伍和依法炮制是中医临床用药的两大特色,中药经过合理炮制并配伍组成复方制剂入药是中医临床用药的特点,方剂是饮片应用在真实世界的体现,药物通过炮制和配伍可起到增效、减毒、缓和药性或产生新疗效等作用。中药炮制是为中医临床辨证治疗服务的,炮制的效果最终需在临床使用中得到检验和验证,然而,近十年来追踪中药炮制品在临床应用的研究相对较少,使中药炮制脱离中医论证体系。另外,对炮制功效的验证性研究中以单味中药为主,且研究内容也多集中于单味中药炮制本身,较少研究中药炮制品在整体复方中的作用,脱离了中

医药临床复方配伍用药的特点。因此,为充分体现方剂配伍及中药炮制的临床用药特色,中药炮制研究应以临床疗效为设计的出发点,寻找建立"证"的模型;结合中药复方,发扬中医中药辨证施治、灵活用药的特色,在临床中进行中药炮制品的临床应用研究,为中医临床用药提供指导。

第三节 中药炮制研究的方法

一、中药炮制文献整理方法

(一)基于现代信息技术的中药炮制文献整理

随着现代信息技术的快速发展,信息技术已经逐渐在文献整理中发挥重要作用。传统的中药炮制文献以纸质为主,而现代信息技术可实现传统纸质文献的数字化归档,不仅可推动中药炮制文献的数字化传播,实现中药炮制文献的信息化共享,还可加快中药炮制文献的查阅及整理速度,使中药炮制文献整理的质量及效率更高。

(二)中药炮制文献的总结与综述

针对某一特定中药炮制问题,在全面检索及查阅中药炮制文献的基础上,对该特定问题的古籍记载、学术观点及研究现状等进行分析鉴别、归纳总结,并针对关键性争论问题提出自己的见解及思路。此种对中药炮制文献总结及综述的方式不仅可以对某一特定问题进行全面系统论述,还有利于提炼炮制规律,提升中药炮制整体学术水平。

二、中药炮制机理研究方法

(一)基于炮制过程的化学物质变化辨识技术

炮制过程会引起化学物质之间的相互转化,引起化学成分的质变与量变。在中药炮制机理研究中,常采用现代仪器分析技术辨识炮制前后化学成分的质变与量变;并针对中药炮制过程中多成分变化的特点,采用数据信息融合辨识技术,研究中药炮制过程中化学变化规律。

1. 仪器分析辨识技术 根据仪器(光谱仪、色谱仪、质谱仪)的不同特性可对不同类型化学物质进行分析,从而明确炮制后发生质变或量变的化学成分。例如,采用红外光谱、紫外光谱、薄层色谱及高效液相色谱技术对炮制过程中小分子物质进行辨识;采用蛋白质凝胶电泳及其 DNA 分子标记技术对炮制过程中大分子物质进行分析;采用原子吸收光谱、原子发射光谱及原子荧光光谱技术对炮制过程中微量元素进行辨析。随着现代仪器联用技术的发展,液质联用技术(LC-MS)和气质联用技术(GC-MS)逐渐在复杂中药体系的化学成分辨识汇总过程中发挥重要作用。LC-MS 技术将液相色谱与质谱联用,兼顾了两种仪器的优势,体现出高效分离和高效鉴定能力。GC-MS 技术将气相色谱与质谱联用,可通过梯度升温程序结合离子化等方式实现复杂成分的分离,并获取挥发性物质的质量、化学构成等信息,常用来辨识中药内挥发性成分。目前,LC-MS 和 GC-MS 已经广泛应用于中药炮制前后化学成分的分析,并在化学成分定性辨识及定量分析中发挥重要作用。

2. 指纹图谱与特征图谱技术 指纹图谱和特征图谱技术是一种可综合反应化学成分整体特征的色谱技术,在表征中药炮制前后化学成分整体变化中发挥重要作用。指纹图谱和特征图谱技术可结合色谱分离技术与数学统计方法,无偏差地对中药炮制前后的所有化学成分进行质变与量变分析,综合性地表征炮制前后多种化学成分变化,及炮制过程中化学成分的整体动态变化特征,也为炮制品品质提供了良好的控制手段。

3. 信息融合辨识技术 目前,信息融合辨识技术在复方配伍、中药品质评价、中药质量控制等方面应用广泛,与常规数据分析不同,信息融合辨识技术是基于数据算法、模式识别、数据可视化、数学统计学等领域的知识,对数据进行线性或非线性的拟合或融合分析。在信息融合辨识技术的应用中,常采用主成分分析、偏最小二乘法、聚类分析、灰色关联度分析、人工神经网络分析等对研究数据进行融合辨识并建立合适的数学模型,挖掘数据之间的内在联系。在炮制研究中,通过信息融合辨识技术对炮制过程中化学信息进行融合和关联,有利于研究炮制过程中的潜在差异性成分,探讨化学成分与功效间的内在联系。

(二) 基于生物药剂学过程的化学物质变化辨识技术

炮制不仅可影响中药的化学物质构成,也可影响化学物质在生物药剂学过程中的变化形式。因此从生物药剂学角度探究炮制前后化学成分在生物体内的吸收和代谢过程,明确吸收入血或者代谢转化的化学物质,有利于揭示机体对中药炮制前后化学物质的体内处置。基于生物药剂学过程的化学物质辨识技术常从吸收、分布、代谢、排泄、肠吸收屏障网络及微生物/肠道菌群生物互作等方面展开。

1. 基于 ADME 多途径的辨识技术　　ADME 是药物"吸收(absorption)、分布(distribution)、代谢(metabolism)和排泄(excretion)"的简称。炮制后化学成分吸收入血后原型成分及代谢产物的暴露量直接影响炮制品的功效和毒性,因此,对于中药多成分暴露研究逐渐受到关注。目前,血药浓度法、药理效应法、PK‐PD 结合模型等常用来表征中药多成分在机体内的 ADME 过程。

(1) 血药浓度法:血药浓度法也称体内药物浓度法,适用于结构明确的化学成分研究,是药代动力学研究中比较经典的一种方法。该法利用现代分析方法测定给药后不同时间点活性成分在血液中的浓度,利用药代动力学软件分析获得药时曲线,然后拟合分析相关药动学参数,进而比较炮制前后各代表性成分的药动学行为差异。

(2) 药理效应法:尽管现代仪器分析技术可同时检测中药内的多种化学物质,但是仍有较多结构不明确、入血后成分含量较低的化学物质无法得到准确表征。药理效应法以某种药理效应为指标,通过量效关系和时效关系,采用药效法的同时,运用数学模型及参数模拟其在体内的时间-体存生物当量(药效动力学过程),实现表观药动学参数计算。该法无须考虑中药中复杂的化学成分,可真实地呈现多种成分在体内的整体变化,适用于中药炮制多组分整合药动学研究。

(3) PK‐PD 结合模型:PK‐PD 结合模型能同时研究生物体对药物的处置和药物对生物体的应答,借助各种数学模型拟合出"时-量-效"关系,进而表征药效物质体内动态变化规律与药效强弱之间关系。PK‐PD 结合模型为中药炮制化学物质的体内研究提供了新的研究方法,采用数学方法建立的 PK‐PD 模型可换算出中药炮制前后多种成分在不同时间的整合血药浓度,并可结合药效强度进行浓度-效应-时间的相关性分析,挖掘生物体与药物间的相互作用关系。

2. 基于胃肠道内环境的辨识技术　　药物经过口服后,活性成分会受到胃肠道环境的代谢转化,吸收入血而发挥疗效。据此,充分辨识中药炮制过程中活性成分在胃肠道内环境的转化过程及生物药剂学性质,对解读中药炮制机理极其重要。目前,研究者们常利用人工胃液、人工肠液等体外模型辨识炮制后活性成分在 pH、消化酶影响下的转化、降解及溶出规律。

3. 基于肠吸收动力学的辨识技术　　口服给药是中医药治疗疾病的主要途径,而口服后的中药需克服肠吸收屏障网络(化学屏障、物理屏障和生化屏障)后方能吸收入血,发挥疗效。肠吸收动力学多模型辨识技术主要从体外细胞、离体组织及在体动物模型上辨识中药炮制前后化学成分的肠吸收特性与转运机制。

(1) 体外细胞评价模型:研究药物渗透性的体外细胞评价模型有 MDCK、LLC‐PK1、Caco‐2 细胞,其中最常用的是 Caco‐2 细胞模型。Caco‐2 细胞源自人结肠癌细胞,其形态学、酶功能及渗透特征与小肠类似,故被广泛用作新药吸收转运机制的快速筛选工具。目前,Caco‐2 细胞模型是被国内外学者认可的研究药物 ADME 过程的经典方法。

(2) 离体组织评价模型:离体组织评价模型可较为方便地表征不同肠段对药物的吸收情况,主要包括外翻肠囊模型、外翻肠环法、组织流动室法等。其中,外翻肠囊模型为肠吸收动力学研究中常用的离体组织评价模型,该模型实验操作简单,能够直接快速反应药物的吸收和转运情况。

（3）在体动物评价模型：在体动物评价模型,主要分为在体肠灌流模型、肠肝血管灌流模型和肠血管灌流模型等,其中以在体肠灌流模型最为常用。与体外细胞评价模型和离体组织评价模型相比,该模型与体内的酶系统、肠细胞状态及血液循环系统相似。在体动物模型不仅可以保证机体的生理活性,还可以从在体器官水平上评价炮制后化学成分的吸收情况,为中药炮制后活性成分的生物药剂学过程提供可靠的辨识手段。

4. 基于体外生物转化模型的辨识技术　　中药活成分进入胃肠道后,其极性较大的分子,难以吸收入血,会被肠道微生物分解为脂溶性强的小分子物质而发挥作用。为了探讨炮制对化学成分体内代谢方式及代谢途径的影响,研究者常常采用体外生物转化模型对其进行模拟探究,为中药活性物质的筛选与确认提供支撑。模型中常采用消化道内容物、生物酶、肠道微生物与药物在一定条件下进行孵育,辨识转化后的成分及代谢产物,从而判断活性成分在体内的作用形式和代谢路径。

（三）中药药性、功效的评价及表征技术

中药经过炮制,中药药性及其功效均可发生变化,且该改变与中药内的药效物质改变有关。在中药炮制研究当中,现代药理学与分子生物学、谱效相关技术等已经成为揭示中药炮制前后药性及药效变化的常规手段。

1. 现代药理学与分子生物学技术　　随着现代药理学及分子生物学技术的发展,学者们常借助此技术从整体动物、组织、器官、细胞分子等多个水平对中药炮制的机理及其炮制前后的药性及功效差异进行深入探讨,并对其炮制后增效、减毒的相关规律进行解读。

2. 成分-功效相结合的谱效相关技术　　"谱效相关"将化学成分研究与药效相关联,是一种较为整体化的研究思路。中药炮制前后中药药性、药效的差异性研究中,谱效相关技术能够利用化学计量学手段将炮制过程中的化学变化信息与其药效指标变化信息相结合,构建"谱效关系",全面、综合地反应中药有效成分与药效之间的相互关系,较好地体现出中药成分与其药效间的相关性。

3. 基于多组学的系统生物学技术　　与化药单一成分针对特定靶标发挥药效的药物作用模式不同,中药多表现为多种成分对疾病的整体调节作用。目前,随着大数据技术、生物信息学及多组学技术的发展,借鉴系统生物学的研究思路,研究中药内复杂成分与人体复杂系统之间的相互作用,已经逐渐成为中药研究的重要途径,也为中药炮制机理的研究带来了新的技术及方法。近些年来,系统生物学技术在中药炮制研究中已经有所应用,且多应用于炮制对肠道菌群 DNA 或 RNA 的变化、炮制对机体蛋白组/代谢组的影响及炮制引起的作用靶点变化预测。目前基于多组学的系统生物学技术正逐渐成为中药炮制机制研究及药效评价的热点技术。

4. 网络药理学技术　　网络药理学具有整体性、系统性的特点,与我国中医药整体性及组方配伍原则相契合。近年来,在生物信息学技术的支撑下,网络药理学不仅可以迅速获取某中药内的成分信息,而且还可从多成分、多靶标的角度建立疾病—靶标—成分间多层次的相互关系网络,揭示成分与疾病间的关联性。目前,在中药炮制研究中,网络药理学技术主要用于炮制前后中药活性成分的辨识及作用机制的预测,且众多的辨识与预测结果得到了体内外药理实验的支持,充分证明该技术在活性成分辨识及作用机制预测中的可行性。

三、中药炮制技术与装备研究方法

中药炮制技术与炮制装备研究在整个中药产业的发展中具有重要的支撑作用,其发展水平直接影响中药产业的发展。为进一步促进中药炮制技术与装备的发展,应合理地借鉴化工、轻工、食品及现代制药业的先进理论、技术及装备,并运用科学知识及技术手段进行炮制技术创新及炮制装备升级。

四、中药炮制工艺规范化研究方法

建立中药炮制装备的标准化体系是炮制工艺规范化的前提。中药炮制规范化研究需在中药炮制装备标准化的基础上,借助中药炮制在线检测系统将药典中关于"文火""中火""武火"等模糊参数进行数字化表达,将炒至"表面绿褐色或暗棕色,偶见焦斑"等主观参数转化为转速及翻炒时间等客观参数。只有将客观化的炮制工艺参数代替主观的"炮制经验"才是实现炮制工艺规范化的关键。

五、中药炮制辅料质量研究方法

中药炮制辅料在炮制过程中发挥着重要作用,而中药炮制辅料的质量是中药饮片安全有效的关键因素之一。近年来,国家出台一系列政策鼓励对炮制辅料的质量研究,且众多学者认为中药炮制辅料的质量研究应从辅料的炮制机理出发,系统研究辅料在炮制过程中对饮片的化学成分、体内生物、成分溶出等方面的影响,总结炮制辅料对中药材的共性作用机理,以此确定达到此作用程度时对应的炮制辅料该具有的质量指标。另外,中药炮制辅料质量研究中需要对炮制辅料的基源、用量、粒径(固体辅料)、浓度(液体辅料)以及辅料所含的化学成分及其含量进行系统化表征。

六、中药饮片质量标准研究方法

(一)指纹图谱技术

中药指纹图谱是鉴别中药饮片质量是否达标的关键性技术,主要靠化学分析技术手段宏观掌控药材的整体质量,符合中医药整体性及中药成分类群的特点。尤其适用于有效成分不完全明确的中药饮片的质量标准的制定及其质量评价。

(二)一测多评技术

如何实现代表性成分的快速检测是中药饮片质量标准制定及其质量评价中面临的难题。传统的多成分定量测定需要多个对照品,存在着对照品紧缺、检测成本高等问题,在中药饮片质量评价中普遍适应性较差。一测多评技术可以通过测定易得、简单的某个成分,而实现多个成分的同步测定,被认为是适合中药特点的多指标质量控制与质量评价模式。

七、基于中医方剂配伍的临床应用研究方法

由于中药饮片最终应用于临床,所以中药炮制不能离开临床疗效,其研究领域也需进一步延伸至中医方剂配伍的临床应用中,探究中药饮片在中医方剂配伍中的安全性及有效性。由于中医方剂配伍复杂,临床用药的影响因素较多,不可能将临床疗效作为炮制工艺优化的手段,但可将其作为中药饮片临床安全性及有效性的验证方法,因而中药饮片临床应用研究中可以仅将不同的炮制品作为唯一可变因素,探究不同炮制品在中医方剂配伍条件下的临床疗效。

 案例

习近平总书记强调:"要遵循中医药发展规律,传承精华,守正创新,加快推进中医药现代化、产业化……"

问题:
结合本章内容谈谈,如何实现中药炮制技术的传承精华与守正创新?

【小结】

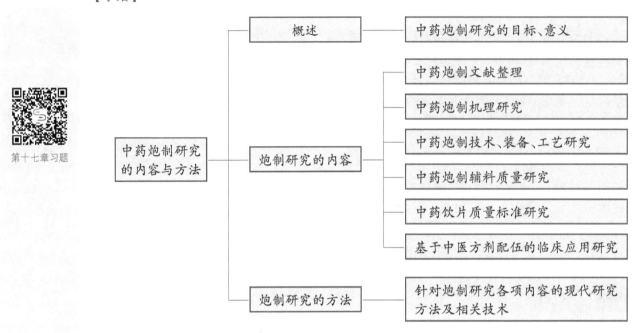

附录一 主要参考书目

《病方》:《五十二病方》,春秋战国·马王堆汉墓帛书整理小组编,文物出版社(1979年)。

《内经》:《黄帝内经素问》,春秋战国·明·顾从德刻本,人民卫生出版社影印(1959年)。

《本经》:《神农本草经》(公元前200年~公元200年),魏·吴普等述,清·孙星衍、孙星翼辑,商务印书馆(1955年)。

《玉函》:《金匮玉函经》,汉·张仲景(公元219年),人民卫生出版社影印(康熙间刻本,1955年)。

《金匮》:《金匮要略方论》,汉·张仲景(公元219年),人民卫生出版社影印(明赵开美刻本,1955年)。

《伤寒》:《注解伤寒论》,汉·张仲景(公元219年),人民卫生出版社影印(明赵开美刻仲景全书本,1956年)。

《肘后》:《肘后备急方》,晋·葛洪(公元281~341年),人民卫生出版社影印(明刘自化刻本,1956年)。

《集注》:《本草经集注》,梁·陶弘景(公元502~536年),群联出版社影印(敦煌石室藏六朝写本,1955年)。

《雷公》:《雷公炮炙论》,刘宋·雷敩(公元?年)(辑自《证类本草》),人民卫生出版社影印(据张氏原刻晦明轩本,1957年)。

《千金》:《备急千金要方》,唐·孙思邈(公元659年),人民卫生出版社影印(北京刻本,1955年)。

《新修》:《新修本草》,唐·苏敬等(公元659年),群联出版社(据汤溪范氏所藏傅氏纂喜庐丛书影刻,1955年)。

《千金翼》:《千金翼方》,唐·孙思邈(公元682年),人民卫生出版社影印(文政十二年依元大德重刊,1955年)。

《食疗》:《食疗本草》,唐·孟诜(公元713~739年),大东书局(敦煌石室古本草,食疗本草残卷,1934年)。

《外台》:《外台秘要》,唐·王焘(公元752年),人民卫生出版社影印(歙西槐塘经余居藏版,1955年)。

《心鉴》:《食医心鉴》,唐·昝殷(公元847年),东方学会排印本。

《理伤》:《仙授理伤续断秘方》,唐·蔺道人(公元946年?),人民卫生出版社(据明洪武刻本并核对道藏本勘后排印)。

《圣惠方》:《太平圣惠方》,宋·王怀隐等(公元992年),人民卫生出版社(1958年)。

《博济》:《博济方》,宋·王衮(公元1047年),商务印书馆铅印本(据墨海金壶本,参四库全书本排印,1959年)。

《旅舍》:《旅舍备要方》,宋·董汲(公元1086年),木刻单行本。

《活人书》:《类证活人书》,宋·朱肱(公元1108年),商务印书馆铅印(1955年)。

《药证》:《小儿药证直诀》,宋·钱乙(公元1114年),人民卫生出版社影印(1955年)。

《证类》:《重修政和经史证类备用本草》,宋·唐慎微(公元1116年),人民卫生出版社影印(据扬州季范董氏藏金泰和存晦明轩本,1957年)。

《衍义》:《本草衍义》,宋·寇宗奭(公元1116年),大东书局铅印本(1936年)。

《总录》:《圣济总录》,宋·太医院编(公元1117年),人民卫生出版社(据现存善本与残存元刻珍本进行互相增补加句排印,1962年)。

《普本》:《普济本事方》,宋·许叔微(公元1132年?),上海科学技术出版社(1959年)。

《鸡峰》:《鸡峰普济方》,宋·张锐(公元1133年),清道光八年戊子(1828年)汪士钟复南宋刻本,艺芸书舍藏版道光戊戌仲夏重刊。

《局方》:《太平惠民和剂局方》,宋·陈师文等(公元1151年),人民卫生出版社(据元建安宗文书堂郑天泽刊本排印)。

《总微》:《小儿卫生总微方论》,宋·撰人未详(公元1156年),上海科学技术出版社(据黄波萧氏重校本排印)。

《洪氏》：《洪氏集验方》，宋·洪遵辑（公元1170年），商务印书馆（1955~1956年）重印本。

《三因》：《三因极一病证方论》，宋·陈言（公元1174年），人民卫生出版社（据宋刊配补元麻覆刻本排印，1957年）。

《妇人》：《校注妇人良方》，宋·陈自明（公元1237年），人民卫生出版社（1956年）。

《济生》：《济生方》，宋·严用和（公元1253年），人民卫生出版社影印（1956~1957年）。

《痘疹方》：《陈氏小儿痘疹方论》，宋·陈文中（公元1254年?），商务印书馆铅印（1958年）。

《朱氏》：《类编朱氏集验医方》，宋·朱佐（公元1265年），商务印书馆选印委别藏的单行本。

《百问》：《女科百问》，宋·齐仲甫（公元1279年），疑是慎贻堂藏版。

《保命》：《素问病机气宜保命集》，金·刘完素（公元1186年），人民卫生出版社（1959年）。

《儒门》：《儒门事亲》，金·张子和（公元1228年?），上海卫生出版社（1958年，原大东版）。

《世医》：《世医得效方》，元·危亦林（公元1277~1347年），上海科学技术出版社（1964年）。

《脾胃论》：《脾胃论》，元·李杲（公元1249年），由《李东垣医书十种》摘出，上海受古书店、中一书局印行。

《汤液》：《汤液本草》，元·王好古（公元1298年），人民卫生出版社影印（1956年）。

《珍珠囊》：《珍珠囊》，金·张元素（公元1315年），1938年涵芬楼影元刻本元杜思敬辑《济生拔粹》第五卷。

《精义》：《外科精义》，元·齐德之（公元1335年），人民卫生出版社影印（1956年）。

《宝鉴》：《卫生宝鉴》，元·罗天益（公元1343年），商务印书馆排印（1959年）。

《丹溪》：《丹溪心法》，元·朱震亨（公元1347年），上海科学技术出版社（据医统正脉本重校印，1959年）。

《十药》：《十药神书》，元·葛可久（公元1348年），人民卫生出版社影印（1956年）。

《发挥》：《本草发挥》，明·徐彦纯（公元1368年），据1922年上海大成书局《薛氏医案》石印本辑录。

《普济方》：《普济方》，明·朱棣等（公元1406年），人民卫生出版社（据四库抄本印，1959年）。

《奇效》：《奇效良方》，明·方贤著（公元1449年?），商务印书馆（依明成化六年原刊本黑口版印，1959年）。

《品汇》：《本草品汇精要》，明·刘文泰等纂（公元1505年），人民卫生出版社（1964年）。

《蒙筌》：《本草蒙筌》，明·陈嘉谟（公元1525年），文茂堂藏版。

《婴童》：《婴童百问》，明·鲁伯嗣（公元1526年?），人民卫生出版社（1961年）。

《万氏》：《万氏女科》，明·万全（公元1549年），康熙甲午西昌裴琅玉声氏重刊木刻本。

《保婴》：《保婴撮要》，明·薛铠集，薛己增补（公元1555年），据1932年上海大成书局《薛氏医案》石印本辑录。

《医学》：《医学纲目》，明·楼英（公元1565年），世界书局铅印本（1937年）。

《入门》：《医学入门》，明·李梴（公元1575年），锦章书局石印本（1941年）。

《纲目》：《本草纲目》，明·李时珍（公元1578年），人民卫生出版社影印本（据张刻本，1957年）。

《仁术》：《仁术便览》（卷四：炮制药法），明·张浩（公元1585年），商务印书馆铅印本（1957年）。

《回春》：《增补万病回春》（卷上：药性歌240味），明·龚廷贤（公元1587年），上海扫叶山房石印本。

《原始》：《本草原始》，明·李中立（公元1593年），清乾隆安雅堂藏本。

《禁方》：《鲁府禁方》，明·龚廷贤（公元1594年），世界书局印行。

《准绳》：《证治准绳》，明·王肯堂（公元1602年），上海科学技术出版社影印（1959年）。

《启玄》：《外科启玄》，明·申斗垣（公元1604年），人民卫生出版社（按明版本缩印，1955年）。

《宋氏》：《宋氏女科秘书》，明·宋林皋（公元1612年），上海中医书局铅印本（1954年）。

《粹言》：《医宗粹言》（卷四：药性论），明·罗周彦（公元1612年），明万历四十年壬子（1612年）常群何敬塘梓本。

《保元》：《寿世保元》（卷一：药性歌400味），明·龚廷贤（公元1615年），上海科学技术出版社（1959年）。

《正宗》：《外科正宗》，明·陈实功（公元1617年），人民卫生出版社（据明崇祯四年本影印，1956年）。

《济阴》：《济阴纲目》，明·武之望（公元1620年），科技卫生出版社校印（康熙四年蜩寄刊本，1958年）。

《大法》：《炮炙大法》，明·缪希雍（公元1622年），人民卫生出版社影印（1956年）。

《醒斋》：《先醒斋广笔记》（附炮炙大法一卷），明·缪希雍（公元1622年），清道光辛卯年武林涵古堂木刻本。

《景岳》：《景岳全书》，明·张景岳（公元1624年），上海科学技术出版社（据岳峙楼本影印，1959年）。

《本草正》：《本草正》，明·张景岳（公元1624年），清光绪三十三年（丁未1907年）刊景岳全书单行本。

《必读》:《医宗必读》,明·李中梓(公元 1637 年),上海卫生出版社。

《通玄》:《本草通玄》,明·李中梓(公元 1637 年?),清康熙十七年戊午(1678 年)吴三桂称帝时刊于云南。

《征要》:《本草征要》,明·李中梓(公元 1637 年),1917 年铅印本。

《握灵》:《握灵本草》,清·王翃(公元 1638 年),清康熙二十二年序,乾隆五年(1740 年)朱钟勋补刻本。

《瑶函》:《审视瑶函》,明·傅仁宇(公元 1644 年),上海科学技术出版社(1959 年)。

《本草汇》:《本草汇》,清·郭佩兰(公元 1655 年),清梅花屿刊本(1666 年)。

《法律》:《医门法律》,清·喻嘉言(公元 1658 年),上海卫生出版社(1957 年)。

《说约》:《医宗说约》(卷首:药性炮炙歌),清·蒋仲芳(公元 1663 年),清木刻本。

《大成》:《外科大成》,清·祁坤(公元 1665 年),科技卫生出版社(1958 年)。

《本草述》:《本草述》,清·刘若金(公元 1666 年),清肖兰陵堂刊本。

《钩元》:《本草述钩元》,清·杨时泰(公元 1666 年?),上海科学技术出版社(1958 年)。

《集解》:《医方集解》,清·汪昂(公元 1682 年),科技卫生出版社(1957 年)。

《新编》:《本草新编》,清·陈士铎(公元 1687 年),日本宽政元年(1789 年)东园松田义厚翻刻本(卷一为刻本,卷二、三、四、五均为抄本)。

《辨义》:《药品辨义》,(明·贾所学撰),清·尤乘增辑(公元 1691 年),清康熙三十年林屋绣梓本。

《备要》:《本草备要》,清·汪昂(公元 1694 年),商务印书馆铅印(1954 年)。

《逢原》:《本经逢原》,清·张璐(公元 1695 年),上海科学技术出版社(1959 年)。

《尊生》:《嵩崖尊生全书》,清·景冬阳(公元 1696 年),扫叶山房木版刊本。

《指南》:《修事指南》,清·张仲岩(公元 1704 年),杭州抱经堂书局印行。

《全生集》:《外科证治全生集》,清·王维德(公元 1740 年),人民卫生出版社影印(乾隆五年刻本,1965 年)。

《金鉴》:《医宗金鉴》,清·吴谦等(公元 1742 年),人民卫生出版社影印(1957 年)。

《幼幼》:《幼幼集成》,清·陈复正(公元 1750 年),上海卫生出版社(1956 年)。

《玉楸》:《玉楸药解》(黄氏医书八种),清·黄元御(公元 1754 年),宣统六年上海江左书林石印。

《从新》:《本草从新》,清·吴仪洛(公元 1757 年),上海科学技术出版社(1958 年)。

《得配》:《得配本草》,清·严西亭等(公元 1761 年),上海卫生出版社(1957 年)。

《切用》:《成方切用》,清·吴仪洛(公元 1761 年),上海科学技术出版社(1963 年)。

《拾遗》:《本草纲目拾遗》,清·赵学敏(公元 1765 年),人民卫生出版社影印(1957 年)。

《求真》:《本草求真》,清·黄宫锈(公元 1769 年),广益书局石印本。

《释谜》:《幼科释谜》,清·沈金鳌(公元 1773 年),上海科学技术出版社(1959 年)。

《玉尺》:《妇科玉尺》,清·沈金鳌(公元 1773 年),上海卫生出版社(1958 年)。

《辑要》:《本草辑要》,清·林玉友(公元 1790 年),道光辛卯年刊本,寸耕堂藏版。

《条辨》:《温病条辨》,清·吴鞠通(公元 1798 年),人民卫生出版社(1955 年)。

《要旨》:《女科要旨》,清·陈修园(公元 1820 年),人民卫生出版社(1959 年)。

《傅青主》:《傅青主女科》,清·傅山(公元 1826 年),上海卫生出版社(1958 年)。

《治裁》:《类证治裁》,清·林佩琴(公元 1839 年)上海科学技术出版社(据光绪重刊本校印)。

《害利》:《本草害利》,清·凌晓五著(公元 1862 年),手稿本。

《医醇》:《校注医醇賸义》,清·费伯雄(公元 1863 年),上海科学技术出版社(1963 年)。

《时病》:《时病论》,清·雷丰(公元 1882 年),人民卫生出版社(根据光绪甲申雷慎修堂本校仇排印,1964 年)。

《便读》:《本草便读》,清·张秉成(公元 1887 年),上海科技卫生出版社(1957 年)。

《问答》:《本草问答》,清·唐宗海(公元 1893 年),清光绪间善成裕记刊本。

《参西录》:《医学衷中参西录》,民国·张锡纯(公元 1860~1933 年),河北人民出版社(1980 年)。

《处方集》:《全国中药成药处方集》,冉小峰等,人民卫生出版社(1962 年)。

《中药成方制剂》:《中华人民共和国卫生部药品标准·中药成方制剂》1~20 册,卫生部,人民卫生出版社(1998 年)。

《药典》:《中国药典》(2020 年版)一部,国家药典委员会,中国医药科技出版社(2020 年)。

附录二 药名索引